Berthold Koletzko (Hrsg.)

Alternative Ernährung bei Kindern in der Kontroverse

Springer
Berlin
Heidelberg
New York
Barcelona
Budapest
Hongkong
London
Mailand
Paris
Santa Clara
Singapur
Tokio

Berthold Koletzko (Hrsg.)

Alternative Ernährung bei Kindern in der Kontroverse

Mit 27 Abbildungen und 34 Tabellen

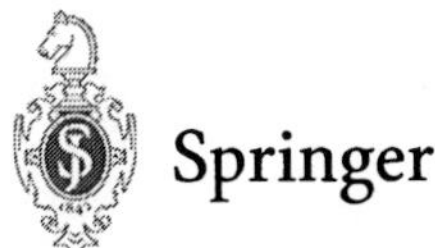

Springer

Professor Dr. med. Berthold Koletzko
Kinderpoliklinik der Universität München
Pettenkoferstraße 8a
D-80336 München

Die Deutsche Bibliothek - CIP-Einheitsaufnahme
Alternative Ernährung bei Kindern in der Kontroverse : mit 34 Tabellen / Berthold Koletzko (Hrsg.). [Mit freundlicher Empfehlung Milupa, Die Mutter & Kind AG]. - Berlin ; Heidelberg ; New York ; Barcelona ; Budapest ; Hongkong ; London ; Mailand ; Paris ; Santa Clara ; Singapur ; Tokio : Springer, 1996
NE: Koletzko, Berthold [Hrsg.]

ISBN-13: 978-3-540-61403-6 e-ISBN-13: 978-3-642-80280-5
DOI: 10.1007/978-3-642-80280-5

Softcover reprint of the hardcover 1st edition 1996

Herstellung: PRO EDIT GmbH, D-69126 Heidelberg
Umschlaggestaltung: design & production GmbH, D-69121 Heidelberg
Satzherstellung: Storch GmbH, D-97353 Wiesentheid

SPIN: 10514001 26/3134-5 4 3 2 1 0 - Gedruckt auf säurefreiem Papier

Vorwort

Alternative Ernährungsformen finden bei jungen Familien immer mehr Sympathien und Anhänger. Die zugrundeliegenden Konzepte und Motive sind vielfältig und können tierschützerische, ökologisch-soziale, gesundheitliche und weltanschaulich-religiöse Aspekte beinhalten. Die Auswirkungen einer alternativen Ernährungsweise sind bei jüngeren Kindern und Säuglingen oft ganz anders als bei Erwachsenen; eine unausgewogene Nahrungszusammensetzung birgt im frühen Lebensalter besonders ernste gesundheitliche Gefahren. Gerade jüngere Kinder sind aber hinsichtlich der Auswahl ihrer Speisen von den Entscheidungen ihrer Eltern völlig abhängig. Bei der Vielzahl alternativer Ernährungskonzepte ist es für Eltern und Ärzte nicht immer einfach, den Überblick zu behalten. Wie werden Kinder bei anthroposophischer, veganischer, makrobiotischer oder Vollwerternährung versorgt? Welche Nahrungsbestandteile und Nährstoffe sind für die gesunde Entwicklung wachsender Kinder unerläßlich? Wie können ernährungsbedingte Risiken vermieden werden? Können Krankheiten durch alternative Diäten günstig beeinflußt werden? Auf welche Weise können die Erkenntnisse der modernen Kinderheilkunde und Ernährungswissenschaft mit alternativen Überzeugungen einer jungen Familie vereinbart werden? Dies sind nur einige der Fragen, die von Ärzten, Ernährungswissenschaftlern, Pschologen und Medienfachleuten bei einem Symposium am Chiemsee im Herbst 1995 diskutiert wurden. Die Beiträge dieser Tagung werden im hier vorliegenden Band wiedergegeben, wobei durchaus kontroverse Standpunkte zu Wort kommen. In der Auseinandersetzung mit den hier aufgeworfenen

Fragen sind Toleranz und Verständnis für kontroverse Positionen und Überzeugungen notwendig. Vorrang vor allen anderen Gesichtspunkten sollte aber immer der Schutz des kindlichen Wohlergehens haben. Ärzte, Eltern und Erzieher finden in diesem Buch praxisnahe Orientierungshilfen zu den vielfältigen Formen alternativer Ernährung und ihren Auswirkungen auf das wachsende Kind.

München, im Juni 1996

Prof. Dr. med. Berthold Koletzko
Leitender Oberarzt
der Kinderpoliklinik
der Ludwig-Maximilians-
Universität München

Inhaltsverzeichnis

Alternative Ernährungsformen

Alternativen in der Kinderernährung

Pädiatrischer Umgang mit alternativen Ernährungskonzepten

Mitarbeiterverzeichnis

DR. HELMUT ANEMUELLER
Wissenschaftliches Archiv für Ernährung
Bergham 32
83233 Bernau

BEATRIX BÄUMLER-MERL
Kinderpoliklinik
Pettenkoferstraße 8a
80336 München

PROFESSOR DR. P. BETZ
Direktor des Instituts für Rechtsmedizin
Universitätsstraße 22
91054 Erlangen

DR. G. BIERNOTH
Institut für Biochemie und Lebensmittelchemie
Grindelallee 117
20146 Hamburg

DR. PIETER C. DAGNELIE
Institut für Innere Medizin II
Erasmus-Universität Rotterdam
Postfach 17 38
3000 DR Rotterdam, Niederlande

DR. FRANZ DEILMANN
Sonnenbergklinik
Sonnenstraße 6
56864 Bad Bertrich

DR. MARIJKE VAN DUSSELDORP
Fachbereich Ernährungswissenschaft
Landwirtschaftliche Universität Wagenengen
Postfach 81 29
6700 EV Wagenengen, Niederlande

PROFESSOR DR. W. EISENMENGER
Direktor des Instituts für Rechtsmedizin
Frauenlobstraße 7a
80337 München

PROFESSOR DR. H. F. ERBERSDOBLER
Institut für Humanernährung und Lebensmittelkunde
Düsternbrookerweg 17
24105 Kiel

DR. RALF GREINER
Molekularbiologisches Zentrum
Bundesforschungsanstalt für Ernährung
Engesserstraße 20
76131 Karlsruhe

DR. J. GRIFFIG
Landesuntersuchungsamt für das Gesundheitswesen Südbayern
Veterinärstraße 2
85764 Oberschleißheim

PROFESSOR DR. PETER HEIDEMANN
Chefarzt der I. Kinderklinik
Neusässerstraße 47
86156 Augsburg

Dr. Joseph G. A. J. Hautvast
Fachbereich Ernährungswissenschaft
Landwirtschaftliche Universität Wagenengen
Postfach 81 29
6700 EV Wagenengen, Niederlande

Dr. oec. troph. Ingrid Hofmann
Institut für Ernährungswissenschaft
Universität Gießen
Wilhelmstraße 20
35392 Gießen

Professor Dr. Klaus-Dieter Jany
Molekularbiologisches Zentrum
Bundesforschungsanstalt für Ernährung
Engesserstraße 20
76131 Karlsruhe

Dr. Mathilde Kersting
Forschungsinstitut für Kinderernährung
Heinstück 11
44225 Dortmund

Dr. Sibylle Koletzko
Kinderpoliklinik
Pettenkoferstraße 8a
80336 München

Professor Dr. Claus Leitzmann
Institut für Ernährungswissenschaft
Universität Gießen
Wilhelmstraße 20
35392 Gießen

Professor Dr. M. Lentze
Universitäts-Kinderklinik
Adenauerallee 119
53113 Bonn

DR. BERNHARD LIEBL
Landesuntersuchungsamt für das Gesundheitswesen Südbayern
Veterinärstraße 2
85764 Oberschleißheim

DR. R. MADELEYN
Filderklinik
Im Haberschlei 7
70794 Filderstadt

PROFESSOR DR. V. PUDEL
Ernährungspsychologische Forschungsstelle
von-Sieboldt-Straße 5
37075 Göttingen

PROFESSOR DR. D. REINHARDT
Kinderpoliklinik
Pettenkoferstraße 8a
80336 München

PROFESSOR DR. GERHARD SCHÖCH
Forschungsinstitut für Kinderernährung
Heinstück 11
44225 Dortmund

LAJOS SCHÖNE
Gerstäckerstraße 9
81827 München

DR. WIJA A. VAN STAVEREN
Fachbereich Ernährungswissenschaft
Landwirtschaftliche Universität Wagenengen
Postfach 81 29
6700 EV Wagenengen, Niederlande

PROFESSOR DR. H. STEINHART
Institut für Biochemie und Lebensmittelchemie
Grindelallee 117
20146 Hamburg

DR. BEATRIX TAPPESER
Öko-Institut e.V. Freiburg
Binzengrün 34a
79114 Freiburg

PROFESSOR DR. MANFRED TEUFEL
Kinderklinik
Bunsenstraße 120
71032 Böblingen

PROFESSOR DR. OTTMAR TÖNZ
Schlößlihalde 25
CH-6006 Luzern

DR. URSULA VON SCHENK
Kinderpoliklinik
Pettenkoferstraße 8a
80335 München

DR. OTFRIED WEISE
Perlschneiderstraße 39
81241 München

Gesichtspunkte zur Wahl der Ernährungsweise

Was führt junge Familien zu alternativen Ernährungsformen?

O. Tönz

Einleitung

Die Ernährung des Kindes wird selbstverständlich durch die Eltern, v.a. durch die Mutter geprägt. Mehr als bei anderen Erziehungsmaßnahmen sind Kinder beim Essen obligat den diesbezüglichen Wertvorstellungen der Eltern ausgeliefert. Nur Eltern, die sich selber alternativ ernähren, werden ihre Kinder auch wieder nach Außenseitermethoden aufziehen (nebenbei bemerkt: damit auch wieder zu Außenseitern *er*ziehen). – Wir begegnen im kinderärztlichen Alltag diesen Eltern, versuchen sie aufzuklären, zu bekehren, balgen uns mit ihnen in langen, ergebnislosen Wortgefechten. Warum so oft ergebnislos? Weil wir uns auf verschiedenen Ebenen begegnen, weil wir 2 verschiedene Sprachen sprechen: die rationalnaturwissenschaftliche der eine, die emotional-esoterische der andere.

Kriterien der Nahrungsselektion

Überlegen wir uns kurz, nach welchen Kriterien der moderne Mensch seine Nahrung aussucht. Wir verstehen dies besser, wenn wir einen Blick zurück auf die Evolution der Nahrungssuche werfen: Während etwa 12000 Generationen war Homo sapiens *Sammler und Jäger* (Abb. 1), hat von Früchten, Körnern, Wurzeln, Blättern und Knollen gelebt und vom Fleisch erlegter Wildtiere. Nach diesem Ernährungsprinzip könnte beispielsweise das Territorium

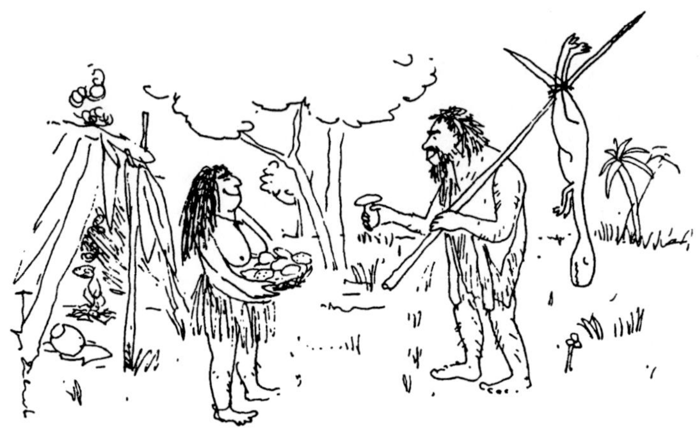

12'000 GENERATIONEN

Abb. 1

Schweiz nur etwa 10.000 Menschen ernähren (statt der heutigen 7 Mio.)! In dieser Zeit war das Angebot beschränkt, aber der Mensch hat sich trotz Fehlens jeglichen Ernährungswissens einigermaßen richtig ernährt; so gut, wie es wild lebende Primaten auch heute noch tun. Dies dank eines sicheren Instinktes, einer angeborenen Intuition und bald einmal auch durch persönliche Erfahrung und durch die Überlieferung von Kollektiverfahrungen früherer Generationen.

Mit der erweiterten Kenntnis geeigneter Nahrungspflanzen wurde der Mensch vor etwa 8000 Jahren mehr und mehr zum *Ackerbauer und Viehzüchter* (Abb. 2). Nahrung wurde nicht mehr nur gesammelt, sondern angebaut und gezüchtet. Mit der ersten Herdenhaltung wird Milch als wichtiges Lebensmittel erschlossen. Auch hier war die Ernährung grundsätzlich in Ordnung, immer noch abgestützt auf Intuition und Tradition, allerdings auch oft gefährdet durch Wetterkatastrophen, Klimaschwankungen, Mißernten etc. Hungersnöte wurden zu einem wichtigen Begleiter der menschlichen Phylogenese. Trotzdem ist der Mensch auch als Ackerbauer

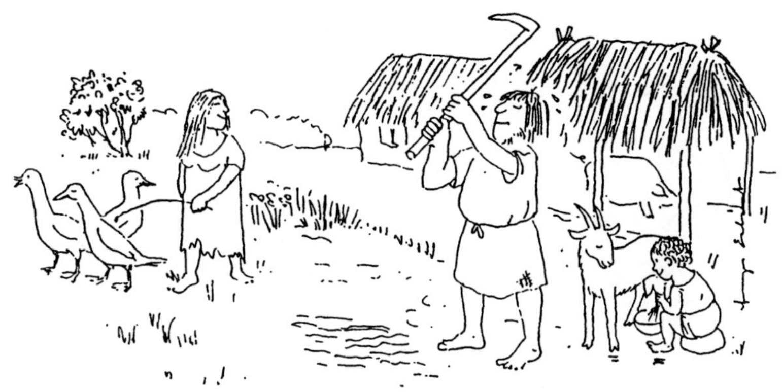

400 GENERATIONEN

Abb. 2

und Viehzüchter erfolgreich geblieben; so erfolgreich, daß nach etwa 400 Generationen der überwiegende Teil der Menschheit sich nicht mehr um die Produktion von Lebensmitteln kümmern mußte, sondern *Lebensmittelkäufer* (Abb. 3) wurde. Durch die Entwicklung des Transportwesens auf Wasser und Schiene wurde das

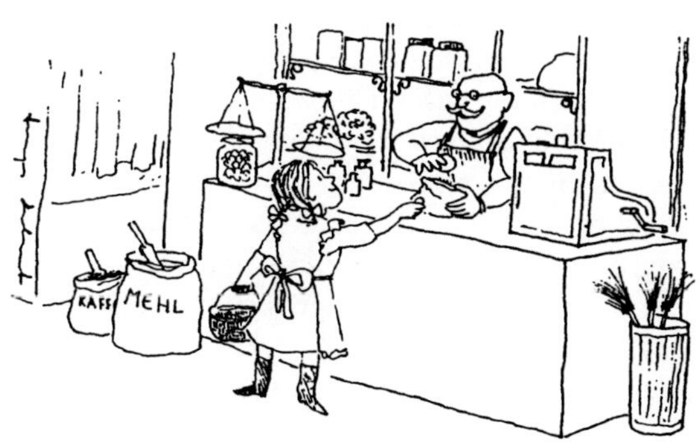

Abb. 3 6 GENERATIONEN

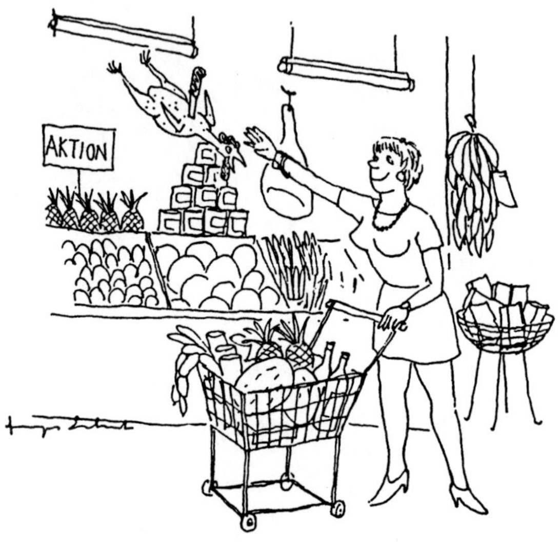

Abb. 4

Angebot reichlicher; der Kolonialwarenladen hielt seinen Einstand. Und seit einer Generation sind wir soweit! So weit, wie es uns das Traumbild des Schlaraffenlandes seit Jahrhunderten vorgaukelte: in Selbstbedienungsläden ist alles bargeldlos zur Hand, was das Herz begehrt. Der Mensch ist – zum mindestes bei uns – *Überflußkonsument* (Abb. 4) geworden. Für 10–12% seines Einkommens kann er sich nicht nur satt essen, sondern alle Gaumenfreuden auskosten, die ihm seine eigene Kochkunst erlaubt.

Auf den genannten Fundamenten von *Intuition* und *Tradition* war unser Ernährungsverhalten sicher abgestützt und durch ein relativ *bescheidenes Angebot* auch gezügelt. Warum ist dies heute nicht mehr so? Verschiedene Kräfte, Strömungen, Weltanschauungen und Emotionen haben diese solide Basis aufgeweicht, und Reichtum hat das beschränkte Angebot als hemmende Kraft entmachtet. – Außerdem haben esoterische Betrachtungsweisen schon früh ihren

Niederschlag in den Eßvorschriften der großen Religionen gefunden, später bei Sektierern, Außenseitern und Alternativen. – Ökologische Erwägungen führten auf anderen Wegen zu ähnlichen Ernährungsmustern.

Auf der anderen Seite bedeutet Essen für viele auch lukullischen Lustgewinn, Genuß von Zungen- und weiteren Sinnesfreuden, organoleptische Triebbefriedigung und Gaumenkitzel.

Erst spät in der Evolution tritt die Naturwissenschaft auf den Plan, bereichert und optimiert dank Agrikulturchemie die Produktion pflanzlicher und tierischer Nahrungsmittel, erforscht die physiologischen und biochemischen Zusammenhänge der menschlichen Ernährung. In einer ganzheitlichen Ernährungsberatung kann sie allerdings erst seit wenigen Jahrzehnten mithalten. Anfänglich waren ihre Empfehlungen noch zu punktuell den jeweils modernen Erkenntnissen verpflichtet.

Kommen schließlich noch die Massenmedien, die die neuesten Tatsachen und Gespinste bunt gemischt aus allen Bereichen breitklopfen und kolportieren und damit den Konsumenten zusätzlich verwirren. Kurz: der Konsument – nicht jeder, aber viele – ist heute orientierungslos hin- und hergerissen zwischen den genannten Polen. Der ehemals feste Strom aus Intuition und Tradition ist in das Mare incertitudinis gemündet (Abb. 5). Das Instinktverhalten ist weitgehend verloren gegangen oder durch das Gestrüpp der zahllosen sozialen Verflechtungen und technologischen, medialen und (pseudo)wissenschaftlichen Einflußfaktoren überwuchert worden. Traditionen werden – nebst gelegentlich aufflammender Nostalgie nach Großmutters Rezepten – nicht mehr besonders heilig gehalten.

Zivilisatorische und spirituelle Dimensionen

Das ist das Umfeld, in welchem Halt gesucht und gefunden wird bei Ernährungsnormen, die die Sektierer, Gesundheitsapostel oder Heilslehrer verkünden. Und damit sind wir bei den weltanschaulich fixierten „Alternativernährungen" gelandet, die heute so großen Anklang finden. – Es gibt nun eben Menschen, die in der Nahrungs-

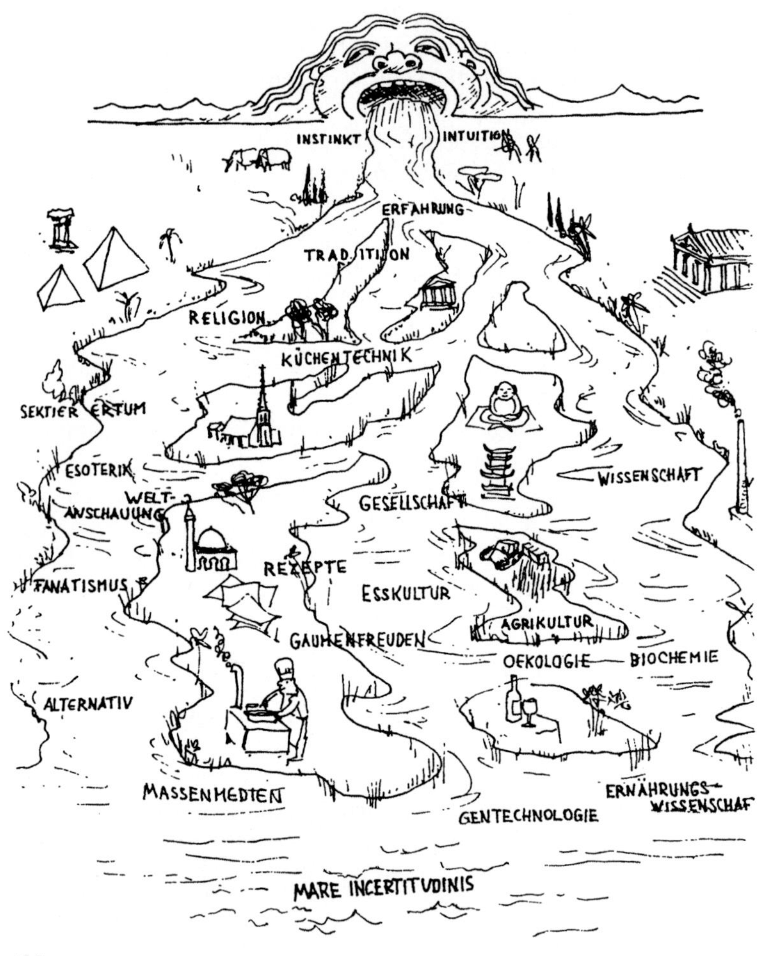

Abb. 5

aufnahme eine weitere Dimension zu erkennen glauben: eine spirituelle, transzendente Dimension, die je nach philosophischem Weltbild anders gefärbt ist. Oft gehen diese Menschen so weit, daß sie nicht nur die wissenschaftlich fundierten Ernährungsempfehlungen der professionellen Schulmedizin in den Wind schlagen, sondern auch die normale Kollektiverfahrung der Menschheit und die eigene, organische, körpergebundene Intuition bewußt oder unbewußt über Bord werfen. Hohe Lustbefriedigung können sie dem Essen ohnehin nicht abgewinnen, Essen wird zur rational oder irrational verbrämten Pflichtübung.

Für diese Menschen, vorwiegend Intellektuelle (Akademiker!), die eher von geistigen Prinzipien als von naturwissenschaftlichem Denken geprägt sind, weist Essen also transzendente, esoterische Gesichtspunkte auf. Wir müssen dies als menschliche Eigenheit akzeptieren. Meistens wird bei solchen Außenseiterdiäten der Genuß von Fleisch verboten oder stark eingeschränkt. Fleisch wird als unrein empfunden, weil es das Sinnliche, Lüsterne, eben Fleischliche zu verkörpern scheint, unwürdig der Spiritualität des Homo sapiens. Auch andere Prinzipien der Alternativernährung beruhen meist auf mystischen Vorstellungen.

Formen und Gefahren alternativer Ernährung

Die *Makrobiotik* z.B. ist eine derartig mystisch geprägte Ernährungslehre, die auf dem Zen-Buddhismus beruht und auf der Vorstellung zweier geheimnisvoller, entgegengesetzter Kräfte, dem Yin und Yang, basiert. Sie gestattet in ihren obersten Stufen nur noch eine sehr beschränkte Nahrungsauswahl, die sich fast nur noch auf Körner beschränkt. Sie führt dann zu Mangelerscheinungen an Eiweiß, Kalzium, Jod, Eisen und anderen Spurenelementen sowie Vitaminmangel, die sich bei Erwachsenen u.U. kaum, beim Kind aber verheerend auswirken können, besonders wenn eine solche Mutter stillt und damit dem Kind kein Vitamin B_{12} zu geben vermag, so daß dieses nicht nur an einer perniziösen Anämie, sondern an schweren, evtl. bleibenden neurologischen Manifestationen des B_{12}-Mangels erkrankt.

Den meisten dieser Diäten liegt ein Zug ins Asketische, körperlos Ätherische zugrunde. Diät wird zum Religionsersatz, nachdem andere seligmachende Prinzipien dem modernen Menschen abhanden gekommen sind. Fast religiös wirkt auch das Ritual der langen Zubereitung und die Bevorzugung der unverfälschten Naturform der Nahrung sowie das Prinzip des Fastens.

Auch die *anthroposophische Diät* lebt von spirituellen Vorstellungen. Sie geht von „ätherischen Bildekräften" aus, mißt der dem Licht entgegenstrebenden Mandel hohe Bedeutung zu, während die Kartoffel, die im dunklen Erdreich liegt, zu Instinktverlust und materiellem Denken führen soll. „Das Brot ernährt uns nicht; was uns im Brote speist, ist Gottes ew'ges Licht, der Geist"!

Bei den *Vegetariern* schwingt nebst dem Glauben an die besondere „Reinheit" der pflanzlichen Nahrung und nebst der bereits erwähnten, symbolhaft begründeten Aversion gegen Fleisch auch eine ethische Problematik mit: Ist der Mensch berechtigt, zu seinem Genuß Tiere zu töten. Auch das sind Anliegen, die wir nicht hochnäsig übergehen wollen, obwohl es natürlich hieb- und stichfeste Argumente dafür gibt, daß der Mensch schlußendlich auf kleine Mengen tierischer Nahrung angewiesen ist, und sei es nur die Tatsache, daß das lebensnotwendige Vitamin B_{12} nicht aus pflanzlicher Nahrung bezogen werden kann. Zudem ist die Eisenversorgung des wachsenden Organismus, auch der schwangeren und stillenden Frau durch rein pflanzliche Nahrung nur ungenügend abgesichert; wie sie umgekehrt beim ausgewachsenen, weiter nicht belasteten Organismus bei heutigem Fleischkonsum eher zu hoch liegen dürfte.

Außerdem gebe ich zu bedenken, daß die Empfehlung einer reinen Pflanzennahrung mit reichlich Milch, wie dies auch die *Vollwertnahrung* nach *Kollath* oder die *Rohkostdiät* von *Bircher-Benner* vorsieht, ökologisch nicht aufgeht. Irgendwer muß auch das Fleisch, mit dem diese Milch produziert wird, verspeisen, sonst müssen wir Rinderkrematorien bauen. Bei einer vernünftig gezüchteten Mischrasse für Milch und Fleisch fallen pro Liter Milch – und soviel verzehren wir täglich in Form von Milchprodukten, Käse, Butter, Rahm, Yoghurt, Eiscrème, Schokolade etc. – ca. 40 g Rind- und Kalbfleisch an. Dazu brauchen wir aber auch Schweine, um unsere Abfälle aus den Verpflegungsbetrieben und den Käsereien, die Molke, sinnvoll zu entsorgen. Auch das ergibt etwa 60 g, wozu noch ein wenig Geflügel und etwas Schaffleisch kommt, von Tieren, die wir zum Abweiden von Alpwiesen oder Feldern brauchen. Kurz: aus ökologischer Sicht wäre ein reduzierter Fleischkonsum von etwa

100 g (statt der gegenwärtigen 180 g) durchaus sinnvoll und würde genau dem entsprechen, was wir auch vom präventivmedizinischen Standpunkt her empfehlen.

Scharlatanerie

Alternative Diäten bergen nicht nur ernährungsphysiologische Probleme, die sich im wachsenden Organismus des Kindes eher und schwerwiegender manifestieren als beim Erwachsenen. Sie entspringen außerdem nicht nur ideellen Impulsen. Vielmehr sind sie häufig von handfesten *kommerziellen Interessen* geprägt. – Das schlimmste an dieser ganzen Bewegung ist aber der Umstand, daß diese Diäten immer mit *Heilsversprechen* verknüpft werden, die niemals erfüllbar sind. So garantieren mehrere Diäten einen mehr oder weniger absoluten Schutz gegen Krebs und viele andere Krankheiten. Mit solchen Versprechungen ist selbstverständlich auch die Gefahr einer fehlenden ärztlichen Inanspruchnahme verbunden.

Elterngespräche

Das Gespräch mit diesen Eltern ist, wie eingangs erwähnt, schwierig. Den Gesprächspartner mit naturwissenschaftlichen Argumenten zu bekehren zu versuchen, ist genauso hoffnunglos, wie einen Zeugen Jehovas vom Segen der Bluttransfusion überzeugen zu wollen. Die Leute sind festgefahren in ihrer Weltanschauung und Denkweise, genauso wie ihre Lehren festgefahren sind, entweder auf einem längst überholten Weltbild oder auf anderen irrationalen, nicht nachvollziehbaren Vorstellungen.
Es zeichnet jedoch den wissenschaftlich orientierten Menschen – im Gegensatz zum Heilslehrer – aus, flexibel und offen zu sein. Was der Medizin vorgeworfen wird, nämlich alle 5 Jahre wieder eine neue Lehrmeinung zu vertreten –, erleichtert das Problem keineswegs, ist aber andererseits unsere Stärke! Wir wollen und müssen unsere Empfehlungen immer wieder den neuesten Erkenntnissen

anpassen und können es uns, im Gegensatz zu den verschiedenen Naturheilverfahren, nicht leisten, Jahrzehnte oder gar Jahrhunderte lang auf den gleichen, inzwischen längst überholten oder widerlegten Grundlagen sitzen zu bleiben. Zum Beispiel die *Hay-Trennkost:* Ihre theoretischen Grundlagen waren schon am Anfang, zu Beginn unseres Jahrhunderts, falsch und völlig verworren und sind mit der Ausdehnung unseres Wissens nicht richtiger geworden.

Dabei müssen wir aber selbstverständlich kritisch bleiben, kritisch gegen uns selbst, und ein offenes Ohr auch für jene behalten, die in der Nahrung nun auch einmal transzendente Aspekte erblicken. Wenn wir ehrlich sind, erfühlen auch wir ansatzmäßig solche Dimensionen. Auch wir verbinden Bilder, Empfindungen und ideelle Werte mit unseren Lebensmitteln. Wenn ich ein Pariser Baguette esse, ist das anders als frische Semmeln in Wien. Obwohl da kein biochemischer Unterschied besteht, liegen Welten dazwischen. Und wenn Sie einen Salat aus dem eigenen Garten verspeisen, so ist das etwas anderes, als wenn er aus dem Supermarkt stammt. Obwohl zugegeben werden muß, daß der Ihre wahrscheinlich besser ist, so verknüpfen Sie mit ihm nicht nur eine höhere Genußqualität, sondern auch einen höheren Gesundheitswert. Wen wunderts, wenn da nicht viele Mütter der Überzeugung sind, daß ihre selbsthergerichteten Mahlzeiten wertvoller seien als das Gläschenfutter der Industrie. Da nützen alle rational richtigen Argumente nichts; das instinktive Empfinden der Volksseele bevorzugt das frisch zubereitete Gericht. Fast möchte ich sagen: Zum Glück sind solche Reste eines Instinktverhaltens noch wach, denn wenn die Gläschenmahlzeit objektiv auch besser ist, so fällt dieser Unterschied für die Gesundheit des Kindes überhaupt nicht ins Gewicht. Schließlich legen auch Sie Wert darauf, daß Ihr Fruchtsalat im vornehmen Restaurant aus frischen Früchten zubereitet ist.

Solchen Gesichtspunkten müssen wir entgegenkommen. Dies wird weniger in offiziellen Richtlinien, sondern besser im privaten Gespräch möglich sein. Es bestehen zwar Gefahren bei extremen Außenseiterdiäten, aber nicht schon bei jeder kleinen Abweichung von den offiziellen Richtlinien. Der Mensch ist glücklicherweise flexibel und anpassungsfähiger als die meisten übrigen Lebewesen. Man muß als Kinderarzt genügend Kenntnisse in Ernährungslehre besitzen, um in der Lage zu sein, etwaige Gefahren oder Engpässe zu erkennen. Nicht die Diät grundsätzlich ändern wollen, sondern Korrekturen anbringen, die von diesen Menschen akzeptiert werden können; einem Vegetarierkind nicht täglich ein Beefsteak aufzwingen wollen, sondern seine Eisenresorption durch Zugabe von Vitamin C optimieren, z.B. einen Fruchtsaft zu den Mahlzeiten empfehlen.

Positiv denken!

Es ist fast selbstverständlich, daß man, von der Naturwissenschaft her kommend, sich mit diesen alternativen Kostformen nicht so recht befreunden kann. Was sollen Begriffe wie biologisch-dynamischer Landbau? Immerhin sollten wir versuchen, auch das Positive zu sehen. Auch wenn Ackerfrüchte aus alternativem Landbau sich im Endergebnis durch nichts von den konventionell produzierten unterscheiden, so dürfen wir doch annehmen, daß die Böden mit ihrer Mikroflora und -fauna schonender behandelt worden sind. Und wenn wir einmal davon absehen, daß mit solchen Diäten unlautere Werbung mit nicht zutreffenden Gesundheitsversprechungen gemacht wird, so bleibt – außer bei Extremisten – meist eine Nahrung, die sich von den offiziellen Empfehlungen nicht so weit unterscheidet, wie dies auf den ersten Blick erscheinen mag. Auch Schulmediziner und Ernährungsfachleute empfehlen heute eine vollwertige, ballaststoffreiche, vorwiegend vegetabile Ernährung mit wenig tierischen Fetten und wenig Fleisch. Am Schluß bleibt nur noch der Unterschied im Namen: wir sprechen von einer vollwertigen Kost, die anderen von Vollwertkost; wertvoll ist sie für alle!

Beweggründe für die Alternation der Ernährung waren schon vor einem Jahrhundert die Skepsis gegenüber der zunehmenden Technik und die Industrialisierung der Lebensmittelgewinnung und -herstellung. Heute kommen Ängste vor biochemischen Eingriffen durch Konservierungsmittel und andere Zusatzstoffe sowie vor Rückständen aus der Produktion und Umwelt dazu. – Unsere Schulbildung reicht offensichtlich immer noch nicht aus, um das Schlagwort „Chemie ist Gift, Natur Gesundheit" als falsch zu erkennen. Der bevorstehende Einbruch der Gentechnologie in die Zubereitung oder Veränderung von Lebensmitteln wird diese Skepsis und das Mißtrauen gegenüber der Wissenschaft noch mehren. Eine unterschwellige Grundangst vor dem Vordringen der Biotechnologie zum Zellkern, wie dies die Gentechnologie mit sich bringt, diese z.T. berechtigte Angst vor dem Vordringen zum Kern des Lebens wird dafür sorgen, daß es auch im 3. Jahrtausend unserer Zeitrechnung noch Alternative geben wird.

Diskussion

Koletzko, München:
Die vorgestellte eindrucksvolle Ökobilanz zur Vermeidung von Rinderkrematorien könnte ja durchaus kritisiert werden, indem man die Voraussetzung, 1 l Milch zu konsumieren in Milchprodukten oder Schweizer Schokolade in Frage stellt. Es gibt ja immer wieder die Diskussion, daß gerade für die dritte Welt eine solch hohe Produktion an tierischen Eiweißen kaum den Nährstoffbedarf der Gesamtbevölkerung decken kann, weil dadurch sehr viel mehr pflanzliche Proteine verbraucht werden.

Tönz:
Ja, ich glaube, das ist richtig. Der Eiweißbedarf könnte auch aus pflanzlicher Nahrung gedeckt werden. Warum Milch für uns heute so wertvoll ist, ist zur Hauptsache in der optimalen Kalziumzufuhr über Milch zu sehen, und wenn das in Entwicklungsländern ohne Kalziumzufuhr geht, so ist das etwas völlig anderes. Diese Leute werden grosso modo noch nicht 90 Jahre alt, und erst im Alter manifestiert sich eben der Vorteil einer reichhaltigen Kalziumversorgung. Es ist eine interessante Überlegung wert, wenn man bedenkt, daß die Evolution natürlich nach jenen Kriterien selektioniert, die für den Erhalt der jungen Generation bis zur Zeugung der Nachkommen gilt, daß nur dies Kriterien sind, die zur Evolution beitragen. Hingegen richtet sich die Evolution überhaupt nicht mehr nach dem Befinden alter Menschen, und deshalb ist die

Menschheit in früheren Zeiten vielleicht ohne Milch oder mit viel weniger Milch ausgekommen, als es heute der Fall ist.

Leitzmann, Gießen:
Herr Kollege Tönz, ich möchte doch ganz kurz kommentieren, daß Sie hier wirklich nur die Spitzen der negativen Aspekte der alternativen Ernährungsformen dargestellt haben. Das ist sicher eine gute Einführung. Es fehlt jetzt eigentlich ein Referat, um die Vorteile dieser alternativen Kostformen darzustellen, und da gäbe es viel zu sagen. Ich werde später Gelegenheit haben, da ein bißchen aufzuholen, aber ich hätte viele Anmerkungen zu den Dingen, die mir auch zeigen – das darf ich ganz offen sagen – daß Sie sich nicht mit den Entwicklungen in der alternativen Szene der letzten Jahre befaßt haben. Es hat viele Veränderungen gegeben, und man kann das nicht einfach platt machen und sagen, das taugt nichts, weil das früher mal so war. Es hat sich viel verändert, und ich denke, das muß man auch darstellen. Ich denke, im Laufe der Tagung wird das noch dargestellt werden. Ich wollte das aber jetzt schon einmal anbringen, daß dieses wirklich nur die Spitzen der negativen Aspekte dieser alternativen Kostformen waren.

Tönz:
Ja, also lieber Herr Kollege, ich muß es Ihnen überlassen, ob ich jetzt nur die Spitzen der Negativentwicklungen gezeigt habe oder ob ich Sie doch nicht viel mehr dazu aufgefordert habe, Verständnis entgegenzubringen für diese verschiedenen Formen der alternativen Ernährung und höchstens gewarnt habe vor Extremen. Außerdem kommt dazu, daß dies meine Aufgabe war, hier in dieses Thema einzuführen, und jetzt haben Sie 2 Tage lang Zeit, alle diese positiven und negativen Aspekte alternativer Ernährung eingehend zu diskutieren. Ich muß es den Zuhörern überlassen, ob sie auch den Eindruck hätten, ich hätte nun ratzekahl alles kleingewalzt, was an alternativer Ernährung da möglich wäre. Ich glaube nicht, es war nicht meine Absicht – ganz im Gegenteil, ich habe versucht, Verständnis für diese Dinge zu wecken. Tut mir leid, wenn Sie mich mißverstanden haben.

Rister, Koblenz:
Den Gedanken, daß diese Diäten oft Religionsersatz sind, finde ich eigentlich sehr schön. Gibt es eigentlich Daten, daß christlich gläubige Menschen weniger alternative Diäten benutzen als nichtchristlich lebende Menschen?

Tönz:
Solche Daten kenne ich nicht, und dem wird auch schwierig beizukommen sein, um so mehr, als heute die Vorschriften der Kirche, wie Sie ja wissen, immer weniger beachtet werden. Man wird heute keine grundsätzlichen und großen Unterschiede mehr finden in der Ernährung zwischen Katholiken und Protestanten, obwohl die Katholiken früher an 60 Tagen des Jahres kein Fleisch essen durften, heute sind diese Dinge ja weitgehend verschwunden.

Teufel, Böblingen:
Herr Tönz, ich habe eine Frage: Sie haben dargestellt, daß früher die Menschen wußten, was man essen darf und was richtig ist, und daß sich der Mensch heutzutage sagen wir ein bißchen verirrt. Jetzt würde ich gerne fragen, ist das wirklich so? Oder gab es nicht früher auch schon Fehlernährung? Ich könnte mir vorstellen, früher sind die Menschen dann, wenn sie sich eben falsch ernährt haben über lange Zeit, gestorben, haben vielleicht eine Infektion bekommen. Oder haben die wirklich tatsächlich alles richtig gemacht?

Tönz:
Ja, wenn ich von früher spreche oder wenn Sie von früher sprechen, müßte man das natürlich ein bißchen definieren. Ich habe gesagt, daß damals zur Zeit der Sammler und Jäger sich der Mensch offenbar wenigstens so richtig ernährt hat, daß die Art erhalten werden und sich weiter verbreiten konnte. Wenn Sie eher das 19. Jahrhundert ansprechen, dann ist es sicher so, daß wir uns heute gesünder ernähren, weil wir sehr viel mehr Ernährungswissen haben. Früher war das der Intuition überlassen. Aber ich sage das nur in dem Sinn, daß aufgrund einer gesunden Intuition sich der Mensch richtig ernähren kann, so gut wie sich jeder Hirsch und jedes Reh auf der freien Wildbahn offensichtlich richtig ernährt. Er hat die richtige Intuition dazu.

Aufwind für spirituelle Konzepte?

O. D. WEISE

Einleitung

In den letzten Jahrzehnten wurden in unserer Gesellschaft neben christlichen v.a. zahlreiche, bisher nur speziell gebildeten Kreisen bekannte spirituelle Konzepte publik, denen ein andersartiges Menschenbild zugrunde liegt, woraus sich auch andere Lebens- und Ernährungsweisen ergeben, die der herrschenden gutbürgerlichen Küche und den allgegenwärtigen Industrieprodukten weitgehend ablehnend gegenüberstehen. Um eine unnötige Polarisierung zu vermeiden, tun wir gut daran, uns mit diesen alternativen spirituellen Konzepten vertraut zu machen, zumal die Vertreter dieser Konzepte in der Regel akademisch gebildet sind und neben ihren eigenen alternativen Konzepten die herkömmlichen Ansichten sehr wohl gut kennen. Ein fruchtbarer Dialog ist nur dann möglich, wenn sich beide Seiten mit allen zu diskutierenden Konzepten auseinandersetzen. Pauschale Ablehnungen nach dem Motto: „Es kann nicht sein, was nicht sein darf, d.h. was nicht ins eigene Weltbild paßt", führen nur zur Erstarrung unter Aufgabe der eigenen Wissenschaftlichkeit. Ich freue mich deshalb, hier als Naturwissenschaftler sprechen zu können, der sich gleichzeitig als Geisteswissenschaftler versteht, der neben seinem akademischen, naturwissenschaftlichen Studium u.a. der Chemie, sich zahlreiche spirituelle Konzepte erarbeitet hat und sich im Rahmen seines Studiums der esoterischen Psychologie intensiv mit der energetischen Sichtweise des Menschen und seiner Lebensweise auseinandergesetzt hat. Um in diesen kurzen Ausführungen nicht ins Uferlose zu geraten und weil wir uns hier mit alternativer Ernährung beschäftigen, beschränke ich mich neben einigen grundsätzlichen Anmerkungen auf die Auswirkung alternativer spiritueller Konzepte auf Ernährung und Gesundheit. Das Referat stellt dazu einige Fragen auf und versucht, sie zu beantworten.

Was sind spirituelle Konzepte alternativer Ernährung?

Unter spirituellen Konzepten werden im folgenden alle nicht-materialistischen Konzepte verstanden. Es sind Konzepte, die den Menschen nicht nur als ein Produkt seiner niederen Triebe und ein rein naturwissenschaftlich erklärbares „höheres Säugetier" oder als eine Maschine oder einen Biocomputer sehen. Das Wort spirituell bedeutet geistig, und damit ist gemeint, daß der Mensch geistigen Ursprungs ist und seine Essenz Bewußtheit darstellt. Das erklärt, warum der Mensch in seinem physiologischen Funktionieren und psychologischen Verhalten naturwissenschaftlich nur teilweise erklärbar ist. Die Naturwissenschaft kennt z.B. keine befriedigenden Antworten auf Fragen wie: „Was ist Leben? Was ist Bewußtheit?" Sie kann Phänomene wie den (unbestreitbaren) Einfluß der Gefühlswelt oder des Denkens auf den menschlichen Körper nicht erklären. Hier sind Fragen angesiedelt wie: „Wie kommt es, daß das Immunsystem eines Menschen durch Erlebnisse wie Glück und Freude gestärkt wird?" Die Naturwissenschaft kann dies zwar beobachten, aber nicht wirklich deuten. Oder noch ein Beispiel: Es gibt Personen, welche die den Menschen umgebenden Energiefelder der Aura nicht nur – wie jedermann – fühlen und spüren, sondern sogar sehen können. Es gibt aurasichtige Mediziner, die ihre Gabe mit großem Erfolg bei der Erforschung und Behandlung von Krankheiten einsetzen. Sie sehen an der Aura ohne irgend ein Gerät oder Hilfsmittel, welches Organ befallen ist. Sie machen medizindiagnostisch leicht nachvollziehbare, exakte Aussagen. Die Aura baut sich aus den unten beschriebenen Energiefeldern des Menschen auf.

Welche spirituellen Konzepte sind z. Z. hierzulande aktuell?

Ohne im einzelnen darauf eingehen zu können, nenne ich nur die wichtigsten: Anthroposophie, Ayurveda, religiös motivierter Vegetarismus, ganzheitliche Ansätze aufgrund des Menschenbildes der zeitlosen Weisheit (Philosophia perennis im Sinne Ken Wilbers), wozu auch Ernährungstraditionen aus verschiedenen Religionen zählen, wie sie in Klöstern, Ashrams, Philosophie- und Mysterienschulen und bei elitären Glaubensgemeinschaften üblich waren und noch heute sind. Bevor wir uns damit befassen, was diese Richtungen auszeichnet, werfen wir erst einen kurzen Blick auf die Sichtweise der Naturwissenschaften, die das Denken der meisten Menschen z.Z. beherrscht bzw. zu der sie gläubig aufschauen.

Welches sind die Grundlagen der herkömmlichen naturwissenschaftlichen Ernährungslehre?

Es sind die klassischen Paradigmen der Chemie und Physik:

a) Das Gesetz von der Erhaltung der Materie und seine Folgen: Atome sind die kleinsten Bausteine der chemischen Elemente: kein Atom geht jemals verloren oder wird jemals neu gebildet (mit Ausnahme in radioaktiven Prozessen).
Die Elemente ordnen sich zu der Vielzahl der chemischen Verbindungen in unendlichen Variationen an.
Bezüglich Ernährung ergibt sich daraus ein einseitiger Blick auf einzelne Nährstoffe und deren Wirkung: L. Feuerbach sagt: „der Mensch ist, was er ißt“, eine beliebte Verbraucherhaltung meint: „mehr ist besser“.
Dies führt zu Überkonsum von Nahrung und Nahrungsergänzungsmitteln „um sicher zu gehen“; die Ausscheidung von Abfall und Giften sowie die subtile Energiequalität von Nahrung werden dabei übersehen.

b) Das konventionelle, materialistisch-mechanistische Paradigma der Ernährung. Ernährung wird im Sinne von Physik und Chemie

erklärt: im menschlichen Organismus laufen ausschließlich dieselben Prozesse ab wie im Labor.
Drei Grundsubstanzen werden aufgenommen: Wasser, Nahrungsmittel und Luft; der Körper wird von diesen aufgebaut und erhalten. Die Bestandteile der Nahrung werden:
- im Körper eingebaut (Mineralien, Kohlenstoff, Wasser), sie bilden die Körperzellen (Gewebe, Blut etc.);
- als Katalysatoren verwendet und dann ausgeschieden (Vitamine, Enzyme, Mineralien);
- in Energie/Wärme verwandelt (Kohlenhydrate, Fett).

Nicht Benötigtes wird (falls möglich) ausgeschieden oder im Körper abgelagert; es entsteht eine Verschlackung, Verschleimung, Vergiftung, Toxämie.

Wie unterscheiden sich die alternativen, spirituellen Konzepte von der herkömmlichen Ernährung?

Vor allem durch ein anderes, ganzheitliches Menschenbild: der Mensch wird nicht als Maschine, sondern als ein Geistwesen mit einer siebenfachen Grundkonstitution betrachtet:
Die zeitlose Weisheit unterscheidet (stark vereinfacht) folgende Ebenen bzw. „Körper":

1. der göttliche Bereich, der Geist, die Gesamtheit von Bewußtheit und Liebe;

2. die Seele: das höhere Selbst, der individuelle Ausschnitt aus der Gesamtheit göttlicher Bewußtheit und Liebe, die Psyche im engeren, eigentlichen Sinn; die unsterbliche Essenz, die sich immer neu inkarniert;

3. die Persönlichkeit, der Charakter, die Masken, die wir tragen, das niedere Selbst, das Ego;

4. der Verstand, der Mentalbereich, konkretes und abstraktes Denken;

5. die Gefühle, der Astralbereich, Emotionen, Wünsche und Begierden;

6. die Vitalität, der Vital- oder Ätherkörper: Immunsystem, Lebensenergie; der Bauplan des physischen Körpers;

7. der physische Körper.

Die Ebenen 6 bis 2 bilden die Aura. Diese ist nicht die Ausstrahlung des physischen Körpers. Die Seele ist die Ursache und alle anderen jeweils niedriger schwingenden Felder sind die Wirkung der Seele. Jeder höher schwingende Körper durchdringt die jeweils tiefer schwingenden – so wie Radiowellen durch Mauern in Gebäude eindringen.
Diese Felder des Menschen sind von Mensch zu Mensch unterschiedlich ausgeprägt. Deshalb betrachten die alternativen Konzepte die Individualität des Menschen: Jeder ist einmalig. Sie läßt sich z.B. mit den 4 Elementen Luft, Feuer, Wasser und Erde sowie mit den anderen Qualitäten der Astrologie wie Tierkreiszeichen, Planeten, Kreuze und die Sieben Strahlen hervorragend beschreiben. Dies geschieht mit einer Genauigkeit und Feinheit, von der die moderne Psychologie und Medizin nur träumen kann. Der statistische Durchschnittsmensch der Natuwissenschaft existiert nur in der Theorie und ist deshalb z.B. für die Festlegung einer gesunden Ernährung des Individuums völlig irrelevant. Im Grunde genommen gibt es keinen Menschen, der exakt dem Durchschnitt entspricht.

Was sind die Gemeinsamkeiten der alternativen, spirituellen Ernährungkonzepte?

Es ist das energetische Ernährungskonzept. Dieses befaßt sich mit den Elementeproportionen und den qualitativ-energetischen Eigenschaften der Lebensmittel. Es berücksichtigt die unterschiedlichen Bedürfnisse des einzelnen je nach Konstitutionstyp. Die Ernährung kann damit leicht und kompetent an Lebensstil, Kulturkreis, Klima, Alter, Krankengeschichte etc. angepaßt werden. Es unterscheidet sich vom naturwissenschaftlichen Ernährungskonzept dadurch, daß es:

- nicht auf Energieversorgung (Kcal, Joule) fixiert ist;
- keinen Wert legt auf die Anteile an allen 4 Lebensmittelgruppen (Fleisch, Milch, Getreide, Gemüse),
- nur am Rande mit den Makronährstoffen (Protein, Fett, Kohlenhydrate) und den Mikronährstoffen (Vitamine, Enzyme, Mineralien, Spurenelemente) arbeitet.

Nach dem energetischen Konzept ist die energetische Qualität der Nahrung das oberste Kriterium, denn diese bestimmt, was die Nahrung im Individuum bewirkt. Anzeiger für die energetische Qualität einer Nahrungssubstanz ist deren Geschmacksrichtung (süß, sauer, scharf, salzig, bitter, adstringierend). Nahrung ist nicht nur Einverleiben von Materie zur Energieversorgung und zum Aufbau der Zellen; Nahrung ist Übermittlung von Information.
Der bekannte Nobelpreisträger für Physik Schrödinger sagt: „Die Methode, mit der sich ein Organismus auf einem relativ hohen Organisationsniveau erhält, besteht darin, daß er ständig Ordnung aus seiner Umgebung aufnimmt."

- Diese Ordnung stellt die genannte Information dar;
- sie wirkt etwa so wie Software in einem Computer;
- sie unterstützt die Funktion des Vitalkörpers;
- der Ursprung dieser Information/Ordnung ist die Strahlung der Sonne und anderer kosmischer Körper;
- wir empfangen sie direkt von der Sonne durch unsere Sinnesorgane und indirekt über lebende Zellen von frischen, rohen oder schonend gegarten Pflanzen (und in geringem Umfang auch von Tieren). Übertragen wird die Information durch die „ultraschwache Zellstrahlung", die von dem russischen Wissenschaftler Gurwitsch entdeckt und u.a. von dem Physiker Prof. Popp in Deutschland gründlich untersucht wurde. Das energetische Ernährungskonzept ist auch der wissenschaftlich begründeten Ansicht, daß im lebenden menschlichen Körper auch völlig andere Vorgänge stattfinden als in der unbelebten Welt der Laboratorien. Es handelt sich dabei u.a. um die über Enzymketten ablaufenden, von Steiner, de Broglie, Herzeele, Hauschka, Kervan und anderen beschriebenen biologischen Transmutationen, einem Prozeß der Atomumwandlung sowie der Verwand-

lung von Energie in Masse und umgekehrt ohne Radioaktivität, wie er nur in lebenden Zellen vorkommt. Aus Zeitgründen kann hier darauf nicht näher eingegangen werden.

Aufgrund des energetischen Ernährungskonzepts ist völlig klar: der Mensch braucht naturnahe, lebendige Nahrung; nicht auf Menge oder Prestigewert der Lebensmittel kommt es an, sondern auf Frische, Reinheit, Vollwertigkeit und schonende Zubereitung der Speisen.

Welcher Stellenwert wird der Ernährung bezüglich Krankheit und Heilung zugesprochen?

Nahrung wird als Heilmittel betrachtet; die richtige Auswahl der Lebensmittel und der richtige Verzehr derselben bestimmen darüber, ob die betreffende Person gesund bleibt, ob sie krank oder geheilt wird. Kräuter und Gewürze – individuell nach Konstitution ausgewählt – spielen dabei eine große Rolle. Man spricht in diesem Zusammenhang von Nahrungspharmakologie – ein Feld, das nicht nur im Osten (chinesische und indische Ernährungslehre), sondern auch bei uns über Jahrtausende hin bekannt war. Hildegard von Bingen ist ein hervorragendes Beispiel dafür. Hippokrates und Paracelsus waren Energetiker und Astrologen.

Welche grundlegenden Folgen haben diese Konzepte für die Ernährung des Menschen?

Ernährung ist weit mehr als ein Grundbedürfnis zur Erhaltung der Art. Ernährung hat so erhebliche, weitreichende Folgen, daß unbedingt mehr Wert auf Qualität gelegt werden muß. Fleisch in den heute üblichen Mengen und Nahrung aus der Retorte, Industrienahrung, z.B. erst gekochte, dann eingefrorene und dann im Mikrowellenherd erhitzte Lebensmittel sind der Bewußtseinsentwicklung des Menschen abträglich, machen krank und sind ökologisch höchst bedenklich.

Eine weitere bedeutsame Erkenntnis der energetischen Ernährungslehre ist der Satz: „Der Mensch ist, was er verdaut“! Verdauen aber kann er nur, wenn er gesund ist und das ist er nur, wenn er reine, frische, unverfälschte Nahrung vorzugsweise aus biologischem Anbau verzehrt.

Was gibt den spirituellen Konzepten Aufwind?

Der allgemeine Zusammenbruch konventioneller Werte! Zu Recht wird alles in Frage gestellt. Anders können neue Konzepte nicht Platz greifen. Ernährung nach spirituellen Konzepten erzielt erstaunliche Ergebnisse, v.a., wenn es nicht bei der Ernährung bleibt, sondern wenn sich die betreffenden Menschen ganz allgemein einem spirituellen Leben zuwenden. Das beinhaltet, daß sie v.a. meditieren und kontemplieren (jeder nach seinen individuellen Bedürfnissen, weshalb die Vielzahl der zur Verfügung stehenden Methoden und Konzepte nur zu begrüßen ist) und sich mit der Frage „Wer bin ich?“ intensiv befassen. Dabei helfen Astrologie, Numerologie und viele andere Typisierungen des menschlichen Wesens einschließlich der Ergebnisse der Psychologie und z.B. die Therapiemethoden der humanistischen Psychologie.

Ernährung nach spirituellen Konzepten ist keinesfalls eine vorübergehende Modeerscheinung, sondern die logische Folge einer jahrtausendealten Tradition, die darauf aus ist, das Bewußtseinswachstum des Menschen auch durch Maßnahmen auf dem Gebiet der Ernährung zu unterstützen. Betrachtet man Ernährungsfragen von einem solchen höheren Standpunkt aus, dann müssen die mit Zusatzstoffen vollgepackten, denaturierten Industrieprodukte der letzten Jahrzehnte wie z.B. auch die denaturierten Billigöle und -fette eindeutig als Rückschritt für die Gesundheit des Körpers und die Klarheit des Mentalkörpers betrachtet werden. Spirituelle Konzepte hat es immer gegeben, z.Z. sind sie zweifellos im Aufwind! Wir sollten uns mit ihnen befassen, und wenn es nur deshalb ist, daß wir nicht den Anschluß an die vielleicht wichtigste Zeitströmung zur Erweiterung menschlicher Bewußtheit an der Wende vom Fische- zum Wassermannzeitalter verpassen.

Literatur

Bailey AA (1988) Esoterisches Heilen. 4. Band der Buchreihe: Eine Abhandlung über die Sieben Strahlen. Lucis Trust, Genf

Cousens G (1986) Spiritual nutrition. San Raffael, USA (jetzt auch in deutsch bei Maurer, Frankfurt)

Frederiksen, Weise (1983) Die Fünf Tibeter Feinschmeckerküche. 144 Rezepte für Ihren guten Appetit! Integral, Wessobrunn

Matz F (1992) Astrologische Konstellationen und Aspekte als Teil universeller Ganzheitstherapie. Sommer, Teningen

Popp FA (1984) Biologie des Lichts. Grundlagen der ultraschwachen Zellstrahlung. Parey, Berlin-Hamburg

Schmidt G (1974) Dynamische Ernährungslehre, Bd 1. Protens, St. Gallen

Steiner R (1989) Naturgrundlagen der Ernährung; und: Ernährung und Bewußtsein. Freies Geistesleben, Stuttgart

van Gelder-Kunz D, Karagulla S (1989) Die Chakren und die feinstofflichen Körper des Menschen. Aquamarin, Grafing

Wagner C (1992) Jeder ist einmalig. Biochemische Konstitutionstypen des Menschen mit Angaben zur individuellen Ernährung. Frederiksen & Weise Tabula Smaragdina, München

Weise DO (1993) Harmonische Ernährung. Wie Sie bewußter werden und Ihre persönliche gesunde Ernährung intuitiv selbst finden. Frederiksen & Weise Tabula Smaragdina, München

Weise DO (1995) Wie stärke ich mein Immunsystem? Vortragskassette. Waldthausen, Ritterhude

Weise DO (1995) Zur eigenen Kraft finden; harmonisch leben & essen mit den vier Elementen und Ayurveda. Frederiksen & Weise Tabula Smaragdina, München

Weise DO (1995) Der Mensch als Energiemuster (Nr. 104), Ernährung, Bewußtsein, Spiritualität (Nr. 105), Studienbriefe des Fernlehrganges: Studienreihe für GesundheitsPraktiker, Teil XX-A „Spirituelle Aspekte" der Waldthausen Gesundheitsschule. Waldthausen, Ritterhude

Diskussion

Deilmann, Bad Bertrich:

Ich glaube, besser als Ihr Vortrag wäre keine Fortsetzung dieses Kongresses denkbar gewesen in dem Sinne, daß es fast unmöglich scheint, daß sich Vertreter der naturwissenschaftlichen Sichtweise und der geistig-philosophischen, wie Sie es einer sind, verstehen können. Sie haben in Ihrer Liste „Die Körper des Menschen" 7 Punkte angeführt, von denen einer rational nachvollziehbar ist. Die übrigen 6 sind einfach eine Frage des Glaubens, der man nicht ohne weiteres folgen kann, und der Anfang Ihres Vortrages hat mich eigentlich am meisten irritiert mit der Aussage: „Glückliche Menschen haben ein gesundes Immunsystem". Man kann das genauso gut umdrehen. Ich behandele seit vielen Jahren Nahrungsmittelallergiker, und gerade bei Kindern sehe ich immer wieder, wie schlecht gelaunt, wie launisch, wie wenig konzentrationsfähig diese Kinder aufgrund ihrer Erkrankung sind. Wenn man die dann behandelt mit Methoden, die Ihren Vorstellungen sicher widersprechen, merkt man auf einmal, daß das glückliche Menschen werden, weil sie ein gesundes Immunsystem kriegen.

Weise:
Das ergänzt sich ja immer gegenseitig. Das ist die alte Frage „Was war zuerst, das Huhn oder das Ei?"

Seyberth, Marburg:
Ich möchte vorschlagen, ob Sie sich und Ihren Werdegang kurz vorstellen könnten, so daß man ein bißchen weiß, in welcher Sphäre wir uns bewegen.

Weise:
Ja, ich kann das ja kurz machen. Ich habe Chemie, Biologie und Geographie studiert und war dann längere Zeit akademischer Lehrer, zuletzt Professor für physische Geographie in Gießen und habe dann aber den elfenbeinernen Turm verlassen und habe mich den anderen Seiten des Lebens zugewandt und habe mich vor allen Dingen mit spirituellen Konzepten intensiv befaßt und bin jetzt Verleger und Autor von Büchern über Gesundheit, Ernährung. Über die Kombination von geistes- und naturwissenschaftlichen Themen mache ich Seminare und biete auch eine Ausbildung zum astrologischen Gesundheits- und Ernährungsberater an.

Rabast, Hattingen:
Ich glaube, daß alle anwesenden Mediziner sich sicherlich dagegen verwehren, daß Sie den Menschen reparierbar wie einen Motor sehen. Zur Aura ist zu sagen, daß das etwas ist, was ganz ohne

Mystik jeder Mediziner mit der Zeit bekommt, und zwar als klinischen Blick. Aus der Summe dessen, was er dem Patienten ansieht, kann er häufig die Diagnose stellen. Ihre Bemerkung zur Irisdiagnostik, gestatten Sie mir, daß ich da eine eigene Erfahrung widergebe. Ich hatte den renommiertesten Heilpraktiker meiner Gegend als Patient, der die Irisdiagnostik betrieb und ihm vorgeschlagen, schicken Sie mir doch mal 10 Patienten, bei denen Sie in der Iris ein Kolon- oder ein Magenkarzinom gesehen haben oder ein Pankreaskarzinom. Für mich ist es dann kein Problem, das im Rahmen der Endoskopie zu objektivieren. Sie fotografieren die Iris, ich mache die Klinik, und wir stellen das beim Internistenkongreß vor. Das Ganze ist 10 Jahre her, ich habe bis jetzt keinen Patienten gesehen. Stattdessen hat er mir das berühmte Buch von Deck *Die Irisdiagnostik* geschenkt. Ich habe mir dann daraufhin die Tumorzeichen angeguckt und bin den umgekehrten Weg gegangen, habe Patienten mit Tumoren ausgesucht und habe geguckt, haben die an der Stelle in der Iris Veränderungen. Ich darf Ihnen sagen, ich habe nichts gefunden. Und dann wäre ich Ihnen noch dankbar, wenn Sie mir erklären könnten, was ist denn ein phantastisches Immunsystem? Ich würde gerne am Sonntag nach Hause fahren und bei mir am Montag die laborchemischen Bestimmungen durchführen lassen, um festzustellen, ob ich ein phantastisches Immunsystem habe. Was muß ich denn da messen? Sie sagten, das wäre ja naturwissenschaftlich meßbar.

Weise:
Na ja, ich kann mich da eigentlich nur auf die Literatur beziehen, in denen Ihre Kollegen oder unsere Kollegen berichtet haben, daß Leute, die eben sozusagen in ihrer eigenen Kraft stehen, die das tun, was sie gerne möchten, die Freude und Spaß am Leben haben, daß die ganz selten, wenn überhaupt, krank sind. Das ist ja nun wohl die beste Definition. Wenn jemand praktisch nie krank ist, dann muß er ja wohl ein gutes Immunsystem gehabt haben. Keine Verpilzung im Darm und all diese Dinge, keine Allergien und all diese Probleme, die halt auftreten.
Ich bin kein Spezialist für Irisdiagnose, deswegen kann ich auf Einzelheiten dazu nicht eingehen. Ich weiß nur, daß es Ärzte gibt, die

die Ausführungen dieses Kollegen, der seit 25 Jahren mit der Irisdiagnose arbeitet, voll unterstützt haben und der Meinung waren, daß das phantastisch funktioniert. Aber bitte! Was mich fasziniert hat, war das Zusammenwirken von Astrologie, die ja nun von einem ganz anderen Menschenbild ausgeht, und dem rein naturwissenschaftlichen Denken.

Seyberth, Marburg:
Vielleicht doch eine Definitionssache. Sie sprechen nur von dem Naturwissenschaftler, als gabe es einen. Ich wurde immer belehrt, über die Vielfalt der Homöopathen und Anthroposophen und ihrer vielen Subspezialitäten, und Sie sagten ja eben, Sie sind kein Irisspezialist. Könnten wir das vielleicht auch bei den Naturwissenschaftlern etwas differenzierter sehen und definieren?

Weise:
Es gibt ja ziemlich genaue Definitionen, was ein Naturwissenschaftler ist. Da gehören natürlich die Mediziner nur z.T. dazu. Ein Teil, was die Mediziner machen, ist naturwissenschaftlich, ein anderer Teil ist übrigens interessanterweise ähnlich wie in der Geologie, in der Geographie, Erfahrungswissenschaft, z.T. ist es die Arbeit eines Kriminalisten, der herausfindet, wann wer wo wie was bewirkt hat usw. Also da müssen wir uns auch klar sein, genauso wenig wie die meisten oder sehr viele alternative Konzepte nichts mit Mystik zu tun haben, genauso wenig hat die Medizin nicht in jedem Fall etwas mit Naturwissenschaften zu tun.

Koletzko, München:
Herr Weise, ich würde mit Ihnen übereinstimmen, daß menschliches Leben mit all seinen Facetten und Emotionen sicherlich nicht mit unserem derzeitigen naturwissenschaftlichen Erkenntnisstand in jeder Hinsicht zu beschreiben ist. Aber ich denke, daß auch die naturwissenschaftlich geprägten Kinderärzte, zu denen ich mich selbst auch zählen würde, nicht davon ausgehen, daß der Mensch eine Maschine ist und mit Ihnen sagen würden, jeder Mensch ist einmalig, und jeder Mensch hat einen psychosomatischen Aspekt. Ich denke, es sind hier Gegensätze aufgebaut worden, die nicht dem

Selbstverständnis von naturwissenschaftlich orientiert arbeitenden Ärzten entsprechen.

Weise:
Also, es ist sehr erfreulich, was Sie sagen, und wenn das zutrifft, was ich ja nicht bezweifle, dann ist das schon genau die Richtung, in der ich mir erhoffe, daß mehr und mehr Menschen kommen. Bis jetzt sind es nur wenige, die so denken, nach dem was ich merke, und ich meine, die Naturwissenschaft selbst schließt ja nun all die Dinge aus per definitionem – die eine Maschine nicht kann. Interessant ist ja auch, die Naturwissenschaftler halten sich ja häufig gar nicht an ihre eigenen Definitionen. Also die bahnbrechendsten Ergebnisse in den Naturwissenschaften sind nicht durch mühsames Forschen im Labor, sondern durch intuitive Geistesblitze entstanden.

Koletzko, München:
Das ist ja kein Widerspruch zur Naturwissenschaft.

Weise:
Geistesblitze sind nicht naturwissenschaftlich.

Koletzko, München:
Na ja, ohne Geistesblitze gäbe es vielleicht keine moderne Naturwissenschaft. Die Naturwissenschaft hat eine sehr vielfältige Geschichte mit ganz unterschiedlichen Aspekten, und sie ist von intelligenten und kreativen Persönlichkeiten geprägt worden.

Risikoaspekte von gentechnischen Produktionsverfahren und gentechnisch veränderten Organismen in der Lebensmittelherstellung

B. TAPPESER

Einleitung

Die Kenntnis über die Verträglichkeit und gesundheitsfördernde Wirkung vieler Lebensmittel beruht auch heute noch in vielen Teilbereichen auf Erfahrungswissen. Sie ist, so läßt sich vermuten, daß Ergebnis eines jahrhundertelangen Anpassungsprozesses.
Mit dem Siegeszug der modernen Naturwissenschaft sind aber auch unsere Nahrungsmittel immer mehr Gegenstand von wissenschaftlichen Analysen geworden, um herauszufinden, welche stofflichen Anteile für die einzelnen Lebensmittelqualitäten wie Geschmack, Geruch und Nährwert verantwortlich zu machen sind. Das Ende des 19. Jahrhunderts wird als die Geburtstunde einer naturwissenschaftlich ausgerichteten, experimentellen Ernährungswissenschaft angesehen. Es wurde definitorisch zwischen Aufbaustoffwechsel und Erhaltungsstoffwechsel unterschieden, und Begriffe wie Grundumsatz und Leistungsumsatz wurden in die Ernährungslehre eingeführt. Eine größere Förderung erfuhr diese Forschung während der ersten Hälfte dieses Jahrhunderts, als man daran interessiert war, Erkenntnisse darüber zu erlangen, in welcher Höhe das absolut notwendige Kalorienangebot für den arbeitenden Menschen anzusiedeln sei. Die Möglichkeiten des Einsatzes völlig neu konzipierter, aus Einzelkomponenten zusammengesetzter Diäten wurde v.a. durch die klinische Ernährung (z.B. bei Darmerkrankungen oder Stoffwechselstörungen) und im Rahmen der Programme zur Weltraumforschung erprobt, als es darum ging, die quantitative und qualitative Zusammensetzung der Nahrung für

zukünftige Astronauten abzuklären, die einen längeren Aufenthalt im Weltraum gestatten würde. Über diese Forschung wurde der Weg zur synthetischen Nahrungsmittelproduktion eröffnet (Grimme et al. 1987).

Der Aufbau der Nahrung aus molekularen Bestandteilen, die ohne vorherige Verdauung direkt resorbiert werden können, führt dazu, daß innerhalb kürzester Zeit die Bakterienflora des Darms weitgehenden Veränderungen unterworfen ist, und der Dickdarm weitgehend entleert wird. In der Weltraumforschung erschien die Herabsetzung der Stuhlfrequenz auf ca. einmal in 15 Tagen als ein nicht unerwünschter Effekt, verkleinern sich doch dadurch die „Entsorgungsprobleme" der Astronauten. Die Zusammensetzung der Nahrung aus isolierten Bestandteilen, selbst wenn sie nach bisherigem Wissen ausgewogen und voll bilanziert ist, ist aber offensichtlich den Anforderungen des menschlichen Organismus nicht angepaßt (Grimme et al. 1987).

Die analytische Bestimmung einzelner molekularer Bestandteile eines Nahrungsmittels und ihre Substitution oder Reduktion auf einen gewünschten Wert ermöglichen die Standardisierung hinsichtlich bestimmter Substanzen und damit die Festschreibung bestimmter Qualitätskriterien. Dagegen zeigt unverarbeitete Kuhmilch ausgeprägte Schwankungen in ihrem β-Carotin- und Vitamin-D-Gehalt über das Jahr. Durch das heute übliche Einstellen eines definierten Fettgehaltes verringern sich diese Schwankungen der Nährstoffgehalte deutlich. Durch den Zusatz von isolierten, natürlichen oder naturidentischen Stoffe, die industriell hergestellt werden, kann ein genormter Gehalt der betreffenden Substanzen eingestellt werden.

Darüber hinaus ermöglicht das additive stoffliche Verständnis von Nahrung die Vorstellung der vollständigen gegenseitigen Substitution von Nahrungsmitteln und ihren Inhaltsstoffen. Die Diskussion über Einzellerprotein als Grundlage der Welternährung oder hochwertiges diätetisches Produkt für den gesundheitsbewußten Verbraucher sowie die Nutzung von isolierten energiereichen Verbindungen zur Abdeckung des Energiebedarfs nicht nur im Hochleistungssport steht in diesem Zusammenhang (Grimme et al. 1987).

Die Lebensmittelindustrie hat von dieser produktunabhängigen, wissenschaftlichen Sichtweise vielfach profitiert und sie ihrerseits unterstützt und gefördert. Immer häufiger werden die landwirtschaftlichen Rohprodukte in einem ersten Verarbeitungsschritt in ihre Bestandteile zerlegt, um dann nach bestimmten Kriterien wieder zusammengesetzt zu werden. Immer mehr isolierte Zutaten wie Vitamine, Aminosäuren, Aromastoffe oder Enzyme werden verarbeiteten Nahrungsmitteln zugesetzt. Vollständig im Labor komponierte Nahrungsmittel drängen auf den Markt und benötigen, damit sie die richtige Konsistenz, ein ansprechendes Aussehen und lange Haltbarkeit aufweisen, Dickungsmittel, Konservierungsmittel, Antioxidanzien, Farb- und Geruchsstoffe.

Um die Ausgangsstoffe für die zusammengesetzten Nahrungsmittel zu erhalten, ist die Industrie allerdings weiterhin auf die Leistung von lebenden Organismen angewiesen. Pflanzen liefern hauptsächlich Kohlenhydrate, Fette und Öle. Tiere sind die wichtigsten Eiweißlieferanten. Viele der isolierten Zutaten und Zusatzstoffe lassen sich am besten und billigsten mit Hilfe von Bakterien und Pilzen in riesigen Fermentern herstellen.

Doch die Eigenschaften der Organismen haben der nahrungsmittelverarbeitenden Industrie auch Grenzen gesetzt. Die Qualität und Zusammensetzung der landwirtschaftlichen „Rohprodukte" Pflanze und Tier war bisher nur in gewissen Grenzen beeinflußbar. Die in der Verarbeitung genutzten Mikroorganismen zeigten nur ein bestimmtes Spektrum von Eigenschaften, das auch durch die ausgefeiltesten Züchtungstechniken nicht beliebig veränderbar war. Hier ermöglicht die Gentechnik einen qualitativen Sprung. Indem die Organismen beliebig, wie es scheint, mit neuen Eigenschaften ausgestattet werden können, ist es möglich, die von der Industrie gewünschten Ausgangsprodukte, die von Pflanzen oder Tieren stammen, immer mehr den industriellen Bedürfnissen anzupassen. Bakterien können so verändert werden, daß sie Aromastoffe, Vitamine, Enzyme egal welcher Herkunft in der erforderlichen Form und Menge synthetisieren.

Aus dem Blick gerät dabei der Umstand, daß die Qualität eines Lebensmittels auch in dem uns unbekannten Zusammenspiel sämtlicher Inhaltsstoffe eines Organismus liegt, auch denen, die uns aus ernährungswissenschaftlicher Sicht von geringerer Bedeutung scheinen.

Aus dem Blick gerät dabei, daß wir die gesundliche Bedeutung vieler sekundärer Pflanzeninhaltsstoffe noch nicht ausreichend verstehen (s.a. Watzl u. Leitzmann 1995).
Aus dem Blick gerät dabei, daß wir sämtliche Leistungen eines Bakteriums, auch wenn es schon seit Jahrhunderten in der Lebensmittelverarbeitung genutzt wird, nicht vollständig einzuschätzen oder zu erklären vermögen.
Ebenso bleibt unberücksichtigt, daß Verdaulichkeit und Verträglichkeit von Lebensmitteln in dem koevolutiv entwickelten Zusammenspiel von Nutzern, also dem Menschen, und den entsprechenden Nahrungsmitteln zu sehen ist. Dabei läßt sich die „Wirkung" eines Lebensmittels auch nicht auf die rein meßbaren stoffwechselphysiologischen, der Verdauung zuzurechnenden Anteile beschränken, sondern umfaßt z.B. auch das Immunsystem oder wirkt auf Stimmungslagen des Menschen.
Zu den unverstandenen und häufig nicht berücksichtigten Aspekten gehören die indirekten, gesundheitlichen Wirkungen von bestimmten Lebensmitteln.
Broccoli und einer ganzen Reihe von anderen grünen Gemüsen werden z.B. antikanzerogene Wirkungen zugesprochen. Die dafür verantwortlich gemachten Inhaltsstoffe sind allerdings oft selber giftig oder können in isolierter Form Krebs hervorrufen. Artischocken regen die Gallenbildung in der Leber an und fördern die Fettverdauung (Zhang et al. 1992; Watzl u. Leitzmann 1995).
Milchsäurebakterien, die v.a. in der milchverarbeitenden Industrie eine Rolle spielen, aber auch natürliche Bewohner unseres Darms und unserer Schleimhäute sind, werden gleich eine ganze Reihe von gesundheitsfördernden Wirkungen zugeschrieben. Sie können den Cholesterinspiegel im Blut senken, sie können krebsfördernde Chemikalien im Darm entgiften und ungewünschte Keime ausschalten (Gilliland 1990; de Vrese 1995).
Warum dies so ist, darauf weiß die Wissenschaft nur unvollständige Antworten. Daß diese Eigenschaften aber nicht losgelöst von der genetischen Ausstattung der Bakterien und dem Zusammenspiel der Gene untereinander zu betrachten ist, dürfte als Lehrbuchweisheit gelten.

Obwohl nicht durchschaut und vollständig verstanden, wird mit Hilfe der Gentechnik in dieses komplexe Geschehen eingegriffen. Gene werden ausgeschaltet, neue Gene, die andere Fähigkeiten vermitteln oder die Organismen zu höherer Leistung veranlassen sollen, werden in den Erbfaden eingebaut.
Lebensmittel sind überlebensnotwendige Mittel zum Leben.
Im folgenden sollen daher die Risikopotentiale und ungeklärten Risikofragen in Zusammenhang mit der Nutzung der Gentechnik bei der Herstellung und Verarbeitung von Lebensmitteln im einzelnen erläutert werden.

Risikokategorien

Drei in naturwissenschaftlichen Kategorien zu beschreibende Risikofelder lassen sich benennen, wenn es um die möglichen Folgen der Nutzung gentechnischer Verfahren bei der Nahrungsmittelproduktion und -verarbeitung geht: gesundheitliche Risiken für die Allgemeinheit, gesundheitliche Risiken für die Arbeitnehmerinnen und Arbeitnehmer in Landwirtschaft und Nahrungsmittelindustrie und ökologische Risiken.
Werden Kinder als Verbraucher einbezogen, ist es auch notwendig, sich die speziellen Risikodefinitionen anzusehen, die in der amtlichen Begründung der Sicherheitsverordnung, die das Gentechnikgesetz erst umsetzbar macht, niedergelegt ist. Hier heißt es: „Der Schutz der menschlichen Gesundheit orientiert sich am grundsätzlich immunkompetenten Menschen, der Schutz der Umwelt und der Beschaffenheit des Naturhaushalts, von Wasser, Boden und Luft, Klima, Tieren, Pflanzen oder Mikroorganismen an großflächigen natürlichen oder bewirtschafteten Flächen, nicht dagegen an einzelnen Organismen (zit. nach Nöthlichs Gentechnikgesetz, Ergänzbarer Kommentar und Textsammlung; amtl. Begründung zur GenTSV 1991)."
Übersetzt heißt dies, Kinder, Schwangere, Kranke oder alte Menschen, deren Immunsystem noch nicht vollständig aufgebaut oder aufgrund einer aktuellen Situation beeinträchtigt ist, dürfen beeinträchtigt werden, ohne daß das Gesetz dies verhindern will.

Im Detail sollen an dieser Stelle nur die gesundheitlichen Risiken für die VerbraucherInnen diskutiert werden. Arbeitsplatzrisiken sind diesen möglichen gesundheitlichen Folgen für die Allgemeinheit qualitativ vergleichbar, doch wird es im einzelnen deutliche Unterschiede in der Gefährdungsintensität geben. So werden ArbeitnehmerInnen an Arbeitsplätzen, wo es um die Herstellung von Zusatzstoffen aller Art mit Hilfe von Mikroorganismen geht, einem höheren Risiko ausgesetzt sein, da sie über Aerosole, Verschlucken und Verwundungen sowohl intakte Bakterien aufnehmen können als auch bei der Reinigung der Produkte mit dem neukombinierten Erbmaterial und den herzustellenden Produkten in Berührung kommen können. Die Verbraucher werden in diesen Fällen nur mit dem gereinigten Endprodukt und dessen Verunreinigungen konfrontiert sein. Anders sieht es aus, wenn die veränderten Mikroorganismen zur Verarbeitung ganz den Ausgangsprodukten z.B. der Milch zugegeben werden und dort auch verbleiben. Beim Verzehr können die manipulierten Bakterien in innigen Kontakt zu unseren Darmbakterien treten – ein vielleicht nicht ganz folgenloses Unterfangen, wie nachfolgend noch erläutert werden soll. Das heißt aber auch, daß sowohl ArbeitnehmerInnen als auch VerbraucherInnen in diesen Fällen ähnlichen Gefährdungen ausgesetzt sind.
Die ökologischen Risiken, die v.a. mit der Anpflanzung transgener Pflanzen und der Nutzung veränderter Mikroorganismen verbunden sind, werden am Schluß dieses Beitrags kurz angedeutet werden.

Gesundheitliche Risiken

Tiere, Pflanzen, Mikroorganismen – ihre Leistungen werden bei der Herstellung unserer Nahrungsmittel (aus)genutzt. Alle diese Organismen sind damit auch „Gegenstand" gentechnischer Veränderungen. Die möglichen Risiken, die mit den geplanten oder erfolgreich durchgeführten Manipulationen verbunden sind, lassen sich in 3 Kategorien einteilen:

- solche, die direkt auf die neu eingeführten Eigenschaften zurückzuführen sind

- solche, die auf Erbmaterial beruhen, das aus technischen Gründen mitübertragen wurde;
- solche, die als Folgeprobleme gentechnischer Eingriffe entstehen und in der Regel weder erwünscht noch vorhersehbar sind.

Organismen werden verändert, weil sie zuverlässig in möglichst kurzer Zeit hohe Erträge liefern sollen. Deshalb sollen sie nicht krankheitsanfällig, unempfindlich gegenüber chemischen Behandlungsmitteln sein und eine auf industrielle Bedürfnisse zugeschnittene Zusammensetzung ihrer Inhaltsstoffe aufweisen. Herbizidresistente Pflanzen, die gegenüber „Unkraut"vernichtungsmitteln unempfindlich sind, insektenresistente Pflanzen, die für pflanzenfressende Insekten zur tödlichen Nahrungsquelle geworden sind, virusresistente Pflanzen, die nicht mehr von viralen Krankheitserregern befallen werden, Pflanzen, die eine veränderte Zusammensetzung ihrer wichtigen Inhaltsstoffe wie Stärke, Fettsäuren oder Eiweiße aufweisen, gehören zu den Produkten der „grünen" Gentechnik, die in Anpflanzungsversuchen getestet werden oder bereits eine Marktzulassung besitzen. Gentechnisch veränderte Tiere haben Wachstumshormongene aus anderen Arten erhalten, die sie schneller wachsen und größer werden lassen. Dem Krankheitsdruck in der Massentierhaltung soll durch den „Einbau" von Krankheitsresistenzgenen begegnet werden, und widrige klimatische Bedingungen sollen durch Antifrostgene ausgeglichen werden. Die Bakterien und Pilze schließlich, die bei der Herstellung von Joghurt und Wein, Käse und Bier, Salami und Sauerkraut eingesetzt werden, sollen schneller arbeiten, fremde Mikroorganismen, die sich als störende Keime während der Verarbeitung einnisten können, unterdrücken und abtöten oder produktionstechnisch wichtige Eigenschaften erhalten. Meist werden den Mikroorganismen dazu neue katalytische Fähigkeiten eingebaut, d.h. es werden die genetischen Bauanleitungen für die Herstellung bestimmter Enzyme in ihr genetisches Material integriert.
Diese neuen Eigenschaften bzw. die Eiweiße, die dafür verantwortlich sind, können eine ganze Reihe von gesundheitlichen Problemen verursachen. Sie können z.B. giftig sein oder Stoffwechselreaktionen auslösen, die zu toxischen Zellinhaltsstoffen führen. Sie

können allergische Reaktionen bei empfindlichen Menschen auslösen oder die Verträglichkeit und Verdaulickeit der Nahrungsmittel respektive ihrer Inhaltsstoffe herabsetzen.

Beispiele für toxische Probleme:

Herbizidresistente Pflanzen

Die Wege, auf denen neu eingeführte Gene Pflanzen eine Unempfindlichkeit oder Toleranz gegenüber Pflanzenvernichtungsmitteln verleihen, folgen verschiedenen Prinzipien. Entweder werden die Herbizide in der Pflanze nicht mehr oder nur noch schwach gebunden, weil das Resistenzgen zu Veränderungen an ihrem Bindungsmolekül führt. Die Unkrautvernichter können damit Stoffwechselwege nicht mehr blockieren und auch das Wachstum nicht mehr hemmen; oder die Herbizide werden in der Pflanze mit Hilfe eines neuen Enzyms so umgebaut, daß ihnen ihre Giftigkeit genommen ist.

In jedem Fall sind aber die Herbizide oder die entgifteten Formen noch in den Zellen der transgenen Pflanzen anzutreffen – werden also mit der Nahrung aufgenommen. Über die gesundheitlichen Auswirkungen einer Aufnahme der unveränderten Herbizide sind gewisse Aussagen möglich, da sie im Rahmen von Zulassungsverfahren geprüft werden. Doch auch hier gibt es nur wenige Untersuchungen zur chronischen Toxizität. Anders sieht die Situation aus, wenn die modifizierte Form und deren Abbauprodukte betrachtet werden. Hier kann eine Vielzahl von abgewandelten Molekülen entstehen, die auch von Pflanzenart zu Pflanzenart je nach Abbauweg sehr unterschiedlich ausfallen können (Nass 1986).

Zudem ist bekannt, daß häufig die Ausgangsstoffe, aber auch die entgifteten Moleküle in der Zellwand gelagert werden und sich so herkömmlichen Nachweisverfahren entziehen (Sandermann 1987).

In Deutschland wird im Moment Basta in Verbund mit herbizidresistentem Mais und Raps durch die Firma AgrEvo getestet. Basta ist ein Breitbandherbizid der Hoechst AG, in anderen Ländern unter dem Namen Finale oder Liberty vertrieben. Der Wirkstoff von

Basta ist Phosphinotricin, ein Analogon zur Aminosäure Glutamat. Phosphinotricin hemmt die Glutaminsynthetase und führt damit zur Anreicherung von Ammoniak in den Pflanzenzellen, was zum raschen Zelltod führt. Die herbizidresistenten Pflanzen haben ein Enzym aus einem Bodenbakterium erhalten, Streptomyces viridochromogenes, welches in Kamerun isoliert wurde, das Phosphinotricin acetyliert und damit die Bindung an die Glutaminsynthetase und die herbizide Wirkung verhindert.
Über die Verstoffwechselung von L-Phosphinotricin und dem zu 50% im Präpärat enthaltenen Stereoisomeren D-Phosphinotricin in der Pflanze und im Boden gibt es seit langem Auseinandersetzungen. Sowohl über die humantoxikologische wie auch die ökotoxikologische Bedeutung und Persistenz bestimmter Abbauprodukte liegen kaum Daten vor (Ohnesorge 1994; Sandermann 1994). Trotzdem sind die ersten bastaresistenten Pflanzen bereits zugelassen, so resistente Raps- und Radicchiopflanzen.
In den USA hat bromoxynilresistente Baumwolle eine zeitlich begrenzte Vermarktungsgenehmigung, obwohl vermutet wird, daß Bromoxynil Krebs auslöst. Entwicklungsstörungen bei Labortieren sind nachgewiesen, und es kann nicht ausgeschlossen werden, daß dies auch auf die menschliche Embryonalentwicklung zutrifft. Zusätzlich ist Bromoxynil für Fische sehr giftig (Ohnesorge 1994; The Gene Exchange 1995). Hier ist also bereits die nicht verstoffwechselte Ausgangssubstanz hochproblematisch. Daten über Abbauprodukte liegen nicht vor. Insofern können weder immuntoxikologische noch ökotoxikologische Wirkungen benannt, geschweige denn bewertet werden. Baumwolle ist über ihre Nebenprodukte auch für die menschliche und tierische Ernährung von Bedeutung. Öl ist das wichtigste Nebenprodukt der Baumwollproduktion. Es dient vorwiegend als Speiseöl und zur Margarineherstellung, wird aber auch zur Seifenherstellung und als Grundstoff für Kerzen und Schmieröle genutzt. Der bei der Raffinierung von Öl anfallende Ölkuchen ist mit einem Proteingehalt von 41% ein begehrtes Viehfutter. Auch die Schalen der Baumwollsamen dienen als Futtermittel. Sie werden vorwiegend in der Rinderhaltung eingesetzt (ICAC 1991).

Auch auf ein anderes Problemfeld soll noch im Rahmen der herbizidresistenten Pflanzen aufmerksam gemacht werden. So fand Sandermann bereits 1988 heraus, daß glyphosattolerante Bohnen (nicht gentechnisch hergestellt) nach Applikation dieses Herbizids unerwarteterweise östrogenwirksame Isoflavonoide bilden. Diese Isoflavonoide zeigten einen deutlichen Einfluß auf das Uteruswachstum von Mäusen (Wellmann u. Sandermann 1988). Die Bildung solcher Phytoöstrogene scheint insgesamt ein Reaktionsmuster von Leguminosen auf Streßeinflüsse zu sein und auch auf Sojabohnen zuzutreffen (Wellmann, unveröffentlicht; s. Sandermann 1994). Dies weist darauf hin, daß weitere Stoffwechselreaktionen in den transgenen Pflanzen auftreten können, die unter humantoxikologischen Aspekten (dabei sollten auch die pflanzenfressenden Tiere nicht vergessen werden) dringend einer Aufklärung bedürfen. Allerdings gibt es auch einige Studien, die auf eine antikanzerogene Wirkung von Phytoöstrogenen hinweisen. Die Konzentrationsverhältnisse scheinen dabei eine wichtige Rolle zu spielen (Watzl u. Leitzmann 1995).
Eine glyphosatresistente Sojabohne, die zur Familie der Leguminosen gehört, hat in den USA die Marktzulassung erhalten, in Europa sind Verarbeitungsprodukte aus diesen transgenen Sojabohnen zugelassen. Damit ist ein Import auch nach Deutschland nicht ausgeschlossen.

Insektenresistenz

Nicht nur Unkräuter sorgen für landwirtschaftliche Schäden, sondern auch pflanzenfressende Insekten tragen ihren Teil zu landwirtschaftlichen Verlusten bei. Vor allem die Raupen zahlreicher Falter und Schmetterlinge fressen im Laufe ihres kurzen Lebens beträchtliche Löcher in Blätter und Früchte. Bisher lieferte die Industrie beträchtliche Mengen von Insektiziden, die vor Befall und Fraßschäden schützen sollen. Die gefräßigen Raupen haben aber auch natürliche Gegenspieler: neben insektenfressenden Vögeln und Kleintieren auch bestimmte Bakterien – meist Bacillus-thuringiensis-Arten. Diese werden mit der Nahrung von den Raupen aufgenommen und scheiden ein Gifteiweiß aus (Delta-Endotoxin), welches zu Löchern in der Darmwand der Insekten führt. Fraßstopp und Blutvergiftung durch Einwanderung der Bakterien in die Blutflüssigkeit führen zum Tod der befallenen Tiere. Die für die Herstellung des Gifteiweißes verantwortlichen DNS-Abschnitte sind aus den Bakterien direkt in die Pflanzen überführt worden, um in der Pflanzenzelle die Herstellung des Delta-Endotoxins zu ermöglichen. Ohne Umweg über die Bakterieninfektion sollen die Raupen direkt durch den Genuß der Pflanzennahrung getötet werden. Da nun die Pflanzen selbst das bakterielle Gifteiweiß produzieren, nehmen es auch die Menschen auf, die die gleiche pflanzliche Quelle als Nahrung nutzen. Ob der ständige Genuß des Bakteriengiftes unbedenklich ist, läßt sich bisher nicht abschließend beurteilen. Systematische, veröffentlichte Untersuchungen zu den möglichen, gesundheitlichen Langzeitfolgen einer direkten Aufnahme des aktiven bakteriellen Eiweißes, wie es in den transgenen Pflanzen anzutreffen ist, liegen nicht vor.

Im Rahmen eines Genehmigungsantrages der Ciba zu insektenresistentem Mais werden zwar Untersuchungsergebnisse summarisch vorgestellt, eine Prüfung der Ausgangsdaten, die zu den abgegebenen Bewertungen führen, ist aufgrund der fehlenden Einzeldaten nicht möglich. Insbesondere ist zu bemängeln, daß nur akute orale Toxizitätsversuche, d.h. eine einmalige Gabe von angereichertem Blattprotein, auf Wirkungen untersucht wurde. Obwohl hier unter Kontroll- und Testtieren einzelne Todesfälle auftraten, wurden keine weitergehenden Untersuchungen durchgeführt.

Die Verdauungsstudien wurden nur in simulierten Ansätzen, die die Magen-Darm-Situation reproduzieren sollten, durchgeführt. Es wurde mit isolierten Proteinen gearbeitet. Damit wird z.B. nicht überprüft, inwieweit durch andere Zellinhaltsstoffe oder die schützende umgebende Pflanzenzellwand im Blattmaterial mindestens stark verzögerte Abbauraten resultieren können.

Die allgemeine Annahme des raschen Abbaus von hochmolekularen Substanzen in verschiedenen Umweltmedien und auch dem Magen-Darm-Trakt, seien es nun Proteine oder Nukleinsäuren, hat sich schon häufiger als falsch erwiesen. So ist das Delta-Endotoxin im Boden überraschend stabil (Tapp u. Stotzky 1995), und Nukleinsäuren werden zu einem meßbaren Prozentsatz in großen Stücken (ca. 1000 Basenpaare) mit dem Kot wieder ausgeschieden und sogar vorübergehend in die Blutbahn aufgenommen (Doerfler u. Schubbert 1994).

Was hier beispielhaft für herbizid- und insektenresistente Pflanzen dargelegt wurde, muß in jedem Einzelfall sorgfältig geprüft werden, nämlich inwieweit die einklonierten Proteine selbst, wie beim Bacillus-thuringiensis-Delta-Endotoxin, oder die durch diese Proteine vermittelten Reaktionen, wie bei der Herbizidresistenz, Stoffumwandlungen ermöglichen, die zu toxischen Pflanzeninhaltsstoffen führen. Eine hohe Giftigkeit, die sofort zu gesundheitlichen Ausfallerscheinungen führt, wird für die Zukunft nicht das Problem sein, da dies schnell zu identifizieren sein wird. Chronische oder subchronische, über eine lange Einnahmedauer wirksam werdende Gesundheitsschäden werden die größeren Risiken darstellen.

Allergieprobleme

Immer mehr Menschen leiden an allergischen Erkrankungen. Vor allem Kinder sind immer häufiger von schweren, allergischen Hautkrankheiten betroffen wie der Neurodermitis, die häufig durch bestimmte Nahrungsmittelinhaltsstoffe ausgelöst wird (Ring 1992; Taylor 1994). Oft ist es schwer, herauszufinden, welches Nahrungsmittel bzw. welcher Inhaltsstoff für die allergischen Reaktionen verantwortlich zu machen ist. Es gibt eine Reihe von Lebensmitteln, die besonders häufig allergische Erkrankungen hervorrufen. Dazu gehören Milchprodukte, Eier, Fisch, Nüsse (hier v.a. Erdnüsse) und eine ganze Reihe von Gemüsen, z.B. Tomaten oder Sojabohnen. Unterschiedliche Schimmelpilze und Hefen, gerade auch solche, die in der Lebensmittelverarbeitung eingesetzt werden, sind wichtige Allergenquellen. Meist ist unbekannt, welcher der Inhaltstoffe dieser Organismen für die Allergieauslösung verantwortlich zu machen ist. Deshalb ist die beste Strategie, einfach das ganze Lebensmittel wegzulassen, eben keine Tomaten oder Erdnüsse zu essen und den Schimmelpilzkäse im Regal stehen zu lassen. Das könnte sich dank Gentechnik in Zukunft schwieriger gestalten. Vielleicht ist gerade das übertragene Gen bzw. das Eiweiß, dessen Bauanleitung auf diesem Gen liegt, eines der wichtigen Allergene, z.B. aus der Erdnuß. Die Tomate mit dem Antifrostgen aus der Flunder könnte zu unangenehmen Überraschungen für alle diejenigen werden, die auf Fischeiweiß allergisch reagieren.

Stammt ein übertragenes Gen aus einem Organismus, der bekannt dafür ist, daß er bei empfindlichen Menschen Allergien auslöst, so empfiehlt die Food and Drug Administration (das amerikanische Bundesgesundheitsamt, FDA) jedes aus diesen Organismen übertragene Gen bzw. das Eiweiß, das es kodiert, als potentielles Allergen zu betrachten und entsprechende Tests durchzuführen. Wie berechtigt diese Empfehlung ist, läßt sich am Beispiel einer transgenen Sojabohne von Pioneer Hi-Bred demonstrieren. Diese Sojabohne hatte zur Verbesserung des Eiweißgehaltes (Anreicherung mit essentiellen Aminosäuren) ein Protein aus der Paranuß erhalten, welches besonders methioninhaltig ist. Bei Tests mit Seren von Patienten, die auf die Paranuß allergisch reagieren, wurde festgestellt, daß die in den Patientenseren enthaltenen Antikörper mit Extrakten der transgenen Sojabohne reagieren. Daraus läßt sich schließen, daß diese transgenen Pflanzen bei empfindlichen Menschen Allergien auslösen würden. Die entsprechenden Vermarktungspläne wurden fallen gelassen (Goldburg 1994). Bei Eiweißen, die aus bekannten, allergieauslösenden Organismen stammen, gibt es also gewisse Testmöglichkeiten. Ganz anders sieht es aus, wenn die Eiweiße bisher nicht zu unserem Nahrungsmittelrepertoire gehören. Hierzu führt die FDA aus: „Ein weiterer Punkt ist, inwieweit jedes neue Protein in Nahrungsmitteln das Potential besitzt, allergen auf einen bestimmten Anteil der Bevölkerung zu wirken. Im Moment ist der FDA keine Methode bekannt, die es ermöglicht, vorherzusagen oder festzustellen, inwieweit neue Proteine in Nahrungsmitteln das Potential besitzen, Allergien auszulösen" (FDA 1992). Zu dem gleichen Ergebnis kommt eine Studie des Umweltbundesamtes, die 1995 erschienen ist (Bergschmidt 1995).

Die Herbizidresistenz vermittelnden Gene stammen häufig aus Bodenbakterien. Die Eiweiße, zu deren Aufbau diese Gene befähigen, gehörten bisher nicht zu unseren Nahrungsmitteleiweißrepertoire. Sie können zwischen 0,001 bis 0,1% des Gesamteiweißgehaltes der transgenen Pflanzen ausmachen, eine Menge, die ausreicht, allergische Reaktionen auszulösen (Nordic Council 1991). In Vermarktungsanträgen, die für bastaresistenten Raps und Mais (der insektenresistente Mais der Ciba enthält auch ein Bastaresistenzgen) in Europa vorliegen, wurde die Allergiefrage zwar angesprochen, aber es wird nur begründet, warum keine Untersuchungen dazu durchgeführt werden (Antrag der Ciba zur Vermarktung Bt-resistenten Maises 1995).

Das Bacillus thuringiensis-Delta-Endotoxin ist ein bakterielles Protein, das bisher nicht in unserer Nahrung vorkam. Bis zu 0,02% des löslichen Proteins einer transgenen Pflanze kann Delta-Endotoxin sein. Rebecca Goldburg, Wissenschaftlerin beim Environmental Defense Fund in den USA führt dazu aus: „Bestimmte Oligosaccharide (das sind mehrere aneinandergehängte Zuckerreste), einschließlich solcher, die von Pflanzen nach der Eiweißsynthese an die Eiweiße angeheftet werden, können in Säugetieren hochimmunogen (d.h. allergisch) wirken (Goldburg 1991)." Es gibt Hinweise, daß Delta-Endotoxine in der Pflanze mit Zuckerresten versehen werden. Das heißt auch, daß neben der für Menschen unbekannten Giftwirkung damit gerechnet werden muß, daß mindestens empfindliche Menschen auf dieses Eiweiß allergisch reagieren. Trotz dieses Sachverhalts hat die Ciba, die transgenen insektenresistenten Mais auf den Markt bringen will und den Antrag bereits in Frankreich gestellt hat, keine Untersuchungen zur Allergenizität des Delta-Endotoxins durchgeführt.

Fremde, in unserer Nahrung bisher weitgehend unbekannte Eiweiße sind auch die Virushüllproteine von virusresistent gemachten Pflanzen. Virale Pflanzenkrankheiten sind vielfach für Ernteausfälle verantwortlich. Das besondere Problem bei pflanzenschädlichen Viren ist der Umstand, daß sie mit chemischen Mitteln nicht zu bekämpfen sind. Pflanzen haben bis zu einem gewissen Grad ihre eigenen Abwehrmechanismen gegen diese krankheitserregenden Viren entwickelt. Ähnlich wie bei einer Impfung zeigen sie nach einer Infektion mit harmlosen Varianten eine Art von Immunität gegenüber einer Infektion mit den krankheitserregenden nah verwandten Viren. Prämunisierung wird dieses Phänomen genannt. Durch den Einbau von u.a. Virushüllproteinen will man gentech-

nisch dieses Phänomen nachvollziehen. In eine ganze Reihe von Nutzpflanzen sind Virushüllproteine oder andere virale Proteine einkloniert worden, Proteine, die bisher in unserer Nahrung nicht oder höchstens in verschwindend geringen Spuren vorkamen, nämlich dann, wenn wir mit Viren befallene Gemüse oder Früchte gegessen haben. Doch haben wir in der Vergangenheit virusinfiziertes Pflanzenmaterial aufgrund seines schlechten Aussehens meist vor dem Essen aussortiert. Auch bei den virusresistent gemachten Pflanzen besteht also die Möglichkeit, daß sie ein unbekanntes allergenes Potential besitzen.
Analog gilt diese Argumentation auch für Tiere oder Mikroorganismen, die neue, bisher in der Nahrung nicht enthaltene Eiweiße aufgrund von gentechnischen Veränderungen herstellen können oder denen Gene eingebaut wurden, die aus Organismen stammen, die bekannt dafür sind, daß sie bei empfindlichen Menschen Allergien auslösen.

Schimmelpilzallergien

Wenn es um die Herstellung von Zusatzstoffen mithilfe gentechnisch veränderter Bakterien oder Schimmelpilze geht, muß zusätzlich berücksichtigt werden, daß im Endprodukt Begleitstoffe/-eiweiße enthalten sind, die ihrerseits allergieauslösend sein können. Gerade Schimmelpilze respektive Schimmelpilzeiweiße sind bekannt dafür, daß sie bei empfindlichen Personen Allergien hervorrufen. Eine Reihe von allergischen Erkrankungen, die als Berufskrankheiten anerkannt sind, unterstreicht diese Problematik (Reiß 1988; Roitt 1987). Dieser Sachverhalt hat auf den ersten Blick nichts direkt mit der Gentechnik zu tun, da die als Berufskrankheit anerkannten Fälle nicht in Zusammenhang mit gentechnisch veränderten Stämmen aufgetreten sind. Dies könnte sich aber in Zukunft in qualitativer Hinsicht ändern. So werden z.B. immer mehr Enzyme, die in Verarbeitungsprozessen eingesetzt werden, in Schimmelpilzen hergestellt (siehe z.B. Enzymproduktpalette von Novo Nordisk, weltweit größter Enzymhersteller). So konstatiert Novo in seinem Umweltbericht 1994 einen Anstieg von berufsbedingten Enzymallergien. Es wird angenommen, daß Enzyme ein größeres Allergierisiko als andere Eiweiße darstellen können. Darüber hinaus können aber auch Begleitproteine zu einem veränderten Allergiepotential führen.

Weitere gesundheitsbeeinträchtigende Wirkungen durch neu eingeführte Gene

Doch damit sind die Probleme noch nicht erschöpft, die auf uns zukommen können, wenn wir gentechnisch veränderte Nahrungsmittel essen. Das amerikanische Bundesgesundheitsamt stellt dazu fest: „Eine andere ungewollte Folge von gentechnischen Veränderungen in Pflanzen könnte sein, daß die Mengen von wichtigen Nährstoffen deutlich verändert sind. Zusätzlich könnte es zu Veränderungen in der Bioverfügbarkeit eines Nährstoffes kommen, da dieser Veränderungen in der Form erfahren hat, oder weil die Konzentration anderer Inhaltsstoffe erhöht ist, die die Verdaulichkeit und Verstoffwechselung von Nährstoffen beeinflussen. Solche Veränderungen müssen daraufhin betrachtet werden, welchen Einfluß sie auf die Nahrungsmittelqualität haben (FDA 1992)."
Daß die Annahme von veränderten Konzentrationen von Zellinhaltsstoffen nicht unberechtigt ist, darauf verweist wiederum der Ciba-Genehmigungsantrag. In Vergleichsuntersuchungen zwischen gentechnisch veränderten und den jeweiligen unveränderten Empfängerpflanzen konnten statistisch signifikante Unterschiede bei einigen der überprüften Komponenten festgestellt werden. Welche dies genau sind, wird leider nicht angegeben. Da diese Veränderungen jeweils andere Inhaltsstoffe betreffen und kein einheitliches Bild ergeben, ist die Schlußfolgerung der Ciba, daß damit festgestellt werden könne, daß keine biologisch signifikanten Änderungen als Sekundäreffekte auftreten. Diese Schlußfolgerung ist vorschnell, da die Ergebnisse bestätigen, daß offensichtlich bei jedem gentechnischen Eingriff unterschiedliche Sekundäreffekte auftreten, die wahrscheinlich auf die unterschiedlichen Integrationsorte der Genkonstrukte zurückzuführen sind. Hier mußten also jeweils eigenständige Untersuchungen durchgeführt werden.

Unter der Überschrift „Neue Inhaltsstoffe" hält die FDA fest: „Da Pflanzenzüchter, die die neuen Techniken benutzen, im Prinzip jede Eigenschaft oder jeden Inhaltsstoff, dessen molekulare genetische Identität bekannt ist, in jede Pflanze übertragen können, ist es möglich, ein Eiweiß einzuführen, daß deutliche Unterschiede in Struktur und Funktion zu bekannten Nahrungsmittelproteinen aufweist. Ebenso können Veränderungen an Kohlenhydraten, Fetten und Ölen erzielt werden, die dazu führen, daß diese Inhaltsstoffe sich in ihrer Zusammensetzung deutlich von den bisher in Nahrungsmitteln vorfindlichen Zusammensetzungen unterscheiden." Welche gesundheitlichen Auswirkungen damit verbunden sein können, dazu macht die FDA keine Angaben. Doch kann auch hier die ganze Palette von möglichen Konsequenzen durchgespielt werden: diese neuen Proteine oder die in ihrer Zusammensetzung und Form veränderten Inhaltsstoffe könnten toxisch wirken, sie könnten durch langen Gebrauch chronische Gesundheitsschäden verursachen; sie können allergische Reaktionen hervorrufen, und sie könnten die Verdauung und Verstoffwechselung beeinflussen. Jede einzelne dieser Möglichkeiten müßte gesondert untersucht werden.

Die Stellungnahme der FDA bezog sich auf Pflanzen. Nicht berücksichtigt sind dabei die speziellen Probleme, die mit gentechnisch veränderten Mikroorganismen auftreten können, die wir in Zukunft möglicherweise mit dem Joghurt oder dem Sauerkraut mitessen. Mikroorganismen können über Plasmide, kleine ringförmige DNS-Moleküle, Erbanlagen untereinander austauschen. Auf diesem Wege werden die neuen Eigenschaften den Bakterien meist auch übertragen. Eine wichtige Eigenschaft, die im Labor übertragen wird, ist z.B. die Fähigkeit zur Bildung bestimmter Bakteriozine, also bakterienabtötender Substanzen. Dies soll dazu dienen, daß die manipulierten Bakterien Fremdkeime wie Fäulnisbakterien unterdrücken können und so eine erhöhte Produktionssicherheit und Haltbarkeit ermöglichen. Es stellt sich aber die Frage, inwieweit diese Bakteriozingene beim Essen mithilfe der Plasmide auf Bakterien der Mundschleimhaut oder im Magen-Darm-Trakt übertragen werden können und dort vielleicht auch eine selektive Unterdrückung bestimmter Darmbewohner bewirken.

Bisher wurde diese Möglichkeit als unwahrscheinlich verworfen, da Nukleasen und der saure pH im Magen jede aufgenommene Nukleinsäure in kürzester Zeit in Einzelnukleotide zerlegen würde (u.a. Maturin u. Curtiss 1977; in: Martin et al. 1978). Erst 1994 wurden eigenständige Versuche dazu gemacht, die mit der Aussage begründet wurden: „Es ist eine bisher unbewiesene Annahme, daß diese in ihrer Herkunft äußerst heterogenen DNA-Moleküle im Gastrointestinaltrakt vollständig zu niedermolekularen Mononukleotiden abgebaut werden" (Doerfler u. Schubbert 1994). Die Ergebnisse dieser Arbeitsgruppe widerlegen dann auch die früheren Annahmen. „Wir folgern aus diesen Resultaten, daß selbst ungeschützte M13-DNA in erheblicher Menge das nukleolytische Potential des Gastrointestinaltraktes zu überstehen vermag und daß wenige Prozent der applizierten DNA in Form hochrekombinationsfähiger Fragmente von bis zu über 20 Prozent Länge des Phagen-Genoms, also durchaus von Gengröße, im Kot der gefütterten Tiere nachgewiesen werden können." (Doerfler u. Schubbert 1994). Daraus folgt auch, daß die häufig in simulierten Versuchsansätzen durchgeführten Abbauversuche, die die Zusammensetzung des Magen- oder Darmsaftes nachempfinden und als Ergebnis einen schnellen Abbau von Nukleinsäuren wie auch von Proteinen zeigen, die Realsituation im Magen-Darm-Trakt nicht angemessen widerspiegeln.

Eine intakte und richtig zusammengesetzte Magen-Darm-Flora ist aber nicht nur für eine gut funktionierende Verdauung notwendig, sondern auch bei der Abwehr von Krankheitserregern, die über den Verdauungstrakt aufgenommen werden, unverzichtbar. Ebenso leisten diese Bakterien bei der Entgiftung bestimmter Chemikalien unschätzbare Dienste und stellen uns über ihren Stoffwechsel eine Reihe von Vitaminen zur Verfügung.

Doch nicht nur bakterienabtötende Substanzen sollen Produktionsorganismen wie Laktobazillen demnächst selber herstellen, sondern sie sollen auch zu ganz neuen Stoffwechselleistungen befähigt werden, damit sie effizienter und schneller arbeiten. Auch diese neuen enzymatischen Eigenschaften werden ihnen meist mit Hilfe von Plasmiden mitgegeben. So könnten auch unsere Darmbakterien die Möglichkeit zum Erwerb dieser neuer Stoffwechselleistungen erhalten. Doch auch hier gilt, daß damit das vielfach unverstandene Zusammenspiel von Mikroorganismen, Verdauungsorganen und Immunsystem nachhaltig gestört werden könnte, denn die neuen Stoffwechselleistungen könnten in den Darmbakterien zu unbekannten Stoffwechselprodukten führen, sie könnten die Konzentration einzelner Zellinhaltsstoffe signifikant verändern, sie könnten die Fähigkeit zur Entgiftung von Chemikalien beeinflussen. Wie vielfach in Zusammenhang mit der Darstellung des Risikopotentials gentechnisch veränderter Nahrungsmittel muß hier immer wieder festgestellt werden, daß es kein zuverlässiges Wissen über diese Möglichkeiten gibt.

Aus technischen Gründen mitübertragene Eigenschaften

War bisher im wesentlichen davon die Rede, welche gesundheitlichen Folgen mit den absichtlich herbeigeführten gentechnischen Veränderungen verbunden sein könnten, so wird es im folgenden v.a. darum gehen, welche Folgen aus technischen Gründen mitübertragene Gensequenzen haben können. Dabei handelt es sich in den überwiegenden Fällen um Antibiotikaresistenzgene, die als Erkennungsgene während der Kultivierung der transgenen Organismen dienen. Um die Zellen, die erfolgreich fremdes genetisches Material aufgenommen haben, im Reagenzglas oder in der Glasschale identifizieren zu können, bedient man sich der Antibiotikaresistenzgene. Diese werden mit den eigentlich interessanten Genen zusammengekoppelt, wie z.B. dem Virushüllproteingen. Da die Aufnahme fremden genetischen Materials in die Zelle und der Einbau in das zelleigene Erbmaterial ein Zufallsereignis ist, das nicht bei allen Zellen gleichermaßen erfolgreich ist, müssen die manipulierten Zellen von denen getrennt werden, die keine fremden Gensequenzen aufgenommen haben. Dazu werden Antibiotika in das Nährmedium gegeben. Nur die Zellen, die ein Antibiotikaresistenzgen aufgenommen haben (und damit auch das eigentlich interessante Gen), können die Antibiotika unschädlich machen und wachsen. Alle anderen Zellen werden absterben. Bei Pflanzen und Mikroorganismen ist dies ein gebräuchliches Verfahren zur Selektion. In einigen Fällen wird bei Pflanzenzellen aber auch ein Herbizidresistenzgen als Erkennungsgen integriert.

Welche Probleme können nun mit aktiven Antibiotikaresistenzgenen verbunden sein? Ein Problem könnte die aktive Entgiftung von Antibiotika sein, die aufgrund von Infektionskrankheiten eingenommen werden und z.B. mit einer transgenen, antibiotikaresistenten Tomate im Magen-Darm-Trakt zusammentreffen. Gekochte Gemüse und Früchte sollten in diesem Zusammenhang ein geringeres Problem darstellen, da ihre Proteine denaturiert vorliegen und damit auch die Eiweiße die Fähigkeit verloren haben, die Antibiotika unwirksam zu machen. Doch alle roh zu genießenden transgenen Früchte, Körner und Gemüse sollten in Zukunft bei einer Antibiotikatherapie möglicherweise gemieden werden, auch wenn frisches Obst und Gemüse gerade bei Krankheit oder Rekonvaleszenz empfohlen wird. Dies ist zumindest die Empfehlung der Calgene-Studie: „Es liegt jedoch kein Risiko vor, wenn Lebensmittel, die über das Kanamycinresistenzgen verfügen, zur Zeit der Antibiotikabehandlung nicht konsumiert werden." („However, there is no risk if food containing Kan is not consumed at the time of antibiotic treatment"; Calgene 1990, S. 199).
Eine weitere Folge der Nutzung von Antibiotikaresistenzgenen könnte deren Weiterverbreitung in Darm- und Bodenbakterien sein und damit auch in solche Bakterien, die menschliche oder tierische Krankheitserreger sind. Das größte Problem in Zusammenhang mit der menschlichen Gesundheit dürfte dieser Übertragungspfad bei Mikroorganismen darstellen, die den tierischen oder pflanzlichen Ausgangsstoffen zur Weiterverarbeitung zugesetzt werden (Joghurt, Käse, Salami, Sauerkraut etc.) und die wir auch mitessen. Hier könnte eine direkte Weitergabe der Resistenzgene an die Magen-Darm-Flora stattfinden. Bei bakteriellen Erkrankungen hätten so auch die Krankheitserreger leichten Zugang zu diesen Resistenzgenen. Damit könnte sich das Problem der antibiotikaresistenten Krankheitserreger weiter verschärfen.
Calgene (Calgene 1990) hat in Zusammenhang mit der Zulassung ihrer Antimatschtomate (Flavr savr), die mittlerweile in Amerika auf dem Markt ist, ein umfangreiches Dossier zum Kanamycinresistenzgen vorgelegt. In der Gesamtbewertung wird die Kanamycinresistenz als völlig unproblematisch angesehen. Die Untersuchung weist aber einige gravierende methodische Defizite auf, die diese

Gesamtbewertung wenig fundiert erscheinen läßt. So wurden z.B. die Verdauungsversuche mit DNA nur in simulierten Ansätzen gemacht und nicht mit dem Genkonstrukt, das das Kanamycinresistenzgen trägt (s. oben). Dadurch ergeben sich Abbauzeiten von 10 min für eine fast vollständige Degradation hochmolekularer DNS in Nukleotide. Die Versuche der Arbeitsgruppe Doerfler zeigen, daß damit die Situation im Magen-Darm-Trakt nicht erfaßt wird. Die Berechnungen zum Gentransfer des Resistenzgens in Bakterien des Magen-Darm-Traktes erfolgt auf theoretischer Ebene. Es werden keine eigenständigen experimentellen Daten dazu vorgestellt. Gerade unter Antibiotikaeinnahme könnte aber der Gentransfer in die darmeigene Mikroflora des Menschen erhöht sein (Davies 1994). Dies gilt v.a. für suboptimale oder geringe Antibiotikakonzentrationen, wie auch aus der medizinischen Praxis bekannt ist.
Es wird zwar diskutiert, daß mindestens bei Mikroorganismen, die in den Nahrungsmitteln verbleiben, die Antibiotikaresistenzgene vermieden oder wieder entfernt werden sollen, doch ist große Skepsis angebracht, ob diese Absichtserklärung in die Tat umgesetzt wird. Die Argumentation der Industrie, die kurz vor der Vermarktung stehende transgene Pflanzen mit Antibiotikaresistenz hat, geht auf jeden Fall in die Richtung, daß diese Gene keinerlei Probleme für die menschliche Gesundheit darstellen (Flavell et al., 1992). Zudem haben die amerikanischen Genehmigungsbehörden mittlerweile 8 Pflanzen zur Vermarktung zugelassen, die alle Antibiotikaresistenzgene tragen (Hoyle 1995 a, b; The Gene Exchange 1995).

Ungewollte, durch die gentechnische Manipulation ausgelöste Eigenschaftsveränderungen der Organismen

Eigenschaftsveränderungen von gentechnisch manipulierten Organismen, seien es nun Tiere, Pflanzen oder Mikroorganismen, die durch den technischen Eingriff entstehen, aber eigentlich ungewünscht sind, werden auch unter dem Oberbegriff Positionseffekte zusammengefaßt. Darunter ist zu verstehen, daß durch die Integration der neuen Gensequenzen an einen nicht vorherbestimmbaren Ort des Erbfadens arteigene Gene zerstört werden können oder ihre Regulation verändert werden kann. Auch können die neuen genetischen Eigenschaften, v.a. dann, wenn es sich um Enzyme handelt, auf andere als die vorgesehenen Zellinhaltsstoffe einwirken und diese verändern. Pflanzen z.B. verfügen über einen in vielen Einzelheiten noch unbekannten sekundären Stoffwechsel. Das soll heißen, daß diese Stoffwechselwege nicht für das Wachstum und die Teilung der Zellen notwendig sind, sondern für weitergehende Leistungen der Pflanzenzelle. Aromastoffe z.B. oder pharmakologisch wirksame Substanzen werden mithilfe dieser Stoffwechselwege synthetisiert. Viele der in Pflanzen gebildeten Giftstoffe und bioaktiven Substanzen werden dem Sekundärstoffwechsel zugerechnet. Fast alle wichtigen Nutzpflanzen bilden einzelne bioaktive Inhaltsstoffe. Diese Inhaltsstoffe dienen den Pflanzen häufig zur Abwehr von pflanzenpathogenen Pilzen oder pflanzenfressenden Insekten. Die meisten Getreidepflanzen bilden z.B. Proteaseinhibitoren. Das sind Substanzen, welche die Aktivität eiweißspaltender Enzyme hemmen. Eiweißspaltende Enzyme werden im Magen-Darm-Trakt gebildet und stellen einen der ersten Schritte bei der Eiweißverdauung dar. Hohe Konzentrationen von Proteaseinhibitoren wirken wachstumshemmend, kleineren Konzentrationen werden mögliche antikanzerogene Wirkungen zugesprochen. Viele Gemüse enthalten relativ hohe Konzentrationen an Lektinen. Lektine müssen durch Kochen zerstört werden, sonst können sie u.U. schwere Schwindelanfälle, Erbrechen und Durchfall verursachen. Einige dieser bioaktiven Substanzen werden in den von uns genutzten Pflanzen in hohen Konzentrationen nur in Pflanzenteilen hergestellt, die wir normalerweise nicht essen. Das in Kartoffeln anzutreffende Solanin ist dafür ein Beispiel. Die Gene, die für die Synthese dieser Substanzen verantwortlich sind, werden gewebespezifisch reguliert. Durch den Einbau fremder Gene kann nun die Regulation zur Herstellung von sekundären Pflanzeninhaltsstoffen verändert werden. Sie können plötzlich in höheren Konzentrationen hergestellt werden, oder die gewebespezifische Herstellung wird aufgehoben, und sie werden plötzlich auch in den Pflanzenteilen gebildet, in denen sie vorher nicht oder nur in Spuren anzutreffen waren.

Manche Stoffwechselwege werden altersabhängig reguliert. Das kann heißen, daß in den jungen Pflanzen große Mengen eines problematischen Inhaltsstoffes gebildet werden, während in älteren Pflanzen keine oder nur noch geringe Mengen anzutreffen sind. In anderen Pflanzen stellt sich die Situation genau umgekehrt dar. Auch hier kann die Integration fremder Gene diese Regulationsmechanismen verändern.

Ebenso können stillgelegte Stoffwechselwege in der Pflanze durch die Integration neuer Gene reaktiviert werden und dazu führen, daß bis dato unbekannte, für den Menschen giftige oder chronische Schäden hervorrufende Stoffwechselprodukte gebildet werden.

Dies alles könnte dazu führen, daß wir in Zukunft einem Teil unseres Erfahrungswissens nicht mehr vertrauen können; daß wir bisher roh genossene Früchte und Gemüse besser kochen oder vielleicht mit dauerhaften Gesundheitsschäden konfrontiert werden; daß wir plötzlich allergische Reaktionen auf Pflanzen zeigen, die bisher weder für empfindliche, noch für unempfindliche Menschen allergieauslösend waren.

Beispiele für veränderte Regulationen (Petunien), Konzentrationsverschiebungen (Mais), Induktion von Stoffwechselwegen (Bohnen, Leguminosen) und Allergieauslösung (Sojabohne) sind in diesem Artikel vorgestellt worden. Damit können diese Risikovorbehalte nicht mehr als reine Spekulation abgetan werden. So stellt sich um so nachdrücklicher die Frage, ob es nicht angebracht wäre, auf die Nutzung der Gentechnik in der Landwirtschaft und bei Lebensmittelproduktion zu verzichten. Ähnlich wie bei den klimaschädigenden FCKW lassen sich die gentechnisch veränderten Pflanzen und Mikroorganismen nicht wieder ins Labor zurückholen. Im Gegensatz zu den FCKW können sie sich aber noch vermehren. Die Klimaproblematik wird uns und folgende Generationen mindestens über die nächsten 50 bis 100 Jahre beschäftigen. Gentechnisch veränderte Pflanzen, Tiere oder Bakterien, etabliert und mit ungewünschten Eigenschaften werden weit mehr Jahre und Generationen überdauern.

Abschließend sollen 2 Fallbeispiele aufgeführt werden:

1. Der Fall Tryptophan:

Tryptophan:
- essentielle Aminosäure;
- Vorläufersubstanz von Serotonin;
- Einsatz als leichtes Schlafmittel;
- Bestandteil von Infusionslösungen;
- Nahrungsmittelsubstanz von Stärkungsmitteln bei Bodybuilding etc.;

bis 1989 konventionelle biotechnologische Herstellung mit Bacillus amyloliquefaciens:
→ keine dokumentierten Nebenwirkungen;

ab 1989 Umstellung auf gentechnisch optimierten Stamm:
→ 5000 chronisch geschädigte Menschen
→ über 30 Tote.

Die Ursache ist bis heute ungeklärt.

„Genetic engineering cannot be ruled in or ruled out as the cause of EMS“ (Dr. Samuel Page, Direktor FDA, Division of Natural Products, May 1993, bestätigt durch Simat et al. 1996).

2. Das rekombinierte Rinderwachstumshormon:

- in den USA im November 1993 zugelassen;
- seit Februar 1994 auf dem Markt;
- Dokumentierte Nebenwirkungen laut Beipackzettel:
  - erhöhte Mastitisgefahr,
  - Schwellung der Euter,
  - Magen-Darm-Erkrankungen,
  - Fieber ohne erkennbare Ursache,
  - herabgesetzte Trächtigkeitsraten,
  - Lahmen.
- Bedenken im Zusammenhang mit menschlichem Konsum
  - durch Konzentrationserhöhung des IGF 1 (insulin like growth factor) in der Milch Erhöhung der Krebsgefahr, speziell bei Brustkrebs (Mepham 1992; Epstein 1994, Epstein 1996, zitiert nach Gen Ethic News 10/1996).

Literatur

Bergschmidt H (1995) A comparative analysis of releases of genetically modified organisms in different EU member states – project report. Umweltbundesamt Berlin (Hrsg)

Calgene (1990) kan^r gene: safety and use in the production of genetically engineered plants, data in support of safety. Calgene, Davis, CA

Ciba-Geigy (1994) Application for placing on the market a genetically modified plant (maize protecting itself against corn borers), according to part C of directive 90/220/EC and Commission Decision 92/146/EC. Basel

Davies J (1994) Inactivation of antibiotics and the dissemination of resistance genes. In: Science 264: 375–382

Doerfler W, Schubbert R (1994) Dtsch Ärztebl 91: S C-1166–1169

FDA (1992) Statement of policy: foods derived from new plant varieties. Federal Register 57: 22984–23005

Flavell RB, Dart E, Fuchs RL, Fraley RT (1992) Selectable marker genes: safe for plants? Bio Technol 10: 141–144

Fox JL (1995) EPA okays first pesticidal transgenic plants. Bio Technol 13: 434–436

Gilliland SE (1990) Health and nutritional benefits from lactic acid bacteria. FEMS Microbiol Rev 87: 175–188

Goldburg RJ, Tjaden G (1990) Are B. T. K. plants really safe to eat? Bio Technol 8: 1011–1015

Goldburg RJ (1994) Pioneer drops allergenic soybeans. Gene Exchange 5:5

Grimme LH, Altenburger R, Faust M, Prietzel K (1987) Ökotrophobiose – Ernährung in einem ökologischen Kontext, Teil 1. Dtsch Apothekerz 6: 245–248

Hoyle R (1995) Low-tech woes derail Calgene's high-tech tomato. Bio Technol 13: 540–541

ICAC (1991) Cotton: World Statistics, Bull of the Intern. Cotton Production and the Environment, ICAC on Cotton Production Research. Antala, Türkei

Martin MA, Rowe WP, Tooze J (1978) Report of U.S.-EMBO Workshop to assess risks for recombinant DNA experiments involving the genoms of animal, plant and insect viruses. Ascot, England

Nass G (1986) Ökologische und toxikologische Auswirkungen der Verwendung herbizidresistenter Pflanzen. In: Kollek R, Tappeser B, Altner G (Hrsg) Die ungeklärten Gefahrenpotentiale der Gentechnologie. Schweitzer, München, S 104–110

Nöthlichs M (1991) Gentechnikgesetz, Ergänzbarer Kommentar und Textsammlung. Schmidt, Berlin

Nordic Council of Ministers (1991) Food and new biotechnology. In: Nordic Report Series (NORD), vol 18

Ohnesorge KF (1994) Toxikologische Aspekte. In: Verfahren zur Technikfolgenabschätzung des Anbaus von Kulturpflanzen mit gentechnisch erzeugter Herbizidresistenz, Heft 6, „Nutzpflanzen mit künstlicher Herbizidresistenz: Verbessert sich die Rückstandssituation?“ Wissenschaftszentrum Berlin für Sozialforschung

Ring J (1992) Allergieforschung: Probleme, Strategien und klinische Relevanz. MMV Medizin, Braunschweig/Wiesbaden

Roitt IM, Brostoff J, Male DK (1987) Kurzes Lehrbuch der Immunbiologie. Thieme, Stuttgart/New York

Sandermann H (1987) Pestizid-Rückstände in Nahrungspflanzen – Die Rolle des pflanzlichen Metabolismus. Naturwissenschaften 74: 573–578

Sandermann H (1994) Biochemische Aspekte. In: Verfahren zur Technikfolgenabschätzung des Anbaus von Kulturpflanzen mit gentechnisch erzeugter Herbizidresistenz, Heft 6, „Nutzpflanzen mit künstlicher Herbizidresistenz: Verbessert sich die Rückstandssituation?“ Wissenschaftszentrum Berlin für Sozialforschung

Sandermann H, Wellmann E (1988) Risikobewertung der künstlichen Herbizidresistenz. In: Bundesministerium für Forschung und Technologie (Hrsg) Biologische Sicherheit im Forschungsprogramm der Biotechnologie, S 285–292

Simat TJ, Eulitz KD, Steinhart H (1996) Entwicklungsperspektiven in der Lebensmittelanalytik: Unerwünschte Nebenprodukte in biotechnologisch hergestelltem L-Tryptophan. GIT 4:339–344

Tapp H, Stotzky G (1995) Insecticidal activity of the toxins from B. thuringiensis subsp. Kurstaki et tenebrionis adsorbed and bound on pure and soil clays. Environmental Biology 61: 1786–1790

Taylor SL (1994) Evaluation of the allergenicity of foods developed through biotechnology, the biosafety results of field tests of genetically modified plants and microorganisms. In: Proceedings of the 3rd International Symposium, University of California, 185–198

The Gene Exchange (7/1995) Vol 5, No 4/Vol 6, No 1, Union of Concerned Scientists

de Vrese M (1995) Die gesundheitliche Bedeutung lebender Keime in Milchprodukten. In: Milch & Gesundheit, Bericht über ein Symposium der Landeszentrale für Gesundheitsbildung Bayern e.V.

Watzl B, Leitzmann C (1995) Bioaktive Substanzen in Lebensmitteln, Hippokrates, Stuttgart

Zhang Y, Talaly P, Cho CG, Posner GH (1992) A major inducer of anticarcinogenic protective enzymes from broccoli. In: Proceedings of the National Academy of Science, vol 89, pp 2399-2403

Diskussion

Rister, Koblenz:
Sie haben mich nicht überzeugt. Lysozym ist eine Substanz, die Sie und ich in unseren Zellen haben und die wir sicher bei Allergien freisetzen. Das ist auch gut so, weil wir damit Bakterien abtöten. Insofern benötigen wir Lysozym. Das ist etwas, was man in der entsprechenden Literatur nachlesen kann.
Das zweite ist: Sie sprechen Risiken an, die emotional vorgebracht werden, aber die Sie nicht belegen können. Wir fahren Auto, und wir bringen damit etwa 10 000 Menschen mit unseren Autos pro Jahr um. Das ist belegbar. Wir ziehen keine Konsequenz daraus. Das mag schlecht sein. Aber ich verstehe nicht, weshalb nicht unterschiedliche Risiken gegeneinander abgewogen werden.
Das dritte ist: Haben Sie auch etwas gegen die gentechnologische Herstellung von Insulin, z.B. durch Bakterien? Haben Sie etwas dagegen, daß man Wachstumshormone, die wir z.B. in der Onkologie dringend benötigen und auch einsetzen, gentechnologisch herstellt? Ich glaube, wir dürfen oder Sie dürfen nicht die Gentechnologie insgesamt immer als Buhmann aufbauen, sondern es gibt Fortschritte, die wir nutzen müssen, und wir dürfen dies nicht generell mit einem negativen Image belegen. Ich glaube, das ist sehr gefährlich.

Tappeser:
Ich will nicht mit Ihnen über Insulin diskutieren, weil das auch ablenkt. Ich habe mich auf Gentechnik im Bereich Landwirtschaft und Lebensmittel beschränkt, und dafür gelten meine Aussagen, weil ich auch denke, diese Vermischung von Medizin und Lebensmitteln und darüber das eine über das andere zu legitimieren ist der Diskussion nicht förderlich.

Steinhart, Hamburg:
Frau Tappeser, Sie haben als Beispiel Tryptophan gebracht. Da gibt es aber wirklich neuere Erkenntnisse, daß das nichts mit Gentechnik zu tun hat.

Die meisten essentiellen Aminosäuren werden heute vorwiegend großtechnisch unter Einsatz gentechnisch veränderter Mikroorganismen hergestellt. Das nach Einnahme von gentechnisch hergestelltem Tryptophan aufgetretene Eosinophilie-Myalgie-Syndrom (EMS) has bis heute – wie zutreffend geschildert – 38 Menschenleben gefordert und weltweit über 1600 chronisch an EMS Erkrankte hinterlassen. Die meisten EMS-Opfer sind in den USA zu finden, da hier Tryptophan in Supermärkten frei verkäuflich war. Von „Bodybuildern" wurde es als Mittel zum Muskelaufbau angewandt. In der Bundesrepublik hingegen ist es als Lebensmittel ausschließlich für bilanzierte Diäten zugelassen, die jedoch nur bei bestimmten Stoffwechselerkrankungen indiziert sind. Im Gegensatz zu den USA war Tryptophan ansonsten in Deutschland stets apothekenpflichtig. Seit 1989 ruht die Zulassung für oral einzunehmende Tryptophan-haltige Arzneimittel, seit 1990 wurde diese Anordnung auch auf gering konzentrierte sowie Kombinationspräparate ausgeweitet. Allein für die parenterale Ernährung darf Tryptophan zur Zeit noch eingesetzt werden.

Betroffen von EMS waren nur Personen, die Tryptophan eines japanischen Rohwarenherstellers der Firma Showa Denko, zu sich genommen haben. Die Ursache für diese bisher unbekannte Erkrankung konnte also grob auf die Rohware *eines* Herstellers, die im Zeitraum von 1986–1989 produziert wurde – denn EMS trat erst in diesem Zeitraum auf – zurückgeführt werden. Bisher ist es allerdings nicht gelungen, das verursachende Agens oder die verursachenden Agenzien mit letzter Sicherheit ausfindig zu machen. Dies liegt v.a. auch daran, daß es bisher nicht gelungen ist, alle Symptome des EMS in einem Tierversuch nachzustellen. Fest steht allerdings, daß das Auftreten von EMS weitgehend unabhängig von der Komedikation war und daß nur bei einem Bruchteil der Menschen, die dieses Tryptophan konsumierten, EMS zum Ausbruch kam. Tryptophan selbst kann als auslösendes Agens ausgeschlossen werden, da viele Patienten schon mehrere Jahre zuvor Tryptophan zu sich genommen hatten, ohne über irgendwelche Beschwerden zu klagen. Bei den 105 deutschen EMS-Patienten ließ sich keine Korrelation zwischen dem Auftreten von EMS und der Tryptophandosis feststellen.

In chemisch-analytischen Untersuchungen werden bisher 6 Kontaminanten beschrieben, die in den mit EMS-assoziierten Tryptophanchargen der Firma Showa Denko in deutlich größeren Mengen zu finden sind. Drei dieser Stoffe konnten bisher chemisch charakterisiert werden. Für 2 dieser Substanzen wurden in meinem Hause Synthesen entwickelt und dabei die Bedingungen ihrer Entstehung untersucht. In Übereinstimmung mit den Arbeiten japanischer Arbeitskreise kann die Genese dieser Substanzen *nicht* auf den fermentativen Prozeß mit dem gentechnisch veränderten Bacillus amyloliquefaciens zurückgeführt werden. Es wurde gezeigt, daß sie während des Reinigungsprozesses auf abiotisch-chemischem Wege aus Tryptophan selbst oder dessen Stoffwechselmetabiliten entstanden sind. In in-vitro-Studien und Tierversuchen zeigten diese Substanzen zwar bestimmte Stoffwechselreaktionen, der endgültige Nachweis, daß eine dieser Verbindungen allein oder zusammen EMS auslösen kann, ist bisher allerdings nicht erbracht worden.
Also ist dieses Phänomen EMS nicht geeignet, mit Gentechnologie in Verbindung gebracht zu werden. Ich will sonst nichts sagen, nur die Fakten hier einmal vortragen. Insofern würde ich Sie bitten, dieses aus Ihrem Fundus zu streichen, weil das nicht stimmt, wie Sie das gesagt haben.

Tappeser:
Also mein Informationsstand ist anders.

Steinhart, Hamburg:
Kann ja sein, daß der anders ist, aber Sie müssen die Literatur lesen, und Sie müssen sich dann schlau machen.

von Schenck, München:
Ich denke, die beiden ersten Beispiele, die Sie genannt haben, das Tryptophan und das Rinderwachstumshormon, passen gut zu dem Thema Fremdstoffbelastung in Nahrungsmitteln, aber es ist wahrscheinlich etwas unglücklich, daß Sie gerade gentechnisch hergestellte Zusatzstoffe gewählt haben, weil das ja im Grunde nichts mit Gentechnik zu tun hat. Beim Tryptophan und sicher auch bei anderen Herstellungsweisen kommt es zu Verunreingungen von Präpa-

raten, und das Problem des Rinderhormons ist sicher die grundsätzliche Frage, sollen Lebensmittel oder Tiere, die Lebensmittel produzieren, überhaupt mit Hormonen behandelt werden, die evtl. in die Milch übergehen. Das hat ja nichts mit der Herstellungsweise dieser Hormone zu tun.

Tappeser:
Ich denke, daß es schon etwas mit der Herstellungsweise zu tun hat. Sie kämen gar nicht auf die Konzepte, Hormone jetzt in der Tierzucht einzusetzen, wenn Sie nicht über diese Verfahren plötzlich die Möglichkeit hätten, diese in solchen Organismen herzustellen. Insofern stellt sich diese Frage in dieser Form erst durch das gentechnische Methodenrepertoire. Ohne dieses würden Sie und könnten Sie das nicht tun. Das ist das erste.
Das zweite habe ich auch versucht zu begründen. Sie haben natürlich, das ist vollkommen richtig, immer Verunreinigungen und Begleitstoffe aus den Produktionsorganismen in den Ausgangssubstanzen, die sie dann in der Verarbeitung von Lebensmitteln fortsetzen. Sie haben und mußten sich in der Vergangenheit auf ein Erfahrungswissen verlassen. Sie haben ja gerade im Bereich Lebensmittel bestimmte Reinheitsgrade vorgeschrieben, und die Erfahrung über 10, 15, 20 oder je nachdem noch sehr viel mehr Jahre hat Ihnen gezeigt, daß, wenn Sie das so machen, es keine schwerwiegenden Probleme gibt. Die Frage ist jetzt wirklich, inwieweit können Sie sich auf dieses Erfahrungswissen nach wie vor verlassen, wenn Sie veränderte Gene einsetzen, die möglicherweise auch zu veränderten Begleitsubstanzen führen? Das hat dann durchaus etwas mit Gentechnik zu tun, und ich denke eben auch, daß der Prozeß der Herstellung dabei sehr wichtig ist, da er zu neuen Positions- und pleiotropen Effekten führt, die auf die zufällige Integration der Vektorkonstrukte einerseits und auf die Einwirkung der neuen Inhaltsstoffe auf zelleigene Inhaltsstoffe andererseits zurückzuführen sind. Das ist dann auch der Unterschied, wenn Sie Organismen nutzen, um pharmakologisch wirksame Substanzen herzustellen. Hier begeben Sie sich in eine andere Risikodiskussion. Wenn Sie Krankheiten therapieren, dann haben Sie möglicherweise immer bestimmte Nebenwirkungen gehabt – und das ist dann ein

Abwägungsprozeß – welche Art von Nebenwirkungen, die bei einem geringen Prozentsatz von Menschen auftreten, sind Sie bereit, in Kauf zu nehmen, um den größeren Teil von Menschen mit Hilfe dieses Medikamentes zu therapieren? Diese Frage stellt sich aber vollständig anders aus meiner Sicht, wenn es um Lebensmittel geht, die möglichst kein Risiko in dieser Richtung tragen sollen. Sie können viele Fragen, gerade auch das Allergierisiko, nicht im vornhinein abschätzen. Das wissen Sie in 10 oder 20 Jahren, ob die neuen Eiweiße, die aus Bakterien kommen, die bisher nicht dem Nahrungsmittelrepertoire angehörig waren, allergieträchtig sind oder nicht.

Koletzko, München:
Die Frage der Risiken steht sicherlich im Raum, aber ich denke, das ist keine Frage, die spezifisch ist für gentechnologische Produkte. Sie haben ausgeführt, bei der Überprüfung für den GRAS-Status („generally regarded as safe") würden sich das Erfahrungswissen für nichtgentechnologische Produkte und fehlendes Erfahrungswissen für gentechnologische Produkte gegenüberstehen. Wenn Sie im Federal Register nachlesen, sehen Sie, daß die allermeisten Überprüfungen für den GRAS-Status nicht auf allgemeinem Erfahrungswissen beruhen, sondern auf klinischen und toxikologischen Prüfungen für neue Produkte und Substanzen. Hier gibt es allerdings ein Restrisiko sowohl für gentechnologisch als auch für nichtgentechnologisch hergestellte Produkte.

Tappeser:
Also, ich kann mich da noch einmal wiederholen. Ich meine, sie haben natürlich bestimmte Versuche gemacht, sie können und versuchen, bestimmte Inhaltsstoffe zu erfassen, aber der GRAS-Status beruht nie darauf, daß sie 100% aller Inhaltsstoffe eines Organismus erfaßt haben und dann Abweichungen registrieren und überlegen können, was haben diese Abweichungen für Folgen. Das amerikanische Bundesgesundheitsamt stellt ja fest, daß mögliche Folgen gentechnischer Eingriffe z.B. auch Änderungen in der Sekundärstruktur von Proteinen sein können, die die Bioverfügbarkeit beeinträchtigen können.

Schadstoffe in Lebensmitteln aus herkömmlicher und alternativer Produktion

H. STEINHART und G. BIERNOTH

Einleitung

Die Qualität von Lebensmitteln wird durch eine Reihe verschiedener Qualitätsmerkmale bestimmt. Zu ihnen gehören neben dem ernährungsphysiologischen Wert der Genußwert und der Gebrauchswert, daneben ökologische, psychologische, selbst politische und soziale Werte. Darauf soll hier im einzelnen nicht näher eingegangen werden. Die Beurteilung dieser Werte unterliegt auch oft relativen Sichtweisen, wie z.B. der Kaloriengehalt eines Lebensmittels als Teil des ernährungsphysiologischen Wertes aus der Sicht eines Schwerarbeiters anders beurteilt wird als aus der Sicht einer Büroangestellten.

Die hier interessierenden Schadstoffe sind wertmindernde Bestandteile eines Lebensmittels. Sie stellen ein negatives Qualitätsmerkmal dar. Ihr Gehalt ist meßbar. Damit können Aussagen über den Grad ihres Vorkommens in Lebensmitteln gemacht werden, d.h. der Schadstoffgehalt kann kontrolliert werden. Zum Schutz des Verbrauchers unterliegt er gesetzlichen Bestimmungen. Um welche Schadstoffgruppen handelt es sich dabei, und wie ist ihr Gehalt gesetzlich geregelt?

Schadstoffe in Lebensmitteln und ihre gesetzliche Regelung

Rückstände und Kontaminanten

Als Schadstoffe oder unerwünschte Stoffe in Lebensmitteln werden solche Verbindungen bezeichnet, die toxische oder andere negative Auswirkungen für den Menschen haben können. Nach ihrer Herkunft unterscheidet man zwischen Rückständen einerseits und Verunreinigungen (Kontaminanten) andererseits (Steinhart u. Biernoth 1994). Rückstände sind Stoffe, die während der Produktion dem Lebensmittel oder seiner Rohware zur Qualitäts- oder Ertragssteigerung zugesetzt worden sind und die gänzlich oder z.T. im Lebensmittel verblieben. Typische Rückstände sind Tierarzneimittel in Fleisch und Fleischprodukten. Verunreinigungen dagegen sind Stoffe, die unbeabsichtigt aus der (belasteten) Umwelt aufgenommen wurden. Bei den Schwermetallen wie Blei, Kadmium oder Arsen handelt es sich um typische Kontaminanten in Lebensmitteln. Es gibt Fälle, in denen bestimmte Stoffe einmal als Rückstand, das andere Mal als Kontaminant auftreten, z.B. Pestizide in Lebensmitteln pflanzlichen Ursprungs als Rückstand von Pflanzenschutzmaßnahmen und in Lebensmitteln tierischen Ursprungs als Kontaminanten infolge Aufnahme pestizidbelasteten Futters. Diese Unterscheidung von Schadstoffen in Lebensmitteln nach ihrer Herkunft ist hinsichtlich ihrer Wirkung auf den Menschen zwar ohne Belang. Von Bedeutung ist sie jedoch bei dem Bestreben, die unerwünschten Stoffe in Lebensmitteln zu minimieren. Der Idealzustand „frei von Schadstoffen" läßt sich allerdings in Lebensmitteln nicht realisieren.

Die häufigsten unerwünschten Stoffe in Lebensmitteln tierischen Ursprungs sind die schon genannten Tierarzneimittelrückstände, aber auch Futtermittelzusatzstoffe und Futtermittelkontaminanten sowie die Umweltkontaminanten, in Lebensmitteln pflanzlichen Ursprungs die große Gruppe der Pestizide wie Insektizide, Fungizide und Herbizide, Umweltkontaminanten wie Schwermetalle, chlorierte Kohlenwasserstoffe, polyzyklische aromatische Kohlenwasserstoffe, Radionukleide und Nitrat. Nitratgehalte können besonders in bestimmten Gemüsesorten und in Kartoffeln durch Stickstoffüberdüngung erhöht sein.

Gesetzliche Regelungen

Der Gesetzgeber hat zum Schutz des Verbrauchers Schadstoffhöchstmengenverordnungen erlassen, in denen Maximalgehalte an Schadstoffen gelistet sind. Diese Grenzwerte sind erlaubte Höchstgrenzen. Erst oberhalb dieser Werte sind die Lebensmittel nicht verkehrsfähig, d.h. sie dürfen dann nicht gehandelt und verwendet werden. Übertretungen von Schadstoffhöchstmengen in Lebensmitteln bedeuten keine unmittelbare Gefährdung für den Verbraucher, da ausreichende Risikozuschläge in den Werten enthalten sind. Sie signalisieren aber für die amtliche Lebensmittelüberwachung und für den Gesetzgeber Handlungsbedarf, nämlich z.B. durch Verhängung von Strafen für Produzenten oder Händler, die bei ihren Produkten die zugelassenen Höchstmengen überschreiten und damit die Verordnung übertreten.

In der Rückstandshöchstmengenverordnung, in der übrigens nicht zwischen Rückständen und Kontaminanten unterschieden wird, sind Höchstmengen an Pflanzenschutz- und Schädlingsbekämpfungsmitteln sowie Nitrat (produktabhängig zwischen 2000 und 3500 mg/kg) für die jeweiligen Lebensmittel festgesetzt, in der Schadstoffhöchstmengenverordnung solche für polychlorierte Biphenyle (PCB), Quecksilber und Quecksilberverbindungen, in der Tierarzneimittelrückstandshöchstmengenverordnung solche für Tierarzneimittel, in der Lösungsmittelhöchstmengenverordnung solche für Lösungsmittelrückstände oder -kontaminanten. Für die Schwermetalle Blei, Kadmium, Quecksilber und Thallium veröffentlichte das Bundesinstitut für gesundheitlichen Verbraucherschutz und Veterinärmedizin, ein Nachfolgeinstitut des früheren Bundesgesundheitsamtes, sog. Richtwerte, bei deren Überschreitung Lebensmittelhersteller gehalten sind, Kontaminationsquellen zu orten und zu beseitigen. Fleisch mit Werten des Doppelten des Richtwertes ist gemäß Fleischhygieneverordnung nicht mehr als gesundheitlich unbedenklich anzusehen. Auch bei anderen Lebensmitteln ist zu prüfen, ob beim doppelten Richtwert ähnlich verfahren wird.

In der Diätverordnung, die Lebensmittel für besondere Ernährung umfaßt, sind in § 14 für Lebensmittel für gesunde Säuglinge und Kleinkinder strengere Höchstmengen festgesetzt, und zwar:

- für Pestizide, sofern keine strengeren Regelungen zutreffen, jeweils nicht mehr als 0,01 mg/kg;
- für Nitrat nicht mehr als 250 mg/kg (das ist etwa ein Zehntel des Wertes der Rückstandshöchstmengenverordnung);
- für Mykotoxine: für Aflatoxin B1, B2, G1 und G2 einzeln oder insgesamt nicht mehr als 0,05 µg/kg, für Aflatoxin M nicht mehr als 0,01 µg/kg.

Produzenten von Lebensmitteln sind an die oben genannten (und andere) Verordnungen gebunden. Da es in der Landwirtschaft zudem unterschiedliche Produktionsmethoden gibt – hauptsächlich unterscheidet man zwischen konventioneller und ökologischer Landwirtschaft – stellt sich die Frage, ob Lebensmittel aus unterschiedlichen Produktionsweisen unterschiedliche Gehalte an Schadstoffen aufweisen.

Lebensmittelanalytik

Bevor auf die unterschiedlichen Produktionsweisen und die sich daraus ergebenden unterschiedlichen Belastungen der Lebensmittel eingegangen wird, erst noch ein Wort zur modernen Lebensmittelanalytik und der Bewertung ihrer Meßergebnisse.
Die lebensmittelchemische Analytik hat dank neuerer Methoden und Apparate in den letzten Jahrzehnten beachtliche Fortschritte erzielt. Sie konnte ihre Analysenverfahren hinsichtlich Spezifität und Empfindlichkeit in einem Maße verbessern, wie es vor Jahrzehnten noch undenkbar erschien.
Die gängige Bestimmung von Schadstoffen erfolgt heutzutage in der Größenordnung „mg/kg", bei Pestiziden gar in „µg/kg", 1 auf 1 Mrd., auch ppb oder 10^{-9} genannt. Zur Veranschaulichung: Bezogen auf die Weltbevölkerung heißt das, aus 5 Mrd. Menschen 5 bestimmte Personen zu identifizieren. Die Spurenanalyse ist aber inzwischen bis in den Bereich 10^{-12} oder gar 10^{-15} vorgedrungen. Die Nachweis- bzw. Bestimmungsgrenzen wurden also mit neuen empfindlicheren Methoden zu kaum noch nachvollziehbaren niedrigen Konzentrationen vorangetrieben. So werden heute Rückstände in

Spuren nachgewiesen, die vor Jahren infolge sehr niedriger Konzentrationen nicht erfaßt werden konnten. Das bedeutet u.a., daß Untersuchungsergebnisse von früher mit heutigen Ergebnissen nicht verglichen werden können.
Ähnliche Fortschritte wurden bei der Genauigkeit der Meßergebnisse erzielt. Mit validierten Methoden werden heutzutage zuverlässige Analysenergebnisse definierter Qualität erhalten. Dabei fallen bei Wiederholungsmessungen mathematisch erfaßbare Streubereiche an, die allerdings um so größer werden, je mehr man sich niedrigen Nachweisgrenzen nähert. Dieses Arbeiten nahe der Nachweisgrenze ist bei Schadstoffbestimmungen häufig der Fall, wenn nicht sogar die Regel. Von rechtsmittelfesten, d.h. vor Gericht haltbaren Analysenergebnissen kann darum erst dann gesprochen werden, wenn die entsprechenden Streubereiche in Rechnung gestellt sind. So kann eine Höchstmenge nur dann als überschritten gelten, wenn der Untersuchungsbefund nach Abzug des Streubereichs über der zulässigen Höchstmenge liegt. Nichtbeachtung dieser Maßnahme kann leicht zu übereilten Schlußfolgerungen führen.

Produktionsmethoden

Nun zu den hier zu behandelnden unterschiedlichen Produktionsmethoden in der Landwirtschaft (Biernoth et al. 1993).
Herkömmliche oder konventionelle Produktionsmethoden in der Landwirtschaft sind traditionell entwickelte Arbeitsweisen, die in unserer Zeit unter herrschendem Konkurrenzdruck mit hohem Einsatz an Maschinen und Hilfsmitteln wie Dünge- und Pflanzenschutzmitteln einen höchstmöglichen Ertrag anstreben. Sie unterliegen dabei den oben genannten gesetzlichen Verordnungen.
Da, und zwar v.a. zu Zeiten noch nicht vorliegender gesetzlicher Beschränkungen, der Einsatz chemischer Mittel überhandnahm, entwickelten sich als Alternative die sog. alternativen Produktionsmethoden, die in ihrem Bestreben, die gesundheitliche Unbedenklichkeit des Produkts zu sichern und gleichzeitig die Belastung der Umwelt zu reduzieren, über die Forderungen des Gesetzgebers hin-

ausgingen. Das typische Beispiel für eine alternative Produktionsmethode in der Landwirtschaft ist der ökologische Anbau. Dabei handelt es sich um die ökologische Erzeugung pflanzlicher landwirtschaftlicher Produkte. Grundsätze und Kontrollmaßnahmen für eine ökologische Tierhaltung sind in der Entwicklung. Die Hauptunterschiede zwischen konventionellem und ökologischem Pflanzenbau liegen bei den Maßnahmen zum Pflanzenschutz und der Art der Düngung.

Herkömmlicher oder konventioneller Anbau

Der konventionelle Anbau hat sich im Laufe der Zeit unter Berücksichtigung des Fortschritts in der Landwirtschaft allmählich bis auf den heutigen Stand entwickelt. Beim Pflanzenschutz muß gemäß Pflanzenschutzgesetz aus dem Jahr 1986 der sog. integrierte Pflanzenschutz gehandhabt werden. Danach dürfen synthetische Pflanzenschutzmittel erst dann eingesetzt werden, wenn andere Methoden wie biologische oder mechanische Maßnahmen nicht ausreichen. Die chemisch-synthetischen Pflanzenschutzmittel werden so zum Mittel der letzten Wahl und müssen nützlingsschonend und gewässerunschädlich eingesetzt werden. Damit ist eine prophylaktische Anwendung von Pestiziden untersagt. Überprüft werden kann dies jedoch nur über die Rückstandshöchstmengen am Produkt. Da die Pflanzenschutzmittel im Lauf der Zeit abgebaut werden, kann über Rückstandsanalysen nicht ermittelt werden, wieviel Pestizide in der Vegetationsperiode eingesetzt wurden, mit anderen Worten, ob der integrierte Pflanzenschutz tatsächlich praktiziert wurde. Eine nicht überprüfbare Forderung verführt leicht zu ihrer Umgehung, d.h. zum einfacheren und sicheren, die Umwelt aber stärker belastenden prophylaktischen Einsatz von Pflanzenschutzmitteln. Zur höchstmöglichen Ertragssteigerung erfolgt daneben vielfach eine Düngung mit einem hohen Anteil an mineralischem Dünger und in Mengen, die u.U. höher sind als es dem Bedarf entspricht.

Ökologischer Anbau

Der ökologische Pflanzenanbau, z.Z. etwa 1–2% der Gesamtanbaufläche, verzichtet im Gegensatz zum herkömmlichen oder konventionellen Anbau beim Pflanzenschutz auf den Einsatz jeglicher organisch-synthetischer Pflanzenschutzmittel. Zur Bekämpfung von Pilzkrankheiten ist aber der Einsatz von Kupfer- oder Schwefelpräparaten vorgesehen, der nicht unproblematisch ist, weil z.B. Kupferpräparate, die keinem chemischen Abbau unterliegen, die Böden besonders belasten. Jedoch muß auch der Ökolandwirt zu diesen Mitteln greifen, da sonst das Risiko eines Ernteausfalls unvertretbar hoch wird. Bei der Düngung werden hauptsächlich organische Düngestoffe eingesetzt, und zwar möglichst aus dem eigenen Betrieb, so daß geschlossene Stoffkreisläufe erzielt werden. Diese sollen ein Einschleppen von Schadstoffen von außen verhindern. Der ökologische Anbau zielt nicht nur auf sichere Produkte, sondern auch auf eine gesunde Umwelt ab. Inwieweit das Ziel „sichere Produkte“ realisierbar ist, wird noch zu besprechen sein. Erwähnt werden muß weiterhin, daß der ökologische Anbau im Gegensatz zum konventionellen mehr extensiver Art ist, d.h. der Ökolandwirt muß mit niedrigeren Erträgen rechnen. Dies führt notwendigerweise zu höheren Produktpreisen. Gemäß der EG-Verordnung 2092/91 unterliegt der ökologische Anbau zum Schutz des Verbrauchers vor Täuschung einem umfassenden Kontrollverfahren.

Kontrolliert integrierter Anbau und kontrollierter Vertragsanbau

Erwähnt werden muß an dieser Stelle als weitere Formen des nichtkonventionellen Anbaus der sog. kontrolliert integrierte Anbau, der zwischen konventionellem und ökologischem Anbau einen Ausgleich im Spannungsfeld Ökonomie und Ökologie anstrebt, sowie der kontrollierte Vertragsanbau, bei dem sich Abnehmer und Produzenten vertraglich verpflichten, bestimmte, der Qualität der Produkte und der Umwelt dienende Maßnahmen beim Pflanzenanbau einzuhalten. Hinsichtlich der Produktqualität zielt der Vertragsanbau in erster Linie ab auf eine Minderung des Einsatzes von Pflanzenschutzmitteln und bei Gemüse und Kartoffeln auf die Einhaltung bestimmter Nitratwerte.

Auswirkungen der verschiedenen Produktionsweisen auf den Schadstoffgehalt in Lebensmitteln

Was ist also nach Kenntnis der unterschiedlichen landwirtschaftlichen Produktionsmethoden über den Schadstoffgehalt von Lebensmitteln bei unterschiedlichen Produktionsweisen zu erwarten, und welchen Kenntnisstand haben wir aufgrund vorliegender Untersuchungen?

Erwartungen

Da beim ökologischen Anbau keine synthetisch-chemischen Pflanzenschutzmittel eingesetzt werden, sollten in ökologisch erzeugten Produkten auch keine derartigen Schadstoffe enthalten sein. Mit anderen Worten: Bei anbaugerechter Produktion sind ökologisch hergestellte Produkte frei von Pestizidrückständen. Trotzdem können sie pestizidbelastet sein, und zwar durch Pestizidkontaminanten. Denn hinsichtlich der Belastung mit Umweltchemikalien ist zwischen konventionellen und Ökoprodukten kein Unterschied zu erwarten, da hier der Standort und nicht die Produktionsmethode bestimmend ist. So kommen persistente, das sind nicht oder schwer abbaubare Pestizide, die früher eingesetzt wurden, inzwischen aber verboten sind, infolge Belastung des Bodens auch heute noch in Ökoprodukten vor, erfreulicherweise jedoch in zunehmend geringeren Konzentrationen.
Ebenfalls sollte aufgrund einer Düngung mit organischen Materialien anstelle von mineralischen Düngemitteln eine Übertretung der erlaubten Nitratgehalte seltener sein als bei den konventionellen Produkten.
Hinsichtlich natürlicher Schadstoffe wie z.B. der Mykotoxine sollten nun die ökologisch erzeugten Produkte benachteiligt sein, da die

Erzeuger dieser Giftstoffe, nämlich die verschiedenen Arten der die Nutzpflanzen befallenden Pilze, nicht intensiv bekämpft werden.
Diese Erwartungshaltung spiegelt sich auch in bekannt gewordenen Imageprofilen (Baade 1985) von alternativ und herkömmlich erzeugten Lebensmitteln wider, in denen vom Verbraucher die Rückstandsfreiheit von alternativ erzeugten Lebensmitteln im Vergleich zu herkömmlichen Produkten günstiger beurteilt wird, ebenso wie die Beurteilung der Umweltfreundlichkeit und des Aspekts der Gesundheit. Dabei bewerten die Käufer von Ökoprodukten diese noch höher als die Nichtkäufer.

Untersuchungen

Entsprechen nun die vorliegenden Untersuchungsbefunde diesen Erwartungen?
Über die Gehalte von Schadstoffen in Lebensmitteln aus unterschiedlichen Produktionsweisen liegen inzwischen eine Vielzahl von Ergebnissen, auch aus Vergleichsuntersuchungen, vor. Jedoch sind sie selten aus systematisch angelegten Untersuchungsreihen abgeleitet, was ihre Aussagekraft beeinträchtigt und mindert. Verallgemeinernde Schlußfolgerungen über den Schadstoffgehalt in Lebensmitteln aus herkömmlicher und alternativer Produktion sind daher z.Z. kaum zulässig. Allenfalls lassen sich Tendenzen ableiten. Eine zusammenfassende Darstellung dieser in der Literatur bisher veröffentlichten Ergebnisse erfolgte kürzlich vom Bundesinstitut für gesundheitlichen Verbraucherschutz und Veterinärmedizin (BGVV), Berlin, einem Nachfolgeinstitut des ehemaligen Bundesgesundheitsamtes (BGA) (Woese et al. 1995).
Aus dieser Literaturstudie wird ersichtlich, daß entgegen der weitverbreiteten Ansicht, Bioprodukte seien gesünder und schmackhafter als herkömmlich produzierte Agrarerzeugnisse, in zahlreichen Vergleichsuntersuchungen keine spektakulären Qualitätsunterschiede nachgewiesen wurden. Doch wurden in den Gehalten an bestimmten Inhaltsstoffen bzw. Pflanzenschutzmittelrückständen wiederholt Unterschiede zwischen Öko- und konventionellen Produkten festgestellt. Dies gilt besonders für die Pestizidgehalte. Im einzelnen dazu folgendes:

Tabelle 1. Vergleich der Pestizidgehalte von alternativ bzw. konventionell erzeugten Getreide(produkten)

	Alternativ	Konventionell
Getreide		
Reinhard u. Wolff (1986):		
Probenzahl N	24 = 100%	o.A.
Ohne R+K	13 = 54%	
Mit R+K (<HM)	11 = 46%	
Mit R+K (>HM)	0 = 0%	
Chemische Landesuntersuchungsanstalt Stuttgart (1992):		
Probenzahl N	15 = 100%	14 = 100%
Ohne R+K	14 = 93%	14 = 100%
Mit R+K (<HM)	1 = 7%	
Mit R+K (>HM)	0 = 0%	
Getreideprodukte		
Chemische Landesuntersuchungsanstalt Stuttgart (1992):		
Probenzahl N	13 = 100%	14 = 100%
Ohne R+K	12 = 92%	14 = 100%
Mit R+K (<HM)	1 = 8%	
Mit R+K (>HM)	0 = 0%	

R+K, Rückstände und Kontaminanten; *HM*, Höchstwert; *o.A.*, ohne Angaben

Getreide und Getreideprodukte. Hinsichtlich des Pestizidgehaltes von alternativ bzw. konventionell erzeugten Getreideproben liegen nur wenige vergleichende Untersuchungen vor. Aus ihnen ergibt sich kein eindeutiger Unterschied (Tabelle 1). Allerdings läßt der geringe Versuchsumfang noch keine abschließenden Schlußfolgerungen zu.
Hinsichtlich des Gehaltes an Schwermetallen ergaben 10 Vergleichsuntersuchungen keinen Unterschied zwischen den beiden Anbauarten.

Kartoffeln. Bisher gibt es nur wenig Vergleichsuntersuchungen hinsichtlich des Pestizidgehaltes von Kartoffeln. Die vorliegenden Resultate lassen keinen deutlichen Unterschied erkennen (s. Tabelle 2). Doch ist auch hier der Versuchsumfang noch sehr gering.

Tabelle 2. Vergleich der Pestizidgehalte von alternativ bzw. konventionell erzeugten Kartoffeln

	Alternativ	Konventionell
Reinhard u. Wolff (1986):		
Probenzahl N	6	o.A.
Ohne R+K	6	
Chemische Landesuntersuchungsanstalt Stuttgart (1992):		
Probenzahl N	3	37 = 100%
Ohne R+K	3	31 = 84%
Mit R+K (<HM)		6 = 16%

R+K, Rückstände und Kontaminanten; *HM*, Höchstmenge; *o.A.*, ohne Angaben

Einige Untersuchungen befassen sich mit der Belastung durch Schwermetalle und PCB. Sie ergaben keine deutlichen Differenzen zwischen Proben beider Anbauarten.
Bei Untersuchungen hinsichtlich des Nitratgehalts in Kartoffeln gab es bei einigen Proben unterschiedlicher Herkunft keine eindeutigen Unterschiede, bei anderen die Tendenz zu geringeren Gehalten bei ökologisch angebauten Produkten.

Gemüse und Gemüseprodukte. Aus den für den gewünschten Vergleich verwertbaren Publikationen (Reinhard u. Wolff 1986; Schüpbach 1986; Chemische Landesuntersuchungsanstalt Stuttgart 1993) ergibt sich, daß Frischgemüse aus ökologischem Anbau deutlich weniger mit Pestizidrückständen und -kontaminanten belastet ist als solches aus konventionellem Anbau (Tabelle 3). So waren in alternativ hergestelltem Gemüse in ca. 95% der Fälle keine Pestizide nachzuweisen, gegenüber nur ca. 63% bei konventionell erzeugten Proben. Zu Höchstmengenüberschreitungen kam es bei alternativen Produkten nicht, bei herkömmlichen Produkten immerhin zu ca. 7%. Bei belasteten Ökoprodukten handelt es sich, wenn sachgerecht produziert wurde, um Kontaminationen mit persistenten Wirkstoffen aus dem Boden.
Von 7 vorliegenden Arbeiten über Schwermetallgehalte (Hg, Pb und Cd, vereinzelt auch As, Sn, Zn und Cu) sind nur 3 für den Vergleich

Tabelle 3. Pestizidgehalte von alternativ bzw. konventionell erzeugtem Frischgemüse

	Alternativ	Konventionell
Reinhard u. Wolff (1986):		
Probenanzahl N (1985)	25 = 100%	132 = 100%
Ohne R+K	20 = 80%	59 = 44,7%
Mit R+K (<HM)	5 = 20%	65 = 49,2%
Mit R+K (>HM)	0 = 0%	8 = 6,1%
Schüpbach (1986):		
Probenanzahl N	143 = 100%	392 = 100%
Ohne R+K	138 = 96,5%	299 = 76,3%
Mit R+K (<HM)	5 = 3,5%	62 = 15,8%
Mit R+K (>HM)	0 = 0%	31 = 7,9%
Chemische Landesuntersuchungsanstalt Stuttgart (1992):		
Probenanzahl N	28 = 100%	243 = 100%
Ohne R+K	28 = 100%	129 = 53%
Mit R+K (<HM)	0 = 0%	101 = 41,6%
Mit R+K (>HM)	0 = 0%	13 = 5,4%
Gesamt:		
Probenanzahl N (1985)	196 = 100%	767 = 100%
Ohne R+K	186 = 94,9%	487 = 63,5%
Mit R+K (<HM)	10 = 5,1%	228 = 29,7%
Mit R+K (>HM)	0 = 0%	52 = 6,8%

R+K, Rückstände und Kontaminanten; *HM*, Höchstmenge

verwertbar. Aus ihnen lassen sich keine Unterschiede in den Schwermetallgehalten zwischen Proben aus konventionellem bzw. ökologischem Anbau ableiten.

In 2 Arbeiten wurden Vergleichsuntersuchungen hinsichtlich Gehalte an PCB durchgeführt. Sie ergaben keine Unterschiede. Die Aufnahme der ubiquitären PCB durch die Pflanze wird erwartungsgemäß nicht durch die Anbauweise beeinflußt.

Hinsichtlich des Nitratgehalts ergaben Vergleichs- und Düngungsversuche bei nitratanreichernden Gemüsen wie Blatt- und Knollen- oder Wurzelgemüse geringere Nitratgehalte in Gemüse aus ökologischem Anbau. Dieser Unterschied, obwohl teilweise nur gering, ist größtenteils jedoch deutlich und signifikant. Bei nichtnitratanreichernden Gemüsesorten ist die Zahl der Arbeiten, die keine Unterschiede feststellt, und die Zahl der Arbeiten, die geringere Nitratkonzentrationen bei Ökoprodukten findet, in etwa gleich groß. Vereinzelt wurden auch in Ökoprodukten hohe Nitratgehalte ermittelt. In sensorischen Vergleichsuntersuchungen wurde kein Unterschied zwischen ökologisch und konventionell angebautem Gemüse festgestellt.

Obst und Obstprodukte. Aus mehreren Vergleichsuntersuchungen auf Pflanzenschutzmittelrückstände und -kontaminanten ergaben sich deutlich niedrigere Gehalte bei Obst aus ökologischem Anbau. Die Auswertung von 3 Literaturstellen (Reinhard u. Wolff 1986; Schüpbach 1986; Chemische Untersuchungsanstalt 1992) ergab, daß ca. 95% der alternativ hergestellten Obstproben nicht pestizidbelastet waren, gegenüber nur ca. 44% der herkömmlich erzeugten Proben (Tabelle 4). Danach weist jede zweite der herkömmlichen Proben Pestizide auf, wenn auch in den meisten Fällen unterhalb der Höchstmenge. In 5% der Proben waren selbst diese überschritten, was bei alternativen Proben fast nie eintrat. Ausnahmen sind durch Winddrift aus Nachbarbeständen zu deuten.
Nur 2 Arbeiten analysierten den Gehalt an Schwermetallen und von PCB in Obst. Es wurden zwischen den beiden Erzeugerformen keine Unterschiede festgestellt.
Bei 3 Vergleichsuntersuchungen bei Äpfeln und Erdbeeren hinsichtlich des Nitratgehaltes ergaben sich sehr niedrige Werte, teilweise unterhalb der Bestimmungsgrenze, ohne Unterschiede zwischen den Anbauformen.

Nüsse und Nußprodukte. In einer Arbeit wurde Erdnußbutter aus alternativem und konventionellem Handel auf Aflatoxin untersucht. Die alternativen Produkte enthielten mehr Gesamtaflatoxin und Aflatoxin B1.

Brot. Aus 6 Untersuchungen ergaben sich keine wesentlichen Unterschiede hinsichtlich des Schadstoffgehalts in Brot aus konventionell oder ökologisch erzeugtem Getreide.

Tabelle 4. Pestizidgehalte von alternativ bzw. konventionell erzeugtem Frischobst

	Alternativ	Konventionell
Reinhard u. Wolff (1986):		
Probenanzahl N	44 = 100%	o.A.
Ohne R+K	42 = 95,4%	
Mit R+K (<HM)	1 = 2,3%	
Mit R+K (>HM)	1 = 2,3%	
Schüpbach (1986):		
Probenanzahl N	30 = 100%	464 = 100%
Ohne R+K	30 = 100%	222 = 47,9%
Mit R+K (<HM)	0 = 0%	220 = 47,4%
Mit R+K (>HM)	0 = 0%	22 = 4,7%
Chemische Landesuntersuchungsanstalt Stuttgart (1992):		
Probenanzahl N	18 = 100%	281 = 100%
Ohne R+K	16 = 89%	104 = 37%
Mit R+K (<HM)	2 = 11%	162 = 57,6%
Mit R+K (>HM)	0 = 0%	15 = 5,4%
Gesamt:		
Probenanzahl N (1985)	92 = 100%	745 = 100%
Ohne R+K	88 = 95,6%	326 = 43,7%
Mit R+K (<HM)	3 = 3,3%	382 = 51,3%
Mit R+K (>HM)	1 = 1,1%	37 = 5%

R+K, Rückstände und Kontaminanten; *HM*, Höchstmenge; o.A., ohne Angaben

Milch und Milchprodukte. 9 Vergleichsuntersuchungen ergaben, daß bei allerdings nur auf nicht mehr zugelassene persistente chlorierte Kohlenwasserstoffe geprüften Produkten keine Unterschiede in den Belastungen auftraten, auch nicht bei den Untersuchungen auf PCB. Nach Messungen der Chemischen Untersuchungsanstalt Stuttgart (1992) sind Milcherzeugnisse, Käse und Butter aus ökologischer Produktion stärker belastet als konventionelle Produkte. Eine Erklärung dafür wird nicht angeführt.

In 2 Untersuchungen auf Aflatoxin war der Gehalt an Aflatoxin M_1 in ökologisch produzierter Milch geringer als in konventionell erzeugter.

Fleisch. Bei Vergleichsuntersuchungen ergaben sich keine einheitlichen Tendenzen. Allerdings ist der Begriff „alternative Fleischerzeugung“ auch nicht eindeutig definiert.

Verallgemeinernde Betrachtungen

Allgemeingültige Aussagen lssen sich aus diesen Einzelergebnissen ableiten, wenn die einzelnen Produktgruppen differenziert betrachtet werden. Dann findet man bei bestimmten Gruppen die genannten Belastungserwartungen wieder, und zwar bei den Produktgruppen, bei denen die unterschiedlichen Produktionsweisen am stärksten durchschlagen, wie z.B. bei Obst und Gemüse. Hier liegen bei Produkten aus dem konventionellen Anbau die Pestizidgehalte deutlich über denen des ökologischen Anbaus, während bei Getreide und Kartoffeln die Pestizidbelastungen aus beiden Produktionsweisen keine eindeutigen Unterschiede ergeben, entweder infolge noch zu geringen Untersuchungsumfanges oder weil bei diesen Produkten die Produktionsunterschiede nur geringe Auswirkungen auf die Belastungen haben.
Schwermetalle und organische Chlorverbindungen wie PCB treten dagegen wegen der von der Anbauweise unabhängigen allgemeinen Umweltbelastung bei konventionellen und Ökoprodukten gleich häufig auf.
Nitrat liegt bei den nitratanreichernden Blattgemüsen und Knollen- und Wurzelgemüsen bei konventionellen Produkten infolge Mineraldüngung deutlich höher, während bei nicht nitratanreichernden Gemüsesorten dieser Unterschied entfällt. Allerdings können auch Ökoprodukte in Einzelfällen mit den Nitratwerten nach oben herausragen, z.B. bei starker Gülledüngung.
Mykotoxinbelastungen wiederum können bei Ökoprodukten höher sein als bei konventionellen Produkten, wie eine Vergleichsuntersuchung zwischen Erdnußbutter aus alternativem und konventionellem Handel ergab. Doch halten sich, wie neuere Untersuchungen (Marx 1995) an Getreide zeigten, die höheren Mykotoxinkonzentrationen von Ökogetreide in Grenzen. An der Universität München wurden 200 Roggen- und Weizenproben, je zur Hälfte aus konven-

tionellem und ökologischem Anbau, auf ihren Gehalt an Mykotoxinen untersucht. Hauptsächlich wurden die Mykotoxine Zearalenon und Desoxynivalenon gefunden. Zearalenon wurde in 40 Proben nachgewiesen, von denen 23 ökologisch und 17 konventionell angebaut waren. Desoxynivalenon wurde in 66 ökologisch und 65 konventionell angebauten Proben ermittelt. Die Mengen an Desoxynivalenon lagen bei allen Weizenproben zwischen 420 und 480 mg/kg. Bei Roggen hatten die Ökoproben geringfügig mehr Desoxynivalenon als die konventionell angebauten. Auch die Werte für Zearalenon lagen für Roggen und für Weizen bei den Ökoproben leicht über denen der konventionell erzeugten Proben. In keiner der Proben wurden die internationalen Grenzwerte überschritten. Nach diesen Untersuchungen ist die Gefahr durch Pilzgifte in Ökogetreide geringer zu bewerten als bisher angenommen.
Infolge Mykotoxinbelastung und Gehalt an Umweltchemikalien sind auch die Ökoprodukte nicht frei von Schadstoffen. An Pflanzenschutzmitteln treten in ihnen aus Altlasten persistente chlorierte Kohlenwasserstoffe auf, wenn nun auch endlich mit abnehmender Tendenz. Darin unterscheiden sich die Ökoprodukte nicht von den konventionell erzeugten Lebensmitteln.

Schlußbemerkungen

Nähr- und Genußwert werden bei Bio- und konventionellen Produkten kontrovers diskutiert. Doch haben Sorte, Art, Reifestadium und Standortfaktoren einen stärkeren Einfluß auf diese Qualitätsmerkmale als die Anbaumethoden. Infolge des im Vergleich zu konventionellen Produkten stärkeren Schädlings- und Krankheitsbefalls müssen bei Ökogemüse und -obst allerdings Abstriche an der Qualität gemacht werden. Die Aussage, Bio- oder Ökoprodukte seien gesünder und schmackhafter, ist in dieser Eindeutigkeit nicht haltbar, auch wenn verschiedene Futterwahlversuche bei Tieren zu dem Ergebnis führten, daß diese fast ausschließlich Nahrungsmittel aus ökologischem Anbau präferierten (Woese et al. 1995). Doch ist bekanntlich die Übertragbarkeit von Ergebnissen aus Tierversuchen auf den Menschen nicht immer gegeben.

Ökoprodukte unterscheiden sich von konventionell erzeugten Lebensmitteln nicht durch spektakuläre Qualitätsunterschiede. Hinsichtlich ihrer Schadstoffbelastung unterscheiden sich ökologisch erzeugtes Obst und Gemüse durch einen geringeren Gehalt an Pestiziden und Nitrat von konventionellen Produkten, jedoch nicht bei Umweltchemikalien wie Schwermetallen und PCB. Daher ist es nicht möglich, lebensmittelanalytisch konventionell bzw. ökologisch erzeugte Lebensmittel zu unterscheiden. Das ist selbst bei Frischobst und Frischgemüse nur mit einer gewissen Wahrscheinlichkeit zu erreichen.

Aus Umweltgründen wäre es allerdings zu begrüßen, wenn die Prognose der EU zuträfe, daß der Anteil des ökologischen Anbaus bis zum Jahr 2000 von bisher gut 1% auf 2,5% zunähme. Ein ähnlicher Schritt in die gleiche Richtung wäre, in größerem Maße als bisher den kontrolliert integrierten Anbau und den kontrollierten Vertragsanbau anstelle des konventionellen zu praktizieren.

Aus gesundheitlichen Gründen ist bei Säuglingen und Kleinkindern die Schadstoffbelastung der Nahrung im Vergleich zu der von Erwachsenen zu minimieren. Die Diätverordnung trägt dem Rechnung, indem die zugelassenen Höchstmengen an Rückständen für Säuglings- und Kleinkindernahrung deutlich unter denen der Höchstmengenverordnung für übrige Lebensmittel liegen. Aus den angeführten Ergebnissen von Vergleichsuntersuchungen über den Schadstoffgehalt von Produkten aus konventionellem bzw. ökologischem Anbau ergibt sich nun, daß ein Übergang vom konventionellen auf den ökologischen Anbau nicht automatisch zur Einhaltung der Grenzwerte der Diätverordnung führt. Auch Ökoprodukte können die dort angeführten Schadstoffhöchstmengen in Lebensmitteln für gesunde Säuglinge und Kleinkinder überschreiten, z.B. bei Nitrat, Mykotoxinen und Pestiziden. Die Hersteller von Kleinkindernahrung setzen daher vornehmlich auf den kontrollierten Vertragsanbau, bei dem Verträge zwischen Landwirten und Lebensmittelherstellern abgeschlossen werden, die durch die vertragsgemäße Anbauweise sicherstellen, daß die Einhaltung der Schadstoffhöchstmengen der Diätverordnung gewährleistet ist. Die vertraglich festgesetzten Schadstoffgrenzwerte orientieren sich vornehmlich an denen der Diätverordnung. Produkte, die diese

Werte überschreiten, können als nicht vertragsgemäß an den Erzeuger zurückgewiesen werden.

Zusammenfassung

Generell sind Lebensmittel mit Schadstoffen belastet, und zwar in Form von Rückständen von bei der Produktion zugesetzten Stoffen oder in Form von Kontaminanten durch Verunreinigung aus der belasteten Umwelt. Die moderne Lebensmittelchemie hat hochempfindliche Methoden entwickelt, um diese Stoffe qualitativ und quantitativ zu erfassen. Damit lassen sich geringste Mengen von Rückständen und Kontaminanten, die vor Jahren nicht bestimmbar gewesen wären, analysieren. Der Gesetzgeber hat zum Schutz des Verbrauchers Verordnungen erlassen, in denen für die Schadstoffe in Lebensmitteln Höchstmengen festgesetzt sind. Für Lebensmittel für gesunde Säuglinge und Kleinkinder sind in der Diätverordnung diese Höchstmengen noch enger gefaßt, da für dieses Lebensalter die Schadstoffe in Lebensmitteln weiter minimiert werden sollten. Wegen der eingebauten Sicherheitszuschläge bedeutet eine Überschreitung der Höchstmengen keine unmittelbare Gefahr für den Verbraucher. Überschrittene Höchstmengen sind vielmehr für die Lebensmittelüberwachung und den Gesetzgeber Anlaß, einzuschreiten und die festgesetzten Werte durchzusetzen.
Durch den Einsatz bzw. Nichteinsatz von bestimmten Stoffen während der Produktion lassen sich die Rückstandsgehalte in Lebensmitteln beeinflussen. Pflanzliche Produkte werden i.allg. in der Landwirtschaft erzeugt, wobei unterschiedliche Produktionsmethoden zur Anwendung kommen, z.B. die herkömmliche (oder konventionelle) und die alternative (oder ökologische) Produktion. Diese unterscheiden sich u.a. im Einsatz bzw. Nichteinsatz von chemisch-synthetischen Pflanzenschutzmitteln, den sog. Pestiziden und denen von anorganischen Düngemitteln. Es wurde ermittelt, daß der Verbraucher daher bei alternativ hergestellten Produkten eine geringere Belastung erwartet als bei konventionell erzeugten, daß diese also gesünder seien und die Umwelt weniger belasteten. – Neben dem herkömmlichen und dem ökologischen Pflanzenanbau

wird übrigens der kontrolliert integrierte Anbau praktiziert, der nötigenfalls auf Pflanzenschutzmittel zurückgreift, aber ihren Einsatz durch gezielte Maßnahmen so weit wie möglich minimiert. Daneben gibt es noch den kontrollierten Vertragsanbau, in dem bestimmte Anbaumaßnahmen und die maximalen Schadstoffbelastungen vertraglich geregelt sind. In der Erzeugung tierischer Lebensmittel ist übrigens die alternative Produktionsweise noch nicht so weit fortgeschritten wie die der Erzeugung von Lebensmitteln pflanzlicher Herkunft.

Untersuchungen haben ergeben, daß bei besimmten pflanzlichen Produktgruppen der erwartete Unterschied zwischen konventioneller und ökologischer Produktion bei den Rückständen eintritt, in anderen nicht. So sind Obst und Gemüse aus ökologischer Herstellung deutlich weniger mit Pestiziden belastet als die aus konventioneller Produktion. Die ökologisch hergestellten Proben können aufgrund der Produktionsmethode keine Rückstände enthalten, sie können jedoch ebenfalls Pestizide enthalten als Kontaminanten über Verunreinigungen aus dem Boden und/oder der Luft (Winddrift). Weiterhin können sie mit anderen Umweltkontaminanten belastet sein wie PCB oder Schwermetallen. Darin unterscheiden sie sich nicht von den konventionell hergestellten Produkten. Bei Getreide und Kartoffeln sind die Unterschiede in der Pestizidbelastung nicht so deutlich. Allerdings ist der Umfang der untersuchten Proben relativ gering. Offenbar schlagen hier auch die Unterschiede in der Produktionsmethode weniger durch. Nitratgehalte bei Gemüsen und Kartoffeln liegen bei ökologisch hergestellten Produkten i. allg. niedriger, können jedoch ausnahmsweise infolge starker Gülledüngung auch sehr hoch sein. Pilzgifte (Mykotoxine) treten bei ökologisch hergestellten Produkten, wo keine Fungizide eingesetzt werden, häufiger auf. Doch zeigen neuere Untersuchungen, daß z.B. bei Getreide die Gefahr durch Pilzgifte niedriger einzuschätzen ist als bisher angenommen wurde.

Da also auch pflanzliche Produkte aus ökologischer Herstellung mit Pestiziden, Nitrat und Mykotoxinen belastet sein können, bietet die Herstellung von Kindernahrung aus ökologischer Produktion keine Gewähr, daß diese Lebensmittel den niedrigen Höchstmengen der Diätverordnung entsprechen. Die Hersteller von Kindernahrung bevorzugen daher den kontrollierten Vertragsanbau, der ihnen die Möglichkeit bietet, vertraglich bestimmte Forderungen an die Rohware festzulegen und diese Rohware für die Herstellung der Kindernahrung einzusetzen. Produkte mit Höchstmengenüberschreitungen werden dann an den Erzeuger zurückgegeben.

Literatur

Baade E (1985) Einstellung und Verhaltensweisen bei Verbrauchern von Bio-Produkten. AID-Verbraucherdienst 30:245–253

Biernoth G, Kell G, Steinhart H (1993) Konventioneller, integrierter und ökologischer Pflanzenanbau. – eine vergleichende Übersicht. Gordian 93:9–13

Chemische Landesuntersuchungsanstalt Stuttgart (Hrsg) (1993) Jahresbericht 1992, Stuttgart, S 88–118

Marx H (Universität München) (1995) Referat auf der Jahrestagung der deutschen Ernährungswissenschaftler, Jena, 1995

Reinhard C, Wolff I (1986) Rückstände an Pflanzenschutzmitteln bei alternativ und konventionell angebautem Obst und Gemüse. Industrielle Obst- und Gemüseverwertung 71:51–54

Schüpbach MR (1986) Spritzmittelrückstände in Obst und Gemüse. Dtsch Lebensmittelrundsch 82:76–80

Steinhart H, Biernoth G (1994) Neue Forschungsergebnisse über unerwünschte Stoffe in tierischen Rohstoffen und Lebensmitteln. Agribiol Res 47:197–207

Woese K, Lange D, Boess C, Bögl KW (1995) Produkte des ökologischen Landbaus. Eine Zusammenfassung von Untersuchungen zur Qualität dieser Lebensmittel. Bundesgesundheitsblatt, Teil 1: 38:210–214, Teil 2: 38:265–273

Diskussion

Rister, Koblenz:
Ihre Ausführungen haben eindrucksvoll gezeigt, wie empfindlich man mittlerweile analysieren kann. Wie relevant sind denn dann wirklich diese Nachweise, oder ist das nicht nur ein Ausbund Ihrer technischen Raffinesse?

Steinhart:
Sie sprechen hier ein wichtiges Problem an. Wissen Sie, wir können den Fortschritt ja nicht aufhalten. Also wenn wir in der analytischen Chemie oder auch in der Physik immer bessere Nachweismethoden entwickeln, wo man dann Spuren von Substanzen feststellen kann, dann ist das an sich nicht schlecht. Wichtig ist eine Interpretation dieser Werte zu erreichen. Und das ist ja mein Versuch, daß ich den Vergleich heranziehe, 5 violette Menschen in der gesamten Weltbevölkerung zu finden, werden Sie mir recht geben, das ist nicht besonders kritisch. Das waren aber genau die Benzolmoleküle, die wir damals im Olivenöl fanden. Und Sie wissen, daß daraus ein Skandal gemacht worden ist.

Rister:
Da möchte ich noch eine Frage stellen. Sie sagen, daß viele Schadstoffe heute nur deswegen erkennbar sind, weil die Meßmethoden besser sind. Aber es ist ja unverkennbar, daß auch neue Schadstoffe erst in die Umwelt eingebracht worden sind. So wurde z.B. bei polychlorierten Biphenylen 1929 die Produktion begonnen, sie wurden tonnenweise in die Umwelt eingebracht, auch Dioxine, Chlorchemie, viel mehr Verbrennungsprozesse finden heute statt als vor 50 oder 100 Jahren. DDT ist ein weiteres Beispiel. Es gibt also doch viele Schadstoffe, die aktiv vom Menschen synthetisiert und in die Umwelt eingebracht worden sind, und das ist nicht nur eine Frage der Nachweisgrenze. Man kann ja auch schön die Verläufe sehen, z.B. beim DDT, wo es rückläufig ist, auch beim PCB geht es etwas herunter. So kann man also schon sagen, es ist zum großen Teil vom Menschen verursacht.

Steinhart:
Das ist völlig klar. Also meine Botschaft ist: Wir müssen natürlich verhindern, daß sich diese Stoffe, die anthropogen erzeugt worden sind, irgendwo anreichern. Wir müssen alles tun, um Schadstoffe zu vermeiden. Nur, wir sollten das nicht überzogen machen, sondern wir sollten versuchen, wirklich rational miteinander umzugehen, um diese Probleme zu lösen. Nur, eines ist eben klar: Wenn wir eben die PCB oder Dioxin erst seit 10 Jahren nachweisen können, dann

bedeutet das nicht, daß sie erst seit 10 Jahren da sind, sondern vorher war man eben viel weniger sensibilisiert. Wir haben es nicht nachweisen können, es war noch viel mehr da.

Chancen der Gentechnik für die Humanernährung

K.-D. Jany und R. Greiner

Einleitung

Die hinreichende Verfügbarkeit von Nahrungsstoffen ist mit eine Grundvoraussetzung für das Überleben von Organismen. Auch die Menschen erkannten recht schnell, daß sie die belebte Umwelt für die Deckung ihres Nahrungsbedarfs nutzen können. Sie erfuhren aber auch, meist durch Versuch und Irrtum, daß diese natürlichen Produkte nicht immer risikofrei waren. Im Laufe ihrer Entwicklung haben die Menschen gelernt, bekömmliche Nahrungsmittel zu erkennen und Risiken zu meiden. Dabei erlernten sie auch, Pflanzen und Tiere zu ihrem Nutzen zu manipulieren. Insgesamt haben sich die Menschen einen großen Erfahrungsschatz mit dem Umgang ihrer Lebensmittel und ihrer Nutzorganismen angeeignet. Drei große Entwicklungsschritte, der Umgang mit dem Feuer, die Seßhaftigkeit und die Industrialisierung haben entscheidende Veränderungen sowohl in der Gewinnung und Verarbeitung von Lebensmitteln als auch in den Verzehrgewohnheiten und Lebensmittelpräferenzen mit sich gebracht. Dieser Wandel vollzieht sich auch heute noch. So werden von einer zunehmenden Anzahl von Verbrauchern naturbelassene, wenig bearbeitete Lebensmittel pflanzlichen Ursprungs bevorzugt und gewerblich verarbeitete Lebensmittel weitgehend abgelehnt. Andererseits stellen Verbraucher immer höhere Ansprüche an Qualität, Vielfalt und Preiswürdigkeit ihrer Lebensmittel, so daß die Agrar- und Lebensmittelwirtschaft gefordert ist, neue Techniken und ernährungsphysiologische Erkenntnisse in die Lebensmittelproduktion umzusetzen.

Hierbei werden häufig neue Bezeichnungen für Lebensmittel kreiert, wie z.B. „convenience food", „ethnic food", „designer food", „healthy food", „functional food", „nutraceutical" oder „novel food", aber Verbraucher werden viel zuwenig über die Bedeutung dieser Erzeugnisse aufgeklärt und sie stehen diesen Produkten hilflos bis verängstigt gegenüber. In diesem Zusammenhang nehmen die „novel foods", die neuartigen Lebensmittel, eine besondere Rolle ein. In Deutschland werden mit neuartigen Lebensmitteln vorwiegend Produkte in Verbindung gebracht, die irgendwie mit der Gentechnik in Berührung gekommen sind. Als eine in den Medien heiß diskutierte aber dennoch unbekannte und unverständliche Technik, erscheint sie vielen Konsumenten als mysteriös, unheimlich und gefährlich. Verstärkt wird dieser Eindruck noch durch die häufig sehr kontroversen und emotionalen Diskussionen sowie die tendenziös negative Berichterstattung.

Gentechnik und Züchtung

Die Gentechnik hat die klassische Biotechnologie innovativ weiterentwickelt, und sie ist als eine der Schlüsseltechnologien unseres Jahrzehnts anzusehen. Die Gentechnik stellt dabei eine Querschnittstechnologie dar, die nicht nur den medizinischen Sektor, sondern auch weite Bereiche der Chemie, der Lebensmittelwirtschaft sowie des Umweltschutzes nachhaltig beeinflussen wird. In der öffentlichen Diskussion werden aber Chancen und Nutzen der Gentechnik häufig verkannt und mögliche Risiken dafür überbewertet.

Viel zu häufig wird die Gentechnik mit der Biotechnologie gleichgesetzt. Die Gentechnik ist natürlich nicht die Biotechnologie. Die Biotechnologie hat vielmehr einen interdisziplinären Charakter und vereint eine Vielzahl von naturwissenschaftlichen und verfahrenstechnischen Wissenschaften. Die Gentechnik mit ihren Möglichkeiten des freien Gentransfers, auch zwischen artfremden Organismen, hat die klassische Biotechnologie nutzbringend erweitert, wie es z.B. im Pharmabereich mit rekombinantem Insulin, Faktor VIII oder Erythropoietin ersichtlich ist (Klausner 1993).

Im Agrar- und Lebensmittelsektor werden Züchtung und Gentechnik miteinander verbunden. Die Gentechnik ist auch nicht identisch mit der Züchtung. Aber mit ihr werden gleiche Ziele verfolgt; nämlich Organismen (Tiere, Pflanzen und Mikroorganismen) mit neuen, für den Menschen nützliche Eigenschaften auszustatten. Die Wege hierfür sind in der Züchtung und Gentechnik aber unterschiedlich. In der Züchtung, bei der sexuellen Vermehrung, werden immer ganze Genome neu rekombiniert. Gewünschte und unerwünschte Eigenschaften werden auf die Nachkommen übertragen. Die unerwünschten, mitunter auch bedenklichen Eigenschaften müssen in langwierigen Rückkreuzungen wieder eliminiert werden. In der Züchtung wissen wir in der Regel nichts über die tatsächlichen molekularen Vorgänge auf der DNA-Ebene. Noch kritischer ist es, wenn Veränderungen im Genom durch Mutagene erzwungen werden. Das Ergebnis dieser künstlichen genetischen Veränderungen läßt sich weder voraussehen noch lassen sich seine Auswirkungen abschätzen. Dennoch haben wir kaum Ängste oder befürchten unvorhersehbare Risiken bei dieser Art der Genmanipulation. Aus Erfahrung wissen wir doch, oder glauben wir zu wissen, daß die konventionellen Züchtungsverfahren keine Risiken für Mensch und Umwelt bergen. Die Gentechnik geht hier ganz anders vor. Zunächst wird die Information, das Gen, für die gewünschte Eigenschaft isoliert und genau charakterisiert. Vor dem Übertragen des Gens in einen Organismus muß es noch zur Funktionsfähigkeit an den Wirt angepaßt und ggf. mit einem Marker versehen werden. Das so modifizierte Genkonstrukt wird dann je nach Organismus mehr oder minder gezielt übertragen. Die verwendete Transfermethode richtet sich dabei an den Gegebenheiten des Organismus aus, wobei hauptsächlich die plasmidinduzierte und die direkte Genübertragung angewandt werden. Mit dem Gentransfer erhält der Organismus somit gezielt nur diese Information. Mit der Gentechnik ist es nun möglich, anders als in der konventionellen Züchtung auch artüberspringend genetische Informationen weiterzugeben. Die Gentechnik stellt für die Züchtung nur ein neues Instrumentarium für die genetische Veränderung von Organismen dar (Knight 1989; Nevers 1992). Steht gegenwärtig noch der Transfer von artfremden Genen im Vordergrund, werden mit

zunehmenden Erkenntnissen immer mehr artgleiche Gene in die gentechnischen Veränderungen (An- bzw. Abschalten von Genen) einbezogen werden.
Kaum jemand kennt noch oder verzehrt gar Urformen der heute verwendeten Produktionsorganismen. Wenige registrieren überhaupt, daß alle Nutzorganismen durch genetische Manipulationen aus Wildformen zu unseren heutigen leistungsfähigen Produktionsorganismen herangezüchtet worden sind. Alle die den „Genfraß" verdammen, verkennen, daß ohne Gene keine Organismen existieren würden und somit nahezu alle unsere Lebensmittel von Genprodukten abstammen. Die Gentechnik eröffnet der Züchtung *neue und zielgerichtetere Wege* in der Gewinnung von transgenen Nutzpflanzen. Die Gentechnik ist weder schlecht noch gut. Transgene Pflanzen und daraus gewonnene Lebensmittel sind per se nicht risikoreicher oder beinhalten völlig andersartige Gefährdungspotentiale als konventionell gewonnene.
Mit der Gentechnik werden Organismen in ihren genetischen Eigenschaften verändert, und erst aus oder mit diesen Organismen lassen sich Lebensmittel erzeugen. Mit der Gentechnik selbst können keine Lebensmittel hergestellt werden, aber ohne Gene gäbe es auch keine Lebensmittel.

Chancen und Nutzen

Im Gegensatz zum Medizin- und Pharmabereich findet die Gentechnik im Lebensmittelsektor kaum Akzeptanz (Koschatzky u. Maßfeller 1994); mehr als 80% der deutschen Verbraucher lehnen sie ab (Anonym 1994). Ein Nutzen der Gentechnik ist in unserer Überflußgesellschaft für Konsumenten kaum erkennbar, zumal zu jeder Zeit große Mengen an qualitativ hochwertigen und preisgünstigen Lebensmitteln zur Verfügung stehen. Qualitativ hochwertige Lebensmittel, eben gesunde und sichere, werden als selbstverständlich und beinahe als naturgegeben angesehen. Die Gentechnik wird häufig nur in Verbindung mit Verfahrensoptimierungen, Rationalisierungen und Gewinnsteigerung gesehen. Zweifellos sind diese Punkte Triebkräfte für den Einsatz gentechnischer Verfahren, aber

Produktverbesserungen, Kostenreduzierung und Wettbewerbsfähigkeit sollten in einem immer enger werdenden und weltumspannenden Angebotsmarkt die richtige Beachtung finden. Unmittelbarer Nutzen wird sich für alle aus den Möglichkeiten zur Verbesserung der ernährungsphysiologischen Wertigkeit von Nahrungsmitteln und der Entwicklung neuer verbesserter diätetischer Lebensmittel sowie der Reduzierung gesundheitlicher oder mikrobieller Risiken ergeben. Daneben eröffnet die Verwendung von transgenen Organismen Chancen zur Umweltentlastung in Landwirtschaft und Lebensmittelproduktion, zur ökonomischeren Nutzung unserer natürlichen Ressourcen sowie zum verbesserten Erhalt von wertgebenden Inhaltsstoffen bei der Verarbeitung von Rohstoffen. In der nachfolgenden Übersicht sind Chancen und Nutzen der Gentechnik zusammengefaßt, wobei einige der Aspekte bereits nutzbringend umgesetzt worden sind:

Chancen und Nutzen der Gentechnik im Agrar- und Lebensmittelsektor:

Umsetzung ernährungswissenschaftlicher Erkenntnisse für eine gesunde und bedarfsgerechte Ernährung:
- Optimierte Zusammensetzung von Makro- und Mikronährstoffen,
- verbesserter Erhalt von wertgebenden Inhaltsstoffen,
- Erhöhung des Ballaststoffgehaltes,
- Änderungen im Fettsäuremuster,
- Erhöhung des Gehaltes an natürlichen Antioxidanzien und Vitaminen,
- Eliminierung antinutritiver Substanzen;

Ausschaltung toxischer oder hygienischer Risiken im Produkt oder im Herstellungsverfahren:
- Reduzierung von natürlich vorkommenden Toxinen,
- Hemmung des Wachstums von pathogenen Keimen,
- Reduzierung von mikrobiologischen Risikofeldern;

Entwicklung hypoallergener und diätetischer Lebensmittel;

Verbesserung und Erweiterung von sensorischen Eigenschaften;

Verbesserte Haltbarkeit und Lagerfähigkeit von Lebensmitteln:
- Unterdrückung von Fettoxidation,
- Unterdrückung des Zellwandabbaus,
- Hemmung des mikrobiellen Verderbs,
- Minderung von Nachernteverlusten;

Ressourcen- und Ertragssicherung:
- Ausbildung von Resistenzen gegen Krankheitsbefall,
- Verbesserte oder veränderte Rohstoff- und Reststoffverwertung;

Entlastung der Umwelt:
- Verringerung des Einsatzes von Pflanzenschutzmitteln,
- Verringerung von „Abfallstoffen" und Lösungsmitteln;

Verfahrensoptimierung – Kosteneinsparung – Wettbewerbsfähigkeit.

In Tabelle 1 sind Entwicklungen für besondere Diäten oder Nahrungsmittel für bestimmte Personengruppen aufgezeigt.

Anwendungsbereiche

Nahezu alle Nutzorganismen werden heute gentechnisch verändert, und man kann eine Einteilung nach den modifizierten Organismen oder besser nach landwirtschaftlicher Urproduktion und Lebensmittelverarbeitung vornehmen.
In 5 Hauptbereichen werden gentechnische Verfahren angewandt:

Lebensmittelverarbeitung:
- Zur fermentativen Gewinnung von Hilfs- und Zusatzstoffen mit Hilfe gentechnisch veränderter Organismen (GVO). Aus GVO oder den Fermentationsbrühen werden Enzyme, Geschmacksverstärker, Süßstoffe, Aromen, Vitamine und Dickungsmittel isoliert. Alle diese Produkte enthalten keine lebenden GVO;

Tabelle 1. Anwendungsbeispiele der Gentechnik für spezielle Diäten oder besondere Ernährungsformen

Problembereich	Ziel
Allergieprävention	Allergiearme Lebensmittel
Phenylketonurie	Phenylalaninfreies Protein
Zöliakie	Glutenfreie Lebensmittel
Säuglinge	Langkettige Fettsäuren
Kranke	Hypoallergene Nährstoffe
Senioren	Gemüsesäfte

- zur Herstellung von GVO (Milchsäurebakterien, Hefen, filamentöse Pilze) als Starter-, Schutz- und Indikatorkulturen. Diese GVO werden in der Milch- , Fleisch-, und Obst-/Gemüseverarbeitung, im Brau- und Backgewerbe sowie bei Frischkostprodukten eingesetzt.

Landwirtschaftliche Urproduktion:
- Zur Züchtung von transgenen Pflanzen mit eingebrachten Resistenzen gegenüber Herbiziden, Virus-, Pilz- und Insektenbefall sowie Systemen zur Erhöhung der Lagerfähigkeit oder Qualitätsverbesserung der landwirtschaftlichen Erzeugnisse;
- zur Diagnostik und Genomanalyse bei Nutztieren.

Lebensmittelüberwachung:
- Kontrolle von Hygiene und Qualität von Lebensmitteln sowie zum Nachweis von gentechnisch veränderten Lebensmitteln.

Transgene Pflanzen und Mikroorganismen für Fermentationsprozesse sind am Markt, und die Untersuchungen an diesen Organismen sind am weitesten fortgeschritten (Hammes et al. 1991; Jany 1992a). Gegenwärtig spielen transgene Tiere für die Lebensmittelversorgung noch keine Rolle.
In Deutschland hat die Gentechnik im Agrar- und Lebensmittelsektor noch keine große praktische Relevanz. Aber die Entwicklungen sind sowohl im EU-Raum als auch weltweit bereits soweit fortgeschritten, daß in naher Zukunft verstärkt Erzeugnissen aus GVO auf den deutschen Markt gelangen werden. Gegenwärtig sind weder in der EU noch in Deutschland Lebensmittel auf dem Markt, die lebende GVO darstellen oder enthalten. Wohl aber in den USA und Kanada haben pflanzliche Produkte die Zulassung erhalten (Tabelle 2). In der EU und sicherlich auch in Deutschland befinden sich Lebensmittel, bei deren Verarbeitung Enzyme aus GVO eingesetzt worden sind, auf dem Markt. In England haben gerade Tomatenmark, Rapsöl und Rapsschrot aus den entsprechenden GVO die Zulassung erhalten und wären somit auch in Deutschland verkehrsfähig. Für Deutschland stellt sich nicht mehr die Frage, ob wir diese Technik wollen. Die Methoden der Gentechnik sind etabliert, und sie werden weltweit eingesetzt. Aufgrund der weltweiten Handels-

Tabelle 2. Zugelassene oder sich im Genehmigungsverfahren befindliche transgene Pflanzen

Fruchtart	Übertragene Eigenschaft	Jahr	Firma
Tomate	Reife/Lagerfähigkeit	1994	Calgene
	Reife/Qualität	1995	Zeneca
Kürbis	Virusresistenz	1995	Asgrow
Raps	Qualität/C-12-Fettsäure	1995	Calgene
	Herbizidresistenz; Basta	1995	AgrEvo
	Round-up	1996	Monsanto
	Hybridsystem	1996	PGS
Mais	Insektenresistenz; Bt-Toxin	1996	Ciba-Seeds
Sojabohne	Herbizidresistenz; Round-up	1996	Monsanto
Kartoffel	Insektenresistenz; Bt-Toxin	1997	Monsanto

verflechtungen werden wir uns den „gentechnisch gewonnenen" Rohstoffen und Lebensmitteln nicht entziehen können. Für die deutsche Agrar- und Lebensmittelwirtschaft stellt sich vielmehr die Frage nach dem verantwortungsvollen Umgang mit dieser neuen Technik und ob sie auf den Einsatz der Gentechnik verzichten kann.

Landwirtschaftliche Urproduktion

Transgene Pflanzen. Nahezu alle Nutzpflanzen werden heute in einer Kombination von Gentechnik und klassischer Züchtung bearbeitet (Brandt 1995). Für die Überprüfung der im Labor und Gewächshaus gewonnenen Ergebnisse sind Freisetzungsexperimente unter natürlichen Umweltbedingungen unerläßlich. Weltweit wurden bis jetzt mehr als 3000 Freisetzungen vorgenommen. In Deutschland kann für 1995 mit 12–16 Freisetzungen gerechnet werden.

Qualitätsmerkmale werden in der Regel nicht von einem Gen ausgeprägt und wir kennen nur wenige Gene, die solche Eigenschaften beeinflussen. Wohl aber kennen wir Gene, die den Pflanzen Resistenzen gegenüber Herbiziden, Insekten- sowie Pilzbefall und Krankheiten verleihen (Anzai et al. 1989; Koziel 1993, Vaeck et al.

1987). Deshalb stehen gentechnische Arbeiten zur Ausbildung dieser Resistenzen im Vordergrund. Grundsätzlich können diese resistenten, transgenen Pflanzen durch einen verringerten Einsatz von Pflanzenschutzmitteln einerseits zu einer umweltschonenderen landwirtschaftlichen Produktion und andererseits zu noch weniger belasteten Rohstoffen und sensorisch hochwertigen Agrarprodukten beitragen.

Außerdem lassen sich noch relativ leicht gentechnische Veränderungen für Syntheseleistungen in den Speichersubstanzen, wie Stärke, Proteine und Öle, vornehmen. Kartoffeln werden z.B. so modifiziert, daß sie als Industrie- oder Speisekartoffel Anwendung finden können. So kann in Speisekartoffeln durch eine Aktivitätssteigerung des „Branching"enzyms der Verzweigungsgrad der Stärke erhöht (Willmitzer, unveröffentlicht) und Kartoffeln können damit einem quasi komplexen Kohlenhydrat ausgestattet werden. Der vermehrte Verzehr von komplexen Kohlenhydraten ist aus ernährungsphysiologischer Sicht wünschenswert. Ähnliches gilt für Ölsaaten. Hier können einerseits die Erträge – Ölausbeuten gesteigert und andererseits das Fettsäuremuster verändert werden (Kridel 1991). In der Ernährung können diese Öle mit hochungesättigten Fettsäuren zur Minderung des oxidativen Stresses beitragen.

Für Phenylketonuriediäten wurde in Kartoffeln die Expression eines phenylalanin-armen Proteins erfolgreich getestet.

Lebensmittelallergien sind kein gentechnisch spezifisches Risiko. Letztlich kann jeder Lebensmittelinhaltsstoff bei bestimmten, meist vorgeprägten Personen Unverträglichkeiten oder Allergien auslösen. Ist das allergieauslösende Protein identifiziert, kann mit Hilfe der Gentechnik seine Synthese unterdrückt werden. Mit dem Verzehr des Lebensmittels treten dann diese spezifischen allergischen Reaktionen nicht mehr auf. Erfolgreich wurde dieser Weg in Japan bei einer Reissorte bestritten, indem die Synthese eines bestimmten Albumins ausgeschlossen wurde. Nach Zulassung würde für Reisallergiker dieser transgene Reis dann ein Gewinn an Lebensqualität bedeuten.

Proteine aus Zerealien, außer aus Reis, weisen eine verminderte Wertigkeit auf, da bei ihnen der Anteil an den essentiellen Aminosäuren Lysin und Threonin gering ist. Bei Menschen mit einem ausgewogenen Verzehr anderer pflanzlicher und tierischer Proteine spielt dieser Mangel keine Rolle. Bei Menschen in Gebieten, die sich aber vorwiegend von Getreideprodukten ernähren, treten häufig aminosäurebedingte Mangelerkrankungen auf. Hier ist es wünschenswert, im Getreide ein Fremdprotein zu exprimieren, das die limitierenden Aminosäuren zu supplementieren vermag.

Pflanzen produzieren bekanntermaßen neben Nährstoffen auch Substanzen (Toxine, Lectine, antinutritive Faktoren usw.), die für die menschliche Gesundheit abträglich sind, und „Fehlaromen", welche die sensorische Qualität mindern. Mit Hilfe der Gentechnik können enzymatische Reaktionen oder Stoffwechselwege, die zur Bildung von unerwünschten Begleitstoffen führen, unterdrückt werden. Beispiele sind Versuche zur Reduzierung des Gehaltes von Proteaseinhibitoren in Bohnen, von Solanin in Kartoffeln und anderen Nachtschattengewächsen oder von Phytinsäure in Zerealien. Eines der Verfahren zur Unterdrückung der Produktbildung ist die Antisense-mRNA-Technik. Das „Antisenseverfahren" wurde erfolgreich für die Verbesserung der Lager- und Transportfähigkeit von Tomaten eingesetzt. In den USA haben transgene Tomaten die Verkehrsfähigkeit erhalten. Versuche an weiteren Gemüsesorten und Früchten werden gegenwärtig unternommen.

Die oft geschmähte „Antimatsch-Tomate" (Flavr-Savr®) bietet dem Verbraucher Vorteile. Bei dieser transgenen Tomate wurde die Bildung eines zellwandabbauenden Enzyms, der Polygalakturonase, unterdrückt. Normalerweise sind Reifung und Weichwerden der Früchte gekoppelte Prozesse, die nun mit Hilfe der Gentechnik getrennt werden können. Diese so gentechnisch veränderten Tomaten können am Stamm ausreifen und ihre geschmacks- und wertgebenden Inhaltsstoffe voll entwickeln. Auf dem amerikanischen Markt sind diese Tomaten ein „Renner", da sie wohlschmeckend sowie im schnittfesten und ansehnlichen Zustand auf den Markt gelangen. Die künstliche Nachreifung der sonst grün geernteten Tomaten kann somit entfallen. Da im Laufe der Lagerung wie bei allen Früchten jedoch wertgebende Inhaltsstoffe abgebaut oder verändert werden, sollte der Verbraucher über den Frischezustand durch eine Kennzeichnung des Ernte- oder Verfallsdatums informiert werden.

Produktionssteigerung ist grundsätzlich nicht nur negativ zu sehen. Wir müssen uns mit dem Gedanken vertraut machen, daß in 50 Jahren die doppelte Anzahl von Menschen (ca. 10–12 Mrd.) ernährt werden müssen. Anders als heute wird dann die Verteilung der Lebensmittel nicht mehr das Hauptproblem sein, sondern die zu geringe Menge. Die Anbaufläche kann nicht beliebig gesteigert werden. Deshalb müssen bereits heute Verfahren zur Produktionssteigerung und -sicherung unter umweltschondenden Bedingungen entwickelt werden. Hierzu kann die Gentechnik zumindest teilweise beitragen, indem sie gemeinsam mit der konventionellen Züchtung z.B. transgene Pflanzen liefert, die primär höhere Erträge erbringen oder resistent gegen Schadinsekten, Virus- und Pilzerkrankungen sind und somit auf gleicher Anbaufläche höhere Erträge gewährleisten. Allerdings müssen, wie es auch bereits geschieht, hier besonders traditionelle Nahrungsmittelpflanzen, wie Reis, Mais, Hirse, Hülsenfrüchte usw. der Drittweltländer in die Optimierungsversuche einbezogen werden. Gelingt es, mit Lebensmitteln aus transgenen Pflanzen z.B. Vitamin- oder Aminosäuremangelerkrankungen in bestimmten Regionen zu reduzieren oder Nacherntеverluste zu erniedrigen, so bietet hier die Gentechnik einen direkten Nutzen für die betroffene Bevölkerung.

Transgene Tiere. Mit Ausnahme von Fischen haben bisher gentechnisch veränderten Nutztiere noch keine Bedeutung für die Lebensmittelversorgung (Brehm u. Müller 1994). Transgene Tiere haben und werden zunehmend für die Gewinnung von Spezialitäten, die aus der Milch isoliert werden, eingesetzt. Bekannte Beispiele sind Lactoferin und alpha-Antitrypsin.

Lebensmittelverarbeitung

Landwirtschaftliche Produkte werden zum großen Teil in weiteren Verarbeitungsschritten zu hochwertigen Lebensmitteln veredelt. Hier spielen neben physikalischen Verfahren Enzyme und Mikroorganismen in biotechnischen Prozessen eine eminent wichtige Rolle (Jany 1992 b; Teuber et al. 1994).

Tabelle 3. Enzyme in der Lebensmittelverarbeitung

Verarbeitendes Gewerbe	Enzyme
Bier und Wein	Amylasen, Glucanasen, Pektinase, Xylanasen
Stärke	Amylasen, Glucoamylase, Pullanasen, Glucoseisomerase
Frucht- und Gemüsesäfte	Pektinasen, Cellulasen, Arabinasen, Glucoseoxidase
Back- und Teigwaren	Amylasen, Glucanasen, Xylanasen, Glucosidasen, Proteinasen
Fleisch- und Wurstwaren	Proteinasen, Peptidasen, Glucoseoxidase
Milchprodukte	Proteinase (Chymosin), Lactase, Lipase

Enzyme. Enzympräparate werden seit Anfang dieses Jahrhunderts in der Lebensmittelwirtschaft eingesetzt. Enzyme erlauben eine milde und schonende und damit werterhaltende Verarbeitung, z.B. bei der Herstellung von Frucht- und Gemüsesäften, von Back- und Teigwaren oder Diäten. In Tabelle 3 sind einige Einsatzbereiche für Enzyme aufgezeigt.

Die aus GVO gewonnenen Enzyme sind Substitute für die bisher aus konventionellen Produktionsorganismen isolierten. Die Enzyme sind aber noch identisch. In Zukunft werden jedoch neue, auf die jeweilige Lebensmittelmatrix und das jeweilige Verfahren gentechnisch optimierte Enzyme eingesetzt werden. Erste Ansätze sind hier für Waschmittelenzyme gemacht worden. Tabelle 4 zeigt beispielhaft einige eingesetzte GV-Enzyme auf.

In der Milchverarbeitung ist das aus GVO fermentativ gewonnene Labferment, Chymosin, das bekannteste Enzym. Das Labferment wird klassisch aus dem Labmagen von Kälbern oder aus Mikroorganismen als Labersatzstoff isoliert. Das Labferment dient bei der Käseherstellung zur spezifischen Ausfällung des Caseins, der Dicklegung der Milch. Das Kälberlabferment wird heute auch aus GVO gewonnen. Geprüfte und für sicher bewertete Handelsprodukte aus dem Darmbakterium Escherichia coli, der Hefe Kluyveromyces lactis oder dem filamentösen Pilz Aspergillus niger var. awamori sind am Markt und dürfen in vielen außereuropäischen und europäischen Ländern (Ausnahme Deutschland und

Tabelle 4. Kommerziell eingesetzte Enzyme aus GVO

Enzym	Einsatzbereich	
Amylasen	Stärkeverflüssigung	High-Fructose-Sirup
Amylasen	Backwaren	Teigführung
		Krustenstruktur
Xylanase		Brotvolumen
		„Altbackenwerden"
Maltase	Feinbackwaren	
Maltase	Obstverarbeitung	Marmeladensüße
Pektinesterase	Saft- und Weinerzeugung	Ausbeute und Aroma
Proteinase	Fleisch-/Backwaren	Zartheit
Chymosin	Milchverarbeitung	Dicklegung der Milch
Lipase	Fett- und Ölverarbeitung	Umesterungen
Esterase		
Phytase	Tierernährung	Phytin-Phosphor-Abbau

Frankreich) verwendet werden. Das gentechnisch gewonnene Labferment ist ein naturidentisches Produkt. Der Hauptunterschied zwischen den Labfermentpräparaten liegt in dem Gehalt an aktivem Enzym. Kälbermagenpräparate enthalten durchschnittlich 4–8% an Labferment, den Rest stellen „Verunreinigungen" (Proteine und Inhaltsstoffe) aus dem Magen dar. Gentechnisch gewonnene Präparate weisen dagegen einen Gehalt von 70–80% an Enzymprotein auf. Verunreinigungen sind hier vorwiegend Salze; nur ein geringer Anteil aus Fremdproteinen. Bei der fermentativen Gewinnung von Produkten aus gentechnisch veränderten Mikroorganismen ergeben sich erhebliche Einsparungen an Primärenergien und bei der Abfallentsorgung; Reduzierungen um mehr als 90% sind keine Ausnahme. Für die Labenzymgewinnung aus Kälbermägen schlägt sich das Sammeln, Lagern und Transportieren der Organe in der Ökobilanz negativ nieder. So müßten, falls die gesamte Käseherstellung weltweit nur mit Kälbermägenenzym erfolgen sollte, ca. 70 Mio. säugende(!) Kälber geschlachtet, die Mägen gesammelt, tiefgeforen gelagert und zu den Enzymherstellern transportiert werden. Die Umweltbelastung ist evident. Mit gentechnisch veränderten Organismen ließe sich der Weltbedarf von ca. 50 t kälberlabidentischem Enzym umweltfreundlich und kostengünstig decken.

Phytat kommt als Phosphatspeicher in recht erheblichen Mengen in Zerealien und Ölsaaten (1–2%) vor. Phytat wird allgemein als ein antinutritiver Faktor angesehen, da es die Bioverfügbarkeit von Mineralstoffen negativ beeinflußt. Phytasen hydrolysieren Phytat in freies Phosphat und niedere myo-Inositolphosphatester. Im Gegensatz zu der weitverbreiteten Meinung wird Phytat durch einfaches Einweichen von Körnerfrüchten oder Müsli nicht oder kaum durch endogenes Phytasen hydrolysiert. Mit Ausnahme von nativem Roggen ist die Phytaseaktivität in den Samen so gering, daß unter normalen Haushaltsbedingungen keine Phytathydrolyse erfolgt. Durch die Anwendung von pflanzlichen oder mikrobiellen Phytasen lassen sich leicht Abbbauraten von 90% erzielen (Abb. 1), was die Bioverfügbarkeit der Mineralstoffe entscheidend verbessert (Greiner et al. 1992). Die dabei entstehenden myo-Inositolphosphate werden durch humane Phosphatasen rasch weiterabgebaut. Im Vergleich zu konventionell gewonnenen Enzymen wird mit dem höheren Reinheitsgrad der GV-Enzyme der Eintrag von zusätzlichen Substanzen mit einem möglichen Potential zum Auslösen von Allergien und Intoleranzen erniedrigt. GV-Enzyme können wie alle anderen klassischen Proteine ein allergenes Potential aufweisen, wobei gentechnisch hergestellte Proteine/Enzyme grundsätzlich kein höheres Risiko darstellen. Allerdings können neue Lebensmitelallergien durch den vermehrten und umfangreicheren Einsatz von Enzymen für bestimmte Personenkreise nicht ausgeschlossen werden. Die Verdaulichkeit gentechnisch hergestellter Proteine ist nicht anders als die der entsprechenden konventionell gewonnenen (Jany 1994).

Zusatzstoffe. Zusatzstoffe werden in der Lebensmittelverarbeitung als Geschmacksverstärker, Süßstoffe, Aminosäuren, Vitamine, Aromen, Farbstoffe, Konservierungs-, Verdickungsmittel und Emulgatoren eingesetzt. Klassische Verfahren werden durch die Verwendung von GVO effektiver und rentabel gestaltet werden. Da die meisten Zusatzstoffe nicht wie Enzyme direkte Genprodukte, sondern Endprodukte komplexer Stoffwechselwege darstellen, ist die Optimierung der Organismen schwieriger als bei der Enzymsynthese. Die fermentative Gewinnung von Zusatzstoffen mit GVO hat

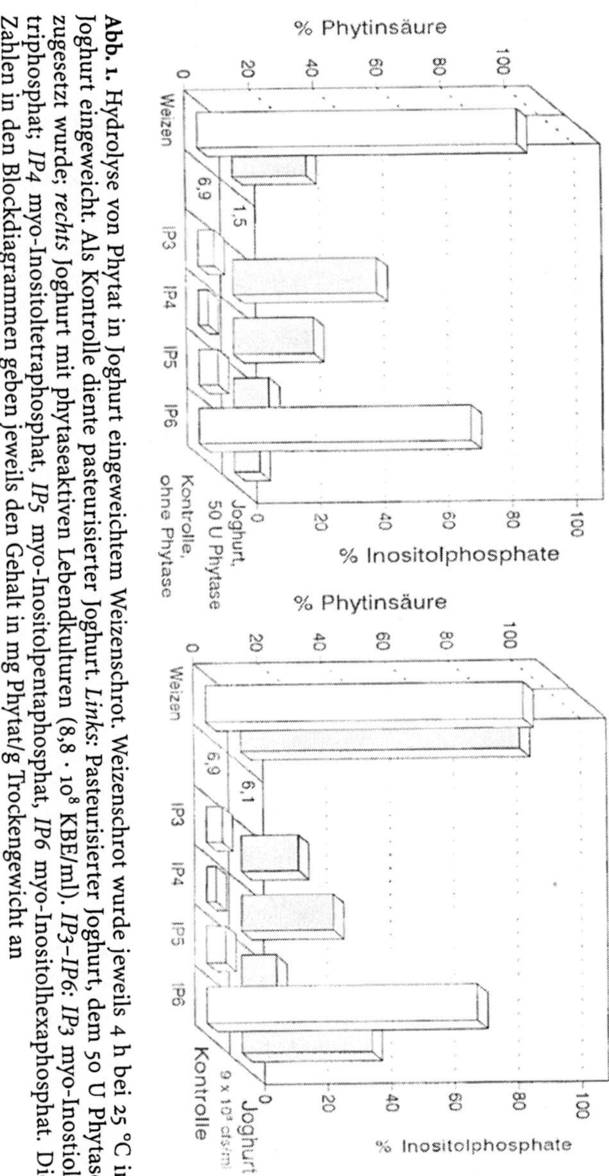

Abb. 1. Hydrolyse von Phytat in Joghurt eingeweichtem Weizenschrot. Weizenschrot wurde jeweils 4 h bei 25 °C in Joghurt eingeweicht. Als Kontrolle diente pasteurisierter Joghurt. *Links:* Pasteurisierter Joghurt, dem 50 U Phytase zugesetzt wurde; *rechts* Joghurt mit phytaseaktiven Lebendkulturen (8,8 · 10^8 KBE/ml). *IP3–IP6*: *IP3* myo-Inostioltriphosphat; *IP4* myo-Inositoltetraphosphat, *IP5* myo-Inositolpentaphosphat, *IP6* myo-Inositolhexaphosphat. Die Zahlen in den Blockdiagrammen geben jeweils den Gehalt in mg Phytat/g Trockengewicht an

gegenwärtig nur bei wenigen Produkten bereits eine wirtschaftliche Bedeutung. Mit Hilfe der Gentechnik ist es z.B. gelungen, die Synthese von Vitamin C ausgehend von Glucose mit einem einzigen Mikroorganismus zu bewerkstelligen. Hierdurch konnten 4 chemische Prozeßstufen in der konventionellen Vitamin-C-Produktion ersetzt werden. Die Synthese von Vanillin und des pflanzlichen proteinogenen Süßstoffs Thaumatin (1000mal süßer als Zucker) mit GVO sind möglich. Weit fortgeschritten sind gentechnische Modifizierungen von Mikroorganismen zur optimierten Aminosäurensynthese. Möglicherweise wird in den USA die auf gentechnischem Wege produzierte Aminosäure Phenylalanin zur Synthese des Süßstoffes Aspartam eingesetzt und in Japan Glutaminsäure als Geschmacksverstärker mit GVO gewonnen.

Starter- und Schutzkulturen. Milchsäurebakterien, Hefen und filamentöse Pilze besitzen traditionell eine große Bedeutung als Starterkulturen. GVO sind für alle 3 Mikroorganismengruppen entwickelt und in der Laborpraxis erprobt. Hauptziele der gentechnischen Veränderung dieser Organismen liegen in der Erhöhung der Produktqualität und -vielfalt, in der Verbesserung der Prozeßführung und -sicherheit sowie in der Reduktion hygienischer Risiken. Daneben wurden GVO für die Synthese ganz spezieller Hilfssubstanzen entwickelt (Hammes u. Hertel 1994).

In der fementativen Verarbeitung von Milch zu Joghurt, Kefir, Dickmilch und Käseprodukten haben Milchsäurebakterien großes Interesse für gentechnische Veränderungen gefunden. Hohe wirtschaftliche Verluste treten immer wieder durch Phageninfektionen bei Fermentationen auf; sie machen den Hauptteil aller Prozeßstörungen aus. Der Phagenbefall kann durch eine gentechnische stabile Integration des natürlich vorkommenden aber plasmidkodierten Resistenzgens ins Genom verhindert werden.

Für die Fleischwirtschaft werden GV-Starterkulturen vorwiegend für die Rohwurstreifung eingesetzt. Hier wurden Gene für die Bildung von Proteinasen, Lipasen, Katalasen, Nitratreduktasen und Aromastoffen in die Organismen eingeführt. Tabelle 5 gibt den Status einiger Anwendungsspiele wieder.

Für Schutzkulturen wurden Gene für die Bildung von bakteriostatischen oder bakterioziden Substanzen übertragen oder ihre Expres-

Tabelle 5. Anwendungen von Milchsäurebakterien für Fleischerzeugnisse. (Mod. nach Hammes 1992)

Gebiet	Status	Wirkung/Einfluß
Herstellung fermentierter Würste	Pilotstudien	Konservierung hygienische Stabilität
Verbesserung der Haltbarkeit	Pilotstudien	Hemmung des Wachstum von Verderbsorganismen
Verbesserung des hygienischen Status	Forschung	Hemmung von Pathogen
Wohlbefinden beim Verbraucher	Forschung	Probiotischer Effekt

sionsraten erhöht. Bakteriozine hemmen das Wachstum von Bakterien, und mit der Ausschüttung des Antagonisten verschaffen sich Milchsäurebakterien einen Vorteil in der Konkurrenz um Nährstoffe. Milchsäurebakterien, die stabil und vermehrt Bakteriozine bilden, können Frischfleisch- und Frischsalatprodukte vor vorzeitigem Verderb durch apathogene und pathogene Organismen schützen.

Zur biologischen Konservierung wurden Milchsäurebakterien entwikelt, die das inhibitorisch wirkende Protein Lysozym ausscheiden können. Lysozym wirkt wachstumshemmend auf verschiedene unerwünschte, pathogene Bakterien, so daß das veränderte Milchsäurebakterium eine höhere Schutzwirkung besitzt, als der ursprüngliche Stamm. In Tabelle 6 ist eine Übersicht einiger Ziele für GV-Milchsäurebakterien zusammengestellt.

Bei der Sicherheitsbewertung der mit GV-Mikroorganismen hergestellten Lebensmittel muß unterschieden werden, ob das Lebensmittel noch lebende GVOs enthält oder nicht. Die Wahrscheinlichkeit - dies dokumentieren die vielen konventionellen Stammveränderungen -, daß durch sekundäre Effekte die Synthese toxischer Substanzen induziert wird, ist sehr gering. Nukleinsäuren in Lebensmitteln stellen erfahrungsgemäß keinen Risikofaktor dar. Da aber ein Genaustausch zwischen lebenden GVO und der Flora des menschlichen Darmtrakts nicht völlig auszuschließen ist, sollten

Tabelle 6. Zielgene der Modifikation von Milchsäurebakterien. (Mod. nach Reiner u. Puls 1993)

Geänderte Eigenschaft	Mikroorganismus	Auswirkung
Phagen- und Bakteriozinresistenz	Lactococcus Lactobacillus Leuconostoc	Erhöhung der Prozeßsicherheit
Proteinase, extrazelluläre Polysaccharide	Lactococcus Lactobacillus	Effizienzverbesserung Schnellreifung Stabilisierung
b-Galactosidase	Lactococcus Lactobacillus	Reduzierung des Latosegehaltes
Bakteriozinproduktion	Lactococcus Lactobacillus Leuconostoc	Reduktion des hygienischen Risikos
Lysozym	Lactococcus	

GVO zur Minimierung eines möglichen Gefährdungspotentials keine Markergene für Antibiotikaresistenzen oder Toxine enthalten. Bei den heute entwickelten Kulturen werden solche Markergene nachträglich entfernt.

Sicherheitsbewertung

Wie bei traditionellen Lebensmitteln steht auch bei den gentechnisch gewonnenen Produkten die gesundheitliche Unbedenklichkeit im Vordergrund. Jede neue Technik birgt Chancen und Risiken; hier macht die Gentechnik keine Ausnahme. Die Gentechnik kann potentiell Risiken für Mensch und Umwelt bergen. Deshalb müssen in jedem Einzelfall produktspezifisch und nach wissenschaftlichen Erkenntnissen mögliche Auswirkungen auf Gesundheit und Ökologie analysiert und bewertet werden (Jany 1994).

Für die Sicherheitsbewertung gentechnisch hergestellter Lebensmittel gibt es noch keine einheitlichen rechtsverbindlichen Normen. Als Bewertungskriterien können nationale und supranationale Empfehlungen, wie sie von der Deutschen Forschungsgemeinschaft, der Food and Drug Administration (FDA), der Weltgesundheitsbehörde (FAO/WHO) oder der OECD aufgezeigt werden, dienen. Die Sicherheit von gentechnisch be- oder verarbeiteten Lebensmittel kann hinreichend bewertet werden, wenn in die Beurteilung einbezogen wird:

- Organismus: Eine genaue Kenntnis vom DNA-Spender und -Empfänger ist notwendig und der Produktionsorganismus muß neu charakterisiert werden.
- Gentechnische Modifizierung: Eine Charakterisierung der zu übertragenden Nukleinsäure, des Genkonstruktes, des Übertragungsweges, der Anzahl der aufgenommenen Genkopien und der Integration muß erfolgen.
- Genprodukte: Das eigentliche Genprodukt ist zu charakterisieren und das Präparat/Lebensmittel auf mögliche Sekundärmetabolite zu untersuchen.
- Die Toxikologie des Hilfs-, Zusatzstoffes oder Lebensmittels in In-vitro- und In-vivo-Studien ist fallspezifisch durchzuführen.
- Das allergene Potential von dem (den) eingeführten Genprodukt(en) muß abgeschätzt werden.
- Die Ernährungsphysiologie, insbesondere die Verdaulichkeit und Bioverfügbarkeit von Makro- und Mikronährstoffen ist zu untersuchen.

Ausblick

Gegenwärtig besteht Mißtrauen sowohl in die Unbedenklichkeit gentechnisch modifizierter Lebensmittel als auch gegenüber Landwirtschaft und Lebensmittelverarbeiter. Eine öffentliche, sachgerechte und wissenschaftlich fundierte Diskussion über Chancen und Risiken kann das Mißtrauen zur Gentechnik abbauen. Alle gesellschaftlichen Gruppen sind hier gefordert. Pauschalierungen und Verniedlichungen sind fehl am Platze; Ehrlichkeit und Aufrichtigkeit sind notwendig, um neues Vertrauen zu finden. In dem Dialog darf jedoch nicht das Produkt „Gentechnik“ umworben und verkauft, sondern die Fakten müssen offen dargelegt und Vor- und

Nachteile abgewogen werden. Entscheiden muß der Verbraucher aber dann selbst können. Er muß aber auch wissen, daß mit oder ohne Kennzeichnung nur gesundheitlich unbedenkliche Lebensmittel auf den Markt gelangen werden. Lebensmittel oder Lebensmittelzutaten aus oder mit GVO werden zu einer gesunden und bedargsgerechten Ernährung mitbeitragen und sie werden das Lebensmittelangebot erweitern. A priori sind gentechnisch modifizierte Lebensmittel nicht unsicher oder bergen grundsätzlich höhere Gefährdungspotentiale als „züchterisch" gewonnene Lebensmittel. Durch ein neues Risikobewußtsein werden Lebensmittel einer umfassenden Sicherheitsbewertung unterzogen, und in Zukuft kann, gerade durch die Gentechnik, mit noch besseren und sichereren Lebensmitteln als wir sie bereits jetzt haben, gerechnet werden. Zu einer gesunden und bedarfsgerechten Ernährung gehören jedoch neben den Lebensmitteln auch das richtige Eß- und Ernährungsverhalten.

Literatur

Anoym (1994) Würden Sie diese Tomate Kaufen? Essen und Trinken 1:62–66

Anzai H, Yoneyama K, Yamaguchi I (1989) Transgenic tobacco resistant to a bacterial disease by detoxification of a toxin. Mol Gen Genet 219: 493–494

Brandt P (Hrsg) (1995) Transgene Pflanzen: Herstellung, Anwendung, Risiken und Richtlinien. Birkhäuser, Basel Boston Berlin

Brehm G, Müller M (1994) Transgene Tiere – Gegenwärtiger Stand und Perspektiven. In Lebensmittelchemische Gesellschaft-Fachgruppe in der GDCH (Hrsg) Gentechnologie - Stand und Perspektiven bei der Gewinnung von Rohstoffen für die Lebensmittelproduktion. Behr, Hamburg (Schriftenreihe Lebensmittelchemie,Lebensmittelqualität, Bd 21, S 65–85

Greiner R, Konietzny U, Jany KD (1992) Einsatz von mikrobiellen und pflanzlichen Phytasen zur Reduzierung des Phytinsäuregehaltes in Lebensmitteln. In: Jany KD, Tauscher B (Hrsg) Biotechnologie im Ernährungsbereich. Berichte der Bundesforschungsanstalt für Ernährung, Karlsruhe BFE-R-92-03, S 46–55

Hammes WP (1992) The application of lactic acid bacteria in meat fermentation. In: Les bacteries lactiques. Actes du Colloque LACTIC '91. Adria Normandie. Centre de Publication de l'Universite de Caen, France

Hammes WP, Hertel (1994) Einsatzbereiche gentechnisch veränderter Organismen. In: Lebensmittelchemische Gesellschaft – Fachgruppe in der GDCH (Hrsg) Gentechnologie – Stand und Perspektiven bei der Gewinnung von Rohstoffen für die Lebensmittelproduktion Behr, Hamburg (Schriftenreihe Lebensmittelchemie, Lebensmittelqualität; Bd 21, S 37–54)

Hammes WP, Vogel RF, Gaier W, Knauf HF (1991) Genetic engeering – Möglichkeiten und Grenzen bei Lebensmitteln. Lebensmitteltechnik 1/2: 34–42; 3:112–119

Jany KD (1992a) Einsatz der Gentechnik in der Lebensmittelproduktion und Verarbeitung. Ernährungsumschau 39: 479-487

Jany KD (1992b) Gen- und Biotechnologie im Ernährungsbereich. In Jany KD, Tauscher B (Hrsg) Biotechnologie im Ernährungsbereich. Berichte der Bundesforschungsanstalt für Ernährung, Karlsruhe BFE-R-92-03, S 7–37

Jany KD (1994) Potentielle Risiken beim Einsatz der Gentechnik in der Lebensmittelproduktion. In Lebensmittelchemische Gesellschaft – Fachgruppe in der GDCH (Hrsg) Gentechnologie – Stand und Perspektiven bei der Gewinnung von Rohstoffen für die Lebensmittelproduktion. Behr, Hamburg (Schriftenreihe Lebensmittelchemie, Lebensmittelqualität; Bd 21, S 143–159)

Klausner A (1993) Back to the future: biotech product sales 1983-1993. Biotechnology 11:35–37

Knight P (1989) Engineered fruit and vegetable crops. Biotechnology 7: 1233–1237

Koschatzky KS, Maßfeller S (Hrsg) (1994) Gentechnik für Lebensmittel? Möglichkeiten, Risiken und Akzeptanz gentechnischer Entwicklungen. TÜV Rheinland, Köln

Koziel MG (1993) Field performance of elite transgenic maize plants expressing an insecticidal protein derived from Bacillus thuringiensis. Trends Biotech 11: 1994–200

Nevers P (1992) Pflanzenzüchtung aus der Nähe gesehen. Max-Planck-Institut für Züchtungsforschung (Hrsg). Vogelsang, Köln

Reiner T, Puls M (1993) Starterkulturen in der Lebensmittelindustrie. ZFL 44:331–338

Teuber M, Geis A, Kreisel U, Lembke J (1994) Biotechnologische Verfahen zur Herstellung von Lebensmitteln und Futtermitteln. In: Präve P, Faust U, Sittig W (Hrsg) Sukatsch Handbuch der Biotechnologie, 4.Aufl. S 479–540

Vaeck M, Reynaerts A, Höfte H, Jansens S, De Beuckeleer M, Dean C, Zabeau M, Van Montagu M, Leemans J (1987) Transgenic plants protected from insect attack. Nature 320:33–37

Diskussion

Breu, Dortmund:
Sie haben ja im ersten Teil gezeigt, die Gentechnik wird die Natur verändern. Ist damit z.B. so etwas gemeint, wie Frau Tappeser gesagt hatte, ist das vorstellbar? Ist z.B. die Antibiotikaresistenz von Pflanzen auf Mikroorganismen im Sinne eines Gentransfers vorstellbar?

Jany:
Also in der Wissenschaft ist das vorstellbar.

Breu:
Ist das eine realistische Gefahr?

Jany:
Nein, es ist keine realistische Gefahr. Sie müssen sich ja vorstellen, daß diese Antibiotikaresistenzen von natürlich vorkommenden Mikroorganismen, die schon seit Jahrtausenden in der Natur vorhanden sind, gewonnen werden, und die waren schon ständig im Umgang mit unserer belebten Umwelt. Der andere Punkt ist, wenn wirklich unter Selektionsdruck versucht wurde, einen Gentransfer zu erzwingen zwischen diesen Lebewesen – das waren meistens Mikroorganismen – und der Darmflora, dann ist es nicht gelungen. Wir konnten keinen Gentransfer nachweisen. Wir kennen auch keinen definierten Mechanismus für pflanzliche Produkte, wie die DNA auf die Darmflora übertragen werden könnte. Allerdings, und da gebe ich wirklich Frau Tappeser recht, ausschließen können wir es nicht.

Seyberth, Marburg:
Es war insgesamt ein sehr optimistischer Beitrag, fand ich. Ich würde gern noch einmal die Frage der Prüfverfahren aufwerfen: Wie unterscheiden sie sich, gibt es Unterschiede zwischen der konventionellen Ernährung und der gentechnischen Ernährung?

Jany:
Ja. Bei sehr vielen konventionellen Lebensmitteln werden kaum ernährungsphysiologische Fragen geprüft, z.B. Veränderungen der Bioverfügbarkeit. Das ist heute, so weit man das überhaupt kann, in das Programm für gentechnologische veränderte Produkte aufgenommen worden. Bei Pflanzen werden häufig ernährungsphysiologische Probleme und Bioverfügbarkeitsprobleme mit in das Prüfverfahren aufgenommen. Bei Enzymen ist das ja unsinnig. Also das heißt, dieses Prüfverfahren wird immer fallspezifisch abgestimmt sein, nicht gruppenspezifisch.

Lentze, Bonn:
In Ihrer letzten Folie sagten Sie, daß die Gentechnologie eine Kleintechnologie sei und keine Macht verbreite. Wie sehen Sie das mit der Getreideproduktion? Das scheint mir doch ein Risiko zu sein, wenn z.B. sagen wir mal pestizidresistente Getreide gezüchtet und dann monopolisiert werden. Wir wissen ja, daß die Getreideproduktion nur 5 Firmen in der Welt gehört. Ich könnt mir schon vorstellen, daß dies gerade in der dritten Welt ein erheblicher Machtfaktor sein könnte.

Jany:
Ich muß wiederum sagen, das hat absolut nichts mit der Gentechnik zu tun. Diesen Konzentrationseffekt haben wir heute schon bei den konventionellen Züchtern. Allerdings kann ich mir durchaus vorstellen, daß das erschwerend sein könnte. Nur, die Gentechnik selbst ist etwas, was im Prinzip jeder alleine machen kann. Heute, v.a. wenn Sie die dritte Welt ansprechen, wäre es fatal, wenn wir uns einbilden würden, daß wir mit unseren High-Tech-Produkten die dritte Welt damit beglücken könnten. Das wäre sicherlich fatal. Das darf nicht passieren. Die Gentechnik, wenn sie gemacht wird, muß sie an einheimischen Produkten gemacht werden – Sorghum, Kassava etc. – und da laufen eine ganze Reihe Programme. Eine Reihe von Entwicklungsländern sind höher entwickelt als Deutschland, gerade in der Pflanzenzüchtung mit Hilfe der Gentechnik. Ich möchte nur ein Beispiel bringen, was uns zu denken geben sollte. Pakistan als ein unterentwickeltes Land hat ein Gentechnikpro-

gramm zur Reduktion der Methanausscheidung von Reispflanzen. Sie wissen alle, Methan ist der größte Ozonkiller, den wir haben. Deutschland kümmert sich darum nicht, aber Pakistan, weil die relativ weit sind in diesem Bereich. Ich meine, gerade in der angewandten Gentechnik möchte ich sagen, im Ernährungsbereich, nicht im medizinischen Bereich, da ist Deutschland mehr als auf das Niveau eines Schwellenlandes abgesunken, mit allen Konsequenzen, die wir haben. In der Forschung sind wir gut, das muß man dazu sagen.

Alternative Ernährungsformen

Nährstoffzufuhr bei vegetarischer Ernährung und „optimierter Mischkost"

M. Kersting und G. Schöch

Ernährungsformen

Vegetarische Ernährung ist überwiegend *qualitativ* definiert, nämlich durch die Akzeptanz bzw. die Ablehnung bestimmter Lebensmittel.

Der Begriff „vegetarische Ernährung" muß differenziert werden (Schöch et al. 1996).

Ovolaktovegetarier verzichten lediglich auf Fleisch, akzeptieren aber Eier und Milch. Laktovegetarier lehnen auch Eier ab. Meist werden beide Gruppen zusammen vereinfachend als Vegetarier bezeichnet. Ovolaktovegetarier und Laktovegetarier bilden zusammen die bei weitem größte Gruppe der Vegetarier.

Strenge Vegetarier, häufig auch als Veganer bezeichnet, verzichten zusätzlich auf Milch und Milchprodukte zugunsten einer rein pflanzlichen Kost.

Makrobioten, eine Untergruppe der Veganer, akzeptieren als tierisches Lebensmittel lediglich Fisch in geringen Mengen. Sie bevorzugen Vollgetreide und erlauben hierzulande z.T. unübliche Gemüse, z.B. Algen.

In der Praxis kommen alle Übergänge zwischen den genannten idealisierten Kategorien des Vegetarismus vor.

Je nach individueller Ausprägung der vegetarischen Ernährung resultiert eine unterschiedliche Höhe der Zufuhr der verschiedenen Nährstoffe. Die *Nährstoffzufuhr* mit vegetarischer Ernährung kann deshalb allenfalls generalisierend aufgrund von Auffälligkeiten der Nährstoffgehalte in den abgelehnten bzw. akzeptierten Lebensmitteln geschätzt werden. Im Einzelfall ist eine genauere Ermittlung der Nährstoffzufuhr anhand eines Ernährungsprotokolls, einer detaillierten Ernährungsanamnese oder eines quantitativen Ernährungsplans möglich.

Risiken der streng vegetarischen Ernährung

Allgemein gilt, daß die Risiken für Nährstoffmängel um so höher sind, je einseitiger die Lebensmittel ausgewählt werden und daß sie um so schwerer wiegen, je jünger die Kinder sind (Johnston 1994). Bei streng vegetarischer Ernährung kann es bei Säuglingen und Kleinkindern zu *gravierenden Nährstoffmängeln* kommen, wie zahlreiche klinische Befunde bestätigen. Problemnährstoffe sind v.a. Vitamin B12, Kalzium und Vitamin D; aber auch die Zufuhr von Vitamin B_2, Eisen, Protein und Energie kann zum Problem werden (Dagnelie 1988; Dwyer 1988; Graham et al. 1992; Schöch et al. 1996; Trusdell u. Acosta 1985). Reine Pflanzenkost ist deshalb im gesamten Wachstumsalter abzulehnen.

Laktovegetarische Ernährung

Die Lebensmittel in der laktovegetarischen Ernährung ermöglichen grundsätzlich in allen Altersstufen eine *ausgewogene Nährstoffzufuhr.* Wohlüberlegt zusammengestellte laktovegetarische Kost ist aufgrund der Betonung pflanzlicher Lebensmittel im Vergleich mit der in westlichen Industrieländern üblichen überreichlichen omnivoren Ernährung von Vorteil für die Prävention der ernährungsbeeinflußten Zivilisationskrankheiten (Dwyer 1988; Johnston 1994; Schöch et al. 1996; Thorogood et al. 1994).
Bei laktovegetarischer Ernährung ist *Eisen* der einzige bekannte und durch epidemiologische Studien nachgewiesene Risikonährstoff (Craig 1994). Der Verzicht auf Fleisch und damit auf Hämeisen, das die höchste Bioverfügbarkeit aller Eisenverbindungen aufweist, kann vermutlich durch eine noch so gute Auswahl und Kombination pflanzlicher Lebensmittel nicht voll kompensiert werden.

Das Risiko eines durch erniedrigte Hämoglobinwerte charakterisierten manifesten Eisenmangels ist bei Kindern und Erwachsenen bei ausgewogener vegetarischer Kost zwar nicht höher als bei Nichtvegetariern; Vegetarier haben aber im Vergleich zu Nichtvegetariern oft niedrigere Werte für Ferritin, das lösliche Speichereisen, als Ausdruck ihrer insgesamt schlechteren Versorgung mit Eisen (Craig 1994).

Qualitative Definition der optimierten Mischkost

In der optimierten Mischkost, die vom Forschungsinstitut für Kinderernährung als allgemeine *Präventionsernährung* für Kinder und Jugendliche entwickelt wurde, sind die präventivmedizinischen und ernährungsphysiologischen Vorteile einer ausgewogenen laktovegetarischen Ernährung mit der Minderung des Risikos einer unzureichenden Eisenversorgung durch die Einbeziehung mäßiger Mengen von magerem Fleisch vereinigt (Kersting et al. 1993a, b; im Druck).

Bei der Entwicklung der optimierten Mischkost wurden verschiedene *Kriterien* berücksichtigt. Aus wissenschaftlicher Sicht sollten die aktuellen Empfehlungen für die Nährstoffzufuhr und für die Prävention aller ernährungsbeeinflußten Zivilisationskrankheiten in einer einzigen Kostform verwirklicht werden. Aus praktischer Sicht sollten die Ernährungsgewohnheiten der Bevölkerung sowie Essensvorlieben und -abneigungen von Kindern und Jugendlichen berücksichtigt und übliche preiswerte Lebensmittel bevorzugt werden.

Die Lebensmittelauswahl in der optimierten Mischkost ist durch *3 Regeln* charakterisiert:

pflanzliche Lebensmittel und Getränke sollen reichlich,
tierische Lebensmittel sollen mäßig und
fettreiche Lebensmittel sollen sparsam verzehrt werden.

Lebensmittel in der optimierten Mischkost

Über die oben genannten 3 einfachen qualitativen Regeln hinaus sind die wichtigsten Lebensmittel in der optimierten Mischkost im Gegensatz zur vegetarischen Ernährung auch quantitativ definiert (Tabelle 1). Die Grundzusammensetzung der optimierten Mischkost ist für alle Altersgruppen, d.h. für Kinder, Jugendliche und Erwachsene, gleich. Die individuell erforderlichen Verzehrmengen ergeben sich in Abhängigkeit vom Energiebedarf.

Empfohlen werden Lebensmittel mit hoher Nährstoffdichte, d.h. Lebensmittel, die in bezug auf ihren Energiegehalt hohe Gehalte an essentiellen Nährstoffen aufweisen. *Geduldet* werden in geringen Mengen Lebensmittel mit niedrigen Nährstoffdichten, z.B. Süßigkeiten und Gebäck.

Tabelle 1. Altersgemäße Lebensmittelverzehrmengen in der optimierten Mischkost

Empfohlene Lebensmittel (>80% der Gesamtenergiezufuhr)								
Alter (Jahre)		1	2–3	4–6	7–9	10–12	13–14	15–18
Reichlich:								
Getränke	ml/Tag	600	700	800	900	1000	1200	1400
Brot, Getreide(-flocken)	g/Tag	80	120	170	200	250	280	300
Kartoffeln, Nudeln, Reis, Getreide	g/Tag	80	100	120	140	180	200	250
Gemüse	g/Tag	100	120	180	200	230	250	300
Obst	g/Tag	100	120	180	200	230	250	300
Mäßig:								
Milch[a], Milchprodukte	ml(g)/Tag	300	330	350	400	420	450	500
Fleisch, Wurst	g/Tag	40	50	60	70	80	90	90
Eier	Stück/Wo.	1–2	1–2	2	2	2–3	3	3
Fisch	g/Woche	50	70	100	150	180	200	200
Sparsam:								
Margarine, Öl, Butter	g/Tag	10	15	20	25	30	30	35
Geduldete Lebensmittel (<20% der Gesamtenergiezufuhr)								
Altersgruppe		Kleinkinder, Schulkinder					Jugendliche	
z.B. Kuchen, Süßigkeiten	g/Tag	<50					<80	
Marmelade, Zucker	g/Tag	<10					<20	

[a] 100 ml Milch entsprechen in ihrem Kalziumgehalt ca. 15 g Schnittkäse oder 30 g Weichkäse

Fleisch und Wurst sind in der optimierten Mischkost mit täglichen Mengen von durchschnittlich etwa 40–50 g bei Kleinkindern und 80–90 g bei Jugendlichen enthalten (Tabelle 1). Bezogen auf Portionsgrößen wiegt ein kleines Schnitzel etwa 70 g, die Frikadelle in einem Hamburger etwa 35 g, eine Scheibe Wurstaufschnitt je nach Sorte etwa 15–30 g. Dies bedeutet praktisch, daß in der optimierten Mischkost nur etwa 2- bis 3mal pro Woche ein Fleischgericht und auch nur an manchen Tagen der Verzehr von Brot mit Wurstbelag vorgesehen ist.

Nährstoffe in der optimierten Mischkost

Für die Anwendung der lebensmittelbezogenen Empfehlungen der optimierten Mischkost wurden Tagesernährungspläne als Beispiele erarbeitet (Forschungsinstitut für Kinderernährung 1994; Zempléni et al. 1993). Diese Tagesernährungspläne dienten auch zur Berechnung der Nährstoffzufuhr.
Die Anteile von *Protein, Fett und Kohlenhydraten* an der Energiezufuhr charakterisieren wesentliche präventionsbezogene Merkmale der Ernährung (Tabelle 2). Diesbezüglich entspricht die optimierte Mischkost weitgehend den Empfehlungen der Deutschen Gesellschaft für Ernährung sowie den Empfehlungen der amerikanischen und europäischen pädiatrischen Gremien. Demgegenüber sind in der derzeit üblichen Ernährung von Kindern und Jugendlichen die bekannten Risikofaktoren für Zivilisationskrankheiten weit verbreitet. Auffallend sind v.a. der unerwünscht hohe Verzehr von gesättigten Fettsäuren, Cholesterin, tierischem Protein und Saccharosezusätzen sowie der niedrige Verzehr von komplexen Kohlenhydraten und Ballaststoffen.
Die Zufuhr von *Mineralstoffen, Spurenelementen und Vitaminen* mit der optimierten Mischkost erreicht oder überschreitet die Empfehlungen der Deutschen Gesellschaft für Ernährung (Abb. 1). Die geringfügigen Unterschreitungen bei Zink und Folsäure sind auf mutmaßlich überhöhte Sicherheitszuschläge der Empfehlungen zurückzuführen.

Tabelle 2. Präventionsbezogene Merkmale der Ernährung von Kindern und Jugendlichen

	Optimierte Mischkost	Derzeitige Kost	Empfehlungen		
		Dortmund[a]	Deutschland[b]	USA[c]	ESPGAN[d]
% der Energie:		1–18 Jahre	1–18 Jahre	>2 Jahre	>2 Jahre
Protein, gesamt	14	13	5-9	10–20	?
(tier.: pflanzl.)	(1:1)	(2:1)	(?)	(?)	(?)
Fett, gesamt	32	39	30–35[e]	≤30	30–35
Fettsäuren:					
– gesättigt	10	18	<1/3 Fettzufuhr	<10	8–12
– einfach ungesättigt	13	16	?	10–15	Unbegrenzt
– mehrf. ungesättigt	9	5	3,5	≤10	~6–10
Kohlenhydrate:					
– gesamt	54	48	>50	50–60	?
– Zuckerzusätze	5	14	≤10	?	?
Pro 1000 kcal:					
– Cholesterin	80 mg	170 mg	?	100 mg	<300 mg/d
– Ballaststoffe	14 g	8 g	12,5 g	?	?

[a] Forschungsinstitut für Kinderernährung 1985–1991, n = 634, 3-Tage-Wiegeprotokollmethode

[b] Empfehlungen für die Nährstoffzufuhr (Deutsche Gesellschaft für Ernährung 1991)

[c] Empfehlungen für die Prävention der koronaren Herzkrankheit (z.B. American Health Foundation 1989; National Cholesterol Education Program 1992)

[d] European Society of Pediatric Gastroenterology and Nutrition (ESPGAN 1994)

[e] 1–3 Jahre: 35–40%

Bei der Berechnung der Jodzufuhr wurden nur die natürlichen Gehalte der Lebensmittel berücksichtigt. Wenn zusätzlich zu der bereits verbreiteten Verwendung von Jodsalz im Haushalt von den verfügbaren Lebensmitteln mit Jodsalzzusatz zumindest entsprechendes Brot gewählt würde, dann würde die Jodzufuhr mit der optimierten Mischkost etwa 80% der Empfehlungen erreichen (Kersting et al. 1993b).

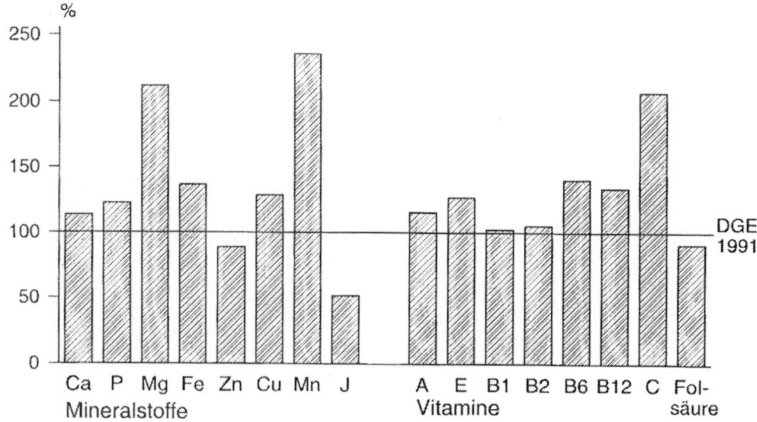

Abb. 1. Mineralstoffe, Spurenelemente und Vitamine in der optimierten Mischkost im Vergleich mit den Empfehlungen der Deutschen Gesellschaft für Ernährung (Empfehlungen = 100%)

Alternativen für Fleisch

Die Verwendung von Fleisch in der optimierten Mischkost ist kein Dogma. Vielmehr bietet sich die optimierte Mischkost als Grundlage für eine ausgewogene laktovegetarische Ernährung an. In der Beratung von Eltern, die aus welchen Gründen auch immer, auf Fleisch verzichten möchten, kommt es darauf an, ernährungsphysiologisch hochwertige und gleichzeitig möglichst praktische und kindgerechte Alternativen zu finden.

Die folgenden Überlegungen beziehen sich beispielhaft auf Kinder im Alter von 4–6 Jahren.

In der optimierten Mischkost werden *übliche preiswerte Lebensmittel* bevorzugt. In diesem Sinne ist es bei Verzicht auf Fleisch empfehlenswert, in der warmen Mahlzeit den Verzehr von Kartoffeln, Getreideprodukten und Gemüse äquikalorisch zu erhöhen und in den kalten Brotmahlzeiten Wurst äquikalorisch gegen Käse auszutauschen (Tabelle 3). Eine ernährungsphysiologisch und präventivmedizinisch ideale Alternative für die übliche, meist fettreiche Brot-

Tabelle 3. Alternativen für Fleisch und Wurst in der optimierten Mischkost

Beispiel: 4- bis 6jährige Kinder
Verzehrmengen in g/Tag

Optimierte Mischkost	Vegetarische Alternativen Übliche Lebensmittel	Reformhausprodukte
Fleisch 40 g (65 kcal)	Getreide/Kartoffeln, Gemüse 80 g (65 kcal)	Tofu, Sojabratling, Gemüsewurst 35 g (65 kcal)
Wurst 20 g (75 kcal)	Käse 20 g (75 kcal)	Tofupastete, Gemüseaufstrich 25 g (75 kcal)
60 g (140 kcal)	100 g (140 kcal)	60 g (140 kcal)

mahlzeit ist Müsli aus ungesüßten Vollkornprodukten, Frischobst und Milch, z.B. als Frühstück.

Viele alternativ eingestellte Eltern bevorzugen *Produkte aus dem Reformhaus oder Bioladen.* Dort gibt es als Alternativen für Fleisch, z.B. Tofu, eine Art Sojaquark, sowie Bratlinge und Würstchen auf der Basis von Soja, Gemüse oder Getreide. Als alternativer Brotbelag sind dort z.B. vegetabile Pasteten oder Wurst erhältlich (Tabelle 3). Wir empfehlen solche Produkte nicht. Sie sind meist konserviert und aufwendig verarbeitet, was u.a. aus ökologischer Sicht ungünstig ist. Außerdem sind die Nährstoffgehalte im einzelnen meist nicht bekannt.

Nährstoffzufuhr beim Austausch von Fleisch

Werden Fleisch und Wurst in der optimierten Mischkost gegen Kartoffeln, Getreide, Gemüse und Käse ausgetauscht, ändert sich die durchschnittliche Tageszufuhr der verschiedene Nährstoffe in den meisten Fällen nur geringfügig (Abb. 2). Erfreulich ist, daß diese Änderungen bei den präventivmedizinisch problematischen Inhaltsstoffen, z.B. Cholesterin und Fetten, meist zu einer Verringe-

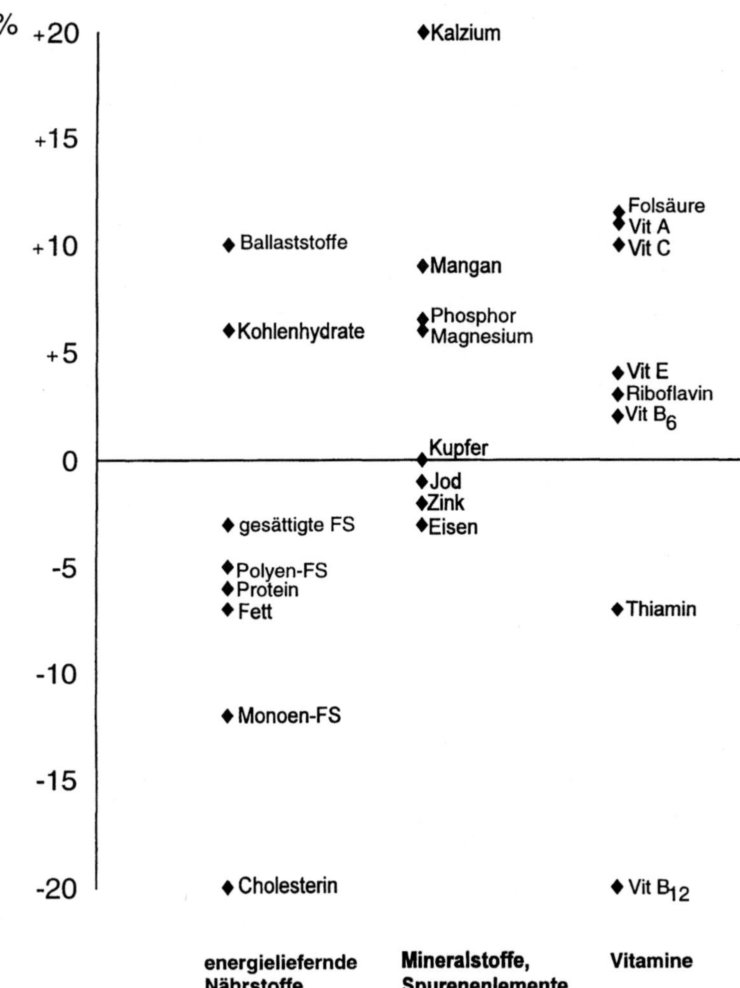

Abb. 2. Änderungen der Nährstoffzufuhr (in % pro Tag) beim Austausch von Fleisch und Wurst in der optimierten Mischkost gegen Getreide, Kartoffeln, Gemüse und Käse

rung und bei den essentiellen Mineralstoffen, Spurenelementen und Vitaminen meist zu einer Erhöhung der Zufuhr führen.
Werden Fleisch und Wurst in der optimierten Mischkost gegen die oben genannten Reformhausprodukte ausgetauscht, so ergeben Schätzungen der Nährstoffzufuhr eher ungünstigere Auswirkungen als beim Austausch von Fleisch und Wurst gegen übliche Lebensmittel.
Die Gesamtmenge von Eisen in der optimierten Mischkost wird beim Austausch von Fleisch gegen Getreide, Kartoffeln, Gemüse und Käse nur geringfügig (etwa –3%) vermindert. Allerdings ist zu vermuten, daß der Anteil an resorbierbarem Eisen stärker abnimmt als die Gesamtmenge von Eisen. Das Ausmaß der hierdurch bedingten Resorptionsminderung kann derzeit leider nur geschätzt werden.

Resorption von Nahrungseisen

Die Resorption von Eisen hängt von vielen *Einflüssen* ab. In der Nahrung fördern insbesondere Vitamin C sowie Fleisch und Fisch die Eisenresorption, während z.B. Phytate, Oxalate und Tannine, die in zahlreichen pflanzlichen Lebensmitteln vorkommen, sowie Kalzium, z.B. in Milch, die Resorption hemmen. Endogen wird die Eisenresorption durch die Höhe der Eisenspeicher sowie ggf. durch Besonderheiten des Bedarfs, wie z.B. vermehrte Erythropoese bei Aufenthalt in großen Höhen, entscheidend beeinflußt (Fairbanks 1994; Hallberg u. Rossander-Hultén 1993; Linder 1985; Monsen 1988).
Aus *gemischter Kost* resorbieren Normalpersonen durchschnittlich etwa 10% des angebotenen Eisens, Personen mit Eisenmangel dagegen 20% und mehr. Generell ist die Resorptionsquote bei Kindern höher als bei Erwachsenen (Fairbanks 1994). Dies dürfte zumindest zum Teil durch einen erhöhten Bedarf im Wachstumsalter zu erklären sein.
Die meisten *experimentellen Bestimmungen* der Eisenresorption wurden mit einzelnen Lebensmitteln durchgeführt. Rückschlüsse

auf die Verhältnisse in Mahlzeiten, d.h. unter praxisnahen Bedingungen, sind daraus nur begrenzt möglich. Generell kann man davon ausgehen, daß Eisen aus pflanzlichen Lebensmitteln sowie aus Milch und Ei nur zu etwa 2–5% resorbiert wird, Hämeisen aus Muskelfleisch dagegen zu etwa 20% (Fairbanks 1994; Linder 1985).
Bei der Ableitung der *Empfehlungen für die Eisenzufuhr* wurde bisher bei gemischter Kost meist eine durchschnittliche Resorptionsquote von 10% zugrundegelegt (z.B. Deutsche Gesellschaft für Ernährung 1991; National Research Council 1989). Das Scientific Committee for Food der EU ging bei den 1993 erstmals herausgegebenen Empfehlungen für die Nährstoffzufuhr von einer durchschnittlichen Resorptionsquote von 15% unter den durchschnittlichen europäischen Ernährungsbedingungen aus, wobei normale Hämoglobinwerte, aber fehlende Eisenspeicher, in der Bevölkerung angenommen wurden (Scientific Committee for Food 1993).

Vitamin C und Eisenresorption

Bei Verzicht auf Fleisch ist es aus ernährungsmedizinischer und praktischer Sicht von großer Bedeutung, daß die schlechte Eisenresorption aus pflanzlichen Lebensmitteln durch eine gleichzeitige Zufuhr von Vitamin C entscheidend verbessert werden kann. Günstige Kombinationen im Rahmen der optimierten Mischkost sind z.B. Müsli aus Haferflocken und Orangensaft bzw. Frischobst oder die Beigabe von Gemüserohkost zu Vollkornbrot.
Die Verbesserung der Eisenresorption durch Vitamin C ist dosisabhängig. Die stärksten Auswirkungen finden sich bei niedrigen Anfangsdosierungen von etwa 25–75 mg/Mahlzeit (Hallberg u. Rossander-Hultén 1993). Ab einem molaren Verhältnis von Vitamin C: Eisen = 7,5 (z.B. 100 mg Vitamin C: 3 mg Eisen) ist die Verbesserung der Eisenresorption durch Erhöhung der Vitamin-C-Zugabe nur noch mäßig (Monsen 1988). 50 mg Vitamin C sind beispielsweise in 100 ml Orangensaft enthalten.
In einer „halbsynthetischen" Mahlzeit (Dextrinmaltose, Speiseöl, Eialbumin, Eisenzusatz; Relationen von Protein, Fett und Kohlen-

hydraten wie in Normalkost), d.h. einer Mahlzeit mit schlecht verfügbarem Eisen, konnte die Eisenresorption durch Zugabe von 50 mg Vitamin C etwa um den Faktor 2, durch 100 mg Vitamin C etwa um den Faktor 3,2 und durch 500 mg Vitamin C etwa um den Faktor 4,5 erhöht werden. Im Vergleich hierzu führte die Zugabe von 100 mg Vitamin C bei fleischhaltiger Normalkost, d.h. bei einer Mahlzeit mit gut verfügbarem Eisen, nur zu einer Erhöhung der Eisenresorption etwa um den Faktor 2 (Cook u. Monsen 1977; Monsen 1988).

Eisen bei „optimierter laktovegetarischer Kost"

Wir haben versucht zu schätzen, welche Auswirkungen auf die Eisenversorgung zu erwarten wären, wenn in der optimierten Mischkost Fleisch und Wurst gegen Getreide, Kartoffeln, Gemüse und Käse ausgetauscht würden (vgl. Tabelle 3), so daß gewissermaßen eine „optimierte laktovegetarische Kost" resultieren würde (Tabelle 4).

Selbst unter günstigen Bedingungen, d.h. mit einem Vitamin-C-Zusatz von etwa 50 mg, der mit natürlichen Lebensmitteln praktikabel erscheint, stünden pro Tag bei Verzicht auf Fleisch schätzungsweise um 0,22 mg bzw. um *20% weniger resorbierbares Eisen* zur Verfügung als beim Verzehr von fleischhaltiger optimierter Mischkost (Tabelle 4), obgleich sich die Gesamtmenge von Eisen in der „optimierten laktovegetarischen Kost" nur um etwa 3% vermindern würde (vgl. Abb. 2).

Es muß offen bleiben, inwieweit im Einzelfall ein vermindertes Eisenangebot bzw. eine schlechtere Bioverfügbarkeit des angebotenen Eisens durch endogene Anpassung kompensiert wird. Die Beobachtung von verminderten Eisenspeichern bei ausgewogener vegetarischer Ernährung (Craig 1994) deutet darauf hin, daß ein Verzicht auf Fleisch im Hinblick auf die Eisenversorgung vermutlich nicht belanglos ist.

Tabelle 4. Schätzung der Auswirkungen auf die Eisenzufuhr bei Abwandlung der optimierten Mischkost in eine „optimierte laktovegetarische Kost"

Beispiel: 4- bis 6jährige Kinder

	Fleisch/Wurst		Kartoffeln/Getreide/ Gemüse/Käse
Verzehrmenge pro Tag	60 g		80 g
Eisengehalt	1,38 mg		1,09 mg
Geschätzte Resorption	20%		3%
Resorbierbare Menge	0,28 mg		0,03 mg
		+50 mg Vit C	0,06 mg

Eisenzufuhr mit fleischhaltiger Optimierter Mischkost	11	mg/Tag
Resorbierbare Menge (Resorptionsquote 10%)	1,1	mg/Tag
Verminderung bei „optimierter laktovegetarischer Kost"	- 0,22	mg/Tag
Relative Verminderung	-20%	

Zusammenfassung

Für die Ernährungsberatung lassen sich folgende Schlußfolgerungen ziehen:

- Eine pauschale Berechnung der *Nährstoffzufuhr mit vegetarischer Kost* ist aufgrund der in der Regel nur qualitativen Definition des Vegetarismus nicht möglich. Eine individuelle Beratung ist dann möglich, wenn quantitative Verzehrdaten vorliegen.
- Bei *streng vegetarischer Ernährung* ist im Wachstumsalter mit gravierenden Nährstoffmängeln zu rechnen.
- Ausgewogene *laktovegetarische Ernährung* ist im Vergleich zur üblichen überreichlichen omnivoren Ernährung präventivmedizinisch eher von Vorteil und, abgesehen von Eisen, in keiner Altersgruppe mit erkennbaren Nährstoffproblemen verbunden.
- Die *optimierte Mischkost* ist in Form von Lebensmitteln quantitativ definiert und durch Berechnungen der Nährstoffzufuhr kontrolliert. Sie entspricht den aktuellen präventivmedizinischen und ernährungsphysiologischen Empfehlungen.
- Bei Wunsch nach einer laktovegetarischen Ernährung von Kindern und Jugendlichen kann zur Vermeidung größerer Risiken

ein Austausch in der optimierten Mischkost von Fleisch gegen gut gewählte übliche Lebensmittel vorgenommen werden, wodurch eine *„optimierte laktovegetarische Kost“* mit positiven Auswirkungen auf die Nährstoffzufuhr erreicht wird.

- Die *Eisenversorgung* bleibt auch bei „optimierter laktovegetarischer Kost“ kontrollbedürftig.

Literatur

American Health Foundation (1989) Coronary artery disease prevention: cholesterol, a pediatric perspective. Prev Med 18 [Suppl]:323–409

Cook JD, Monsen ER (1977) Vitamin C, the common old, and iron absorption. Am J Clin Nutr 30:235–241

Craig WJ (1994) Iron status of vegetarians. Am J Clin Nutr 59:1233S–1237S

Dagnelie PC (1988) Nutritional status and growth of children on macrobiotic diets: a population-based study. Dissertation, Universität Wageningen

Deutsche Gesellschaft für Ernährung (1991) Empfehlungen für die Nährstoffzufuhr, 5. Überarb. Umschau, Frankfurt

Dwyer JT (1988) Health aspects of vegetarian diets. Am J Clin Nutr 48:712–738

ESPGAN Committee on Nutrition (1994) Childhood diet and prevention of coronary heart disease. J Pediatr Gastroenterol Nutr 19:261–269

Fairbanks VF (1994) Iron in medicine and nutrition. In: Shils ME, Olson JA, Shike M (eds) Modern nutrition in health and disease, 8th edn, vol 1. Lea & Febiger, Philadelphia Baltimore Hong Kong, pp 185–213

Forschungsinstitut für Kinderernährung (Hrsg) (1994) Empfehlungen für die Ernährung von Klein- und Schulkindern: die „optimierte Mischkost.“ Forschungsinstitut für Kinderernährung, Dortmund

Graham SM, Arvela OM, Wise GA (1992) Long-term neurologic consequences of nutritional vitamin B_{12} deficiency in infants. J Pediatr 121:710–714

Hallberg L, Rossander-Hultén L (1993) Factors influencing the bioavailability of dietary iron in man. In: Schlemmer U (ed) Bioavailability ’93: nutritional, chemical and food processing implications of nutrient availability, proceedings, Part 2. Bundesforschungsanstalt für Ernährung, Karlsruhe, pp 23–32

Johnston PK (ed) (1994) Second International Congress on Vegetarian Nutrition: proceedings of a symposium held in Arlington, VA, June 28–July 1, 1992. Am J Clin Nutr 59:1099S–1261S

Kersting M, Schöch G (1996) Die Optimierte Mischkost als Grundlage für die pädiatrische Präventionsberatung. Kinderarzt (im Druck)

Kersting M, Chahda C, Schöch G (1993a) Optimierte Mischkost als Präventionsernährung für Kinder und Jugendliche. Teil 1: Lebensmittelauswahl. Ernährungsumschau 40:164–169

Kersting M, Zempléni S, Schöch G (1993b) Optimierte Mischkost als Präventionsernährung für Kinder und Jugendliche. Teil 2: Nährstoffzufuhr. Ernährungsumschau 40:204–209

Linder MC (1985) Nutritional biochemistry and metabolism. Elsevier, New York Amsterdam Oxford, pp 151–161

Monsen ER (1988) Iron nutrition and absorption: dietary factors which impact iron bioavailability. J Am Diet Assoc 88:786–790

National Cholesterol Education Program (1992) Report of the Expert Panel on Blood Cholesterol Levels in Children and Adolescents. Pediatrics 89 [Suppl]:525–584

National Research Council (1989) Recommend dietary allowances, 10th edn. National Academy of Sciences, Washington

Scientific Committee for Food (1993) Nutrient and energy intakes for the European Community. Commission of the European Communities, Directorate-General, Luxembourg

Schöch G, Kaiser B, Kersting M (1996) Vor- und Nachteile des Vegetarismus. Monatsschr Kinderheilkd 144:232–238

Thorogood M, Mann J, Appleby P, McPherson K (1994) Risk of death from cancer and ischaemic heart disease in meat and non-meat eaters. Br Med J 308:1667–1670

Truesdell DD, Acosta PB (1985) Feeding the vegan infant and child. J Am Diet Assoc 85:837–840

Zempléni S, Kersting M, Schöch G (1993) Optimierte Mischkost als Präventionsernährung für Kinder und Jugendliche. Teil 3: Speisepläne. Ernährungsumschau 40:B17–B24

Diskussion

Rister, Koblenz:

Wenn ich Sie richtig verstanden habe, ist es eigentlich fast egal, was man ißt. Wenn man eine vernünftige Mischkost zu sich nimmt, dann kann man als Vegetarier gesund sein und auch als Mensch mit einer Mischkost. Ist das so?

Kersting:

Genau die Botschaft wollte ich eigentlich vermitteln.

Rister, Koblenz:

Das heißt, wir brauchen uns hier also gar nicht groß zu streiten darüber, welche Ernährung wir bevorzugen?

Kersting:
Es geht schon darum, daß die derzeitige Ernährung nicht so ist, wie sie sein sollte. Das konnten wir ja zeigen bei unseren Ernährungserhebungen. Die Kinder essen nicht so, wie es sein sollte. Wie es sein sollte, darüber sollte normalerweise kein Dissens bestehen.

Rister, Koblenz:
Gibt es Unterschiede in den verschiedenen Gruppen, was die prospektive Endgröße angeht? Die zweite Frage ist, wie sieht das mit Kindern aus, die sportlich sehr aktiv sind?

Kersting:
Über die Endgröße wird wahrscheinlich Herr Doktor Dagnelie noch berichten, wenn er über die Makrobioten berichtet als Extremgruppe der vegetarischen Ernährung, während ich ja versucht habe klarzumachen, daß bei einer ausgewogenen laktovegetarischen Ernährung der Energiebedarf und der Nährstoffbedarf gedeckt werden kann, so daß auch keine Risiken für das Wachstum bestehen, und selbst bei starker körperlicher Aktivität, bei erhöhtem Energiebedarf, mit einer ausgewogenen Kost auch der Nährstoffbedarf gedeckt werden kann. Es müssen also keine Supplemente zugeführt werden.

Teufel, Böblingen:
Die zweite Frage bezog sich auf sportlich aktive Kinder, z.B. Leistungssportler.

Kersting:
Auch die brauchen keine besonderen Zulagen. Wenn die sich so ernähren, wie es empfehlenswert ist, wird zugeführt, was Kinder benötigen. Es müssen auch keine angereicherten Säfte oder irgendwelche besonderen Produkte sein.

Teufel, Böblingen:
Und die Nährstoffdichte ist ausreichend in vegetarischer Kost?

Kersting:
In ausgewogener vegetarischer Kost ja. Die Frage ist, was passiert, wenn ich die Milch weglasse? Das ist ganz kritisch, und wir werden

ja dann in den nachfolgenden Referaten darüber noch hören. Je mehr ich Lebensmittel weglasse, je einseitiger die Ernährung, um so größer sind auch die Risiken für die Nährstoff- und die Energiedichte, klar.

Lentze, Bonn:
Ich wollte nur eine ergänzende Bemerkung zu den sporttreibenden Kindern sagen. Wichtig erscheint mir auch, weil das so ein Trend ist, daß diese Kinder keine Isogetränke und irgendwelche Salzgetränke zu sich nehmen müssen, sondern nur reines Wasser.

Kersting:
Oder wie gesagt diese Schorlen, Apfelsaft mit Wasser gemischt. Aber das reine Wasser reicht auch. Es ist nur sehr schwer, das den Kindern und Jugendlichen beizubringen, weil einfach die Werbung so ist, daß jeder meint, das ist besonders gut.

Lentze, Bonn:
Schaden die Isogetränke?

Kersting:
Also ich kann es mir nur so vorstellen, daß über die Energiezufuhr schon ein Schaden entstehen könnte, weil der Energiegehalt relativ hoch ist.

Lentze, Bonn:
Wenn ich dazu ergänzen darf: Es gibt genügend Untersuchungen an leistungssporttreibenden Jugendlichen, die gezeigt haben, daß die Isogetränke sogar schädlich sein können. Es gibt Fälle von Kanufahrern und von Langläufern, die schwere hypertone Dehydratationen bekommen haben mit den Isogetränken. Also die Botschaft ist immer, keine Isogetränke, nur reines Wasser.

Heidemann, Augsburg:
Können Sie einen Kommentar geben zu der Mitteilung von Herrn Jany zur möglichen Reduktion der Phytinsäuren durch gentechnologisch manipulierte Getreidesorten? Hätte das aus Ihrer Sicht Vorteile?

Kersting:
Ich kann mir nicht vorstellen, daß das große Vorteile hätte, weil bei der normalen Lebensmittelzubereitung, z.B. bei der Teigsäuerung oder beim Einweichen des Getreides, auch schon Phytate abgebaut werden.

Jany, Karlsruhe:
Wir haben zum Einweichen der Getreide 1954 große Untersuchungen gemacht. Außer bei Roggenprodukten können sie mit keinem Getreide den Phytinsäuregehalt reduzieren, es sei denn, sie keimen etwa 4 Tage. Bei den meisten Getreidesorten fängt eine echte Phytatreduktion erst nach 2 Tagen Keimung an, vorher nicht. Und dann muß ich auch sagen, die Sache ist immer sehr kritisch, gerade bei dem heute beliebten Einweichen von Müsli in Milch. Wir wissen, daß wir mit der Phytinsäure aus dem Müsli, gerade aus Haferflocken, aus der Milch das Kalzium entfernen.

Kersting:
Sie haben schon einen Punkt angesprochen, genau die Frage Milch und pflanzliche Lebensmittel. Das ist nicht so einfach. Deswegen ist auch die Ernährungsberatung bei laktovegetarischer Ernährung nicht unwichtig.

Lentze, Bonn:
Herr Jany, was ist denn die Philosophie, ein solches phytinsäurereduziertes Getreide auf den Markt zu bringen? Gibt es da denn Untersuchungen hinsichtlich des Kalziumstoffwechsels oder der Osteoporose beim alten Menschen?

Jany, Karlsruhe:
Für uns war das primär ein Modellprojekt. Als Bundesforschungsanstalt brauchen wir ja nichts zu verkaufen, wir untersuchen ja nur, wir machen wissenschaftliche Begleitforschung. Es erschien als sehr günstig, daß man so etwas macht. Die Botschaft ist, und da möchte ich Frau Kersting wirklich recht geben, in unseren Regionen spielt bei einer ausgewogenen Ernährung die Phytinsäure keine Rolle. Ich glaube nicht, daß wir da in eine Mangelerscheinung

kommen, es sei denn, es würde sich jemand wirklich völlig falsch ernähren, ganz einseitig.

Kersting:
Ich glaube, man muß einfach dazu sagen, wenn man das normale Brot bei uns kauft, dann ist das Problem nicht besonders groß.

Jany, Karlsruhe:
Da möchte ich natürlich auch widersprechen. Es gibt kaum echte Untersuchungen, und hier sind große Mißverständnisse aufgetreten. Was versteht man unter Phytinsäure, und wie bestimmt man die Phytinsäure? In einigen Punkten gebe ich Ihnen recht, gerade bei Ökobroten, die wirklich eine dreistufige Teigführung und eine lange Teigruhe hatten, haben wir relativ wenig Phytinsäure. Aber die meisten Brote, die wir heute kaufen, haben in der Regel je nach Getreidesorte und Ausgangsprodukt immerhin noch 4–6 m Phytinsäure/g Brot, und das ist ein relativ höher Wert bei unserem Brotverzehr.

Dagnelie, Rotterdam:
Noch eine kurze Anmerkung. Ich denke, ich habe in Ihrem Referat etwas vermißt. Bei laktovegetarischer Kost sind Sie vielleicht zu optimistisch. Es gibt Untersuchungen, die darauf hinweisen, daß auch bei Menschen mit laktovegetarischer Ernährung i.allg. die Vitamin-B_{12}-Versorgung wesentlich schlechter ist und daß sich das auch auf hämatologische Parameter wie z.B. das MCV auswirkt. Da kann man viel darüber sagen. Das werde ich nicht tun. Vielleicht komme ich in meinem Referat noch dazu. Aber ich denke, daß es wichtig ist, i.allg. zu laktovegetarischer Ernährung festzustellen, daß auch die Vitamin-B_{12}-Versorgung eher problematisch ist. Wie problematisch, das wissen wir nicht genau.

Kersting:
Das ist genau einer der Nährstoffe, der am meisten reduziert wird, wenn ich das Fleisch aus der Nahrung weglasse.

Vollwert-Ernährung bei Kindern

C. Leitzmann und I. Hoffmann

Einleitung

In den letzten Jahren haben alternative Kostformen allgemein und besonders Vollwert-Ernährung immer mehr an Bedeutung gewonnen. Vollwert-Ernährung ist eine überwiegend lakto-vegetabile Ernährungsweise, bei der hauptsächlich Gemüse, Obst, Vollkornprodukte, Kartoffeln, Hülsenfrüchte sowie Milch und Milchprodukte verzehrt werden. Fleisch, Fisch und Eier werden nicht ausdrücklich empfohlen, können jedoch in mäßigen Mengen in der Kost enthalten sein. Gering verarbeitete Lebensmittel sollten bevorzugt werden, was auch bedeutet, reichlich unerhitzte Frischkost zu verzehren (etwa die Hälfte der täglichen Nahrungsmenge) und Zusatzstoffe zu vermeiden. Ökologische und soziale Aspekte des Ernährungssystems finden ebenfalls Berücksichtigung. So sollten möglichst ausschließlich Erzeugnisse aus anerkannt ökologischer Landwirtschaft sowie aus der Region und entsprechend der Jahreszeit verwendet werden. Bei allem darf der Genuß jedoch nicht fehlen (Koerber et al. 1994).

Insbesondere junge Familien mit Kindern bevorzugen Vollwert-Ernährung gegenüber einer hierzulande üblichen Mischkost (Hess u. Flick 1991). Da die Grundsätze und die entsprechenden Lebensmittelempfehlungen für gesunde Erwachsene zusammengestellt wurden, stellt sich die Frage, inwieweit diese Kostform auch im Kindesalter praktiziert werden kann und welche Empfehlungen ggf. für diese Zielgruppe modifiziert werden müssen. Sie gelten grundsätzlich genauso für die Kinderernährung, wobei jedoch Besonderheiten je nach Entwicklungsstufe zu beachten sind.

Der Begriff „Kinder“ umfaßt eine weite Zeit- und damit auch Entwicklungsspanne, die häufig in folgende Stufen unterteilt wird: Neugeborenes (bis zur 4. Lebenswoche), Säugling (im 1. Lebensjahr), Kleinstkind (im 2. Lebensjahr), Kleinkind (2.–6. Lebensjahr), Schulkind (7.–14. Lebensjahr). Das ist auch die Zeitspanne in der die Empfehlungen für die Nährstoffzufuhr von denen im Erwachsenenalter abweichen (z.B. höhere Empfehlungen für die Proteinaufnahme, DGE 1991). Diese Abweichungen sind je nach Altersgruppe unterschiedlich. Daran wird deutlich, daß keine pauschale Aussage über Ernährung von Kindern gemacht werden kann, sondern daß je nach Altersstufe unterschieden werden muß.

Grundsätze der Vollwert-Ernährung

Im folgenden werden die im Zusammenhang mit Kinderernährung wichtigsten Grundsätze für die Vollwert-Ernährung in der Form kurz vorgestellt, wie sie für die allgemeine Bevölkerung gegeben werden und auf ihre Anwendbarkeit bei den einzelnen Altersstufen untersucht. Dabei werden jeweils nur die Besonderheiten bzw. Abweichungen für die einzelnen Altersstufen aufgezeigt. Auf die Ernährung Neugeborener soll in diesem Zusammenhang nicht näher eingegangen werden, da der Muttermilch uneingeschränkter Vorrang eingeräumt wird. Ist Stillen nicht möglich, sollte, da die bekannten Alternativen alle nicht ganz befriedigend sind, industriell hergestellte und dem Bedarf des Neugeborenen bzw. Säuglings angepaßte Säuglingsanfangsnahrung gegeben werden. Wenn ab dem 5./6. Monat bei den Säuglingen das Zufüttern beginnt, stellt sich die Frage, welche Lebensmittel, in welcher Zubereitung und Menge, aus welchem Anbau etc. diese gegeben werden sollten. Als Orientierungshilfe dienen die Grundsätze der Vollwert-Ernährung.

Bevorzugung pflanzlicher Lebensmittel (überwiegend lakto-vegetabile Ernährungsweise)

Aufgrund der derzeitigen Ernährungs- und u.a. der daraus resultierenden Krankheitssituation in Deutschland sowie der Studien, die zeigen, daß eine vegetarisch orientierte Ernährungsweise für viele Erkrankungen ein geringeres Risiko birgt, wird empfohlen, den üblichen Verzehr an Fleisch und den entsprechenden Produkten stark einzuschränken. Weiterhin erfordert die empfohlene Nährstoffrelation der Deutschen Gesellschaft für Ernährung eine Kost, die zum größten Teil aus pflanzlichen Lebensmitteln und aus deutlich weniger tierischen Lebensmitteln besteht als heute üblich. Bestimmte gesundheitsfördernde Inhaltsstoffe sind ausschließlich in pflanzlichen Lebensmitteln enthalten. Die empfohlene, überwiegend lakto-vegetabile Ernährungsweise bedeutet, daß entweder eine vegetarische Variante praktiziert werden kann oder daß bis zu 2 Portionen Fleisch, einer Portion Fisch und 2 Eiern pro Woche in der Kost enthalten sein können.

Bereits für die Säuglingsernährung ist dieser Grundsatz von Bedeutung. Die erste Nahrung, die zugefüttert wird, sollte überwiegend pflanzlichen Ursprungs sein, wie es z.B. mit einem Gemüse-Kartoffel-Brei der Fall ist (UGB 1991). Grundsätzlich ist bei entsprechender Lebensmittelauswahl von Anfang an eine Ernährung ohne Fleisch, Fisch und Eier möglich. Da der während der Schwangerschaft angelegte Eisenspeicher des Säuglings sich im Alter von 6 Monaten allmählich erschöpft, birgt eine ausschließlich lakto-vegetarische Ernährung in diesem Alter jedoch ein gewisses Risiko für Eisenmangel. Sicherheitshalber sollten dem Säugling deshalb auch geringe Mengen an Fleisch (1- bis 2mal pro Woche, jeweils etwa 20 g) mit der Beikost gegeben werden. Mit dem 3. Lebensjahr kann, falls es gewünscht wird, der Fleischverzehr weiter eingeschränkt bzw. weggelassen werden.

Bevorzugung gering verarbeiteter Lebensmittel (Lebensmittel so natürlich wie möglich)

Bei den meisten Verfahren der Lebensmittelverarbeitung werden Inhaltsstoffe vermindert, zerstört oder abgetrennt. Dadurch nimmt die Nährstoffdichte ab und die Energiedichte häufig zu. Vom Verarbeitungsgrad bzw. der Naturbelassenheit eines Lebensmittels läßt sich deshalb häufig auf den Gesundheitswert schließen. Dementsprechend sollten beispielsweise Vollkornprodukte den Auszugsmehlprodukten und ganze Früchte ihren Säften vorgezogen werden. Besonders Säuglinge haben für einige Nährstoffe (z.B. Kalzium, Eisen) einen, auf die Nährstoffdichte bezogen höheren Bedarf als Erwachsene, so daß es für sie besonders wichtig ist, daß die Kost aus möglichst gering verarbeiteten Lebensmitteln besteht. Da das Verdauungssystem des Säuglings jedoch noch nicht voll entwickelt ist, ist Verarbeitung, insbesondere in Form von Erhitzen und Zerkleinern der Kost, anfangs unerläßlich. Ab dem 6./7. Monat, wenn zusätzlich zum Gemüse-Kartoffel-Brei ein Vollmilchbrei eingeführt wird, eignen sich für die Getreidezugabe bereits feiner *Vollkorn*schrot, *Vollkorn*grieß oder feine *Vollkorn*flocken. Ab dem 10. Monat kann auch Vollkornbrot gegeben werden. Mit Abschluß des 1. Lebensjahrs ist die Verdauungs- und Resorptionskapazität so weit entwickelt, daß dieser Grundsatz für Kinder voll anwendbar ist, da praktisch alle für den Erwachsenen in unverarbeiteter/unerhitzter Form genießbaren Lebensmittel gegessen werden können.

Reichlicher Verzehr unerhitzer Frischkost (etwa die Hälfte der Nahrungsmenge)

Etwa die Hälfte der Kost sollte aus Lebensmitteln bestehen, die zum einen nicht erhitzt wurden und die zum anderen frisch sind, d.h. Lebensmittel, deren Wert nicht durch Lagerungsverluste vermindert ist. Dabei geht es darum, daß die Wahrscheinlichkeit, daß alle essentiellen Nährstoffe in ausreichende Menge in der Kost enthalten sind, größer ist, wenn unerhitzte, frische Lebensmittel verzehrt werden.

An diesen Grundsatz kann die Kost der Kinder nur allmählich herangebracht werden, indem nach und nach mehr unerhitzte Lebensmittel hinzugefügt werden. Da sich die Verdauungs- und Resorptionskapazität im 1. Lebensjahr erst voll entwickelt, schließt sich dieser Grundsatz anfangs aus. Ab dem 7. Monat kann zwar unerhitztes Obst in Form von Obstmus gegeben werden, unerhitztes Gemüse und Getreide jedoch erst ab dem 2. Lebensjahr. Dann gewinnt dieser Grundsatz zunehmend an Bedeutung.

Zubereitung genußvoller Speisen aus frischen Lebensmitteln, schonend und mit wenig Fett

Genuß und Freude am Essen müssen nicht im Gegensatz zu gesunder Ernährung stehen. Bisher nicht verwendete Getreide- und Gemüsearten sowie andere Zubereitungsarten können beispielsweise ein besonderes Geschmackserlebnis bieten. Bei der Zubereitung ist jedoch wichtig, daß die Speisen nicht zu scharf und salzig sein sollten.
Bei der Säuglingskost ist darauf zu achten, daß sie nicht nach dem Geschmack der Erwachsenen zubereitet wird, sondern ausdrücklich auf Gewürze und Salz verzichtet wird. Wenn ab dem 2. Lebensjahr immer mehr von der Familienkost mitgegessen wird, sollte, wie auch beim Erwachsenen, genußvoll nicht mit starkem/scharfem Würzen und würzig nicht mit salzig verwechselt werden.

Vermeidung von Nahrungsmitteln mit Zusatzstoffen

Trotz der gesetzlichen Regelungen über die Zulassung von Zusatzstoffen sind gesundheitliche Risiken durch diese Stoffe nicht ausgeschlossen. Welche Unsicherheiten bestehen, zeigt sich u.a. daran, daß Zusatzstoffe, die erst zugelassen wurden, später aufgrund festgestellter toxikologischer Wirkungen verboten wurden, und auch dadurch, daß einige Zusatzstoffe in Deutschland zugelassen sind, in anderen Ländern jedoch nicht und umgekehrt. Angesichts dieser Ungewißheiten und der derzeitigen Fremd- und Schadstoffsituation sollten alle weiteren Belastungen, die nicht unbedingt notwendig sind, vermieden werden. Dies kann in der Regel durch die Verwendung von Grundnahrungsmitteln statt Fertigprodukten erreicht werden.
Die Zulassung der Zusatzstoffe für Säuglingsnahrung ist über die Säuglings- und Kleinkindverordnung in der Diätverordnung geregelt (Verordnung für diätetische Lebensmittel 1988). Dabei ist die Anzahl der erlaubten Zusatzstoffe im Vergleich zu denen für „normale" Lebensmittel weit eingeschränkt. Aus Sicht der Vollwert-Ernährung sollten die Zusatzstoffe in der Säuglingsernährung ver-

mieden werden. Beim Selbstherstellen der Säuglingsnahrung erübrigt sich dies weitgehend, da überwiegend Grundnahrungsmittel, die keine Zusatzstoffe enthalten, verwendet werden. Im Falle von Gläschennahrung sollte solche ohne Zusatzstoffe gewählt werden. Dies betrifft sowohl Stoffe, die die Konsistenz verändern (z.B. Dickungsmittel) als auch solche, die zur Verbesserung des Nährwerts dienen (z.B. Vitamine). Auch Zutaten, die eine geschmackliche Wirkung haben (z.B. Süßungsmittel, Salz), sollten gemieden werden.
Auch wenn die Kost des Kindes ab dem 2. Lebensjahr immer mehr der Kost der Erwachsenen angenähert wird, sollten Nahrungsmittel ohne Zusatzstoffe ausgewählt werden. Ein Grund dafür ist, daß die natürlichen Lebensmittel teilweise so entfremdet werden, daß ihre Herkunft oft nicht mehr oder kaum noch auszumachen ist. Dadurch werden die vielfachen Geschmackserlebnisse, die die ursprünglichen Lebensmittel bieten, verlernt und künstliche erzeugt.

Möglichst ausschließliche Verwendung von Erzeugnissen aus anerkannt ökologischer Landwirtschaft (nach den Richtlinien von AGÖL bzw. IFOAM)

Die konventionelle Landwirtschaft führt zu Umweltproblemen z.B. durch Schadstoffeintrag in Wasser, Luft und Boden, Erosion und Verdichtung von Böden, Artendezimierung bei Pflanzen und Tieren, Unterbrechung von natürlichen Kreisläufen, hohen Verbrauch an Energie und Ressourcen. Zum Vermeiden bzw. Reduzieren dieser Probleme bietet die ökologische Landwirtschaft eine vernünftige Alternative.
Noch wichtiger als bei älteren Kindern ist dieser Grundsatz bei Säuglingen, da die entsprechenden Erzeugnisse teilweise weniger Nitrat und Schadstoffe enthalten (Wedler 1991). Sind diese Erzeugnisse nicht verfügbar bzw. wenn im Winter ausschließlich nitratreiche Gemüsesorten vorhanden sind, sollte auf Gläschenkost zurückgegriffen werden, da die meisten Anbieter inzwischen die Zutaten aus biologischem Anbau beziehen und die Gläschennahrung auf Nitrat und Schadstoffe untersucht wird.

Bevorzugung von Erzeugnissen aus regionaler Herkunft und entsprechend der Jahreszeit

Mit zunehmender Tendenz werden heute viele Obst- und Gemüsearten, die ursprünglich nur saisonal verfügbar waren, das ganze Jahr über angeboten. Dies ist möglich, indem Lebensmittel aus weit entlegenen Regionen her transportiert werden oder indem sie in Treibhäusern produziert werden.
Abgesehen von dem großen Energieaufwand sind diese Produkte auch wegen einem teilweise erhöhten Gehalt an insbesondere für Säuglinge ungünstigen Inhaltsstoffen nicht empfehlenswert. Der intensive Anbau macht einen höheren Einsatz von Chemikalien notwendig. Gegenüber saisongerechtem, im Freiland gereiftem Gemüse und Obst weisen Produkte aus Treibhaus oder Folienanbau wegen intensiverer Düngung häufig höhere Nitratgehalte auf.
Werden importierte Lebensmittel bzw. solche von außerhalb der heimischen Saison verwendet, werden teilweise höhere Pestizidbelastungen und Nitratwerte festgestellt. So wurden im Rahmen des Lebensmittelmonitorings (durchgeführt vom ehemaligen BGA, Weigert et al. 1990) beispielsweise bei entsprechenden Erdbeeren häufiger Überschreitungen der Höchstwerte für Pestizide und bis zu 7 dieser Substanzen gleichzeitig gefunden. Aus diesen Gründen hat sich das Umweltbundesamt (1992, S. 541) folgendermaßen geäußert: „Bei saisongerechter Ernährung kann die Aufnahme von Rückständen von Pflanzenschutzmitteln über die Nahrung wesentlich gesenkt werden." Dies hat für den Säugling eine noch größere Bedeutung als für den Erwachsenen.

Bevorzugung unverpackter oder umweltschonend verpackter Lebensmittel

Ein Umweltproblem, das aktueller ist denn je, ergibt sich aus den großen Mengen an Hausmüll, die anfallen. Etwa die Hälfte des Hausmüllvolumens stammt von Verpackungen und davon etwa 90% des Gewichtes von Lebensmittelverpackungen. Auch an diesem Grundsatz wird der Zusammenhang zwischen Ernährung und Umwelt deutlich.

Werden Grundnahrungsmittel bevorzugt, so wie es für die Kinderernährung empfohlen wird, fällt keine oder weniger Verpackung an. Wird auf Gläschennahrung zurückgegriffen, kann von einer vom Umweltbundesamt (1995) durchgeführten Studie geschlossen werden, daß bei der Wahl zwischen Mehrweg- und Einweggläsern erstere eine günstigere Ökobilanz aufweisen würden. Obwohl noch nicht im Handel erhältlich, wären somit Pfandgläschen wünschenswert.
Mit zunehmendem Alter steigt die Eigenverantwortlichkeit der Jugendlichen für ihr Umweltverhalten. An den Trinkgewohnheiten von Jugendlichen läßt sich beispielhaft zeigen, wie Lebensmittelauswahl und ökologische Aspekte der Ernährungsweise zusammenhängen. So tranken beispielsweise 1990 in den alten Bundesländern 35% und in den neuen Bundesländern 60% der 12- bis 15jährigen Mädchen täglich Limonaden und Colagetränke (Schneider et al. 1995). Gerade diese Getränke werden häufig in ökologisch sehr problematischen Aluminiumdosen angeboten. Frühzeitig kann den Kindern verdeutlicht werden, wie sie durch ihr Ernährungsverhalten selber Einfluß auf die Umwelt haben. Hier wird erkennbar, wie Ernährungserziehung und Umwelterziehung parallel laufen.

Abschließende Bemerkungen zu den Grundsätzen der Vollwert-Ernährung

Bisher wurde überwiegend auf die Ernährung von Säuglingen eingegangen, da während dieses Alters die Ernährung am stärksten von der späteren abweicht. Bereits mit dem 2. Lebensjahr kann das Kind immer mehr von der Familienkost essen. Dadurch sind die für Erwachsene konzipierten Grundsätze der Vollwert-Ernährung in größerem bzw. allmählich in vollem Umfang anwendbar. Damit wächst die Vorbildfunktion, die die Erwachsenen den Kindern gegenüber haben. Von Eltern und auch von Lehrkräften scheint die Vorbildfunktion und damit der Einfluß auf die Ernährung der Sprößlinge unterschätzt zu werden (Herrmann und Ehrentreich 1995). Machen sie Gebrauch von ihrem Einfluß, ist jedoch keineswegs Dogmatismus bzw. (übertriebene) Strenge angesagt. So lehrt

der Umgang mit Kindern/Jugendlichen, daß die eher ungünstigen Lebensmittel besondere Beliebtheit genießen, gerade aber das totale Verbot davon ins Gegenteil umschlagen und insgesamt zu einer Ablehnung von gesunder Ernährung führen kann.
Eine gute Zusammenstellung der Kost für die Bedarfsdeckung ist auch im Schulalter wichtig, da in dieser Altersgruppe teilweise eine deutlich höhere Nährstoffzufuhr empfohlen wird, besonders bei Vitamin B_{12} statt 1,8 nun 3,0 µg/d, bei Mädchen steigt die Empfehlung für Eisen von 10 auf 15 mg/d. Daraus wird ersichtlich, daß auf eine günstige Auswahl der Lebensmittel, so wie es für die Vollwert-Ernährung empfohlen wird, geachtet werden sollte. Dies ist jedoch gegenläufig zu den derzeitigen Ernährungsgewohnheiten dieser Gruppe.
Wichtig ist, daß Kinder frühzeitig eine präventivmedizinisch günstige Ernährungsweise erlernen. Dies wird daran deutlich, daß bereits 70% der Kinder im Schulalter potentiell zur Arteriosklerose führende Gefäßveränderungen aufweisen (Stary 1989).

Besonderheiten der Vollwert-Ernährung

Insgesamt zeigt sich, daß die Empfehlungen für die Vollwert-Ernährung bei Kindern im großen und ganzen mit denen des Forschungsinstituts für Kinderernährung (Kersting et al. 1995) und der Deutschen Gesellschaft für Ernährung (DGE 1994) übereinstimmen. Auf einige Unterschiede soll hier noch ausführlicher eingegangen werden.

Überwiegend lakto-vegetabile Ernährungsweise

Im Vergleich zu den offiziellen Empfehlungen wird für die Vollwert-Ernährung bei Kindern ein geringerer Fleischverzehr empfohlen. Den bis zu 2 Fleischportionen à 20 g stehen 20 g bzw. 30 g an 6 Tagen pro Woche im ersten Lebensjahr (Kersting et al. 1995) gegenüber. In einem Positionspapier weist die American Dietetic Association (1993) darauf hin, daß bei entsprechender Lebensmit-

telauswahl vegetarische Ernährung im Gegensatz zur veganen Ernährung, bei der auf jegliche tierische Lebensmittel verzichtet wird, auch im Kindesalter für die Versorgung mit allen Nährstoffen ausreichend sein kann, daß somit die Vorteile dieser Ernährungsweise genutzt werden können. Sicherheitshalber werden im Rahmen der Vollwert-Ernährung jedoch geringe Mengen an Fleisch bis zum Alter vom 3 Jahren empfohlen. Dann ist der 2. größere Wachstumsschub vorüber, der Proteinbedarf gesunken, die Empfehlung für Eisen steigt bis zum 10. Lebensjahr nicht und für Vitamin B_{12} nur allmählich, während die verzehrten Lebensmittelmengen zunehmen, so daß der Verzehr an tierischen Lebensmittel noch unproblematischer verringert werden kann.
Werden Fleisch und Fisch ausgeklammert, stehen Nahrungsenergie, Protein, Eisen, Zink, Folsäure, Vitamin B_1, B_{12} und essentielle Fettsäuren begrenzter zur Verfügung. Es muß deshalb besonders auf eine entsprechende Zusammensetzung der Kost geachtet werden. Eine vegetarische Ernährung mit Milch und Milchprodukten sowie mit Bedacht ausgewählten pflanzlichen Lebensmitteln, so wie es bei der Vollwert-Ernährung der Fall ist, reicht für normales Wachstum und normale Entwicklung in allen Altersstufen aus. Dies belegen verschiedene Vegetarierstudien mit Kindern (z.B. Staveren et al. 1985; Dwyer et al. 1978; 1982, Sabate et al. 1991). Insgesamt wies die Kost der vegetarisch ernährten Kinder eine günstigere Zusammensetzung auf als eine übliche Kost. Sie enthielt weniger Mono- und Disaccharide, tierisches Protein, Fett und Cholesterin, dafür aber mehr komplexe Kohlenhydrate und Ballaststoffe – alles Faktoren, die bei der Prävention von ernährungsabhängigen Erkrankungen von Bedeutung sind. Dies ist um so wichtiger als bekannt ist, daß sich ernährungsabhängige Erkrankungen wie z.B. Arteriosklerose bereits im Kindesalter entwickeln und damit der präventiven Wirkung einer überwiegend (ovo)lakto-vegetabile Ernährungsweise eine noch größere Rolle zukommt als im Erwachsenenalter.
Die Aufnahme aller Nährstoffe, auch von Eisen und Vitamin B_{12}, erreichte die Empfehlungen, und die entsprechenden Blutwerte lagen im Normalbereich. Trotz eines normalen Eisenspiegels war der Hämatokritwert bei etwa einem Viertel der Kinder erniedrigt.

Weitere Anzeichen für eine Anämie waren jedoch nicht untersucht worden (Dwyer et al. 1982). Eine mit Säuglingen bis zum Ende des 1. Lebensjahres in Kiel durchgeführte Studie zeigte, daß ovolakto-vegetarisch ernährte Säuglinge (deren Kost allerdings auch Lactalbumin und Acerola- bzw. Sanddornpräparate enthielt) bezüglich der Eisenversorgung vergleichbare Werte erreichten wie Säuglinge mit fleischhaltiger Kost (Sievers et al. 1991).
Bei der Gießener Vollwert-Ernährungsstudie praktizierten fast die Hälfte der untersuchten Vollwertköstlerinnen eine vegetarische Variante der Vollwert-Ernährung. Solchen Eltern fällt es häufig schwer, den Kindern Fleisch und Fisch zu geben, auch wenn es in Form von Gläschennahrung erfolgt.

Ökologische und soziale Aspekte

Ein weiterer Unterschied zu den offiziellen Empfehlungen ist, daß nicht nur für Säuglinge, sondern für alle Altersstufen wie für die Erwachsenen empfohlen wird, möglichst ausschließlich Erzeugnisse aus anerkannt ökologischer Landwirtschaft zu verwenden.
Während einige Studien mit den derzeit üblichen Untersuchungsmethoden keine Unterschiede zwischen ökologisch und konventionell erzeugten Lebensmitteln nachweisen konnten, stellten andere einen geringeren Nitrat- und Schadstoffgehalt ökologischer Erzeugnisse fest (Wedler 1991). Die Verwendung dieser Erzeugnisse ist im Hinblick auf die Gefahr von Methämoglobinämie und potentieller Schadstoffanreicherung genauso wichtig wie für die Schonung der Umwelt und damit Erhaltung des Lebensraums für Kinder.
Außerdem unterscheiden sich die Empfehlungen für die Vollwert-Ernährung von anderen Empfehlungen darin, daß weitere ökologische und soziale Aspekte mit einbezogen werden. Am Beispiel der Erzeugnisse aus der Region und entsprechend der Jahreszeit wird deutlich, wie sich eine in erster Linie ökologisch begründete Empfehlung auch gesundheitlich auswirkt.

Problematische Lebensmittel

Im Rahmen der Vollwert-Ernährung werden einige, landesüblich eher selten verwendete Lebensmittel eingesetzt. Für diese Lebensmittel entsprechen die Empfehlungen, die im Zusammenhang mit Säuglingsernährung gegeben werden, denen von offizieller Seite, d.h. Frischkornmilch als Muttermilchersatz wird abgelehnt, kaltgepreßte Öle sollten erst nach den ersten 6 Monaten, Honig ab dem 2. Lebensjahr und Rohmilch ab dem 4. Lebensjahr verwendet werden.

Schlußbetrachtung

Obwohl alternative Kostformen vermehrt praktiziert werden, gibt es bisher in diesem Bereich erst wenige wissenschaftliche Studien mit Erwachsenen und noch weniger mit Kindern. Für die Vollwert-Ernährung liegt eine Studie mit erwachsenen Frauen vor (Aalderink et al. 1994; Groeneveld 1994; Hoffmann 1994), eine Studie mit Schwangeren wird derzeit durchgeführt. Von den vorhandenen Daten läßt sich auch für die Kinderernährung schließen, daß die nichtvegetarische Variante der Vollwert-Ernährung, die geringe Mengen von Fleisch und Fisch enthält, eine sehr günstige Ernährungsweise darstellt. Damit werden die möglichen Schwächen einer vegetarischen Ernährung ausgeschlossen, jedoch die Vorteile genutzt. Bei der Gießener Vollwert-Ernährungsstudie war die Versorgung mit allen essentiellen Nährstoffen sehr gut, und die Risikofaktoren waren gegenüber einer üblichen Mischkost vermindert (z.B. niedrigere Blutlipidwerte, höherer Antioxidanzienstatus). Es läßt sich für die Kinderernährung weiterhin folgern, daß bei der vegetarischen Variante auf einen ausreichenden Verzehr von Milch und Milchprodukten für die Vitamin-B_{12}-Versorgung und auf Faktoren, die die Eisenresorption fördern, geachtet werden sollte.
In diesem Zusammenhang ist auch wichtig, daß nicht von Studien mit anderen alternativen Kostformen, die weitreichender als die Vollwert-Ernährung tierische Lebensmittel ausschließen, auf die Wirkung der Vollwert-Ernährung geschlossen werden sollte. So zeigte eine Studie mit makrobiotisch ernährten Kindern bei diesen

u.a. Wachstumsverzögerungen durch eine zu geringe Energie- und Proteinzufuhr (Dagnelie et al. 1989a, b, 1990). Die Probleme, die hier deutlich wurden, stehen im Zusammenhang damit, daß Fette sowie Milch und Milchprodukte in der Beikost fehlten.

Literatur

Aalderink J, Hoffmann I, Groeneveld M, Kohl-Klopfer M, Leitzmann C (1994) Ergebnisse der Gießener Vollwert-Ernährungs-Studie. Lebensmittelverzehr und Nährstoffaufnahme von Vollwertköstlerinnen und Mischköstlerinnen. Ernährungsumschau 41:328–334

American Dietetic Association (1993) Position paper of the American Dietetic Association: vegetarian diets. J Am Diet Assoc 93:1317–9

Dagnelie PC (1990) Makrobiotische Kinderernährung. Ernährungsumschau 37:194-201

Dagnelie PC, Staveren vWA, Verschuren SAJM, Hautvast JGAJ (1989b) Nutritional status of infants on macrobiotic diets aged 4 to 18 months and matched omnivorous control infants: a population-based mixed-longitudinal study. I. Weaning pattern, energy and nutrient intake. Eur J Cin Nutr 43:311–323

Dagnelie PC, van Staveren WA, Vergote FJVRA, DingjanPG, van den Berg H, Hautvast JGAJ (1989a) Nutritional status of infants on macrobiotic diets aged 4 to 18 months and matched omnivorous control infants: a population-based mixed-longitudinal study. II. Growth and psychomotor development. Eur J Cin Nutr 43:325–332

DGE (Deutsche Gesellschaft für Ernährung) (1991) Empfehlungen für die Nährstoffzufuhr, 5. Überarbeitung. Umschau, Frankfurt/M.

DGE (Deutsche Gesellschaft für Ernährung) (1994) Von Anfang an. Informationen und Tips zur Säuglings- und Kinderernährung, 2. Aufl. Frankfurt/M.

Dwyer JT, Palombo R, Thorne H, Valadion I, Reed RB (1978) Preschoolers on alternate life-style diets. J Am Diet Assoc 72:264–270

Dwyer JT, Dietz WH, Andrews EM, Suskind RM (1982) Nutritional status of vegetarian children. Am J Clin Nutr 35:204–216

Ernährungsbericht 1992 (1992) Deutsche Gesellschaft für Ernährung. Frankfurt

Groeneveld M (1994) Beurteilung einer vorwiegend lakto-vegetabilen Ernährungsform anhand der Zufuhr und der Versorgung mit Vitaminen – Unter spezieller Berücksichtigung der antioxidativ wirkenden Vitamine C und E und des β-Carotins. Dissertation, Universität Gießen

Herrmann E, Ehrentreich M (1995) Evaluation der Aktion „Gesundes Pausenvesper“ an Esslinger Grundschulen. Ernährungsumschau 42: B1–B4

Hess U, Flick EM (1991) Konsumentenverhalten in Bezug auf alternative Kostformen - Ergebnisse einer Repräsentativbefragung in Baden-Württemberg. Berichte der Bundesforschungsanstalt für Ernährung BFE-R-91-01, Bundesforschungsanstalt für Ernährung, Karlsruhe

Hoffmann I (1994) Gießener Vollwert-Ernährungs-Studie: Untersuchung von Bias am Beispiel von Fettstoffwechsel-Parametern. Dissertation, Universität Gießen

Kersting M, Kaiser B, Schöch G (1995) Lebensmittel und Nährstoffe in der Beikost im 5.–12. Lebensmonat. Ernährungsumschau 42:18–21

Koerber K v, Männle T, Leitzmann C, Eisinger M, Watzl B (1994) Vollwert-Ernährung – Konzeption einer zeitgemäßen Ernährungsweise, 8. Aufl. Haug, Heidelberg

Sabate J, Lindsted K, Harris R, Sanchez A (1991) Attained height of lacto-ovo-vegetarian children and adolecents. Eur J Clin Nutr 45:51–8

Schneider T, Potthoff P, Hoeltz J (1995) Was trinken deutsche Jugendliche in Deutschland? Auswertungen zu Trinkhäufigkeiten repräsentativer Querschnitts- und Kohortenstudien von 1973 bis 1993 in den neuen und alten Bundesländern. Ernährungsumschau 42:208–211

Sievers E, Dörner K, Hamm E, Hanisch C, Schaub J (1991) Vergleichende Untersuchungen zur Eisenversorgung lakto-ovo-vegetabil ernährter Säuglinge. Ärztezeitschr Naturheilverf 32:106–112

Stary HC (1989) Evolution and progression of atherosclerotic lesions in coronary arteries of children and young adults. Arteriosclerosis 9 [Suppl I]:19–23

Staveren vWA, Dhuyvetter JHM, Bons A, Zeelen M, Hautvast JGA (1985) Food consumption and height/weight status of Dutch preschool children on alternative diets. J Am Diet Assoc 85:1579–1584

UGB (Hrsg) (1991) Von klein auf Vollwert-Ernährung für Schwangere, Stillende, Säuglinge und Kleinkinder. UGB, Gießen

Umweltbundesamt (1992) Daten zur Umwelt. 1990/91. Schmidt, Berlin

Umweltbundesamt (1995) Ökobilanz für Getränkeverpackungen. 52/95. Werbung und Vertrieb, Berlin

Verordnung für diätetische Lebensmittel, 25.8.1988. Bundesgesetzblatt I, S 1713

Wedler A (1991) Einfluß des Anbaus. In: Auswertungs- und Informationsdienst für Ernährung, Landwirtschaft und Forsten e.V. (AID, Hrsg) Alternativ erzeugte Lebensmittel. Heft 3197, Bonn

Weigert P, Blattmann-Greschnoik M, Niermann R, König F (1990) Pestizide in pflanzlichen Lebensmitteln. Bericht über die Anlaufphase des Forschungsvorhabens „Bundesweites (Lebensmittel-)Monitoring". Bundesgesundheitsblatt 10/90

Diskussion

Koletzko, München:
Herr Leitzmann, Sie haben die Vollwert-Ernährung sehr überzeugend dargestellt, und ich bin nicht erst nach ihrem Vortrag überzeugt davon, daß man sich mit Vollwert-Ernährung sehr gut und richtig, v.a. im Erwachsenenalter, ernähren kann. Ich würde mir wünschen, daß es mehr Vertreter dieser Überzeugung geben würde, die mit so viel Gelassenheit und Flexibilität da herangehen, wie Sie das tun. Leider ist das aber in der Praxis nicht immer so. Vor kurzem wurde ich mit einer Familie konfrontiert, die die Vollwert-Ernährung bei ihren beiden Kleinkindern, einem 2jährigen und einem älteren Kind, nach den Buchstaben des Gesetzes praktiziert haben oder praktizieren wollten. Da muß ich sagen, ist doch eine Situation erreicht, wo man als Kinderarzt die Stirn runzelt. Sie haben nicht diese verbreitete Hierarchie von Lebensmittelgruppierungen erwähnt, 5 Gruppierungen, nach der die Wertigkeit von Lebensmitteln in der Vollwert-Ernährung vielfach eingestuft wird. Dabei werden dann z.B. hochwertige Lebensmittel wie Vollkornbrot oder Kartoffeln nur in die Gruppe 3 eingestuft, während rohe Lebensmittel – ungekochte Kartoffeln, ungekochte Hülsenfrüchte – höherwertig eingestuft werden als gekochte Kartoffeln oder gekochte Hülsenfrüchte. Die von mir betreute Familie hat auch die Forderung sehr ernst genommen, 50% Frischkost ungekocht zuzuführen. Das ist etwas, was bei einem Kleinkind mir jedenfalls die Haare zu Berge stehen läßt. Also vielleicht können Sie ein bißchen dazu kommentieren, insbesondere auch zu der Frage, wie die Eingruppierung der Lebensmittel in diese 5 Lebensmittelgruppen mit dem von Ihnen ja ganz überzeugend vertretenen Anspruch der wissenschaftlichen Absicherung zu vereinbaren ist.

Leitzmann:
Zunächst darf ich Sie darauf aufmerksam machen, daß wir bei unserer Interpretation der Vollwert-Ernährung diese 5stufige Wertstufeneinteilung vor etwa 4 Jahren bereits verlassen haben. Es ist eine 4stufige auf dem Markt, und da werden Sie feststellen, wenn Sie diese lesen, da haben wir Vollkornbrote, gekochte Kartoffeln

und andere Dinge, die Sie erwähnt haben, als sehr empfehlenswert gleichrangig mit der Rohkost eingeteilt. Also das ist eine gewisse Veränderung, und ich glaube, das würde dann auch Ihren Vorstellungen entsprechen. Die Rohkost mit 50%, das haben wir nie gesagt. Sie haben es gesagt. Ich habe gesagt etwa die Hälfte. Daß das bei Kindern natürlich allmählich eingeführt werden muß, das sagen wir auch. Ich weiß nicht, nach welchen Buchstaben diese Familie sich da gerichtet hat. Sie sagen, die haben sich nach den Buchstaben gerichtet. Es gibt ja andere Vertreter der Vollwertkost, wie Sie wissen, und die sind sehr viel strikter, um nicht zu sagen dogmatischer, und da haben wir selber auch Probleme. Daher rühren auch viele dieser Mißverständnisse und Widersprüche, und wir kommen eigentlich nicht richtig weiter. Wir bedauern das sehr. Wir bemühen uns darum, daß das anders wird, und ich denke, daß man dann auch für Kinder abgestuft nach dem Alter mit einer gewissen Einschleichzeit die Vollwert-Ernährung gesundheitsfördernd praktizieren kann.

Frau Koletzko, München:
Ich war sehr überrascht, als ich kürzlich bei einem Vortrag über die Bioverfügbarkeit von Vitaminen aus Nahrungsmitteln vom Redner zu hören bekam, daß β-Carotin aus rohen Möhren ganz schlecht bis nicht verfügbar sei, während bei blanchierten Möhren die Verfügbarkeit sehr viel besser ist. Er verglich es so, daß wir anstelle roher Möhren auch Bleistifte essen könnten. Das ist mir sehr eindrücklich in Erinnerung. Ich denke jetzt immer daran, wenn ich meinen Kindern rohe Möhren in die Hand drücke, ob ich ihnen denn jetzt wohl Bleistifte gebe. Aber es hat mich einfach zum Nachdenken gebracht. Kann eben eine Verarbeitung von Lebensmitteln auch manchmal etwas Positives sein?

Leitzmann:
Ja, schönen Dank, Frau Koletzko, das gibt mir Gelegenheit, das eine oder andere nachzutragen. Ich konnte ja nur ganz wenig aus dieser Szene berichten. Es ist in der Tat richtig, daß aus Möhren, wenn sie roh verzehrt werden und besonders dann, wenn sie nicht besonders gut gekaut werden, fast nichts vom β-Carotin aufgenommen wird.

Ich esse sie trotzdem täglich. Ich esse sie aber nicht nur, weil ich β-Carotin aufnehmen will, sondern es gibt ja andere Gründe, Karotten zu verzehren. Vielleicht auch, weil sie gut schmecken. Es ist also so, wenn Sie die Möhre garen und besonders dann, wenn Sie es noch mit etwas Fett, wie das ja auch in der deutschen Küche gemacht wird, servieren, dann nehmen Sie vielleicht 30, 40 oder 50% des β-Carotins auf. Also wer daran interessiert ist, sollte die Möhren so zubereiten. Er kann ja trotzdem noch die rohe Möhre essen, man kann ja sowohl das eine als auch das andere tun. Aber es ist immer ein bißchen problematisch, sich nur auf einen Nährstoff zu konzentrieren.

Rabast, Hattingen:
Herr Leitzmann, wir kennen uns ja mittlerweile seit mehr als 20 Jahren. Zu Ihrer Medizinerschelte ist zunächst einmal zu sagen, daß der Kongreß hier ja wieder einmal von einem Mediziner, Herrn Koletzko, ausgerichtet wird und Sie wissen, daß es genügend Mediziner gibt, die sich mit Ernährungsfragen befassen. Im Studium stellt die Ernährung freilich einem ppm-Teil dar, aber die Ausbildung und Heranbildung von Medizinern geschieht in der Regel nach dem Studium, und wenn sich da einer für Ernährung interessiert, gibt es genügend Möglichkeiten, sich aus- und weiterzubilden. Denken Sie nur an die Akademie, Deutsche Arbeitsgemeinschaft für klinische Ernährung etc.
Zur Vollwertkost ist zu sagen, daß ich Ihnen ja recht gebe, daß der größte Teil der Bevölkerung sich gesünder ernähren würde, wenn er weniger Fett essen würde, wenn er weniger tierisches Protein essen würde. Was mich persönlich ein bißchen stört an der ganzen Angelegenheit, ist so der Alleinvertretungsanspruch und das Alleinseligmachende. Man muß zunächst einmal feststellen, Sie wissen, daß wir wiederholt diskutiert haben, daß der Mensch einfach omnivor ist – omnivor von seiner Gebißausstattung, von seiner Enzymausstattung, von seinem Gastrointestinaltrakt.

Leitzmann:
Nein.

Rabast, Hattingen:
Doch, Herr Leitzmann, das lernt der Medizinstudient im 1. oder 2. Semester. Das muß man ganz klar sagen, auch wenn wir von Ernährung nichts verstehen, aber das lernen wir im 1. oder 2. Semester.

Leitzmann:
Nicht alles, was im medizinischen Studium gelehrt wird, ist richtig.

Rabast, Hattingen:
Aber das ist richtig, Herr Leitzmann. Das zweite, was man sagen muß, ist, daß Ihnen niemand heute sagen kann, ob Sie mit einer vegetarischen Kost länger leben als mit einer nichtvegetarischen, und es kann Ihnen niemand sagen, ob Sie weniger Erkrankungen induzieren als mit einer normalen Mischkost. Sie wissen, daß das Council on Food and Nutrition 1975 – Herr Leitzmann, also schon bevor Sie Ihre Kostform propagiert haben – Empfehlungen herausgegeben hat, die Ihren Empfehlungen sehr ähnlich waren. Sie wissen auch, daß die DGE-Empfehlungen von 1956 praktisch Ihren Empfehlungen entsprechen. Das Council on Food and Nutrition hat ganz bescheiden das Ganze als „dietary guidelines" bezeichnet und hat extra dazugeschrieben, daß niemand zum jetzigen Zeitpunkt sagen kann, ob tatsächlich mit dieser Kost alle in unserer Gesellschaft bekannten Erkrankungen bekämpft werden. Wir wissen auch, daß sich beispielsweise Bevölkerungsgruppen, die sich überwiegend kohlenhydratreich ernähren, weniger Kolonkarzinome bekommen, mehr Magenkarzinome, die sich fettreich ernähren mehr Kolonkarzinome, weniger Magenkarzinome. Sie wissen auch, daß die Nitratbelastung mit einer pflanzlichen Nahrung ganz anders ist als mit einer Fleisch-/Fettkost. Ich will hier nicht der Fleich-/Fettkost das Wort reden, ich will nur gewisse Dinge eingeschränkt wissen und sagen, daß zum heutigen Zeitpunkt niemand sagen kann, ob die Vegetarier wirklich länger leben oder ob sie nur gesünder sterben.

Leitzmann:
Lieber Herr Rabast, ich darf kurz antworten auf diese herausfordernden Darstellungen. 1. Ich habe doch nicht gesagt, daß wir der

Ansicht sind, diese Vollwert-Ernährung ist das Alleinseligmachende. Ich habe gesagt, das ist eine Möglichkeit, sich vollwertig zu ernähren. Wenn Sie genau zugehört hätten, hätten Sie es auch heute wieder gehört. 2. Es gibt mehr als genügend wissenschaftliche Belege, daß eine vegetarische Kost selbstverständlich die Zivilisationskrankheiten vermindert. Nehmen Sie doch nur das, was das Deutsche Krebsforschungszentrum in Heidelberg vorgelegt hat, Todesfälle an Herz-/Kreislauferkrankungen halbiert, Dickdarmkrebskrankheiten mehr als halbiert, bei Männern Lungenkrebs mehr als halbiert. Lebenserwartung allerdings nur um 10 oder 11 Monate erhöht. Aber das ist doch gar nicht interessant, wir leben doch ohnehin zu lange. Also ich denke, das ist genügend belegt.

Rabast, Hattingen:
Nein.

Dagnelie, Rotterdam:
Es ist belegt, wenn man es vergleicht mit der üblichen Kost. Aber in der gleichen Untersuchung zeigte sich bei einem Vergleich innerhalb der Gruppen, daß diejenigen, die das Fleich ganz wegließen, eine höhere Krebsrate hatten als diejenigen, die ab und zu etwas Fleisch gegessen haben. Also das Problem liegt nicht am „Fleisch essen ja oder nein“, sondern daß die übliche Kost einfach viel zu viel Fleisch hat.

Leitzmann:
Herr Dagnelie und Herr Rabast, ich möchte Ihnen noch folgendes sagen: Wir sagen doch nicht, daß die Vollwert-Ernährung eine vegetarische Kost ist. Wo haben Sie denn das her? Ich habe doch gesagt, das in den Mittelpunkt zu stellen, und wenn Sie unsere Empfehlungen lesen steht darin „zwei Fleischmahlzeiten pro Woche“. Unsere relativ große Untersuchung, die wir mit Hunderten von Vollwertköstlerinnen gemacht und gerade abgeschlossen haben, zeigt im übrigen, daß die Damen, die 1- bis 2mal in der Woche Fleisch essen, mit den kritischen Nährstoffen wesentlich besser dran sind. Das trifft zu für B_2, B_{12} und Vitamin D. Das heißt also, wer die Vollwert-Ernährung als nichtvegetarische Variante praktiziert, und das

machen viele, kann die Vorteile des Vegetarismus nutzen ohne die Nachteile zu haben.

Rabast, Hattingen:
Herr Leitzmann, ich habe ja auch nicht behauptet, daß unsere jetzige Kost, bei der ein Normalbürger 130 g Fleisch zu sich nimmt, gesund und vernünftig ist. Bloß ich bin weit davon entfernt zu sagen, man darf nur 1- oder 2mal pro Woche eine kleine Fleischportion essen. Ob das wirklich das Alleinseligmachende ist, weiß ich nicht. Es gibt de facto keine Beweise, daß der Vegetarier länger lebt als der, der eine normale, vernünftige Mischkost zu sich nimmt.

Leitzmann:
Es geht doch nicht ums länger leben, es geht doch ums gesünder leben und die Tatsache, daß wir es nicht geschafft haben, die Bevölkerung umzustimmen, das was die Ernährungswissenschaft als richtig erkannt hat auch zu praktizieren. Das muß doch auch dazu führen, daß man andere Konzepte vorschlägt. Wir sind natürlich noch nicht zufrieden, daß erst 10% der Bevölkerung sich für Vollwert-Ernährung interessieren. Wenn es mehr werden, dann ist das eben ein Weg, und vielleicht auch dieser ganzheitliche Ansatz, der auch ökologische und soziale Aspekte berücksichtigt, ist interessant für viele Menschen.

Weise, München:
Ich halte die Vollwertkost allein deshalb schon für sehr vorteilhaft, weil sie einen weiten Rahmen absteckt und weil sie sehr viele Möglichkeiten bietet. Deswegen würde ich anregen, daß innerhalb dieser Kost nun wirklich angefangen wird, individuell nach Typen anzugeben, für den ist das Fleisch jetzt noch gut und der braucht es nicht, und für den ist mehr Getreide und für den anderen ist mehr Gemüse etc. wertvoll. Dann kommen wir allmählich voran, denn was bisher mit den alternativen Ernährungsformen war: Sie waren zu eng, und sie waren auf den Erfinder der Kost zugeschnitten, und das sollten wir in Zukunft vermeiden, und das versucht die Vollwert-Ernährung zu vermeiden.

Leitzmann:
Vielen Dank, Herr Weise. Ich möchte viele der Nachteile, die heute auch schon angeklungen sind im Zusammenhang mit den alternativen Kostformen, nicht unbedingt auf die Gießener Version der Vollwert-Ernährung übertragen wissen. Aber ich würde Ihnen recht geben, Herr Weise, daß wir in der Vergangenheit nicht genügend berücksichtigt haben, daß es starke individuelle Unterschiede gibt, daß es verschiedene Konstitutionstypen gibt, was ja gerade in der Ayurvedamedizin sehr berücksichtigt wird. Ich glaube, wir wären gut beraten, das mehr zu bedenken, dann kämen wir sicher auch weiter.

Außenseiterdiäten

M. J. LENTZE

Einleitung

Mit der Eroberung unserer gesamten Lebensweise durch eine scheinbar übermächtige Technologie und Technokratie im Alltagsleben wird auch die Ernährung durch das reichliche Angebot von Roh- und Fertigprodukten in den im Überfluß schwelgenden Märkten und Supermärkten einem tiefen Wandel unserer althergebrachten Ernährungsweise unterzogen. Aus der Vorstellung vieler Menschen, die Natur mit ihrer Natürlichkeit gehe nach und nach durch die Entwicklung der Perfektion verloren, ist in den letzten Jahren ein Trend zu erkennen, der auch in der Ernährung neben der allgemeinen Änderung der Lebensweise zu Außenseiterlebensweisen führt und damit auch zu Außenseiterdiäten. Eltern übernehmen solche Außenseiterdiäten für ihre Kinder, ohne die Forderung nach einer für das Kind adäquaten Ernährung zu hinterfragen. In diesem Beitrag möchte ich Ihnen an praktischen klinischen Beispielen aufzeigen, was Kindern passieren kann, wenn man sie mit extremen Diäten ernährt.

Fallbeispiele

Fall 1

Das erste Kind, das ich Ihnen vorstellen möchte, war ein kleiner Säugling, der nach einer normalen Schwangerschaft mit einem normalen Geburtsgewicht geboren wurde. Er wurde nur kurz gestillt. Die Mutter gehörte der Scientology Church an und hat ihr Kind entsprechend den Empfehlungen der Scientology Church ernährt. Der Kinderarzt hat das Kind zunächst mit 4 Wochen gesehen. Er fand nichts Besonderes. Allerdings fiel ihm dann bei einer Vorstellung des Kindes im Alter von 3½ Jahren auf, daß das Gewicht gegenüber der Länge unter die 3. Perzentile abgefallen war. Er schrieb als Befund „Kwashiorkor" und schickte das Kind dann zur weiteren Untersuchung. Die Mutter hat entsprechend den Empfehlungen von Ron Hubbard, dem geistigen Führer der Scientology Church, ihr Kind ernährt, und ich darf Ihnen kurz zitieren, was Hubbard in seinem Buch „Dianetik" dazu ausführt: „Ich rief mir alle meine ernährungswissenschaftlichen und Endokrinologiestudien ins Gedächtnis zurück, die an jenen Orten durchgeführt hatte, an denen ich, wie Zeitungsreporter sich jetzt einig sind, nie gewesen bin." „Tatsächlich habe ich mich noch weiter zurückerinnert. Römische Truppen marschierten mit Gerste. Gerste ist das Getreide mit dem höchsten Proteingehalt." Hierzu ist festzustellen, daß Gerste praktisch genau so viel oder so wenig Protein enthält wie alle anderen Getreide. Es gibt allerdings Getreide mit höheren Proteingehalt, wie z.B. Haferflocken mit 10 g/100 g eßbarer Portion. Hubbard allerdings schließt, daß es am besten ist, wenn man einem Säugling Gerstenwasser gibt, denn das sei ein altes römisches Rezept. Die Mutter des hier vorgestellten Kindes hat es genau dieser Empfehlung entsprechend gemacht: Wenn man das Wasser für die Gerste kocht, geben Sie ½ Tasse Perlgraupen hinein, binden Sie es locker in ein feines Stück Musselin zusammen, so daß es sich ausdehnen kann, und kochen Sie das ganze in etwa 2 l Wasser. Wir haben dieses Rezept nachgekocht. Das Wasser wird tatsächlich rosa. Der Proteingehalt in diesem Wasser betrug allerdings nur 150 mg/l. Dennoch empfiehlt Hubbard, das klingt fast zynisch: „Sie füttern das Baby nicht mit der Gerste selbst, sondern nur mit dem Wasser. Wenn Sie nicht wissen, was Sie mit der Gerste machen wollen, dann essen Sie sie selbst".

Dieses Gerstenwasser wird dann für die Herstellung der Babykost verwand, die aus einer ⅓ Milch besteht, also ⅓ Milch und ⅔ Gerstenwasser, und in diesem Getreidewasser ist praktisch nichts an

Nährstoffen enthalten. Dann kommt noch etwas Maissirup hinzu, der ja zu 63% aus Saccharose besteht.
Es stellt sich die Frage, ob hiermit ein Kind ernährt werden kann. Offensichtlich nicht, denn das vorgestellte Kind ist ja unter die 3. Perzentile gefallen. Wir haben diesen Fall zum Anlaß genommen, die Nährstoffzufuhr mit der von Hubbard empfohlenen Zubereitung einmal aufzuschlüsseln. Die Gehalte der essentiellen Aminosäuren sind weitaus zu niedrig. Das Kind hat insgesamt natürlich zu wenig Energie, aber auch zu wenig Fett, Eisen, Vitamin B_{12} und Vitamin D. Daß die Gesamtenergiezufuhr zu niedrig war, ist für einen Pädiater eigentlich banal, denn es hat sich ja hier nur um eine 1/3 Milch, das kann ja für einen Säugling nicht funktionieren.
Die Mutter des Kindes wurde dann beraten. Man hat ihr die Defizite genau erklärt, und sie hat sich bereit erklärt, das Kind auf eine damals noch sog. teiladaptierte Milchformula umzusetzen. Mit dieser Nahrung hat das Kind dann ein gutes Aufholwachstum hinsichtlich seines Gewichts erzielt, obwohl es in der Längenperzentile noch gar nicht abgefallen war. Hier handelte es sich also um eine Extremform einer Unterernährung im Rahmen einer bestimmten religiösen Glaubensrichtung, und dies auch nur, weil ein gewisser Herr Hubbard geschrieben hat, man solle dem Kinde, so wie den römischen Truppen, Gerstenwasser zu essen geben.

Fall 2

Das 2. Beispiel ist ein 5 Monate altes Kind, das aus einer sich kalziumarm ernährenden Familie stammte. Diese kalziumarme Diät wurde von allen Familienmitgliedern befolgt, weil der Großvater eine Arthrose und die Mutte rezidivierende Harnsteine hatte. Das Kind war nach einer normalen Schwangerschaft und Geburt geboren, war kurz gestillt und hat dann eine sog. Schnitzer-Vollkost bekommen (Schnitzer u. Schnitzer, o.J.). Entsprechend dieser Schnitzer-Vollkost erhielt das Kind eine Vollkornmilch, die einer 1/2 Milch entspricht, also halb Milch, halb Wasser, und dazu dann Vollkornschleim. Das ist sicherlich für einen Säugling in den ersten

Lebensmonaten gerade noch vertretbar, aber natürlich bestehen gewisse Defizite.
Mit 5 Monaten bekam das Kind dann Fieber, hatte einen Ausschlag und wurde dann wegen Apnoe und Zyanose in die Klinik gebracht. Dies war an einem Frühlingstag, und zwar waren es die ersten warmen Tage, an denen die Sonne schien. Das war wahrscheinlich auch der Grund, warum das Kind dann seinen ersten rachitischen Krampf bekommen hatte. Bei der klinischen Untersuchung fiel die Kraniotabes und ein rachitischer Rosenkranz auf. Das Kalzium war erniedrigt, das Phosphor normal und die alkalische Phosphatase stark erhöht entsprechend einer klassischen Rachitis. Also hier eher eine banale Angelegenheit mit einer Ernährung, die für das Kind ansonsten etwa angemessen war. Auch wenn man die Nahrungsinhaltsstoffe berechnete, erhielt der Säugling genügend Energie und Eiweiß, aber da es sich um eine selbsthergestellte Kuhmilchmischung mit Vollkorn handelte, ist hier das Vitamin D außer Betracht gelassen worden. Das Kind hatte wegen dieser eigenartigen Diät der Familie auch kein Vitamin D bekommen.

Fall 3

Das nächste Beispiel: Jenny war 13 Monate alt, als wir sie zum ersten Mal sahen. Die Eltern waren getrennt, das Kind lebte bei der Mutter. Schwangerschaft, Geburt und postpartale Periode waren unauffällig. Das Kind war 8 Monate voll gestillt worden und nie erkrankt. Die Mutter lebte in einer indischen Sektengemeinschaft, die einer Sonderform der Makrobiotik folgte, die aber mit der ursprünglichen Form nach Oshawa verwandt war. Nach dem Abstillen erhielt Jenny eine dieser makrobiotischen Konzeption entsprechende Ernährung (Osawa 1965), und es fiel auf, daß sie dann vermehrt gehustet hat. Der Hausarzt vermutete eine Kuhmilchallergie und veranlaßte die Umstellung auf eine Sojamilch. Der Husten hat sich gebessert, aber es kam zur Gewichtsabnahme. Typisch für diese wirklich außergewöhnlich ernährten Kinder war auch, daß das Kind bislang überhaupt nicht geimpft worden war. Zwei Tage, bevor das Kind aufgenommen wurde, begann es, zu erbrechen, z.T. auch gallig. Es war müde, schlapp und hatte 2–3 Stuhlentleerungen. Es bekam dann mehrmals täglich einen Keilwurzabsud – ich weiß nicht genau, was das beinhaltet –, hat dann aber erneut erbrochen und wurde schließlich stationär aufgenommen. In der Nacht nach der Aufnahme war es dann praktisch präkomatös, nicht richtig ansprechbar. Wegen des Ausschlages hatte man zunächst gedacht, es könnte sich um Masern handeln. Nach der Aufnahme diagnostizierte man einen Vitamin-B_{12}-Mangel und gab Vitamin B_{12}. Im Laufe der Nacht hat sich das Kind dann gut erholt. Unglücklicherweise hatte ein Kollege in der Nacht Dienst, der sich etwas spöttisch über diese Ernährung geäußert hat und das Wort „Körnerfresser" gegenüber der Mutter gebraucht hatte, so daß sie von vornherein verunsichert war und das Vertrauen zum Arzt eigentlich nicht mehr gegeben war. Es hat dann lang dauernder Gespräche über viele Stunden bedurft, um sie wieder einigermaßen Vertrauen gewinnen zu lassen. Es soll noch kurz mitgeteilt werden, was dieses Kind aß, und das entspricht schon ein wenig extremer makrobiotischer Kost. Das Kind erhielt Getreidebrei, Reiswaffeln, Bohnen, ein wenig Sojaprotein, nachmittags 1/2 Apfel/Birne, abends wieder Haferflocken und Gemüse, vor dem Schlafengehen Grießbrei, gesüßt mit Gersten- oder Reismalz und dazu verschiedene andere Gemüse- und Getreidearten, z.B. Azukibohnen, Sesam, Meeralgen etc. Also eine sehr kohlenhydratreiche, z.T. auch eiweißreiche, aber komplett fettarme Ernährung, die natürlich auch keinen ausreichenden Energiegehalt hat. Wenn man die Energie berechnet und die Defizite, die das Kind hat, so war alles defizient, was bei extremer vegetarischer Ernährung wie in diesem Fall defizitär sein kann, nämlich die Energie, mehrfach ungesättigte Fettsäuren, Cholesterin, Phospholipide, alle fettlöslichen Vitamine, Vitamin B_{12}, Folsäure, Vitamin C und alle Mineralien. Es hat dann wirklich lange gebraucht, um der Mutter aufzuzeigen, was dem Kind fehlt und wovon ein Kind in den ersten Lebensjahren lebt. Sie war dann einverstanden, das Kind auf eine normale ovolaktovegetabile Ernährung umzusetzen. Darunter hat sich das Kind innerhalb von 4 Wochen so erholt, daß es in einem Monat laufen und sprechen lernte. Es hat also auch psychomotorisch sehr schnell aufgeholt. Dies ist ein weiteres Beispiel einer Außenseiterdiät einer bestimmten Religionsgemeinschaft, die annimmt, was für die Erwachsenen gut sei, müsse auch für Kinder gut sein. Ganz abgesehen davon, daß unter der strengen Makrobiotik auch bei Erwachsenen schwere Defizite auftreten und sogar Todesfälle beschrieben worden sind (Robson et al. 1974).

Diskussion

Zusammenfassend läßt sich feststellen, daß es Außenseiterdiäten gibt, die für Kinder unter bestimmten Voraussetzungen bedingt geeignet sind und für andere weniger. Für Kinder nicht geeignet sind v.a. die Rohkostformen und die reinen Veganerdiäten, z.B. Schnitzer-Intensivkost und auch die Makrobiotik nach Oshawa. Makrobiotik ist nicht gleich Makrobiotik, sondern es kommt darauf an, in welcher Stufe der Makrobiotik man sich befindet. Bis zur Stufe 1 oder 2 ist das für Kinder weitgehend eine ovolaktovegetarische Kostform. Es ist niemandem damit gedient, daß man Familien mit alternativen Ernährungskonzepten schon im Gespräch zu Außenseitern macht. Stattdessen sollte man sich selbst erst einmal zurücknehmen, denn sonst ist die Vertrauensbasis schnell weg. Man muß erst einmal schauen, was das Kind zu sich nimmt. Dazu ist es notwendig, genaue Analysen zu machen von dem, was das Kind ißt. Das bedeutet, Protokolle schreiben lassen, alles aufschreiben, sich hinsetzen und ausrechnen, entweder mit Tabellen oder entsprechenden Computerprogrammen, was das Kind bekommt und wo seine Defizite sind. In der Regel, wenn es nicht ganz extrem ist, kann man empfehlen, die Kinder auf eine ovolaktovegetabile Kost umzusetzen. Das ist bei entsprechender Beratung für viele Eltern mit alternativen Konzepten akzeptabel. Es gibt allerdings auch hier schwierige Fälle. Ich betreute einmal eine Mutter, die einen biologisch-dynamischen Landbau betrieb und ihrem Kind keine Milch und keine Eier und auf keinen Fall Produkte geben wollte, die in unserem Land nicht wachsen. So schied auch die Sojamilch hier aus. Das hat dann lange gebraucht, um sie davon zu überzeugen, daß ohne irgendein Zugeständnis das Kind wahrscheinlich nicht angemessen leben kann. Sie hat dem Kind dann doch eine normale Sojamilch gegeben. Sehr wichtig ist es, die betroffenen Kinder länger zu begleiten und vor allen Dingen in den ersten 2 Lebensjahren engmaschig zu überwachen (Dwyer et al. 1979). Neben dem Gespräch und der Ernährungsempfehlung müssen Länge, Gewicht, Kopfumfang und der daraus errechnete Body-mass-Index verfolgt werden. Die kritischen Parameter bei Außenseiterdiäten sind die Versorgung mit Energie, Protein, Kalzium, Eisen, Vitamin D, Vitamin B_{12} sowie Zink und Jod. Für uns Pädiater ist immer wieder erstaunlich, daß gerade solche Kinder mit extrem alternativer Ernährung meist auch nicht geimpft sind. Mit viel Verständnis und behutsamem Umgang mit den Eltern kann man sie oft langsam doch dazu bringen, wenigstens gegen Tetanus, Polio und Diphtherie zu impfen, wenngleich viele absolut die Impfung gegen Masern, Mumps und Röteln verweigern.

Zusammenfassung

Mit der Eroberung unserer gesamten Lebensweise durch eine scheinbar übermächtige Technologie und Technokratie im Alltagsleben wird auch die Ernährung durch das reichliche Angebot von Roh- und Fertigprodukten in den im Überfluß schwelgenden Märkten und Supermärkten einem tiefen Wandel unserer althergebrachten Ernährungsweise unterzogen. Aus der Vorstellung vieler Menschen, die Natur mit ihrer Natürlichkeit gehe nach und nach durch die Entwicklung der Perfektion verloren, ist in den letzten Jahren ein Trend zu erkennen, der auch in der Ernährung neben der allgemeinen Änderung der Lebensweise zu Außenseiterlebensweisen führt und damit auch zu Außenseiterdiäten. Eltern übernehmen solche Außenseiterdiäten für ihre Kinder, ohne die Forderung nach einer für das Kind adäquaten Ernährung zu hinterfragen; 2 klinische Beispiele mit Außenseiterdiäten (Scientology Church und Zen-Buddhismus) zeigen schwere Mängel an Nahrungsinhaltsstoffen auf. Hierbei sind neben der Gesamtenergie noch die folgenden betroffen: Fett, Eiweiß, Vitamin D, Vitamin B_{12}, Zink, Jod, Kalzium. Ähnliche Defizite werden bei Rohkostdiäten (Schnitzer-Intensivkost) oder bei höheren Stufen der Makrobiotik beobachtet.

Als Folge von Außenseiterdiäten mit eher ungewöhnlicher Ausprägung sind klinische Symptome der Mangelernährung, inkl. Rachitis nicht selten. Daher ist im Umgang mit den Eltern derartig ernährter Kinder das folgende Vorgehen zu empfehlen:
Nahrungsprotokolle über mehrere Tage, kurzfristige Längen- und Gewichtskontrollen, ausführliche Ernährungsberatung nach Berechnung der Mängel aus den Nahrungsprotokollen mittels Lebensmitteltabellen oder Computerprogrammen.
Hierbei kommt es sehr darauf an, verständnisvoll mit den Eltern ein Konzept zu erarbeiten, mit dem auch sie leben können. Die Stigmatisierung als „Körnerfresser" oder ähnliches führt zum Vertrauensbruch. Neben der Ernährungsberatung stehen auch allgemeinpädiatrische Maßnahmen im Vordergrund wie Impffragen, da erfahrungsgemäß auch die Kinder solcher Eltern nicht oder nur mangelhaft geimpft sind. Im Regelfall lassen sich durch eine verständnisvolle Beratung die meisten Defizite ausgleichen. Hierbei stellt lediglich das Eisen eine Ausnahme dar, da es sich nur schwer durch nichthämgebundenes Eisen ersetzen läßt.

Literatur

Dwyer JT, Dietz WH, Hass G, Suskind R (1979) Risk of nutritional ricketts among vegetarian children. Am J Dis Child 133:134–140

Osawa G (1965) Zen macrobiotics. The Osawa Foundation, Los Angeles

Robson JRK, Konlande JE, Larkin FA, O'Connor PA, Liu HY (1974) Zen macrobiotic dietary problems in infancy. Pediatrics 53:326–329

Schnitzer JG, Schnitzer M (o.J.) Schnitzer-Intensivkost. Schnitzer-Normalkost. Schnitzer, St. Georgen

Diskussion

Leitzmann, Gießen:
Ich habe eine Frage zu der Aussage, daß die Cholesterinzufuhr defizitär sei bei dem Kind Jenny. Wie definieren Sie Cholesterindefizit?

Lentze:
Das ist eine sehr schwierige Frage. Ich würde sie vorsichtig so beantworten: Wenn Kinder gestillt werden, erhalten sie mit der Muttermilch viel Cholesterin, das muß ja einen evolutionären Sinn haben. Wenn wir künstlich ernähren mit Säuglingsformula, bekommen die Kinder wenig Cholesterin, mit Muttermilch bekommen sie viel Cholesterin. Dieses Kind hier hatte praktisch überhaupt kein Cholesterin. Es hatte nämlich kein Fett. Man könnte auch andere Substanzen im Fett noch dazunehmen: die essentiellen Fettsäuren, die langkettigen ungesättigten Fettsäuren. Das Cholesterin sollte hier nur Pars pro toto stehen, denn das Kind hat gar nichts bekommen, und ich denke, wenn jemand cholesterinfrei bleibt im 1. Lebensjahr, dann ist das wahrscheinlich ein Nachteil, obwohl die Daten dazu relativ weich sind. Ich habe das hier nur sozusagen erwähnt, um als Pars-pro-toto-Beispiel alle Substanzen aufzuzählen, die im Fett sind, die das Kind nicht bekommen hat. Ich möchte daraus aber keine generelle Empfehlung geben, Kinder sollen cholesterinreich ernährt werden. Dort bin ich vielleicht mißverstanden worden.

Teufel, Böblingen:
Ich habe entweder nicht richtig zugehört oder Sie haben uns nicht verraten, wie Sie die hohe Harnsäure interpretieren. Sie hatten ja bei Jenny, glaube ich, eine extrem hohe Harnsäure.

Lentze:
Das Kind war nach dem 8. Monat von der 50.–75. Perzentile unter die 3. Perzentile gefallen, und die einzige Erklärung kann nur sein, daß das Kind von seinem Muskeleiweiß gelebt hat. Denn es hat ja nichts bekommen, keine Energie, und das war für uns die einzige Erklärung für die hohe Harnsäure, als Katabolismus des körpereigenen Gewebes. Aber es war schon eine erschreckend hohe Harnsäure, das muß ich sagen.

Alternativen in der Kinderernährung

Vegetarische und makrobiotische Ernährung bei Kindern: Forschungsergebnisse und Erfahrungen in den Niederlanden 1981–1993

P. C. Dagnelie, W. A. van Staveren,
M. van Dusseldorp, J. G. A. J. Hautvast

Einleitung

Alternative Ernährungformen sind gewöhnlich durch eine gewisse Einschränkung des Konsums tierischer Produkte gekennzeichnet. Vor allem für Kinder besteht daher die Befürchtung, daß ein Mangel an gewissen Nährstoffen auftreten könnte. Seit 1966 sind in den Vereinigten Staaten und europäischen Ländern Gutachten von verschiedenen Gremien (z.B. American Medical Association 1971; National Research Council 1974; American Dietetic Association 1975; American Academy of Pediatrics 1977) sowie Fallberichte (z.B. Higginbottom et al. 1978; Heinrich et al. 1979; Roberts et al. 1979; Sklar 1986; Stolhoff u. Schulte 1987) erschienen, in denen streng vegetarische Ernährungsformen als riskant für Kleinkinder charakterisiert wurden. Aufgrund dieser Informationen fand ab 1981 in den Niederlanden eine Reihe von Studien mit alternativ ernährten Kindern statt. Die Ergebnisse dieser Studien werden hier zusammengefaßt; der interessierte Leser wird auf das Literaturverzeichnis verwiesen (eine ausführliche Übersicht bieten Dagnelie et al. 1994). Die erste Untersuchung war eine Querschnittstudie über Ernährung, Körpergröße und -gewicht alternativ ernährter Kinder im Alter von 1–3 Jahren (Van Staveren et al. 1985). Begutachtet wurden 4 Gruppen: laktovegetarisch, anthroposophisch und makrobiotisch ernährte Kinder sowie eine üblich ernährte Kontrollgruppe. Die laktovegetarisch und anthroposophisch ernährten Kinder waren etwas kleiner und leichter als die in der Kontrollgruppe. Die Versorgung mit Vitamin D und resorbierbarem Eisen war knapp, während die Mengen an Fett, Cholesterin und Oligosacchariden den niederländischen Empfehlungen besser entsprachen als die der Kontrollgruppe. Dagegen waren die makrobiotisch ernährten Kinder wesentlich kleiner und leichter als die 3 sonstigen Gruppen, und ihre Versorgung mit Vitamin B_2, Kalzium und resorbierbarem Eisen war relativ niedrig. Die Vitamin-B_{12}-Versorgung wurde in dieser Studie nicht ausgewertet.

Aufgrund dieser Studie wurde ab 1985 ein umfassenderes Forschungsprogramm durchgeführt mit dem Ziel, die Wirkung der makrobiotischen Ernährung auf die Gesundheit und das Wachstum von Kindern näher zu prüfen. Das Grundprinzip der makrobiotischen Ernährung ist das Streben nach einem Gleichgewicht zwischen 2 komplementären Kräften, Yin und Yang genannt (Kushi 1987). Die makrobiotische Ernährung besteht aus Getreide, Gemüse und Hülsenfrüchten mit als Beilagen gedachten kleinen Mengen Seealgen, fermentierten Produkten (insbesondere Sojaprodukten wie Tempeh, Miso und Tamari), Nüssen und Samen. Der Konsum von Fleisch und Milchprodukten wird i.allg. vermieden. Fisch ist erlaubt, wurde jedoch zur Zeit dieser Untersuchungen auch eher selten gegessen.

Bei der Bewertung von Fallberichten über Nährstoffmangel bei makrobiotisch ernährten Kindern ist zu bedenken, daß Fallberichte wenig über den Ernährungszustand einer ganzen Population aussagen. So ist in solchen Einzelfällen das Mitspielen psychosozialer Probleme der Eltern nicht auszuschließen. Aus diesem Grunde wurde für die hiesige Untersuchung als Ziel gesetzt:

- den Ernährungszustand einer repräsentativen Gruppe von Kindern mit makrobiotischer Ernährung zu erfassen;
- herauszufinden, ob eine Beziehung besteht zwischen der makrobiotischen Ernährungsweise und Wachstum, Blutwerten und psychomotorischer Entwicklung der Kinder und
- wenn nötig, durch praktische Ratschläge einen Beitrag zur Verbesserung der Ernährung zu leisten.

Die Untersuchung bestand aus mehreren Teilen:

1. Einer Querschnittstudie bei makrobiotisch ernährten Kindern von 0–8 Jahren (1985);

2. Einer Längsschnittstudie bei Kindern von 4–18 Monaten und einer konventionell ernährten Kontrollgruppe (1986–1987);
3. Einer Wiederholung von Studie 1 im Jahre 1987 (im Alter von 2–10 Jahren);
4. Einer nochmaligen Wiederholung von Studie 1 im Jahre 1993 (im Alter von 8–16 Jahren).

Nach einer kurzen Beschreibung der untersuchten Gruppe werden im folgenden die Ergebnisse der Studien 1.–4. besprochen.

Die untersuchte Gruppe

Alle niederländischen, sich makrobiotisch ernährenden Familien mit Kindern unter 8 Jahren (n = 216) wurden eingeladen, an dieser Studie teilzunehmen. 173 Familien (80%) nahmen an der Untersuchung teil; 15% konnten nicht erreicht werden, und 5% wollten nicht teilnehmen (Dagnelie et al. 1988). Die Teilnehmer wurden zu Hause aufgesucht, und mit einem Fragebogen wurde geprüft, ob die Teilnehmer sich wirklich makrobiotisch ernährten. Es zeigte sich, daß dies der Fall war. So hatten z.B. 97% der Eltern offizielle makrobiotische Vorlesungen und Kurse besucht, und 72% der Familien hatten mehr als 5 Jahre Erfahrung mit der makrobiotischen Ernährung.

Das Ausbildungsniveau war hoch: 64% der Väter und 45% der Mütter hatten eine abgeschlossene Fachhochschul- oder Universitätsausbildung im Vergleich zu 17% der niederländischen Männer und 9% der Frauen der gleichen Altersgruppen. Ausgewertet wurden nur die Daten der Kinder, die von Geburt an makrobiotisch ernährt wurden. Alle unten beschriebenen Unterschiede wurden statistisch abgesichert und – wo angebracht – mittels multivariater Analyse für „confounding variables" korrigiert (Geschlecht, Parität, Körpergröße der Eltern, Rauchen der Eltern usw.).

Studie 1: Anthropometrische Querschnittstudie bei makrobiotischen Kindern von 0–8 Jahren (1985)

Die transversale Untersuchung der Kinder im Alter von 0–8 Jahren ergab, daß 4,5% von ihnen ein Geburtsgewicht von 2500 g oder weniger hatten, gegenüber dem niederländischen Durchschnitt von 2,0% bei Hausgeburten ($p < 0{,}001$; Dagnelie et al. 1988). Bei den übrigen Kindern lag das Geburtsgewicht 150 g unter dem niederländischen Durchschnitt ($p < 0{,}001$). In Familien, die mindestens 3mal pro Woche Milchprodukte verzehrten, war das Geburtsgewicht der Neugeborenen 350 g höher als in Familien, die weniger als einmal pro Monat Milchprodukte aßen.
Während der ersten 6 Monate fiel die durchschnittliche Entwicklung von Körpergewicht, -größe sowie Armumfang in etwa zusammen mit der 50. Perzentile der niederländischen Wachstumsstandards (Abb. 1). Vom 6. bis 18. Lebensmonat blieben die makrobiotisch ernährten Kinder deutlich im Wachstum zurück. Ab dem 2. Lebensjahr holten die Kinder in bezug auf Körpergewicht und Armumfang einigermaßen auf, aber bei der Körpergröße fand kein Aufholwachstum statt. Gewicht, Körpergröße und Armumfang von Kindern, in deren Familie mehr als 3mal pro Woche Milch(produkte) verwendet wurden, waren signifikant ($p < 0{,}05$) größer als die von Kindern aus Familien, die selten oder nie Milchprodukte verwendeten.

Studie 2: Längsschnittstudie bei Kindern von 4–18 Monaten (1986–1987)

Um den Zusammenhang zwischen der beschriebenen Wachstumsverzögerung und der Ernährung näher zu ergründen sowie klinische Symptome eventueller Nährstoffdefizite zu erfassen, wurde als nächster Schritt eine Längsschnittstudie bei makrobiotisch ernährten Kindern von 4–18 Monaten durchgeführt (Dagnelie et al. 1989a, b, 1990a, b; Dagnelie et al. 1991). Für diese Studie wurden alle Eltern mit einem 1985 geborenen Kind ($n = 56$) eingeladen; von 53 (94%) dieser Kinder waren die Eltern bereit, teilzunehmen. Zum Vergleich

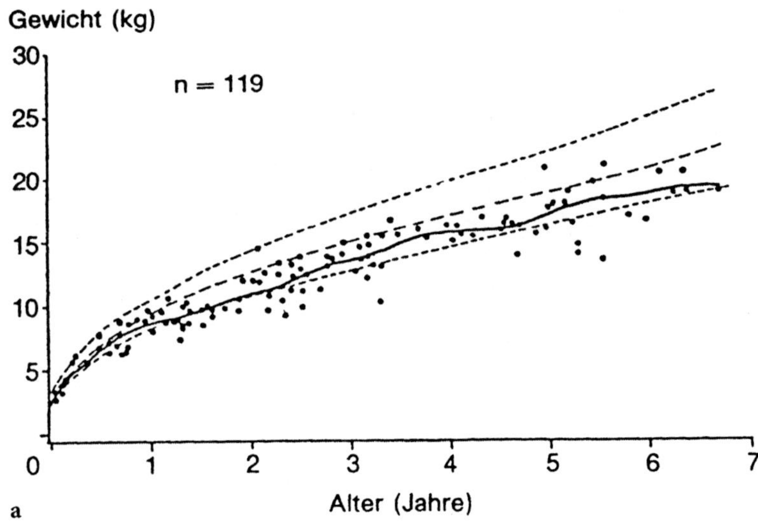

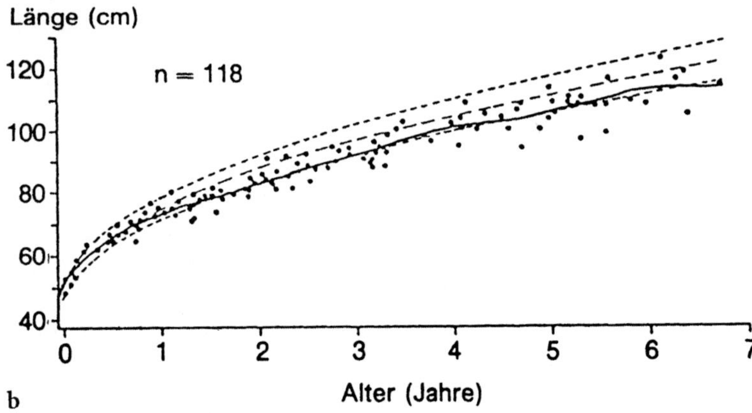

Abb. 1. a Körpergewicht makrobiotisch ernährter Mädchen im Alter von 0–8 Jahren. Die *gestrichelten Linien* stellen die 10., 50. und 90. Perzentile der niederländischen Referenzgruppe dar (Roede u. Van Wieringen 1985). **b** Körpergröße makrobiotisch ernährter Mädchen im Alter von 0–8 Jahren. Die *gestrichelten Linien* stellen die 10., 50. und 90. Perzentile der niederländischen Referenzgruppe dar (Roede u. Van Wieringen 1985)

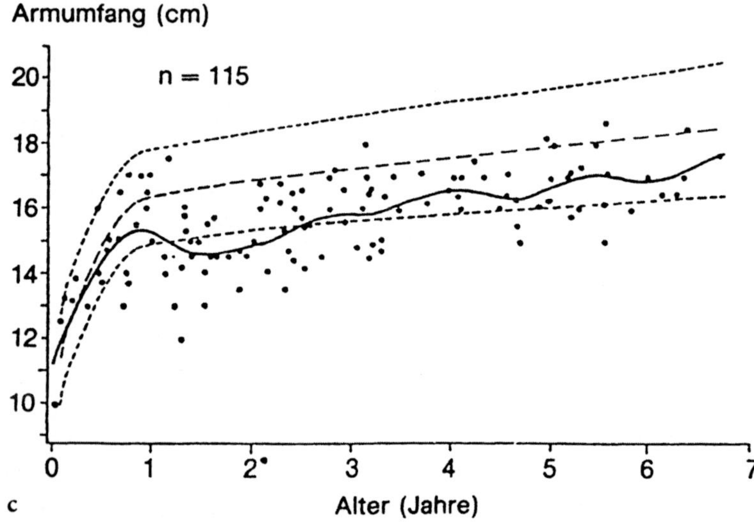

Abb. 1. c Armumfang makrobiotisch ernährter Mädchen im Alter von 0–8 Jahren. Die *gestrichelten Linien* stellen die 10., 50. und 90. Perzentile der niederländischen Referenzgruppe dar (Gerver 1988; Dagnelie et al. 1988, mit freundlicher Genehmigung des Verlages)

wurde gleichzeitig eine üblich ernährte Kontrollgruppe begutachtet (n = 57). Die Kinder in den Gruppen stimmten überein im Geburtsmonat, Geschlecht, der Parität, im Ausbildungsniveau der Eltern und der Region. Beide Gruppen wurden in 3 Kohorten aufgeteilt, die jeweils 6 Monate lang beobachtet wurden, und zwar im Alter von 4–10, 8–14 und 12–18 Monaten. Neben zweimonatlichen anthropometischen Messungen wurde auch die psychomotorische Entwicklung aller Kinder zweimonatlich erfaßt. Außerdem registrierten die Mütter 2mal während dieser 6 Monate die Ernährung der Kinder, einschließlich der Muttermilch, 3 Tage lang in einem Ernährungsprotokoll. Schließlich fand bei allen Kindern eine Untersuchung durch einen Kinderarzt statt, wobei aus dem Handrücken Blut entnommen wurde.

Ergebnisse: Wachstum, Entwicklung und Energie-/Eiweißversorgung

Ein Vergleich mit dem Geburtsgewicht ergab, daß das Wachstum bereits in den ersten 6 Lebensmonaten langsamer verlief als in der üblich ernährten Kontrollgruppe ($p < 0{,}001$, Abb. 2). Eine starke Wachstumsverzögerung entwickelte sich dann aber im Alter von 8–14 Monaten, nicht nur für Körpergewicht und -größe, sondern

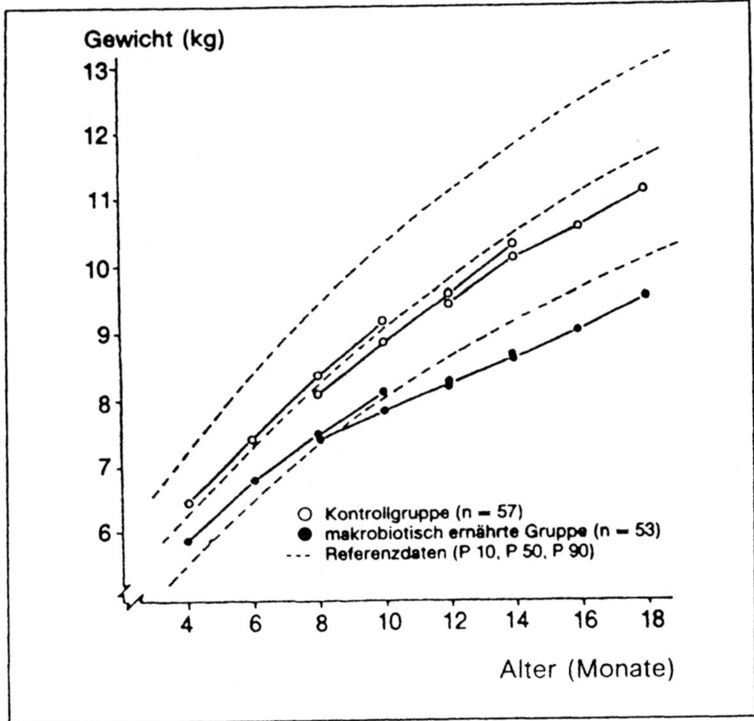

Abb. 2. Gewichtsentwicklung von 3 Kohorten makrobiotisch ernährter Kinder im Alter von 4–10, 8–14 und 12–18 Monaten und einer Kontrollgruppe üblich ernährter Kinder. Die *gestrichelten Linien* stellen die 10., 50. und 90. Perzentile der niederländischen Referenzgruppe dar (Gerver 1988; aus Dagnelie et al. 1989 b, mit freundlicher Genehmigung des Verlages)

auch für die Trizeps- und Subskapulahautfaltendicke, den Armumfang und Kopfumfang. Der Armumfang nahm sogar zwischen dem 8. und 14. Lebensmonat ab statt zu, und zwar aufgrund eines relativen Rückgangs sowohl des Fett- als auch des Muskelgewebes. Die Wachstumsverzögerung ging mit einer verzögerten Entwicklung der Grobmotorik und der Sprache einher. Die Feinmotorik wich nicht ab. Bei 30% der Kinder stellte der Kinderarzt einen Schwund (Dystrophie) des Unterhautfett- und Muskelgewebes als Folge starker Abmagerung fest.

Ursachen für die Wachstumsverzögerung waren hauptsächlich die zu geringe Energie- und Eiweißzufuhr mit der makrobiotischen Kost (Tabelle 1), namentlich durch das Fehlen von Fett und Milchprodukten in der Beikost. Und zwar bestand die Beikost, neben Gemüse und kleinere Mengen Hülsenfrüchten, vorwiegend aus gekochtem Getreidebrei. Getreide enthält ja bekanntlich sehr wenig Fett (mit Ausnahme von Hafer, der jedoch kaum verwendet wurde). Dadurch und durch die starke Verdünnung mit Wasser war die Energiedichte (kJ/g) des Breies zu gering. Demzufolge sank die Fettaufnahme mit steigendem Lebensalter von 40 Energieprozent mit 6 Monaten auf 13 Energieprozent mit 16 Monaten. Der geringe Eiweißgehalt der Beikost wurde noch zusätzlich dadurch verringert, daß ein Teil des Getreideeiweißes beim Passieren im Sieb zurückblieb.

Als Risikofaktoren für die Entstehung der Dystrophie wurden ermittelt:

- eine geringe Gewichtszunahme der Mutter während der Schwangerschaft;
- ein Geburtsgewicht unter 3000 g;
- das Absinken der Muttermilchmenge auf weniger als 800 ml/Tag bis zum 6. Lebensmonat sowie
- eine geringe Gewichtszunahme des Kindes bis zum 4., 8. und 12. Lebensmonat.

Auf diese Punkte sollte bei Ernährungsempfehlungen besonderer Wert gelegt werden.

Tabelle 1. Energie- und Nährstoffaufnahme von makrobiotisch ernährten Kindern (6–16 Monaten) im Vergleich zu einer Kontrollgruppe üblich ernährter Kinder. (Aus Dagnelie et al. 1989 a, mit freundlicher Genehmigung des Verlages)

	Nach Altersgruppen ($\bar{x}$) Makrobiotisch ernährte Gruppe			Kontrollgruppe			Alle Altersgruppen ($\bar{x} \pm s$) Makrobiotisch ernährte Gruppe	Kontrollgruppe
Alter (Monat)	6–8	10–12	14–16	6–8	10–12	14–16	6–16	6–16
Teilnehmerzahl (n)	17	16	16	20	18	19	49	57
Energie (MJ)	2,7	3,1	3,3	3,0	3,7	4,1	3,0 ± 0,5	3,6 ± 0,7
Energiedichte (kJ/g)	2,5	2,3	2,4	3,1	3,4	3,6	2,4 ± 0,3	3,4 ± 0,5
Protein tierisch [a](g)	7	5	2	18	27	28	4 ± 3	24 ± 8
gesamt (g)	14	21	27	23	35	37	20 ± 7	32 ± 10
Energie %	9	11	14	13	17	16	11 ± 3	15 ± 3
Fett (g)	27	24	14	29	28	33	22 ± 9	30 ± 7
Energie %	37	29	17	37	29	30	28 ± 12	32 ± 7
Kohlenhydrate								
Oligosaccharide (g)	62	47	30	59	69	80	47 ± 20	70 ± 17
Polysaccharide (g)	25	62	104	32	52	51	63 ± 41	45 ± 18
Summe (g)	87	109	134	92	122	131	110 ± 29	115 ± 25
Energie %	55	60	70	52	56	55	61 ± 10	54 ± 5
Ballaststoffe (g)	6	13	19	5	8	8	13 ± 7	7 ± 3
Ballaststoffdichte g/MJ)	2,4	4,2	5,7	1,7	2,3	2,0	4,1 ± 1,9	2,0 ± 0,7
Kalzium [b](mg)	254	306	281	595	796	872	280 ± 68	751 ± 230
Eisen (mg)	2,4	5,3	7,8	3,0	4,4	4,7	5,1 ± 2,8	4,0 ± 1,6
Thiamin (mg)	0,3	0,6	0,8	0,3	0,5	0,5	0,6 ± 0,3	0,4 ± 0,1
Riboflavin (mg)	0,3	0,4	0,4	0,8	1,1	1,2	0,4 ± 0,1	1,1 ± 0,3
Vitamin B_{12} (µg)	0,2	0,3	0,3	1,9	3,2	3,6	0,3 ± 0,2	2,9 ± 1,3
Vitamin C (mg)	49	65	45	58	77	97	53 ± 22	77 ± 40

Signifikante Unterschiede ($p < 0{,}001$) zwischen der makrobiotisch ernährten Gruppe und der Kontrollgruppe (alle Altersgruppen, MANOVA) für Energie und alle Nährstoffe außer für die Summe der Kohlenhydrate

[a] Einschließlich Muttermilch

[b] Für die Zubereitung der Lebensmittel wurde Trinkwasser mit einem Kalziumgehalt von 28 mg/l verwendet

Rachitis durch Vitamin-D- und Kalziummangel

Bis auf ein einziges Kind erhielt keines der 53 makrobiotisch ernährten Kinder im Alter von 4–18 Monaten täglich ein Vitamin-D-Supplement (Dagnelie et al. 1990 a). Im Winter hatten alle Kinder, die kein Vitamin-D-Supplement bekamen, einen 25-Hydroxy-Vitamin-D-Spiegel unter 20 nmol/l (Norm: 25–125 nmol/l). Im Sommer hatten 28% und im Winter sogar 55% der Kinder 3 oder mehr körperliche Anzeichen für Rachitis. Wenn Kinder mit 1–2 körperlichen Anzeichen mitgerechnet wurden, hatten sogar 45% der Kinder im Sommer und 90% der Kinder im Winter Rachitis (Kontrollgruppe: 0%). Diese Symptome gingen mit im Vergleich zur Kontrollgruppe niedrigeren 25-Hydroxy-Vitamin-D, Kalzium- und Phosphatblutwerten einher. Die statistische Auswertung (multivariate Analyse) ergab, daß neben dem Vitamin-D-Mangel der hohe Ballaststoffgehalt der makrobiotischen Kinderernährung ein unabhängiger Faktor für die Rachitisentstehung war. Offensichtlich wurde die bereits sehr niedrige Kalziummenge (300 mg/Tag) statt der wünschenswerten Zufuhr von 500–800 mg/Tag) aufgrund des hohen Ballaststoffgehalts der Nahrung schlecht resorbiert.

Eisen-, Vitamin-B_2 und Vitamin-B_{12}-Versorgung

Die Blutuntersuchungen ergaben, daß 15% der makrobiotisch ernährten Kinder einen Eisenmangel (definiert als eine Kombination aus Hb <7,4 mmol/l, Ferritin <12 µg/l und freiem erythrozytärem Protoporphyrin >1000 µg/l) aufwiesen, bei der Kontrollgruppe war dies bei 2% der Kinder der Fall (Dagnelie et al. 1989 c). 26% der makrobiotisch ernährten Kinder gegenüber 2% der Kontrollkinder hatten einen funktionellen Vitamin-B_2-Mangel (Aktivierungskoeffizient der erythrozytären Glutathionreduktase >1,20; Dagnelie et al. 1989 a).

Fast die Hälfte (45%) der makrobiotischen Gruppe hatten Plasma-Vitamin-B_{12}-Konzentrationen von weniger als 136 pmol/l, im Gegensatz zu der Kontrollgruppe, in der solche niedrigen Werte nicht vorkamen (Tabelle 2). Dies führte zu signifikant erhöhten

Tabelle 2. Blutwerte von makrobiotisch ernährten Kindern (10–20 Monaten; n = 50) und einer Kontrollgruppe üblich ernährter Kinder (n = 57). (Aus Dagnelie et al. 1989 c, mit freundlicher Genehmigung des Verlages)

	Makrobiotisch ernährte Gruppe $\bar{x} \pm s$	n	Kontroll-gruppe $\bar{x} \pm s$	n	Test auf Mittelwertunterschiede p* (x)	p** (s)
Hämoglobin (Hb) (g/l)	122,8 ± 7,9	50	124,4 ± 7,3	57	0,30	0,52
Hämatokrit (Hkt)	0,372 ± 0,024	50	0,381 ± 0,023	57	0,04	0,86
Erythrozytenzahl (RBC) (x 10^{12}/l)	4,41 ± 0,31	50	4,71 ± 0,33	57	<0,001	0,67
Mittleres Erythrozytenvolumen (MCV) (fl)	84,2 ± 5,9	50	80,9 ± 4,5	57	0,002	<0,05
Mittlerer Hämoglobingehalt des Einzelerythrozyten (MCH) (pg)	27,9 ± 2,0	50	26,5 ± 1,6	57	<0,001	0,15
Mittlere korpuskuläre Hämoglobinkonz. (MCHC) (g/l)	332 ± 11	50	328 ± 10	57	<0,05	0,38
Freies Erythrozytenprotoporphyrin (FEP) (μmol/l)	1,324 ± 0,595	47	1,323 ± 0,401	57	0,99	0,004
Folat (nmol/l)	31,6 ± 11,7	47	21,1 ± 8,8	56	<0,001	0,04

* t-test; ** F-Statistik

Werten von MCV (mittleres Erythrozytenvolumen) und MCH (mittlerer Hämoglobingehalt des Einzelerythrozyten) sowie zu einem erniedrigten Hämatokritwert. Dazu waren die Blutspiegel für Methylmalonsäure und Homozystein in der makrobiotischen Gruppe 7,5fach bzw. 2fach erhöht im Vergleich zu der Kontrollgruppe infolge eines funktionellen Vitamin-B_{12}-Mangels (Schneede et al. 1994). Statistische Analysen zeigten, daß die hohen Folatspiegel in der makrobiotischen Gruppe (Tabelle 2) nicht durch eine folatreiche Ernährung bedingt waren, sondern eine Folgeerscheinung von Vitamin-B_{12}-Mangel waren (Dagnelie et al. 1989 c).

Enthalten pflanzliche Produkte Vitamin B_{12}?

Um die häufige und populäre Auffassung, daß nicht nur tierische Lebensmittel, sondern auch manche pflanzliche Produkte Vitamin B_{12} enthalten, zu prüfen, wurden rund 40 daraufhin ausgewählte pflanzliche Lebensmittel mit einem Radioimmunoassay („competititive protein binding assay") auf ihren Vitamin-B_{12}-Gehalt analysiert. Es zeigte sich, daß keines dieser Produkte nennenswerte Mengen Vitamin B_{12} enthielt (Van den Berg et al. 1988). Dies galt auch für fermentierte Sojaprodukte wie Tempeh, Miso, Shoyu und Tamari. Frühere Berichte, daß solche Produkte Vitamin B_{12} enthalten, beruhten stets auf mikrobiologischen Bestimmungsmethoden. In der Tat wachsen viele Mikroorganismen wie z.B. Lactobacillus casei (der noch immer von manchen Instituten für Vitamin-B_{12}-Assays angewandt wird) auf sog. Vitamin-B_{12}-Analoga, welche für den Menschen nicht biologisch aktiv sind. Tatsächlich können solche Analoga sogar den Vitamin-B_{12}-Stoffwechsel blockieren (Herbert 1987). Offensichtlich sind mikrobiologische Bestimmungsmethoden von Vitamin B_{12} nicht zuverlässig.

Um so bemerkenswerter war jedoch, daß auch der Verzehr von Spirulina und einigen Seealgen (Nori, Kombu und Wakame), die laut dem von uns angewandten modernen Radioimmunoassay echtes Vitamin B_{12} enthalten sollten, in einer daraufhin durchgeführten Interventionsstudie an makrobiotisch ernährten Kindern mit Vitamin-B_{12}-Mangel keine Wirkung auf hämatologische Parameter (Dagnelie u. Van Staveren 1991) oder auf die überhöhten Plasmaspiegel der Methylmalonsäure zeigte (Dagnelie et al., unveröffentlichte Daten). Eine unabhängige Untersuchung in den Vereinigten Staaten kam zu dem gleichen Ergebnis (Miller et al. 1991).

Zusammenfassend konnte in keinem der von uns untersuchten 40 pflanzlichen Produkte Vitamin-B_{12}-Aktivität festgestellt werden. Vorläufig bleibt der Mensch als Vitamin-B_{12}-Quelle in der Nahrung also auf tierische Produkte angewiesen.

Studie 3: Ernährungsberatung der makrobiotischen Familien und Wiederholung der anthropometrischen Begutachtung 1987

Aufgrund der Ergebnisse von Studien 1 und 2 wurde im Frühjahr 1987 eine intensive Beratungs- und Aufklärungsarbeit bei den teilnehmenden sich makrobiotisch ernährenden Familien durchgeführt. Betont wurden in dieser Phase v.a. die Wichtigkeit von Fett sowie von fettem Fisch, letzterem als einziges Nahrungsmittel, das bedeutsame Vitamin-D-Mengen enthält und gleichzeitig eine relativ reiche Vitamin-B_{12}-Quelle ist.

Wenn auch die Ergebnisse von Studie 2 durch viele der teilnehmenden Familien gut aufgenommen wurden, so war doch von vornherein klar, daß eine Ernährungsumstellung Zeit brauchen würde. Etwa 6 Monate später (Herbst 1987) hatte denn auch die Häufigkeit des Konsums von Fett und Fisch zwar zugenommen, war aber bei 75% der Familien noch immer sehr gering. Nur 6% der befragten Familien gaben ihren Kindern regelmäßig den empfohlenen fetten Fisch, wenn auch 21% der Eltern nunmehr ihren Kindern ein tägliches Vitamin-D-Supplement verabreichten.

Wie erwartet, zeigte die anthropometrische Begutachtung derselben Kinder wie im Jahre 1985 (inzwischen 2–10 Jahre alt; n = 194) nach diesen relativ geringen und kurzfristigen Ernährungsumstellungen noch keine deutliche Wachstumsverbesserung (Smeets et al. 1992; Dagnelie et al. 1994). Ein transversaler Vergleich zwischen Kindern der gleichen Altersgruppen in 1985 und 1987 zeigte, daß das 1987er Niveau von Körpergröße, Gewicht und Armumfang (ausgedrückt als „standard deviation scores") zwar etwas höher war als das 1985er Niveau, aber daß die Unterschiede nur in der Altersgruppe von 2–4 Jahren signifikant waren.

Ebenso wie in den Studien 1 und 2 wurden auch jetzt wieder deutliche Hinweise auf einen Zusammenhang zwischen Ernährung und Wachstumsgeschwindigkeit der Kinder gefunden. Das weniger strenge Befolgen der makrobiotischen Richtlinien, zusammen mit regelmäßiger Verwendung tierischer Produkte, ging mit signifikant höheren Werten für Körpergröße und -gewicht einher. Auch ging eine häufigere Verwendung von fetthaltigen Samen (Sonnenblumenkernen, Sesam, Kürbiskernen usw.) mit einem größeren Armumfang der Kinder einher. Und schließlich zeigte sich, daß Kinder, die in den vergangenen 2 Jahren zunehmend tierische Produkte erhalten hatten, stärker in Körpergröße zugenommen hatten als die anderen Kinder.

Studie 4: Wiederholung der anthropometrischen Begutachtung 1993

Eine nochmalige Wiederholung der Studie im Jahr 1993 bei denselben, inzwischen 8–16 Jahre alten Kindern (n ≈ 200) führte zu einer großen Überraschung: ein wesentlicher Teil der teilnehmenden Familien hatten ihre Ernährung nunmehr wesentlich umgestellt. Fast alle Familien verzehrten jetzt mehr tierische Produkte und weniger Vollkorngetreide als 1987. Zwei Drittel der Kinder aßen mehr als 3mal pro Woche Milchprodukte (1987: 26%), und fast die Hälfte aß mehr als einmal pro Woche Fleisch (1987: 7%). Dagegen hatte der Konsum typisch makrobiotischer Produkte stark abgenommen: nur noch die Hälfte der Kinder aßen mehr als 3mal pro Woche Vollreis (1987: 95%) oder mehr als einmal pro Woche Meeresalgen (1987: 98%), und ein Drittel der Kinder nannte sich sogar nicht länger makrobiotisch.
Die anthropometrische Begutachtung dieser Kinder zeigte nunmehr ein signifikantes Aufholwachstum in Körpergröße und -gewicht sowie im Armumfang bei allen Altersstufen während der Periode seit 1987; alle Parameter hatten sich inzwischen dem niederländischen Wachstumsstandard dicht genähert. Ein deutliches Beispiel von Aufholwachstum nach einer Ergänzung der makrobiotischen Ernährung mit Fisch, Milchprodukten und Fett wird in Abb. 3 gegeben. Eine Aufteilung der Kinder nach der Konsumfrequenz von Milchprodukten und Fleisch wies darauf hin, daß schon relativ niedrige Mengen dieser Produkte genügen, um ein Aufholwachstum zu erreichen.

Schlußfolgerungen und Ernährungsempfehlungen

Diese Untersuchung hat gezeigt, daß eine makrobiotische Ernährung ohne tierische Nahrungsmittel und Fett bei einem hohen Prozentsatz der Kinder zu eindeutigen und vielschichtigen Nährstoffdefiziten führt. Das Auftreten von Aufholwachstum nach einer Nahrungsumstellung gilt im Rückblick als ein wichtiges diagnostisches Zeichen einer vorherigen ernährungsbedingten Wachstums-

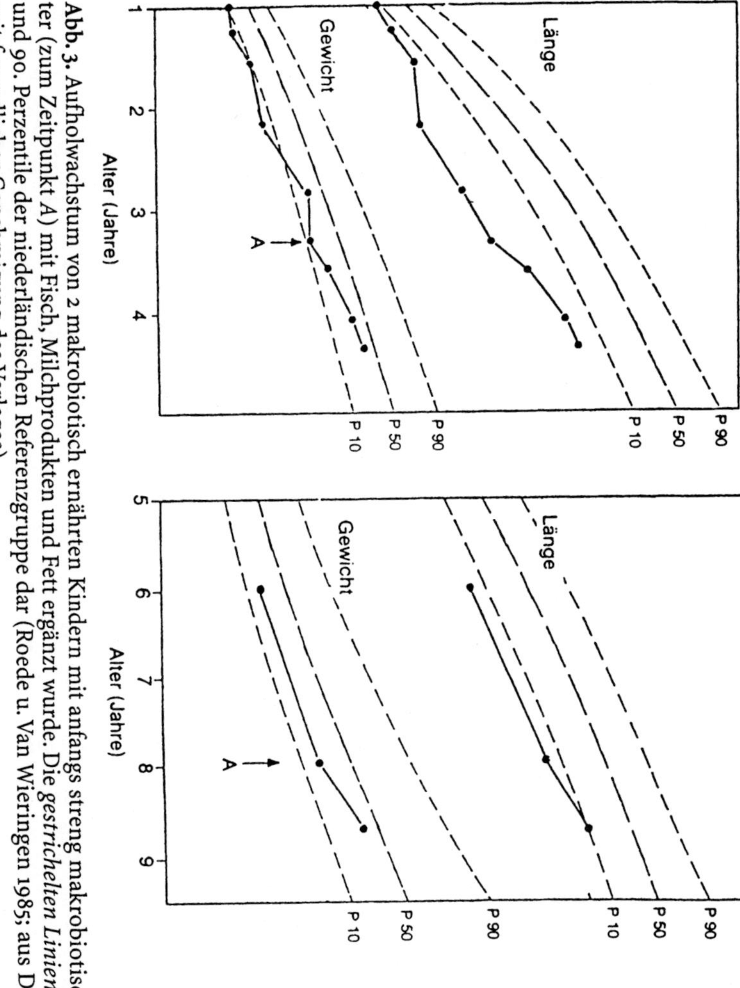

Abb. 3. Aufholwachstum von 2 makrobiotisch ernährten Kindern mit anfangs streng makrobiotischer Kost, die später (zum Zeitpunkt *A*) mit Fisch, Milchprodukten und Fett ergänzt wurde. Die *gestrichelten Linien* stellen die 10., 50. und 90. Perzentile der niederländischen Referenzgruppe dar (Roede u. Van Wieringen 1985; aus Dagnelie et al. 1994, mit freundlicher Genehmigung des Verlages)

verzögerung (Bergmann u. Bergmann 1978; Ashworth u. Millward 1986; Tanner 1986). Aufholwachstum tritt auf, sobald der wachstumsbeschränkende Faktor entfernt wird oder, wie bei Unterernährung, sobald die Mangelernährung durch eine ausreichende Ernährung ersetzt wird (Ashworth u. Millward 1986). Somit bestätigen die Ergebnisse der letzten Studie 4 die Schlußfolgerung, daß die Wachstumsverzögerung makrobiotisch ernährter Kinder ernährungsbedingt ist.

Auch für Erwachsene, insbesondere für schwangere und stillende Frauen, kann aufgrund der Ergebnisse dieser Untersuchung eine zu strikt angewandte makrobiotische Ernährung als ungeeignet gelten: nicht umsonst waren niedriges Geburtsgewicht und Wachstumsrückstand der Kinder korreliert mit einer geringen Gewichtszunahme der Mutter während der Schwangerschaft sowie einer reduzierten Muttermilchmenge im 1. Lebenshalbjahr. Auch enthielt die Muttermilch makrobiotisch ernährter Mütter weniger Kalzium, Magnesium und Vitamin B_{12} als Milch von Müttern mit einer konventionellen Ernährung (Dagnelie et al. 1992).

Die Lösung ist, wie so oft, überraschend einfach: eine Ergänzung der gegebenen Ernährung mit geringen Mengen tierischer Lebensmittel und Fett genügt, um ausreichendes Wachstum zu erreichen. Zu empfehlen ist, insbesondere – aber nicht nur – für Kleinkinder:

1. mindestens 20–25 g Fett pro Tag zur Deckung des Energiebedarfs (dies entspricht 2 Eßlöffeln Öl);

2. regelmäßiger Verzehr von Milchprodukten zur Deckung des Bedarfs an Eiweiß, Vitamin B_2 und v.a. Kalzium. Durch die empfohlene Mindestmenge von 150–250 ml/Tag (d.h. ein Becher pro Tag) wird die FAO-Empfehlung von 500 mg Kalzium pro Tag nahezu erreicht. Diese Menge erscheint manchem Leser vielleicht gering, aber zu bedenken ist, daß die übliche Empfehlung von 800 mg Kalzium pro Tag basiert auf der in unseren Ländern gängigen fett- und eiweißreichen Kinderernährung; diese beiden Faktoren erhöhen den Kalziumbedarf.

3. Für Kleinkinder ist entweder ein tägliches Vitamin-D-Supplement notwendig oder als mögliche Alternative der Verzehr von

mindestens 100–150 g fettem Fisch in der Woche (z.B. Lachs, Forelle, Hering, Aal, Makrele). Diese Fischmenge liefert durchschnittlich 100 IE (2,5 µg) Vitamin D pro Tag; auch wenn dies weit weniger ist als die empfohlene Tagesmenge (in den Niederlanden: 400 IE/Tag), so reicht es doch, Mangelerscheinungen vorzubeugen.

4. Schließlich sollte die Menge an Ballaststoffen, v.a. für Kleinkinder, nicht zu hoch gesetzt werden. Dies kann u.a. dadurch geschehen, daß Getreide und Gemüse ausgiebiger durch ein Sieb gestrichen werden, daß öfter ganze Körner durch Teigwaren (Spaghetti usw.) ersetzt werden und daß Vollkornbrot teilweise ersetzt wird durch Brot aus Mehl mit niedrigerem Ausmahlungsgrad (gemeint ist hier nicht Weißbrot, sondern kleiearmes Schwarz- oder Graubrot). Diese einfachen Maßnahmen machen die Nahrung weniger voluminös und verbessern die Mineralstoffresorption.

Ernährungsberatung

Ausgangspunkt einer Ernährungsberatung kann sein, daß alle Eltern das Beste für ihre Kinder wollen. Das war auch die Voraussetzung für die vorzügliche Mitarbeit der Eltern an dieser Untersuchung. Diese Einstellung der Eltern bietet aber gleichzeitig auch eine Gesprächsbasis. Von großer Bedeutung für eine sinnvolle Ernährungsberatung ist eine gute Ernährungsanamnese. Dabei ist es nicht nur wichtig zu ermitteln, ob die Eltern überhaupt tierische Lebensmittel und Fett (bzw. Öl) verwenden. Ebenso wichtig ist es, die Frequenz sowie die verzehrten Mengen der Nahrungsmittel zu erfassen, besonders, da Eltern zuweilen dazu neigen, als weniger günstig beurteilte Produkte (wie Fett und tierische Produkte) in zu geringen Mengen zu geben. Ferner ist es von Bedeutung, die Eltern zu motivieren, an den Vorsorgeuntersuchungen regelmäßig teilzunehmen. Darauf sollte schon während Schwangerschaft und Wochenbett hingewiesen werden. Eine normale (d.h. regelmäßige) Wachstumskurve entspricht der makrobiotischen Philosophie.

Auch eine ausreichende Gewichtszunahme während der Schwangerschaft ist zu beachten.

Andere alternative Ernährungsformen und nochmals Vitamin B_{12}

Alternative Ernährungsformen sind bekanntlich teilweise eine Reaktion auf die Gesundheitsnachteile unserer üblichen Zivilisationskost. Die Erstrebung einer relativen Reduzierung der Menge an Fett sowie an raffinierten und tierischen Produkten hat aus ernährungswissenschaftlicher Sicht eindeutige Gesundheitsvorteile. Aus medizinischer Indikation kann der zeitlich begrenzte völlige Verzicht auf bestimmte tierische Lebensmittel manchmal ebenfalls notwendig werden. Risiken entstehen jedoch dann, wenn diese Produkte ohne klare Indikation auf Dauer vom Speisezettel gestrichen werden.

Bei der veganischen Ernährung (Verzicht auf alle tierischen Produkte) sind die Risiken prinzipiell mit denen bei der strikten makrobiotischen Ernährungsweise vergleichbar. Bei laktovegetarischer Kost (Verzicht auf Fleisch, jedoch Verzehr von Milchprodukten) ist eine gute Versorgung mit Eiweiß, Vitamin B_2 und Kalzium gewährleistet; doch besteht hier ein erhöhtes Risiko für einen Mangel an Eisen sowie an Spurenelementen und Vitamin B_{12}.

Neuere Untersuchungen weisen darauf hin, daß eine ausreichende Vitamin-B_{12}-Versorgung vielleicht schwieriger zu erreichen ist, als bisher angenommen wurde. In verschiedenen Studien wurde bei sich vegetarisch ernährende Erwachsenen auch eine relative Erhöhung des MCV im Vergleich zu üblich ernährten Kontrollpersonen beschrieben, ähnlich den hier bei makrobiotisch ernährten Kindern beschriebenen Abweichungen. Gegen die landläufige Auffassung wurde dies auch bei Laktovegetariern und Veganern, die ein Vitamin-B_{12}-Supplement einnahmen, beobachtet (Armstrong et al. 1974; Sanders et al. 1978; Dong u. Scott 1982). Weitere Untersuchungen sind hier dringend nötig unter Verwendung neuer Testverfahren wie erhöhte Plasmaspiegel von Methylmalonsäure und Homozystein, die ja als Indikatoren für biochemisch-funktionellen Vitamin-B_{12}-Defizit wesentlich empfindlicher sind als die bekannten hämatologischen Parameter wie das MCV (Schneede et al. 1994).

Zusammenfassung

In diesem Artikel wurden die Ergebnisse eines mehrjährigen Forschungsprogramms über den Ernährungszustand von Kindern mit makrobiotischer Ernährung in den Niederlanden dargestellt. Eine Studie bei Kleinkindern mit laktovegetarischer, anthroposophischer und makrobiotischer Ernährung (1981) zeigte, daß die makrobiotischen Kinder im Vergleich zu den anderen begutachteten Gruppen wesentlich kleiner und leichter waren und daß ihre Fett-, Vitamin-B_2-, Kalzium- und Vitamin-D-Zufuhr erheblich niedriger war. Um den Konsequenzen dieser Ergebnisse näher auf den Grund zu gehen, wurde ein eingehenderes Forschungsprojekt bei makrobiotisch ernährten Kindern durchgeführt. Das Hauptgewicht bei der makrobiotischen Ernährung liegt auf Getreiden, Hülsenfrüchten und Gemüsen. Milchprodukte und Fleisch werden kaum oder gar nicht verwendet, Fisch ist erlaubt, doch wurde ebenfalls eher selten gegessen. Eine anthropometrische Studie bei makrobiotisch ernährten Kindern von 0 bis 8 Jahren (1985) zeigte eine starke Wachstumsverzögerung in Gewicht, Körperlänge und Armumfang zwischen 6 und 18 Monaten. Eine Längsschnittstudie bei Kindern von 4 bis 18 Monaten (1986–1987) zeigte eine Unterversorgung mit Energie, Eiweiß, Fett, Kalzium, sowie Vitamin D, Vitamin B_2 und Vitamin B_{12}. Die wichtigsten Folgen waren eine Wachstumsverzögerung, Fett- und Muskelschwund, eine verzögerte psychomotorische Entwicklung, abweichende hämatologische Parameter (erhöhte MCV- und Plasmamethylmalonsäurespiegel), erniedrigte Blutspiegel von Kalzium und Phosphat und Rachitis. Aufgrund dieser Ergebnisse wurde eine Ergänzung der makrobiotischen Ernährung mit 20–25 g Fett pro Tag, 100–150 g fettem Fisch pro Woche und 150–250 ml Milchprodukten pro Tag empfohlen. Wiederholte Untersuchungen der Kinder 6 Jahre später (1993) zeigten sowohl eine starke Erweiterung der Ernährung der teilnehmenden makrobiotisch lebenden Familien als auch eindeutiges Aufholwachstum der Kinder in Körpergewicht und -größe. Die Bedeutung dieser Ergebnisse wurde oben diskutiert.

Literatur

American Academy of Pediatrics, Committee on Nutrition (1977) Nutritional aspects of vegetarianism, health foods and fad diets. Pediatrics 59:460–464

American Medical Association, Council on Foods and Nutrition (1971) Zen macrobiotic diets. J Am Med Assoc 218:397–397

Armstrong BK, Davis RE, Nicol DJ, Van Merwyk AJ, Larwood CJ (1974) Hematological, vitamin B12, and folate studies on Seventh-day Adventist vegetarians. Am J Clin Nutr 27:712–718

Ashworth A, Millward DJ (1986) Catch-up growth in children. Nutr Rev 44:157–163

Bergmann RL, Bergmann KE (1978) Nutrition and growth in infancy. In: Falkner F, Tanner JM (eds) Human growth, a comprehensive treatise, 2nd edn, vol 3: neurobiology and nutrition. Plenum, New York London, pp 331–360

Dagnelie PC, Van Staveren WA (1994) Macrobiotic nutrition and child health: results of a population-based, mixed-longitudinal cohort study in The Netherlands. Am J Clin Nutr 59 [Suppl]:1187S–1196S

Dagnelie PC, Van Staveren WA (1991) Vitamin B12 in seaweed appears not to be bio-available. Am J Clin Nutr 53:695–697

Dagnelie PC, Van Staveren WA, Van Klaveren JD, Burema J (1988) Do children on macrobiotic diets show catch-up growth? A population-based cross-sectional study in children aged 0–8 years. Eur J Clin Nutr 42:1007–1016

Dagnelie PC, Van Staveren WA, Verschuren SAJM, Hautvast JGAJ (1989 a) Nutritional status of infants on macrobiotic diets aged 4 to 18 months and matched omnivorous control infants: a population-based mixed-longitudinal study. I. Weaning pattern, energy and nutrient intake. Eur J Clin Nutr 43:311–323

Dagnelie PC, Van Staveren WA, Vergote FJVRA, Burema J, Van 't Hof MA, Van Klaveren JD, Hautvast JGAJ (1989 b) Nutritional status of infants on macrobiotic diets aged 4 to 18 months and matched omnivorous control infants: a population-based mixed-longitudinal study. II. Growth and psychomotor development. Eur J Clin Nutr 43:325–338

Dagnelie PC, Van Staveren WA, Vergote FJVRA, Dingjan PG, Van den Berg H, Hautvast JGAJ (1989 c) Increased risk of vitamin B12 and iron deficiency in infants on macrobiotic diets. Am J Clin Nutr 50:818–824

Dagnelie PC, Vergote FJVRA, Van Staveren WA, Van den Berg H, Dingjan PG, Hautvast JGAJ (1990 a) High prevalence of rickets in infants on macrobiotic diets. Am J Clin Nutr 51:202–208

Dagnelie PC, Van Staveren WA, Vergote FJVRA, Hautvast JGAJ (1990 b) Nutritional intervention and follow-up study of children aged 1–2 years on macrobiotic diets. Ned Tijdschr Geneeskd 134:341–345

Dagnelie PC, Van Staveren WA, Hautvast JGAJ (1991) Stunting and nutrient deficiencies in children on alternative diets. Acta Paediatr Scand [Suppl] 374:111–118

Dagnelie PC, Van Dusseldorp M, Van Staveren WA, Hautvast JGAJ (1994) Effects of macrobiotic diets on linear growth in infants and children until 10 years of age. Eur J Clin Nutr 48:S103–12

Dong A, Scott SC (1982) Serum vitamin B12 and blood cell values in vegetarians. Ann Nutr Metab 26:209–216

Gerver WJM (1988) Measurement of the body proportions in children: the Oosterwolde study. PhD thesis. State University, Groningen, The Netherlands

Heinrich HC et al. (1979) Nutritional iron deficiency anemia in lacto-ovo-vegetarians. Klin Wochenschr 57:187–193

Herbert V (1987) The Herman Award Lecture. Nutrition science as a continually unfolding story: the folate and vitamin B12 paradigm. Am J Clin Nutr 46:387–402

Higginbottom MC, Sweetman L, Nyhan WL (1978) A syndrome of methylmalonic aciduria, homocystinuria, megaloblastic anemia and neurologic abnormalities in a vitamin B-12-deficient breast-fed infant of a strict vegetarian. N Engl J Med 299:317–323

Kushi M (1987) The book of macrobiotics. The universal way of health, happiness, and peace, 2nd edn. Japan, Boston

Miller DR, Specker BL, Ho ML, Norman AEJ (1991) Vitamin B-12 status in a macrobiotic community. Am J Clin Nutr 53:524–529

National Research Council, Food and Nutrition Board (1974) Vegetarian diets. J Am Diet Assoc 65:121–122

Roberts IF, West RJ, Ogilvie D, Dillon MJ (1979) Malnutrition in infants receiving cult diets: a form of child abuse. Br Med J i:296–298

Roede RJ, Van Wieringen JC (1985) Growth diagrams 1980: Netherlands third nation-wide survey. Tijdschr Soc Gezondheidsz 63 [Suppl]:1–34

Sanders TAB, Ellis FR, Dickerson JWT (1978) Haematological studies on vegans. Br J Nutr 40:9–15

Schneede J, Dagnelie PC, Van Staveren WA, Vollset SE, Refsum H, Ueland PM (1994) Methylmalonic acid and homocysteine in plasma as indicators of functional cobalamin deficiency in infants on macrobiotic diets. Pediatr Res 36:194–201

Sklar R (1986) Nutritional vitamin B-12 deficiency in a breast-fed infant of a vegan-diet mother. Clin Pediatr 25:219–221

Smeets FWM, Dagnelie PC, Van Staveren WA, Van Kuik MJJA, Matze M, Schlatmann AM (1992) Implementation of nutrition recommendations by macrobiotic families in the Netherlands and growth of macrobiotic children until 9 years of age. Tijdschr Soc Gezondheidsz 70:227–233

Stolhoff K, Schulte FJ (1987) Vitamin B-12 and brain development. Eur J Pediatr 146:201–205

Tanner JM (1986) Growth as a target-seeking function; catch-up and catch-down growth in man. In: Falkner F, Tanner JM (eds) Human growth, a comprehensive treatise, 2nd edn, vol 1: developmental biology, prenatal growth. Plenum, New York London, pp 167–179

Van den Berg H, Dagnelie PC, Van Staveren WA (1988) Vitamin B12 and seaweed Lancet i:242–243

Van Staveren WA, Dhuyvetter JHM, Bons A, Zeelen M, Hautvast JGAJ (1985) Food consumption and height/weight status of Dutch pre-school children on alternative diets. J Am Diet Assoc 85:1579–1584

Diskussion

Lentze, Bonn:
Bei den Jugendlichen hätte mich interessiert, wieviel Prozent der Jugendlichen haben dann später gewechselt auf eine sog. Normalkost, und wieviele sind bei makrobiotischer Kost geblieben?

Dagnelie:
Es war so, am Ende haben $^1/_3$ der Familien gesagt, sie seien nicht mehr makrobiotisch, aber $^2/_3$ waren noch makrobiotisch. Ich muß dazu sagen, als bei dieser letzten Untersuchung die Ergebnisse 1987/88 herauskamen, da gab es einen unglaublichen Tumult in der Öffentlichkeit mit Berichten auf den Vorderseiten sämtlicher Tageszeitungen, im Fernsehen, in den Nachrichten etc. Da gab es natürlich eine große Polarisation, und manche Eltern haben dann 1993 gesagt: „Wir machen bei dieser wiederholten Studie nicht mehr mit, wir sehen das nicht ein.“ Das waren etwa 15%. Das waren wahrscheinlich diejenigen, die sich noch am strengsten ernährt haben. Aber es war so, daß diejenigen $^2/_3$, die angaben, sie seien noch makrobiotisch, etwa 150 Kinder, so frei waren, daß man sie 1985–1987 nicht einmal makrobiotisch genannt hätte. Aber die makrobiotische Ernährung ist auch inzwischen geändert worden. Sicher hier in Deutschland, wo ein schwedischer makrobiotischer Lehrer ist, der damals mit uns in enger Verbindung gewesen ist. Der ist eigentlich derjenige gewesen, der unsere Ergebnisse und Rat-

schläge mit am besten und am weitgehendsten aufgenommen hat. Viele makrobiotische Lehrer haben natürlich quergestanden, weil sie da leider auch ihren Einfluß verringert sahen. Andererseits gab es auch viele, die mitgezogen haben, auch teilweise bestimmt dadurch, daß die Eltern das wollten. Also ich denke, daß die makrobiotische Ernährung heute etwas anders aussieht. Ich muß aber dazu sagen, diese Änderungen sind bei den Familien eingetreten, die an der Untersuchung teilgenommen haben. Wie es heute bei Familien aussieht, die seitdem neu mit der Makrobiotik angefangen haben, wissen wir nicht.

Teufel, Böblingen:
Konnten Sie auch Kinder in der Pubertät untersuchen? Da wäre ja zu erwarten, daß Defizite noch stärker zutage treten.

Dagnelie:
Kinder in der Pubertät haben wir nicht untersucht. Es war ja damals die makrobiotische Ernährung relativ jung in den Niederlanden, d.h. oberhalb des Alters von 8 Jahren gab es so wenig Kinder, daß man die Ergebnisse nicht mehr auswerten konnte. Jetzt gäbe es natürlich solche Kinder, und im Moment wird auch wieder eine neue Studie geplant.

Ist Fleischverzehr für Kinder vorteilhaft?

H. F. Erbersdobler

Einleitung

Der Titel des Beitrags ist eine Suggestivfrage, die man leicht mit ja beantworten könnte, um damit abzuschließen. Fleisch ist ohne Zweifel ein Lebensmittel von hoher Qualität, wie bereits an anderer Stelle ausgeführt wurde (Erbersdobler 1994). Die hier zu erörternde Frage ist jedoch, ob Fleisch wirklich gebraucht wird, v.a. in Anbetracht oder trotz der gerade in letzter Zeit geäußerten Vorbehalte aus ernährungsmedizinischer, ökologischer und „vegetarischer" Sicht. Die zentrale Frage ist dabei: Ist Fleisch essentiell, d.h. wird es unersetzlich gebraucht (im Sinne des englischen „indispensible"). In der Ernährungsphysiologie gibt es als etwas „weichere Formulierung" noch die Bezeichnung „semiessentiell", die man in etwa mit dem im Titel der Arbeit verwendeten Begriff „vorteilhaft" umschreiben könnte. Wenigstens in letzterem Sinne sei die Frage des gestellten Themas angegangen.

Die Hauptgründe für den derzeit hohen Verzehr an Fleisch – der gute Geschmack der fleischhaltigen Speisen und die mitteleuropäischen Eßgewohnheiten – werden an dieser Stelle nicht erörtert. Sie sind auch bei Kindern in den unteren Altersstufen nicht relevant. In höherem Alter ist dagegen das Argument, daß das Ernährungsverhalten im Kindesalter bereits geprägt wird und es später schwierig werden könnte, sich auf die empfohlenen, nur noch geringen Fleischmengen zu beschränken, durchaus berechtigt. In diesem Alter muß somit auch die Frage nach der Menge gestellt werden.

Methodisches Vorgehen und Art der Darstellung

Die Abb. 1–3 zeigen die Gehalte an wichtigen Nährstoffen in Tagesrationen für Kinder verschiedener Altersstufen. Die Berechnungen erfolgten mit dem System JOULE (Springer, New Media, Heidelberg) auf der Basis des BLS II,1 (1989). Die Werte wurden auf die empfohlene Nährstoffzufuhr (Empfehlungen der Deutschen Gesellschaft für Ernährung, DGE, 1991) bezogen. Der Energiebeitrag wird zusätzlich als durchgezogene Linie deutlich gemacht, so daß man den relativen Beitrag der übrigen Nährstoffe zur täglichen Versorgung schon optisch gut abschätzen kann. Damit werden die doch recht abstrakten Zahlen der Nährstoffgehalte oder der Nährstoffdichte (Nährstoffmenge bezogen auf 1000 kJ) vermieden und trotzdem die Nährstoffzufuhr mit Bezug auf die Energiezufuhr verdeutlicht.

Fleisch in der Beikost von Säuglingen (5. Monat, 700 kcal) auf Basis von Muttermilch bzw. selbstgefertigter Säuglingsmilch

Abbildung 1 zeigt beispielhaft eine Tagesration für einen 5 Monate alten Säugling basierend auf den Vorschlägen des Forschungsinstituts für Kinderernährung, Dortmund, für das 1. Lebensjahr (Kersting et al. 1994 a). Abweichend von den DGE-Empfehlungen wurde für Zink die Norm allerdings mit 4 mg pro Tag etwas niedriger angesetzt. Neben 3 Mahlzeiten mit selbstgefertigter Säuglingsmilch nach Droese (1986) wurde ein Gemüse-Kartoffel-Fleischbrei mit 91,4 g Karotten, 41,4 g Kartoffeln, 30 ml Orangensaft, 4,3 g Sojaöl, 5,7 g Butter und 17 g Fleisch pro Tag (alle Zutaten berechnet aus dem Wochenmittel) angeboten. Man sieht aus Abb. 1, daß von den wertbestimmenden Nährstoffen v.a. Eisen, Zink und die Vitamine B_6 und B_1 knapp sind. Die besonders problematischen Nährstoffe Jod und Vitamin D, die aber das Thema „mit oder ohne Fleisch“ kaum tangieren, sind hier nicht aufgeführt. Sie werden anderweitig, d.h. zumeist in Tablettenform, zugeführt. Jod könnte interessant werden, wenn die Jodanreicherung tierischer Lebensmittel über die Tierernährung oder durch die Verwendung von jodiertem Speisesalz bei der Verarbeitung breiteren Raum einnimmt.

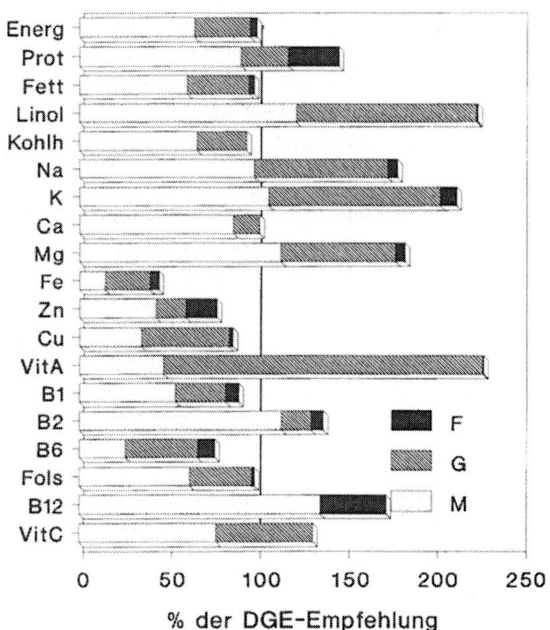

Abb. 1. Energie- und Nährstoffzufuhr für einen Tag (Wochenmittel) in % der empfohlenen Zufuhr für einen 5 Monate alten Säugling durch selbstgefertigte Säuglingsmilch *(M)*, Gemüse-Kartoffel-Brei *(G)* und Rindfleisch, mager, gegart *(F)*. *Durchgezogene Linie:* Energiezufuhr als Leitlinie zur Abschätzung der Nährstoffdichte. Die Eisenversorgung wurde auf der Basis der Bruttowerte (empfohlene Zufuhr 8 mg) berechnet

Die Situation beim Eisen ist v.a. wegen des Bedarfs für das Gehirn besonders bedeutsam. Das Verhältnis von Eisenumsatz zur notwendigen Nettozufuhr an Eisen ist bei Kindern mit 5 : 1 wesentlich enger als bei Erwachsenen (20 : 1). Dies bedeutet, daß bei Kindern eine hohe Nährstoffdichte für Eisen oder/und eine hohe Bioverfügbarkeit des Eisens gewährleistet sein muß. Da der Säugling mit einem großen Defizit in die durch Beikost angereicherte Ernährungsphase eintritt, sind die Eisenspeicher leer. Aus diesem Grunde ist die Absorption hoch, so daß eine hohe Bioverfügbarkeit für Eisen vorausgesetzt werden kann. Die in Abb. 1 aufgezeigte Situation der „Bruttozufuhr" an Eisen in Prozent des „Bruttobedarfs" ist daher unbefriedigend und wenig hilfreich. Obwohl beim Säugling die Absorption vermutlich noch höher liegt, wurde für die nachfolgenden Berechnungen die höchste Verfügbarkeitsrate, wie sie in der klassischen Arbeit von Monsen et al. (1978) für Frauen mit leeren Eisenspeichern postuliert wurde, herangezogen.

Es wurde daher versucht, die Eisenversorgung auf der Basis der Zufuhr an verfügbarem Eisen in Prozent des Nettobedarfs von 1 mg pro Tag (INACG 1979) zu berechnen. Für die Berechnung der Eisenversorgung auf der Basis des verfügbaren Anteils muß man weiterhin das Fleischeisen in Hämeisen und Nichthämeisen differenzieren. Monsen et al. (1979) schlagen vor, grundsätzlich von einem Hämeisenanteil von 40 des Fleischeisens auszugehen, obwohl Rindfleisch, Lamm und Geflügel mehr (bis zu 60%) enthielten. Nach den soeben publizierten Untersuchungen von Carpenter u. Clark (1995) muß man dagegen teilweise noch deutlich höhere Hämanteile zugrunde legen. Tabelle 1 zeigt die Voraussetzungen für die Berechnungen der Versorgung mit verfügbarem Eisen.

Wie Abb. 2 zeigt, stellt sich die Situation der Eisenversorgung auf der Basis der „Nettowerte" wesentlich günstiger dar. Auch der Betrag des Fleisches, der in Abb. 1 enttäuschend niedrig ausgefallen

Tabelle 1. Voraussetzungen für die Berechnungen der Zufuhr an verfügbarem Eisen

Hämanteil		
	– in gegartem Rindfleisch	75%
	– in gegartem Schweinefleisch	60%
	– in gegarter Schweineleber	60%
	– in gegartem Putenfleisch	40%
Verfügbarkeit		
	– des Hämeisens	35%
	– des Nichthämeisens	20%
Nettobedarf		
	– absorbiertes Eisen/Tag	1 mg

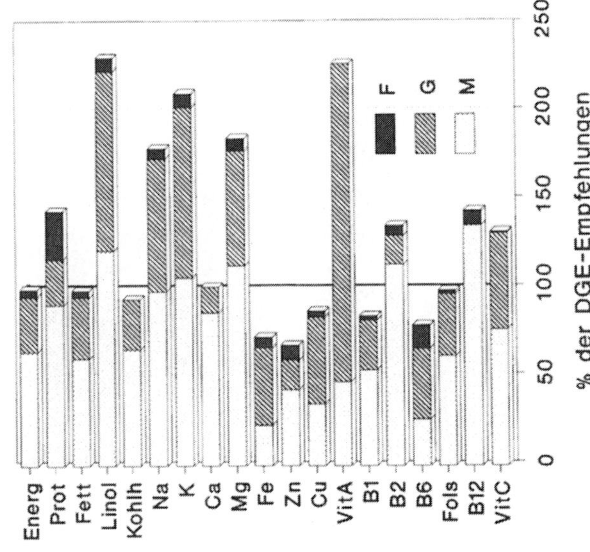
Mit Putenfleisch mit Haut, gegart
Energ
Prot
Fett
Linol
Kohlh
Na
K
Ca
Mg
Fe
Zn
Cu
VitA
B1
B2
B6
Fols
B12
VitC
0
50
100
150
200
250
% der DGE-Empfehlungen
F
G
M

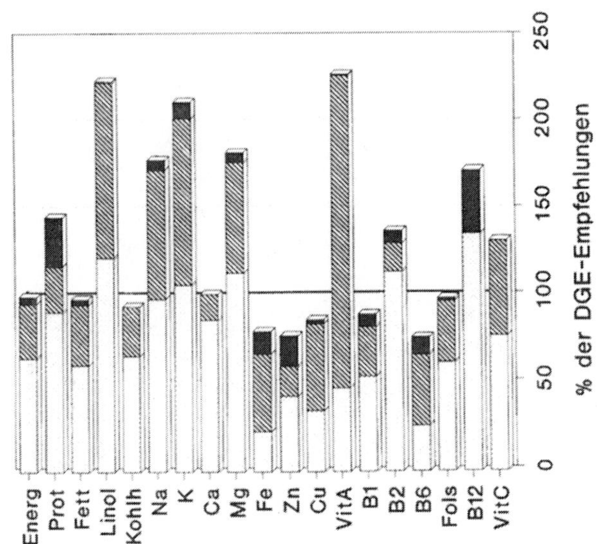
Mit Rindfleisch gegart, mager
Energ
Prot
Fett
Linol
Kohlh
Na
K
Ca
Mg
Fe
Zn
Cu
VitA
B1
B2
B6
Fols
B12
VitC
0
50
100
150
200
250
% der DGE-Empfehlungen

Mit Schweinefleisch gegart, mager

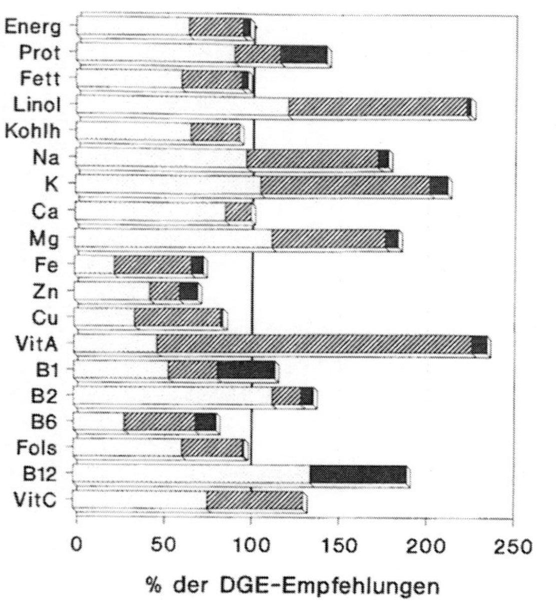

Mit Schweineleber

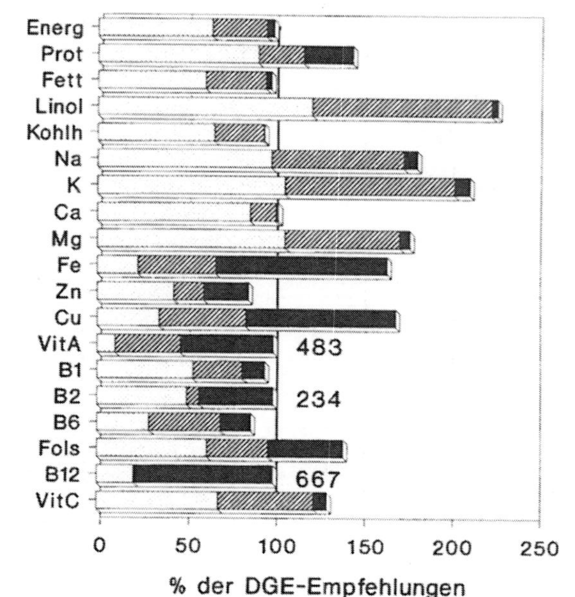

war, kommt nun besser zur Geltung. Die Situation wird noch günstiger, wenn man berücksichtigt, daß der Wert von 1 mg „Nettobedarf" sicherlich etwas hoch angesetzt ist. In der INACG-Broschüre (1979) wird auch ein Wert von 0,7 mg „Absorption" in dieser Altersstufe genannt.

Bei den übrigen Nährstoffen fällt der hohe Versorgungsgrad für Eiweiß, Linolsäure, Natrium und Kalium sowie die Vitamine A, B_{12}, B_2 und C auf. In den Vitamin-A-Werten ist allerdings ein hoher Anteil aus β-Karotin enthalten, dessen Retinoläquivalenz mit 6 : 1 angesetzt wurde. Angesichts der hohen absoluten Zufuhr dürfte diese Umwandlungsrate zu günstig angesetzt sein. Der Beitrag von (Rind- und Geflügel)-fleisch an Vitamin A ist allerdings kaum nennenswert.

Bei den übrigen in Abb. 2 aufgeführten Fleischarten fällt auf, daß Schweinefleisch – wie bekannt – erheblich zur Versorgung an Vitamin B_1 beiträgt. Da die B_1-Versorgung sich als nicht gerade „üppig" darstellt, ist es sicherlich empfehlenswert, in der Verwendung von Rindfleisch und Schweinefleisch abzuwechseln. Geflügelfleisch ist dagegen nicht so günstig mit Nährstoffen ausgestattet, wie bereits festgestellt wurde (Erbersdobler 1994). Wie Abb. 2 weiterhin zeigt, ist hin und wieder auch Schweineleber zu empfehlen, da sie die Bilanz für Eisen sowie einige weitere, nur knapp ausreichende Nährstoffe wie Kupfer, Zink und Folsäure verbessert und reichlich „echtes" Vitamin A beisteuert. Wenn Probleme mit der Lebensmittelqualität des Produkts „Schweineleber" (Rückstandswerte u.a.) befürchtet werden, seien industriell gefertigte Produkte mit Leber empfohlen. Bei dem Produktions- und Kontrollaufwand, der für die industrielle Herstellung von Säuglingsernährung möglich ist, dürften derartige Produkte sicher sein.

Abb. 2. (S. 193 u. 194) Energie- und Nährstoffzufuhr für einen Tag (Wochenmittel) in % der empfohlenen Zufuhr für einen 5 Monate alten Säugling durch selbstgefertigte Säuglingsmilch *(M)*, Gemüse-Kartoffel-Brei *(G)* und Fleisch verschiedener Herkunft, gegart *(F)*. *Durchgezogene Linie:* Energiezufuhr als Leitlinie zur Abschätzung der Nährstoffdichte. Die Eisenversorgung wurde auf der Basis des verfügbaren Anteils (Nettowerte, „Bedarf" 1 mg) berechnet

Fleisch in der Beikost von Säuglingen (5. Monat) auf der Basis von industriell gefertigter Säuglingsmilch bzw. bei älteren Säuglingen

Andere Verhältnisse liegen vor, wenn anstelle von Muttermilch oder selbst hergestellter Säuglingsmilch ein industriell hergestelltes Produkt mit Supplementation an Vitaminen und Spurenelementen eingesetzt wird. Unter diesen Umständen kann ggf. auf Fleisch verzichtet werden. Die oben genannte hohe Bioverfügbarkeit des Eisens wäre dann allerdings nicht mehr gegeben, so daß die Dosierung deutlich erhöht werden müßte. Die notwendigen 8–10 mg Eisen pro Tag werden allerdings erreicht. Generell muß man fragen, ob nicht die Eisengabe über Fleisch günstiger ist als durch Supplementation. Auf jeden Fall wäre die Anreicherung der Beikost günstiger, da die Bioverfügbarkeit des Eisens in der kalziumreichen Säuglingsmilch verhältnismäßig gering sein dürfte.

Eine Studie von Sievers et al. (1991) mit 27 Säuglingen zeigte keine Unterschiede im Eisenhaushalt auf, wenn anstelle fleischhaltiger Beikost eine industriell gefertigte laktoovovegetabile Beikost verabreicht wurde. Diese Ergebnisse sollten jedoch nicht verallgemeinert werden, zumal der Eisenstatus in beiden Gruppen nicht sehr hoch war.

In einer etwas höheren Altersstufe, d.h. wenn zunehmend Säuglingsmilch durch Breimahlzeiten ersetzt wird, entschärft sich die Situation beim Eisen. Fleisch ist immer noch vorteilhaft, aber nicht mehr so deutlich wie in der Säuglingsphase. Die entsprechenden Beispiele können an dieser Stelle nicht dargestellt werden.

Fleisch bei Schulkindern und Adoleszenten

Mit zunehmendem Alter des Kindes wird die Situation aufgrund der Pluralität der Ernährungsmöglichkeiten unübersichtlicher. Als Beispiel für die Nährstoffversorgung unter den Bedingungen der „optimierten Mischkost" des Forschungsinstituts für Kinderernährung, Dortmund (Kersting et al. 1994 b) wurde die Nährstoffversorgung durch die Ernährung eines Tages mit einer Fleisch-

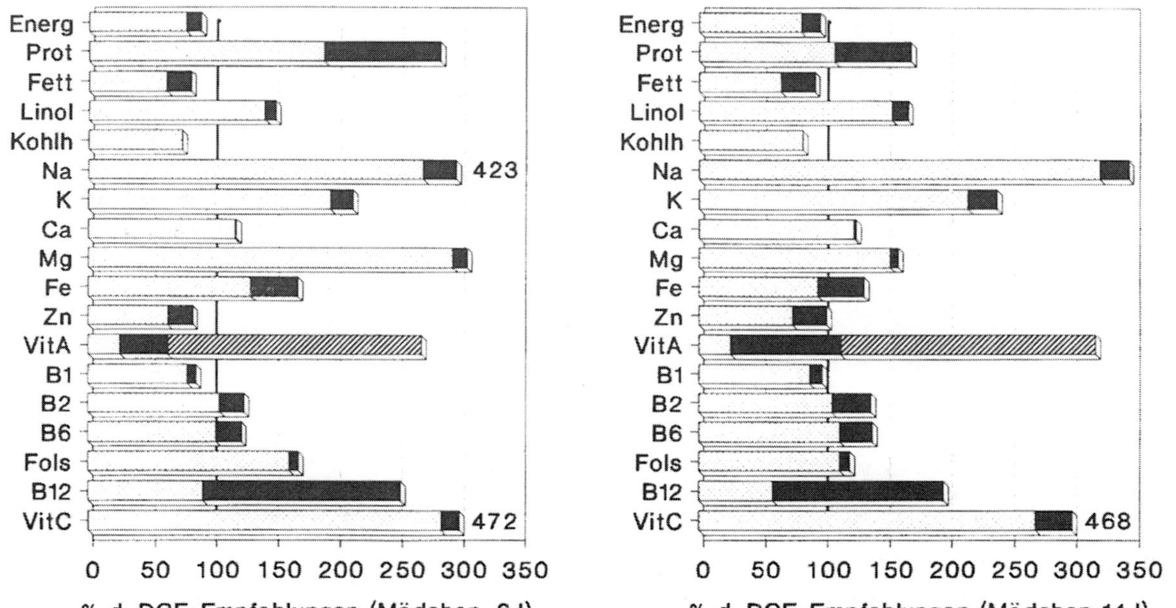

Abb. 3. Energie- und Nährstoffzufuhr für einen Tag in % der empfohlenen Zufuhr für ein 6, bzw. 14 Jahre altes Mädchen durch 5 Mahlzeiten (s. Tabelle 2) mit Rindergehacktem und Leberwurst ■; Retinoläquivalente aus β-Karotin (6 : 1) ▨. Durchgezogene Linie: Energiezufuhr als Leitlinie zur Abschätzung der Nährstoffdichte. Die Eisenversorgung wurde auf der Basis der Bruttowerte (empfohlene Zufuhr: 8 bzw. 16,7 mg) berechnet

mahlzeit (6. Tag) berechnet (Abb. 3). In 5 Mahlzeiten wurden dabei durch ein 6jähriges, bzw. 14jähriges Mädchen im wesentlichen die in Tabelle 2 aufgelisteten Lebensmittel verzehrt.

Wie Abb. 3 zeigt, ist Eisen bei dieser Ernährung im Alter von 6 Jahren nicht mehr prioritär. Angesichts des hohen Bedarf eines 14jährigen Mädchens an Eisen ist dagegen in diesem Fall der hohe Beitrag des Fleisches an gut verfügbarem Eisen aber auch an Zink, Vitamin B_{12} vorteilhaft. Dies gilt insbesondere als Ergänzung für die fleischlosen Tage (immerhin 4 pro Woche in der obigen Empfehlung). Angesichts der Optimierung der Menüplanung erscheint dies dagegen im Fall der 6jährigen nicht zwingend. Fleisch wäre somit unter diesen Bedingungen entbehrlich, selbst wenn man in weniger

Tabelle 2. Speiseplan des Forschungsinstituts für Kinderernährung Dortmund für ein 6- bzw. 14jähriges Mädchen (in g, in 5 Mahlzeiten)

Alter:	6 Jahre	14 Jahre
Rindergehacktes, gegart	80	120
Leberwurst	10	30
Trinkmilch	230	280
Naturjoghurt	80	100
Schnittkäse	10	20
Butter	10	10
Margarine	10	15
Sojaöl	10	15
Kakaopulver	10	15
Schokolade	20	30
Stärke	5	10
Vollkornbrot	110	180
Mischbrot	70	110
Kartoffeln, gekocht	120	180
Blumenkohl, gegart	80	120
Karotten, roh	60	80
Paprika, roh	60	80
Chinakohl, roh	40	50
Orangen	100	140
Kiwi	80	100
Schnittlauch	10	15
Orangensaft	100	150

gut versorgten Teilpopulationen höhere Bedarfswerte für Eisen annehmen muß.
Bei einer weniger günstig gestalteten Ernährung kann dagegen Fleisch sicherlich einige Defizitsituationen ausgleichen. Dies gilt z.B. für Eisen oder im Falle des Schweinefleisches für Vitamin B_1, insbesondere wenn auch der Verzehr an Vollkornprodukten gering ist (was bei Kindern und Adoleszenten häufig der Fall ist). Zu bedenken ist allerdings, daß unter derartigen Verhältnissen Fleisch nicht den alleinigen „Problemlöser“ darstellen kann. Defizite bei Folsäure, Jod, β-Karotin kann es z.B. kaum beheben. Auch die Aufnahme an den immer mehr geschätzten positiv wirksamen sekundären Pflanzeninhaltsstoffen über Gemüse und Obst würde unbefriedigend bleiben.

Schlußfolgerung

Abschließend kann festgestellt werden, daß Fleisch in der Beikost des Säuglings, insbesondere bei gestillten Kindern oder bei Verabreichung selbstgefertigter Säuglingsmilch, mehr als ein „semiessentieller“ Nahrungsbestandteil ist. Für ältere Kinder und Jungen in der Adoleszenz erscheint es bei sonst ausgewogener Ernährung nicht unbedingt erforderlich. Bei Mädchen in der Adoleszenz (und jungen Frauen) wird jedoch Fleisch in mäßigen Mengen empfohlen. Auch bei insgesamt unausgewogener Ernährung erscheint Fleisch vorteilhaft, kann aber nicht den alleinigen „Problemlöser“ darstellen.

Literatur

Bundesgesundheitsamt (1989) Bundeslebensmittelschlüssel II.1. (BLS) Bundesgesundheitsamt, Berlin

Carpenter CE, Clark E (1995) Evaluation of methods used in meat iron analysis and iron content of raw and cooked meats. J Agric Food Chem 43:1824–1827

DGE (Deutsche Gesellschaft für Ernährung) (1985, 1991) Empfehlungen für die Nährstoffzufuhr, 4. und 5. Überarbeitung. Umschau, Frankfurt/Main

Droese W (1986) Selbstherstellung von Säuglingsnahrung für das erste Lebenshalbjahr. Sozialpädiatrie 8:470–474
Erbersdobler HF (1994) Ernährungsphysiologische Bedeutung des Fleisches. In: Kluthe R, Kasper H (Hrsg) Fleisch in der Ernährung. Thieme, Stuttgart New York
International Nutritional Anemia Consultative Group (INACG) (1979) Iron deficiency in infancy and childhood. The Nutrition Foundation, New York Washington DC
Kersting M, Kaiser B, Zempleni S, Schöch G (1994 a) Empfehlungen für die Ernährung von Säuglingen. Broschüre des Instituts für Kinderernährung Dortmund (Hrsg) Vertrieb: Deutsche Gesellschaft für Ernährung (DGE), Frankfurt
Kersting M, Alexy U, Schöch G (1994 b) Empfehlungen für die Ernährung von Klein- und Schulkindern. Broschüre des Instituts für Kinderernährung Dortmund (Hrsg) Vertrieb: Deutsche Gesellschaft für Ernährung (DGE), Frankfurt
Monsen ER, Hallberg L, Larysse M, Hegsted DM, Cook JD, Mertz W, Finch CA (1978) Estimation of available dietary iron. Am J Clin Nutr 31:134–140
Sievers E, Dörner K, Hamm E, Janisch C, Schaub J (1991) Vergleichende Untersuchungen zur Eisenversorgung lacto-ovo-vegetabil ernährter Säuglinge. Ärztezeitschr Naturheilv 32:106–112

Diskussion

Kersting, Dortmund:
Ich habe eine kurze Frage zur Berechnung der Nährstoffzufuhr im 5. Monat. Haben Sie da industriell hergestellte Säuglingsmilch oder selbstzubereite für die Berechnungen herangezogen? Die Zufuhrwerte der Spurenelemente (Eisen, Zink und Kupfer) waren sehr niedrig.

Erbersdobler:
Ich habe zur Berechnung immer die Selbstbereitung genommen nach dem Rezept von Droese und Stolley, das sie ja auch in ihren Broschüren empfehlen.

Kersting, Dortmund:
Wir haben das gleiche getan wie Sie, aber wir haben die neueren Gehalte aus der industriell hergestellten Nahrung eingesetzt für die

Milchnahrung und können dann sehen, daß im 5. Monat keine Probleme mehr bestehen bei den Spurenelementen. Da werden durch Supplemente von Eisen, Zink und Kupfer, die ja wirklich sehr sinnvoll sind, nach neuen EG-Regelungen auch im 5. Monat die EG-Empfehlungen erreicht. Wenn man dann im 2. Lebensjahr die Milchmengen reduziert und dann gemischte Kost gibt, kann man auch die Empfehlung weiterreichen. In der Praxis ist es eben so, daß der größte Teil der Säuglinge kommerzielle Milchnahrung bekommt, was sehr schön ist und wodurch die Versorgung dann noch besser ist als Sie es rechnerisch gezeigt haben.

Erbersdobler:
Ja, das ist richtig. Aber dann kann man sagen, Fleisch wird manchmal abgelehnt von alternativ denkenden Müttern, aber die lehnen dann mindestens genauso heftig supplementierte Industrienahrung ab. Ich gebe Ihnen aber vollkommen recht. Beim Zink habe ich ja ohnedies kein großes Problem gesehen, weil ich glaube, daß der Bedarf zu hoch angesetzt ist. Beim Fleisch könnten wir natürlich jetzt in heftige Diskussionen einsteigen, auch hinsichtlich der oxidativen Aktivität, die Eisen ja bringt, vor allen Dingen wenn es anorganisch zugesetzt wird. Es gibt einige Studien, die sagen, daß das Hämeisen weniger oxidativen Streß für die Zelle bringt als anorganisches Eisen, so daß man diese Form der Eisenzufuhr als günstiger ansehen kann.

Rister, Koblenz:
Gibt es Zustände im Kindesalter – ich denke an Infekte oder schwere konsumierende Erkrankungen – wo der Eisenbedarf ansteigen würde bzw. der Bedarf an Fleischverzehr?

Erbersdobler:
Ja, ich würde meinen, daß dann einfach die ganzen Bedarfswerte höher werden, weil dann im Sinne einer Aufholung von Defiziten ein höherer Bedarf da ist, und da wird die Situation noch vorteilhafter für Fleisch, da bin ich sicher.

Leitzmann, Gießen:
Herr Erbersdobler, es wird heute sehr viel über Eisen diskutiert und auch über die Standardwerte, die wir üblicherweise haben, und über die Bedarfszahlen. Würden Sie eine Prognose wagen, daß vielleicht in Zukunft die Zufuhrempfehlung weiter erniedrigt wird, und sich dadurch die ganze Problematik noch etwas relativiert?

Erbersdobler:
Ja. Wir haben unsere Empfehlung schon erniedrigt, für Erwachsene von 18 auf 15 mg, und ich glaube, daß es noch um einiges weiter erniedrigt wird. Ich könnte es mir auch bei Kindern vorstellen. Aber diese Erniedrigung und diese Neuformulierung der Bedarfszahlen fußt im wesentlichen auf den Bruttobedarfszahlen und auf der Erkenntnis, daß man die Bioverfügbarkeit lange Zeit für zu niedrig eingeschätzt hat. In unserer hochgereinigten Diät, die also wenig Hemmstoffe enthält, ist die Verfügbarkeit relativ hoch, und dadurch kommt man zu niedrigeren Bruttozahlen, aber die Nettozahlen, sagen wir die 0,7–1,0 mg, die ich genannt und dann auch für die jüngere Altersstufe errechnet habe, werden sich nicht viel ändern. Das ist sehr wichtig, vor allen Dingen weil ja Fleisch und Eisen auch hinsichtlich der Gehirnentwicklung sehr heftig diskutiert werden.

Böhm, Augsburg:
Darf ich Sie noch um ein Wort zum Schweinefleisch bitten? Da gibt es ja große Zahlen von Eltern, die meinen, das sei etwas furchtbar Gefährliches, und es wurde das Wort „Sutotoxine", also Schweinefleischgifte, geprägt.

Erbersdobler:
Ja, der Herr Reckeweg war das. Die Frage möglicher Allergien habe ich mit Allergologen diskutiert, und die sagen, gerade bei Schweinefleisch ist die Allergiegefahr relativ gering. Bei Rindfleisch ist sie höher, weil da eine Verwandtschaft zu Milchproteinen besteht. Dann wird natürlich Schweinefleisch oft verdammt wegen des hohen Fettgehalts, und das ist ja auch richtig, Schweinefleisch ist ja sehr fett. Aber wenn man ein Schweinefilet nimmt, also ein mageres Schweinefleisch, was man ja hier bei den Mengen durchaus jeder-

zeit einsetzen kann, dann ist dieser Wert auch relativ niedrig. Es gibt dann immer noch Hinweise, daß Schweinefleisch mehr Gichtpotential hat, also mehr Purine enthalten solle. Das stimmt nicht, das ist ein Ammenmärchen. Da ist kein Unterschied zu anderen Fleischsorten. Ein letzter Punkt, wo das Schweinefleisch vielleicht Probleme macht, ist, daß etwas mehr Arachidonsäure enthalten ist, die in letzter Zeit in Zusammenhang mit Autoimmunerkrankungen, Rheuma usw. sehr diskutiert wird. Die Arachidonsäure ist etwas höher im Schweinegewebe als im Rindergewebe. Aber ich würde meinen, wenn man auch hier wieder mageres Fleisch einnimmt, sehe ich da keine größeren Probleme.

Deilmann, Bad Bertrich:
Können Sie noch etwas sagen zum Histamin und Schweinefleisch, weil die Allergenität ja gar nicht so im Vordergrund steht, sondern die Frage als Histaminliberator?

Erbersdobler:
Frisches und natives Schweinefleisch wird sehr wenig Histamin enthalten. Verglichen mit fermentierten Produkten, vom Sauerkraut angefangen, aber auch Brot, Wurst, auch viele Käsearten, ist die Histaminmenge, die nativ in Fleisch vorkommt, m.E. verschwindend gering. Herr Steinhart, wissen Sie da nähere Zahlen?

Steinhart, Hamburg:
Also das kann man wirklich vergessen. Es sind etwa 5 mg/kg. Wenn Sie z.B. einen Thunfisch haben, da kommen Sie auf 200 mg, wenn Sie andere Fischarten haben, zwischen 100 und 200 mg. Wenn Sie fermentierte Produkte nehmen: Bei Emmentaler Käse kommen Sie auf 3 g/kg im Höchstfall. Da sind die 5 mg, die im Schweinefleisch drin sind, kein Problem. Aber was Sie wahrscheinlich ansprechen, ist, wenn das Schweinefleisch lagert, wenn es nicht mehr ganz frisch ist, da werden die Decarboxylasen aktiv, und dann steigt natürlich auch im schlecht behandelten Schweinefleisch der Amingehalt an. Aber wenn das Schweinefleisch sauber behandelt und frisch verzehrt wird, dann ist Histamin überhaupt kein Problem.

Seyberth, Marburg:
Noch kurz zu der Tierhaltung: Ist das Schwein da nicht besonders belastet?

Erbersdobler:
Ja, das sehe ich mehr als tierschützerisches Problem an. Hinsichtlich der ernährungsphysiologischen Qualität, die für uns also jetzt für die Nährstoffzufuhr relevant ist, sehe ich keine großen Probleme. Höchstens daß im Vergleich zwischen alternativ gewachsenen Schweinen und in Massentierhaltung gewachsenen Schweinen die alternativen einen etwas höheren Eisengehalt haben.

Eisenversorgung bei laktovegetabiler Ernährung im Säuglings- und Kleinkindesalter

H. Anemueller

Eingangs sei auf die Ausführungen von P. C. Elwood (Cardiff) in der Literatur über den Eisenstoffwechsel verwiesen: Es ist schwierig, Angaben zum Eisenbedarf zu rechtfertigen, die allgemeine Gültigkeit haben sollen. Alle Empfehlungen scheinen unklug, in Anbetracht der Komplexität beteiligter Faktoren und zahlreicher Wechselwirkungen bei der Eisenaufnahme. Es erscheint sinnvoll, dies vorauszuschicken.

Zweifellos ist die Eisenversorgung des Säuglings und Kleinkindes problematisch. Eisen ist in der Ernährung des Säuglings und des Kleinkindes ein kritischer Nahrungsinhaltsstoff. Hierzu haben sich in der Literatur vorzüglich K. H. Schaefer und H. C. Heinrich geäußert.

Man geht davon aus, daß reifgeborene Säuglinge ab dem 2. Lebenshalbjahr prälatenten bis latenten Eisenmangel aufweisen. Bei Frühgeborenen tritt diese Situation schon frühzeitiger ein. Dies veranlaßte dazu, allgemein eine Eisenanreicherung der Säuglingsnahrung zu empfehlen bzw. zu fordern, insbesondere eine Anreicherung der Fertigbeikost. Eisensalze und getrocknetes Hämoglobineisen sind hierzu vorgeschlagen.

Folgende Fakten sind zum Eisenstoffwechsel des Säuglings und des Kleinkindes zu vermerken:

- Transplanzentar bekommt der reifgeborene Säugling eine Eisenreserve von ca. 50 mg angelegt, der frühgeborene Säugling von ca. 10 mg.

- In den ersten Lebensmonaten verläuft der Eisenstoffwechsel autark. Ab dem 3.–6. Lebensmonat sind beim frühgeborenen Säugling pränatal angelegte Eisenreserven verbraucht, beim reifgeborenen Säugling ab dem 6.–9. Lebensmonat. Von diesen Zeitpunkten an ist Eisenabsorption aus der Nahrung nötig.
- In der Nahrung befindet sich Eisen als zweiwertiges Hämeisen in Fleisch sowie als dreiwertiges Nichthämeisen in Vegetabilien, Milch, Ei und Leber. Entschieden leichter zu absorbieren ist zweiwertiges Hämeisen aus im Fleisch enthaltenem Hämoglobin und Myoglobin.
- Nur Hämeisen hat den Vorteil, erst nach der Absorption aus dem Darm im Inneren der Enterozyten ionisiert freigesetzt zu werden. Hierdurch werden Absorptionsverluste durch im Darmlumen entstehende, unlösliche und nicht absorbierbare Komplexverbindungen mit Gerbstoffen, Phosphaten oder phytinhaltigen Ballaststoffen vermieden.
- Eisenträger der Nahrung sind für den Säugling Muttermilch, Kuhmilch, Fleisch, Kartoffeln, Gemüse und Getreideprodukte. Eisen wird hieraus unterschiedlich absorbiert. Es finden sich hierüber in der Literatur folgende Angaben:

Eisenabsorption aus Muttermilch:	ca. 70–130%;
Eisenabsorption aus Kuhmilchpräparation ohne Eisenzusatz:	ca. 30%;
Eisenabsorption aus Fleisch:	ca. 14%;
Eisenabsorption aus Ei:	ca. 2–3%;
Eisenabsorption aus Kartoffeln:	ca. 10%;
Eisenabsorption aus Gemüse:	ca. 4–10%.

Erheblich abhängig ist die Eisenabsorption von der Zusammensetzung der Beikostmahlzeiten. Durch Anwesenheit von Nichthämeisen aus Vegetabilien (Gemüse, Obst, Getreide) wird sie verschlechtert, demgegenüber verbessert durch Anwesenheit von Hämeisen aus Fleisch. Erheblich gesteigert wird die Eisenabsorption durch die Anwesenheit von Vitamin C. Ascorbinsäure reduziert das kaum absorbierbare dreiwertige Nichthämeisen zu besser absorbierbaren

zweiwertigen Eisenascorbatkomplexen und verdoppelt bis verfünffacht die Bioverfügbarkeit des vegetabilen Eisens.
Die Eisenabsorption aus Muttermilch wird unterschiedlich eingestuft. Untersuchungen mit dem Atomabsorptionsspektrophotometer ergaben für den Gehalt an Eisen in Brustmilch Werte von 60 µg/dl (am Anfang der Stillzeit) bis 30 µg/dl während der Laktation. Die Bioverfügbarkeit des relativ geringen Eisengehaltes in der Brustmilch ist jedoch außergewöhnlich hoch. Saarinen und Siimes haben dies durch Untersuchungen kalkuliert. Vermutlich liegt die Ursache für die wesentlich bessere Bioverfügbarkeit des in der Muttermilch enthaltenen Eisens (im Vergleich zum Eisen in der Kuhmilch) im Gehalt der Muttermilch an eisentragenden Lipidfraktionen und im Gehalt an Laktoferrin, einer Fraktion des Molkenproteinanteiles der Muttermilch.
Nach der Autarkiephase beträgt der Eisenbedarf des Säuglings ca. 1 mg/Tag. Hierzu müssen ca. 10 mg aus der Nahrung zugeführt werden, da bei schlechter Bioverfügbarkeit des Eisens nur ca. 10% absorbiert werden.
Wichtigster Indikator absinkender Eisenreserve des Säuglings ist ein Ansteig der intestenialen Eisenabsorption (wobei gleichzeitig die Schwermetalle Kadmium und Blei stärker absorbiert werden). Eisen, Blei und Kadmium unterliegen gleichen Absorptionswegen. Dies hat ggf. eine gewisse Bedeutung bezüglich der Absorption von Schwermetallen im Säuglingsalter.
Latenter Eisenmangel bei absinkenden Eisenreserven zeigt sich durch reduzierte Gehalte an Serumeisen und Serumferritin, wobei fraglich bleibt, ob latenter Eisenmangel klinisch Bedeutung besitzt, wenn der hämatologische Status noch nicht beeinträchtigt ist.
Von einem manifesten Eisenmangel haben wir zu sprechen, wenn die Hämoglobinwerte unter 12 g% absinken und sich eine mikrozytäre Eisenmangelanämie ausgebildet hat.
In der Pädiatrie wird angenommen, die Eisenversorgung des Kleinkindes im 2. Lebensjahr sei gefährdet, wenn die Ernährung im Säuglings- und Kleinkindesalter fleischlos ist. So hängt die Frage, ob Säuglinge von Anfang an mit laktovegetabiler Ernährung aufgezogen werden können, mit den Problemen des Eisenstoffwechsels zusammen. In der Kinderheilkunde wird in der Regel angenom-

men, nur die Anwesenheit von Hämeisen aus Fleisch könne im Säuglings- und Kleinkindesalter eine ausreichende Eisenversorgung sichern, und immer noch ist die Meinung vorzufinden, Proteine aus Vegetabilien und Milch reichten nicht aus, die biologische Wertigkeit des mit der Nahrung angebotenen Eiweißes hoch genug zu stellen. Die Auffassung herrscht vor, Fleischeiweiß beanspruche höchste biologische Eiweißwertigkeit und sei diesbezüglich von keinem anderen Protein zu übertreffen.

Derzeit sind in unserer Bevölkerung wachsend mehr Menschen bereit, zu einer laktovegetabilen Ernährungsweise überzugehen und teilweise auf den Verzehr von Fleisch (auch mit Rücksicht auf ökologische Gegebenheiten) zu verzichten. Zum Teil sind dies Auswirkungen eines allgemeinen Trends, teilweise die Folge bekanntgewordener Ergebnisse der sog. „Berliner Vegetarier-Studie" des ehemaligen Bundesgesundheitsamtes (BGA). Im DGE-Ernährungsbericht 1984 sind Ergebnisse dieser Studie unter der Überschrift „Empfehlung für die Bevölkerung" veröffentlicht: Es heißt dort:

Die Behauptung, daß vegetarische Kost Mangelernährung verursache, war und ist für die ovo-lacto-vegetarische Ernährung sicher so nicht richtig. Das Weglassen von Fleisch und Fisch aus einer im übrigen abwechslungsreichen gemischten Kost mit den biologisch hochwertigen Eiweißträgern Milch und Eier braucht ernährungsphysiologisch zu keiner Fehlernährung zu führen. Die ovo-lacto-vegetarische Ernährung kann eine vollwertige Kost sein. Sie hat somit keine besonderen Nachteile, bietet aber eine Reihe von Vorteilen. Sie ist als Dauerernährung für Erwachsene geeignet."

Es ist jedoch bisher keine DGE-Empfehlung ausgesprochen worden, die laktoovovegetabile Ernährung von Anfang an in der Säuglings- und Kleinkinderernährung empfiehlt. Hier besteht immer noch Diskussionsbedarf.

In der „Berliner Vegetarier-Studie" ist festgestellt worden, daß Erwachsene bei laktovegetabiler Ernährungsweise häufiger normales Körpergewicht, häufiger normale Serumcholesterinspiegel, häufiger höhere HDL-Werte (High-density-Lipoproteine als Gefäßwandschutzfaktor), häufiger niedrigere Serumharnsäurespiegel und weniger chronische Obstipation zeigten – dementsprechend

insgesamt weniger Risikobefunde. Dies sind die im DGE-Ernährungsbericht 1984 erwähnten Vorteile.
Als erste Ergebnisse der „Berliner Vegetarier-Studie" vorlagen, wurde an der Kinderklinik der Universität Kiel eine Untersuchung über die Einflüsse einer fleischlos komponierten Beikost auf den Eisenstoffwechsel von Säuglingen eingeleitet (s. E. Sievers, K. Dörner, E. Hamm, C. Janisch u. J. Schaub: Vergleichende Untersuchungen zur Eisenversorgung laktoovovegetabil ernährter Säuglinge). Eine Gruppe von 13 laktoovovegetabil ernährten Säuglingen wurde mit einer Kontrollgruppe von 14 mit gemischter fleischhaltiger Beikost ernährten Säuglingen bis zum Alter von 1 Jahr bezüglich der Auswirkung dieser Nahrungen auf den Eisenstoffwechsel verglichen. Laboranalysen verfolgten die Parameter:

Hämoglobin (g/dl),
Hämatokrit,
Erythrozytenvolumen (MCV),
Hämoglobingehalt Erythrozyten (MCH),
Eisen (µmol/l),
Ferritin (µg/l),
Transferrin (mg/dl),
Transferrinsättigung (%).

Die in die Untersuchung einbezogenen Säuglinge waren vor Beginn der Verfütterung fleischloser bzw. fleischhaltiger Beikost bis zum 5. Lebensmonat mit Muttermilch ernährt worden.
Die Untersuchung brachte im Ergebnis keine unterschiedlichen Auswirkungen auf den Eisenstoffwechsel: In der Gruppe von 13 mit laktoovovegetabil ernährten Säuglingen und in der Gruppe von 14 Säuglingen, die fleischhaltige Mischkost verfüttert bekamen, gab es jeweils 2 Säuglinge mit dem Befund eines latenten Eisenmangels.
Anzumerken ist, daß die fleischlos komponierte Beikost in der Testgruppe mit Molkenalbumin, Vitamin C und L (+) Milchsäure angereichert war. Speziell der Zusatz von Molkenprotein erfolgte mit der Absicht, das in Molkenprotein befindliche Laktoferrin einzubringen, denn es wird angenommen, daß es die Eisenabsorption aus

dem Darm in die Enterozyten fördert. Die Rezeptur der in den Untersuchungen verwendeten Beikostprodukte kann auf Wunsch eingesehen werden.
Was die Eiweißversorgung in der Testgruppe mit laktoovovegetabiler Nahrung betrifft, war sie über Laktalbumin, Milch, Kartoffeln, Gemüse und Vollgetreide vollzogen worden. Von diesen Proteinen ist das Laktalbumin der Molke von höchster biologischer Eiweißwertigkeit. Es wird von Renner mit der Wertigkeitsziffer 104 eingestuft, und sofern in der Beikost Proteine aus Molke, Kartoffeln, Gemüse und Vollgetreide miteinander kombiniert sind, ergeben sich zweifelsohne Bedingungen, die die Eiweißversorgung qualitativ und quantitativ sichern. Eine Kombination von Molkenprotein und Kartoffelprotein wird von Kofranyi und Jekat mit der Wertigkeitsziffer 136 eingestuft.
Nach Kofranyi und Jekat richtet sich die biologische Eiweißwertigkeit von Proteinen danach aus, mit welchen minimalen Mengen der Proteine (mg/kg Körpergewicht) auszukommen ist, um den Stickstoff- und Eiweißhaushalt im Gleichgewicht zu halten. Kommt man mit kleinsten Mengen aus, bezeugt dies eine hohe biologische Eiweißwertigkeit über ein in den Proteinen bestehendes, für den menschlichen Organismus günstiges Gemisch essentieller und nichtessentieller Aminosäuren.

Schlußbemerkung

Es dürfte keine überzeugende Begründung dafür geben, Säuglinge und Kleinkinder nicht von Anfang an mit laktovegetabiler Ernährung aufzuziehen. Wird von seiten der Eltern ein solcher Wunsch geäußert, sollte der Kinderarzt Informationen erteilen, die zur Durchführung einer laktovegetabilen Ernährung von Säuglingen und Kleinkindern nötig sind. Solche Informationen können auf der Grundlage von Untersuchungen erteilt werden, die mit laktovegetabiler Ernährung von Säuglingen an der Kieler Universitätskinderklinik gemacht worden sind. Insbesondere ist bei laktovegetabiler

Ernährung von Säuglingen und Kleinkindern zu berücksichtigen, daß in der Beikost optimale Proteinkombinationen (mit optimaler biologischer Eiweißwertigkeit) gegeben und Beikostmahlzeiten mit Vitamin C angereichert sind.
Man sollte davon absehen, für Fertigbeikost bindende Vorschriften für eine Supplementation mit Eisensalzen oder Hämoglobineisen vorzuschreiben, und es sei noch einmal an Elwoods Aussage erinnert: Alle Empfehlungen erscheinen unklug in Anbetracht der Komplexität beteiligter Faktoren und zahlreicher Wechselwirkungen bei der Eisenaufnahme.
Es kann zudem in Zweifel gezogen werden, ob latenter Eisenmangel ohne Hämoglobinwerte unter 12 g% und ohne hypochrome Anämie überhaupt Relevanz besitzt, behandelt zu werden; evtl. sind niedrige Serumeisenwerte bei normalem hämatologischem Status durchaus hinnehmbar und verlangen keine Eisensupplementation. Selbstverständlich ist jedoch, daß gegen eine Medikation von Eisen nichts einzuwenden ist, wenn hierfür Indikationen vorhanden sind oder Verhältnisse wie in manchen unterentwickelten Regionen der Welt gegeben sind.

Diskussion

Rabast, Hattingen:
Herr Koletzko, würde man denn eine Mutter, die kommt und sagt, sie will ihr Kind ovolaktovegetabil ernähren, ermuntern, das zu tun? Als Internist habe ich bei der Diskussion, wenn es um das Kindesalter geht, den Eindruck, als ob wir einen Zebrastreifen vor uns haben, aber darüber diskutieren, ob wir eine Straße in 10 m Entfernung mit einer steilen Kurve nicht auch überqueren können und ob das eventuell Vorteile bietet.

Koletzko, München:
Ich bin ganz einverstanden mit dem Konzept, das Herr Leitzmann und auch Herr Erbersdobler vorgeschlagen haben und sage, daß

man tatsächlich im frühen Kindesalter unbedingt eine begrenzte Menge an Fleisch empfehlen sollte. Aber natürlich gibt es Familien, die das ablehnen, und dann ist man ja gezwungen, andere Wege zu suchen. Eine hohe Vitamin-C-Supplementierung ist der eine Weg. Es gelingt vielleicht auch bei einigen Familien, eisensupplementierte Getreidebreie, wie sie von der Industrie angeboten werden, einzusetzen, die ja auch vegetarische Produkte sind.

Oldigs, Flensburg:
Wir haben uns ja in Kiel an der Bioverfügbarkeitsuntersuchung von Eisen sehr aktiv beteiligt, auch aus der Muttermilch und anderen Nahrungsmitteln, und wir haben auch die Studie dort gemeinsam durchgeführt, die hier vorgestellt worden ist. Ich möchte noch einmal betonen, daß der Sinn dieser Studie sicher nicht war, keine Eisensupplementierung im Säuglingsalter zu empfehlen. Es war eigentlich Sinn der Studie zu prüfen, ob unter ganz bestimmten Prämissen die fleischfreie Ernährung im Säuglingsalter zu einem Eisenmangel führt oder ob eben auch eine ovolaktovegetabile Nahrung möglich ist, die einen Eisenmangel vermeidet. Das ist der Fall, aber es bedeutet, daß man alle anderen Nahrungsfaktoren sehr genau beobachten muß, und es ist sicherlich nicht so, daß man daraus ableiten kann, daß generell eine ovolaktovegetabile Ernährung für Säuglinge nicht zum Eisenmangel führt.

Dagnelie, Rotterdam:
Ich hätte noch eine Ergänzung zum Vorkommen von Eisenmangel. Das war in dieser Gruppe von makrobiotischen Kindern von 10 bis 18 Monaten, bei denen Blut entnommen wurde. In der Kontrollgruppe hatten 2%, bei der makrobiotischen Gruppe 15% Eisenmangel, und das, obwohl die makrobiotischen Kinder keine Milchprodukte nahmen, die als hemmender Faktor gelten könnten. Die makrobiotischen Kinder hatten einen fast 2mal so hohen Vitamin-C-Gehalt in der Ernährung als die Kontrollgruppe. Dagegen war natürlich der Ballaststoffgehalt hoch. Viele sich alternativ ernäh-

rende Familien haben gleichzeitig zum hohen Vitamin-C-Gehalt auch einen hohen Ballaststoffgehalt der Nahrung. Die Eisenaufnahme dieser Kinder mit makrobiotischer Ernährung war fast 1½- bis 2mal so hoch wie in der Kontrollgruppe, trotzdem kam Eisenmangel häufiger vor.

Vitamin-B_{12}-Mangel gestillter Kinder bei streng vegetarischer mütterlicher Ernährung

U. von Schenck, C. Bender-Götze und B. Koletzko

Einleitung

Ein Vitamin-B_{12}-Mangel tritt bei der in Mitteleuropa üblichen gemischten Ernährungsweise bei Gesunden mit intakter intestinaler Resorption nicht auf. Im Fall einer vorübergehend fehlenden Zufuhr sind Erwachsene vor dem Auftreten von Mangelerscheinungen durch verhältnismäßig große körpereigene Vitamin-B_{12}-Speicher geschützt. Im Gegensatz dazu haben Säuglinge, die nur über geringe körpereigene Vorräte an Vitamin B_{12} verfügen, ein deutlich höheres Risiko für eine Verarmung an Vitamin B_{12}. Mit zunehmender Verbreitung alternativer Ernährungsweisen treten bei uns entsprechende, früher kaum bekannte Mangelzustände häufiger auf.

Vitamin B_{12} ist als Methylgruppenlieferant essentiell für DNA-Synthese und Zellteilung und hat eine Schlüsselrolle im Abbau von Stoffwechselprodukten der Oxidation ungradzahliger Fettsäuren. Daher führt ein Mangel an diesem wichtigen Vitamin zu Störungen der Blutbildung und in schweren Fällen zur Degeneration von Nerven und zur Hirnatrophie. Besonders schwer sind die Symptome, wenn ein Vitamin-B_{12}-Mangel bereits im Säuglingsalter auftritt (Almadan et al. 1993; Graham et al. 1992; Higginbottom et al. 1978; Jadhav et al. 1962). Über den Verlauf der durch schweren Vitamin-B_{12}-Mangel im Säuglingsalter induzierten Schäden ist nur wenig bekannt. Wir beobachteten einen 14 Monate alten Jungen mit schwerem Vitamin-B_{12}-Mangel. Nach Substitutionstherapie kam es zu einer raschen Normalisierung der hämatologischen und radiologischen Befunde, aber selbst noch nach einem Jahr persistierten schwerwiegende neurologische Symptome. Wir möchten anhand dieses und anderer in der Literatur berichteter Fälle zu Ätiologie, Manifestation und den Folgen des Vitamin-B_{12}-Mangels im Säuglingsalter Stellung nehmen.

Fallbericht

Anamnese

Der Patient ist das 3. Kind einer gesunden Frau, die sich seit 14 Jahren vegetarisch ernährte. In den letzten 6 Jahren vor der Vorstellung des Kindes folgte die Mutter ebenso wie ihr Mann den Grundsätzen der Rohkosttherapie nach Burger, von der sich beide Eltern gesundheitlichen Nutzen versprachen. Der Ehemann berichtete, nach Beginn dieser streng vegetarischen Ernährungswiese eine deutliche Besserung einer chronischen Sinusitis erfahren zu haben. Den Grundsätzen dieser Rohkosttherapie entsprechend verzehrten beide Eltern keinerlei Lebensmittel tierischen Ursprungs, also auch keine Eier und Milchprodukte, so daß ihre Diät einer sog. veganischen Ernährungsweise entsprach. Die beiden Schwestern unseres Patienten, die 6 und 2 Jahre älter sind, teilen zu Hause die Ernährungsweise der Eltern mit Einschränkungen, außerhalb des Elternhauses halten sie keine Diät ein, da die Eltern ihren Töchtern die psychologische Belastung einer Außenseiterrolle durch eine so strenge Diät nicht zumuten wollten. Die Mutter hatte die Töchter jeweils 14 und 24 Monate lang gestillt.

Der uns vorgestellte Junge wurde 8 Monate lang vollgestillt. Seit dem 9. Lebensmonat erhielt er zusätzlich geringe Mengen von Beikost. Die angebotene Beikost bestand aus Trockenobst, Datteln und Rosinen, gelegentlich auch Bananen. Die Mutter berichtet, der Junge habe von dieser Beikost schlecht gegessen, beispielsweise oft nur eine Dattel über den Tag verteilt. Eltern und Kinderarzt berichten über eine normale neurologische Entwicklung bis zum Alter von 10 Monaten (freies Sitzen mit 8 Monaten, Laufen an der Hand mit 10 Monaten). Seit dem 1. Geburtstag beobachten die Eltern den

Verlust bereits erworbener Fähigkeiten, der Junge lief nicht mehr, konnte schließlich nicht mehr stehen und frei sitzen, er wurde zunehmend antriebsarm und apathisch. Schließlich war er so schwach, daß er keine Nahrung mehr aufnehmen konnte. Dies führte zur Vorstellung beim Kinderarzt, der den Jungen zur weiteren Diagnostik zu uns überwies.

Aufnahmebefund

Es wurde ein 14 Monate alter, komatöser, blasser Junge vorgestellt. Seltener Lidschlag, keine Kontaktaufnahme möglich, schrilles Schreien bei Berührung, kein Meningismus. Nahrungsverweigerung im Stillversuch. Urin konzentriert. Länge 70 cm (4 cm < 3. Perz.), Gewicht 7,3 kg (1 kg < 3. Perz.).

EEG (s. Abb. 1a). Schwere Allgemeinveränderung ohne erkennbare Grundtätigkeit, bei offenen Augen dominieren 2–4/s, 30–70 μV Wellen, symmetrisch, ohne Gliederung und Differenzierung. Nach passivem Lidschluß etwas niedrige 4–5/s Tätigkeit.

Kernspintomographie (s. Abb. 2a). Ausgeprägte frontale und frontoparietale Erweiterung der äußeren Liquorräume und der Inselzysternen, entsprechend einer frontal und temporal betonten Hirnatrophie. Leichte Asymmetrie der inneren Liquorräume. Dritter und 4. Ventrikel regelrecht. Kein Hinweis auf demyelinisierende, entzündliche oder raumfordernde Prozesse. Kleinhirn, Hirnstamm, Balken und Septum pellucidum unauffällig, Myelinisierung altersentsprechend.

Labor bei Aufnahme. Makrozytäre Anämie (Hb 8,2 g/dl, HK 24,5%, MCV 116,7 fl, Hbe 39,0 pg, Erythrozyten $2{,}1 \cdot 10^6$/μl), Thrombozyten, Granulozyten und Differentialblutbild unauffällig (Thrombozyten 297000/μl, Leukozyten 6300/μl, 73% Lymphozyten, 21% Segmentkernige, 1% Basophile, 3% Eosinophile, 2% Monozyten). Poikilozytose, Anisozytose, Makrozyten und Mikrozyten im Ausstrich. Weitere auffällige Befunde: Hinweise auf Leberzellschädigung (GOT 114 U/l ↑, GPT 72 U/l ↑) und Eisenmangel (Ferritin 4,0 ng/ml ↓). Gesamteiweiß erniedrigt (4,8 g/dl). Vitamin-B_{12}-Spiegel

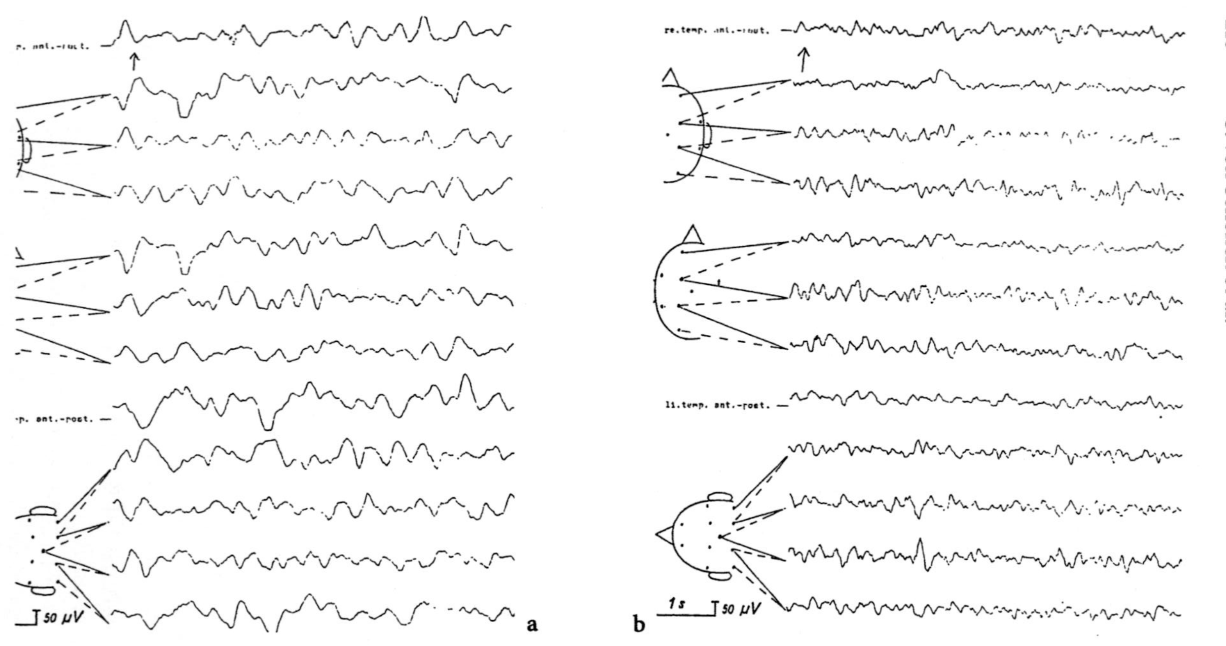

Abb. 1. a EEG eines Patienten mit infantilem Vitamin-B_{12}-Mangel bei Diagnose (schwer abnormales EEG ohne erkennbare Grundtätigkeit, bei offenen Augen dominieren 2–4/s, 30- bis 70-µV-Wellen, symmetrisch, ohne Gliederung und Differenzierung). **b** EEG des gleichen Patienten 8 Wochen nach Beginn der Vitamin-B_{12}-Substitution (altersentsprechende 6–8/s Grundtätigkeit, 30–60 µV, symmetrisch. Diffus unterlagerte 4–5/s-Wellen, z.T. höheramplitudig)

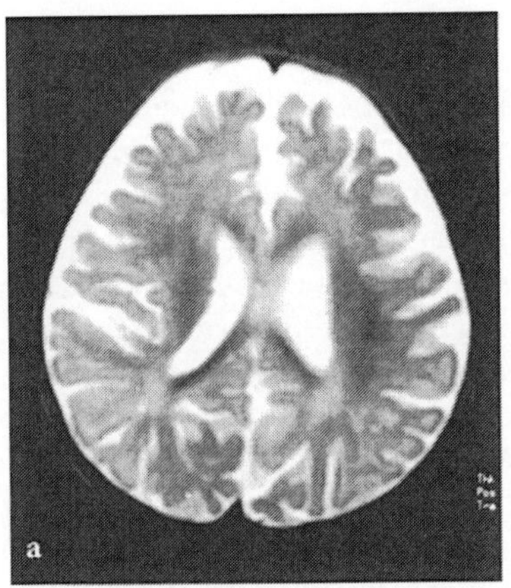
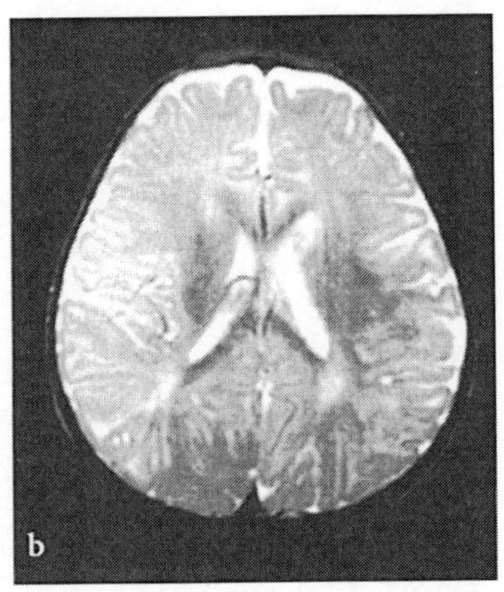

Abb. 2. a Kernspintomographie des Schädels bei Diagnose eines Vitamin-B_{12}-Mangels im Alter von 14 Monaten (massive frontale bzw. frontoparietale Erweiterung der äußeren Liquorräume und der Inselzisteren, was für eine frontal und temporal betonte Hirnatrophie spricht. Leichte Asymmetrie der inneren Liquorräume; 3. und 4. Ventrikel regelrecht. Kein Hinweis auf demyelinisierende, entzündliche oder raumfordernde Prozesse. Kleinhirn, Hirnstamm, Balken und Septum pellucidum unauffällig, Myelinisierung altersentsprechend). **b** Kernspintomographie des Schädels des gleichen Patienten 12 Wochen nach Beginn der Vitamin-B_{12}-Substitution (Erweiterung der inneren und äußeren Liquorräume deutlich rückläufig. Weiterhin in T2w kleine, gering signalintense Areale, die am ehesten nicht vollständig myelinisierten Arealen entsprechen, dorsal der Seitenventrikel-Hinterhörner beidseits, im restlichen Hirngewebe altersentsprechende Myelinisierung; insgesamt deutliche Befundbesserung)

im Serum unter der Nachweisgrenze der Methode (<100 pg/ml; normal: 200–950 pg/ml). Folsäure in Erythrozyten als Zeichen einer Verbrauchsstörung erhöht (890,6 ng/ml). Methylmalonsäure im Urin sehr stark erhöht auf 32,4 mmol/g Kreatinin, offenbar aufgrund einer durch Vitamin-B_{12}-Mangel induzierten Aktivitätsminderung der Methylmalonyl-CoA-Mutase. Der Vitamin-B_{12}-Gehalt der Muttermilch (0,04µg/100 g, mikrobiologische Messung durch die Milchwirtschaftliche Untersuchungs- und Versuchsanstalt, Kempten) war gegenüber gleichzeitig gemessenen Vergleichsproben anderer Mütter (0,11–0,12µg/100 g) stark vermindert.

Eltern und Geschwister

Beide Schwestern des Patienten zeigten unauffällige neurologische Befunde und ein regelrechtes Blutbild. Der Ferritinspiegel war bei beiden Mädchen mit 10,5 bzw. 13,3 ng/ml niedrig. Die 7jährige Schwester hatte einen normalen Vitamin-B_{12}-Spiegel (303 pg/ml), die 3jährige Schwester, die von der Mutter bis zum Alter von 2 Jahren gestillt worden war, hatte einen subklinischen Vitamin-B_{12}-Mangel (140 pg/ml). Die Eltern waren neurologisch unauffällig. Bei der Mutter zeigte sich im Blutbild eine Makrozytose (Hb 12,8 g/dl, MCV 97 fl), im Serum waren Vitamin B_{12} (150 pg/ml) und Ferritin (21 ng/ml) erniedrigt. Beim Vater lag der Vitamin-B_{12}-Spiegel unter der Nachweisgrenze, im Blutbild zeigte sich ebenfalls eine Makrozytose (Hb 12,8 g/dl, MCV 101 fl). Unter Substitution normalisierten sich die Vitamin-B_{12}-Spiegel der Eltern und der 3jährigen Schwester sowie die Blutbildveränderungen der Eltern, so daß wir auf weitere Untersuchungen zur Vitamin-B_{12}-Resorption verzichteten.

Therapie und Verlauf

Nach Gabe eines Bolus von 250 µg Vitamin B_{12} i.m. und anschließender oraler Dauertherapie mit 25 µg Vitamin B_{12} täglich klarte das Kind innerhalb von Stunden auf. Der Vitamin-B_{12}-Spiegel war bei einer Kontrolle nach 10 Tagen im Normalbereich. Die erhöhte Methylmalonsäureausscheidung im Urin ging unter der Therapie innerhalb von Tagen zurück. Ein nach 8 Wochen nach Therapiebeginn abgeleitetes EEG zeigte einen altersgemäß normalen Kurvenverlauf (s. Abb. 1 b). Eine erneute Kernspintomographie 12 Wochen nach Therapiebeginn ergab bereits einen weitgehend normalen Befund (s. Abb. 2 b).

Neurologische Nachuntersuchung

Im Alter von 17 Monaten, 3 Monate nach Beginn der Therapie, war der Junge in seiner motorischen und geistigen Entwicklung weiter-

hin deutlich retardiert. Er hatte wenig Ausdauer im Spiel und zeigte keine gezielten Spielansätze. Er lief nicht frei, nur einige Schritte an der Hand. Lautäußerungen beschränkten sich auf undifferenzierte Äh-Laute, er machte monomorphe Schmatzbewegungen.
Im Alter von 2 Jahren läuft er frei und steigt Treppen, baut einen Turm aus 4 Klötzen. Er fremdelt stark, Ausdauer und Frustrationstoleranz sind weiterhin niedrig. Die Sprachentwicklung ist stark retardiert, erste Worte (Mama) werden versucht. Etwa 1 Jahr nach Diagnosestellung bestand somit weiterhin eine schwerwiegende Störung der mentalen und besonders der verbalen Entwicklung des Kindes.

In der Literatur berichtete Fälle von infantilem Vitamin-B_{12}-Mangel

Die Erstbeschreibung der klinischen Auswirkungen eines Vitamin-B_{12}-Mangels im Säuglingsalter stammt von Jadhav und Mitarbeitern aus dem Jahre 1962 (Jadhav et al. 1962). Die Autoren schilderten 6 vollgestillte indische Säuglinge, die durch eine makrozytäre Anämie und den Verlust bereits erworbener Fähigkeiten im 2. Lebenshalbjahr auffielen. Die Kinder waren bei Diagnose zwischen 7 und 12 Monaten alt, 5 der 6 Patienten waren bei Diagnose apathisch und reagierten nicht auf Umgebungsreize. Vier von 6 Kindern zeigten unwillkürliche Bewegungen der Extremitäten. Alle Kinder hatten zusätzlich eine auffallende Hyperpigmentation der Extremitäten. Die Serumspiegel für Vitamin B_{12} waren bei allen Patienten erniedrigt. Nach oraler Gabe von 0,1 mg Vitamin B_{12} täglich klarten die Patienten innerhalb von wenigen Tagen auf, die Hyperpigmentation sowie die Anämie bildeten sich zurück. Die Hyperpigmentationen, die wir bei unserem Patienten nicht sahen, sind als Zeichen eines gestörten Aminosäurestoffwechsels gewertet worden. Neurologische Nachuntersuchungen erfolgten nicht. Bemerkenswert ist, daß nur 3 der 6 untersuchten Mütter selbst eine Anämie aufwiesen. Im Knochenmarkpunktat zeigten alle betroffenen Kinder und 4 der 6 Mütter eine Megaloblastose. Als Ursache fand sich bei 4 der 6 Mütter eine mangelhafte Vitamin-B_{12}-Resorption, bei 2 Müttern eine zu niedrige Zufuhr bei rein vegetarischer Kost.

Weitere Fälle wurden später bei vollgestillten Säuglingen von strengen Veganerinnen (Almadan et al. 1993; Graham et al. 1992; Higginbottom et al. 1978; Stollhoff u. Schulte 1987), von Müttern mit perniziöser Anämie (Graham et al. 1992) und nach mütterlicher Magenbypassoperation bei extremer Adipositas (Grange u. Finlay 1994) berichtet. Über den Langzeitverlauf der neurologischen Schäden liegen nur wenige Daten aus der Literatur vor (s. Tabelle 2). Graham et al. (1992) fanden bei 2 von 4 Patienten mit infantilem Vitamin-B_{12}-Mangel trotz prompter initialer Besserung neurologischer Symptome Jahre nach Therapie eine Verzögerung besonders der mentalen Entwicklung. Higginbottom beobachtete bei einem Säugling mit schwerem Vitamin-B_{12}-Mangel unter Substitution vorübergehende Myoklonie. Stollhoff u. Schulte (1987) beobachte-

Tabelle 1. Vitamin-B_{12}-Gehalt verschiedener Lebensmittel. (Aus: Souci et al. 1994)

Lebensmittel	Vitamin-B_{12}-Gehalt (µg/MJ)
Muttermilch	0,03–0,10
Kuhmilch	0,30–0,76
Kuhmilch ultrahocherhitzt	0,27–0,68
Sahne	0,29–0,72
Molke	0,40
Kondensmilch (>10% Fett)	0,40–0,80
Stutenmilch	0,30
Eselmilch	0,11
Schafmilch	0,30–0,71
Ziegenmilch	0,07
Rindfleisch	1,00–8,00
Rinderleber	65,00
Kalbfleisch	2,00
Kalbsleber	38,00–82,00
Schweinefleisch	0,60–8,00
Hühnerfleisch	0,20–0,60
Hühnerei	0,84–3,13
Heilbutt	0,70–1,30
Hering	5,00–12,00
Miesmuscheln	8,00
Sojamilch	Nicht nachweisbar
Soja-Säuglingsnahrungen	0,4–0,7
Sauerkraut	Nicht nachweisbar

Tabelle 2. Literaturübersicht: Vitamin-B_{12}-Mangel bei gestillten Säuglingen (Ursache des Vitamin-B_{12}-Mangels: *PA*, perniziöse Anämie; *Veg.*, strenge Vegetarierin bzw. Veganerin; *MB-Op*, Magenbypassoperation)

Quelle	Patienten (n)	Ursache des Vitamin-B_{12}-Mangels	Alter bei Diagnose (Monate)	Anämie (Hb <10 g/dl) bei Diagnose	Neurologisch auffällig bei Diagnose	Koma/ schwere Hypotonie bei Diagnose	Neurologisch auffällig bei Kontrolle (Alter) (n)
Jadhav (1962)	6	4 Mütter PA 2 Mütter Veg.	7–12	6/6	6/6	5/6	n.d.
Pearson (1975)	1	Mutter PA	32	1/1	1/1	1/1	ja (mit 6 Jahren)
Wighton (1979)	1	Mutter Veg.	9	1/1	1/1	1/1	ja (mit 12 Jahren)
Higginbottom (1978)	1	Mutter Veg.	6	1/1	1/1	1/1	n.d.
Close (1983)	1	Mutter Veg.	12	1/1	1/1	1/1	n.d.
Sklar (1986)	1	Mutter Veg.	7	1/1	1/1	–	nein
Stollhoff (1987)	1	Mutter Veg.	14	1/1	1/1	1/1	ja (26 Monaten)
McPhee (1988)	1	Mutter PA	5	1/1	1/1	0/1	nein
Kühne (1991)	1	Mutter Veg.	9	1/1	1/1	1/1	nein
Michaud	2	1 Mutter PA 1 Mutter Veg.	2	0/2	0/2	0/2	nein
Graham (1992)	6	3 Mütter PA 3 Mütter Veg.	8–15	4/6	6/6	6/6	2/4 nein, 2/4 ja (mit 4 bzw. 5 Jahren)
Almadan (1993)	2	Mütter Veg.	5, 24	2/2	2/2	2/2	n.d.
Grange (1994)	1	Mutter MB-OP	10	1/1	1/1	1/1	nein
Eigener Patient	1	Mutter Vegan.	14	1/1	1/1	1/1	ja (26 Mon.)

ten einen bei Diagnose 14 Monate alten Jungen, ebenfalls Sohn einer Veganerin, der unter Vitamin-B_{12}-Substitution rasch aufklarte, dabei aber über einige Tage persistierend schwere Myoklonien aufweis. Die Autoren werteten diese Bewegungsstörungen als Zeichen einer passageren Imbalanz zwischen exzitatorischen und inhibitorischen Neuronen im Stadium der Erholung der geschädigten Neuronen. Bei beiden Patienten besserten sich die Myoklonien innerhalb von Tagen.

Kühne et al. (1991) sowie Stollhoff u. Schulte (1987) ließen die von ihnen beobachteten Säuglinge mit infantilem Vitamin-B_{12}-Mangel bei Erstvorstellung augenärztlich untersuchen. Dabei fiel eine Papillenatrophie als Hinweis auf eine Optikusatrophie auf. Kontrolluntersuchungen 6 Monate nach Beginn der Therapie zeigten in beiden Fällen Normalbefunde. Stollhoff u. Schulte (1987) beschreiben weiterhin EEG-Veränderungen, die denen unseres Patienten entsprachen. Die Autoren sahen bei Diagnose ein deutlich verlangsamtes, undifferenziertes Muster im EEG. Nach Therapie normalisierte sich das EEG innerhalb von 5 Wochen. Eine kraniale CT-Untersuchung des Patienten zeigte bei Diagnose eine Atrophie des ZNS. Auch diese war, wie bei dem von uns beobachteten Fall, in einer Untersuchung wenige Wochen nach Therapiebeginn kaum noch nachweisbar.

Pearson et al. (1975) konnten eine Nachuntersuchung bei einem Kind durchführen, bei dem erst im Alter von 32 Monaten ein Vitamin-B_{12}-Mangel diagnostiziert wurde. Dieses Kind hatte im Alter von 12 Jahren im Stanfort-Binet-Intelligenztest einen schwerst reduzierten IQ von lediglich 60 Punkten.

Unklar ist, wie lange vor den kinderärztlichen Untersuchungen bei den beschriebenen Säuglingen erste, mildere klinische Folgen der Mangelsituation manifest wurden. Fallbeschreibungen früh diagnostizierter infantiler Vitamin-B_{12}-Mangelzustände sind selten. McPhee et al. (1988) diagnostizierten bei einem 5 Monate alten, vollgestillten anämischen Mädchen einen Vitamin-B_{12}-Mangel. Das Mädchen zeigte eine leichte Antriebsarmut und war ansonsten neurologisch unauffällig. Den Eltern war aufgefallen, daß das Mädchen sehr blaß (Hb 7,4 g/dl) war. Über die Diagnose beim Kind wurde auch bei der Mutter ein subklinischer Vitamin-B_{12}-Mangel festgestellt, der durch eine klassische perniziöse Anämie bedingt war. Obwohl der Vitamin-B_{12}-Spiegel der Mutter noch an der unteren Grenze der Norm lag, war der Vitamin-B_{12}-Gehalt ihrer Milch deutlich erniedrigt. Dies führte zu der Unterversorgung des Kindes. Die relativ frühe Diagnose des Vitamin-B_{12}-Mangel im Alter von 5 Monaten mag der Grund für die milde Ausprägung der neurologischen Symptome bei dieser Patientin sein.

Michaud et al. (1992) diagnostizierten zufällig im Rahmen eines Aminosäurescreenings bei Säuglingen einen Vitamin-B_{12}-Mangel bei 3 vollgestillten Säuglingen im Alter von 2 bzw. 3 Monaten. Die Kinder waren im Screening aufgefallen, da sie eine generelle Hyperaminoazidurie hatten, die Methylmalonsäureausscheidung war bei beiden Kindern deutlich erhöht. Beide hatten erniedrigte Vitamin-B_{12}-Spiegel im Plasma. Sie waren weder anämisch noch neurologisch auffällig. Ursache des Vitamin-B_{12}-Mangels war bei einem Kind eine bislang unbekannte perniziöse Anämie der Mutter, die Mutter des anderen Kindes war strenge Veganerin seit mehreren Jahren. Nach Vitamin-B_{12}-Supplementierung normalisierten sich Aminosäureausscheidung und Vitamin-B_{12}-Spiegel, die Kinder gediehen weiterhin gut.

Diskussion

In Lebensmitteln liegt Vitamin B_{12} an Eiweiß gebunden vor. Nach Spaltung der Eiweißbindung wird Vitamin B_{12} an „intrinsic factor“ aus gastralen Parietalzellen gebunden und im terminalen Ileum resorbiert. Ein Mangel an Vitamin B_{12} entsteht bei gestörter Resorption des Vitamins durch Mangel an „intrinsic factor“, Pankreasinsuffizienz, Imerslund-Gräsbeck-Syndrom oder Zustand nach Ileumresektion, oder aber durch mangelnde Zufuhr bei völligem Fehlen eines Verzehrs tierischer Nahrungsmittel durch restriktive Diäten. Eine zunehmende Zahl junger Familien bekannt sich zu einer alternativen Ernährungsweise. Gründe dafür sind meist der Wunsch nach gesunder Ernährung, Ablehnung von moderner Nutztierhaltung und gelegentlich religiöse oder ideologische Überzeugungen. Vegetarier nehmen durchschnittlich weniger Energie zu sich als Kontrollpersonen mit normaler Mischkost, bedingt durch eine niedrigere Fettzufuhr. Zusätzlich ist die Ballaststoffzufuhr bei den meisten Vegetariern höher (Dwyer 1980), beides ist für Erwachsene von potentiellem gesundheitlichem Vorteil. Solberg et al. (1994) untersuchten 63 Erwachsene, die sich seit vielen Jahren fleischlos ernährten, aber Milchprodukte und Eier zu sich nahmen. Die Vitamin-B_{12}-Spiegel dieser sog. Laktoovovegetarier unterschieden sich dabei nicht von denen von Kontrollpersonen mit Verzehr einer Mischkost. Eine laktoovovegetabile Kost ist unter gewissen Voraussetzungen auch für Kinder und Säuglinge bedingt geeignet, allerdings muß das Risiko einer Unterversorgung mit einzelnen Nährstoffen wie z.B. Eisen beachtet werden. Anders sind rein vegane Kostformen zu beurteilen, bei denen zusätzlich auf Milchprodukte und Eier verzichtet wird. Diese veganischen Kostformen, zu denen auch Formen der makrobiotischen Ernährungsweise gehören, sind im Kindes- und Säuglingsalter gefährlich und können keinesfalls empfohlen werden, da sie regelmäßig zur Unterversorgung mit Vitamin B_{12}, Eiweiß, Kalzium, Vitamin D, Eisen und anderen Spurenelementen führen (Schütz u. Lentze 1992).

Vitamin B_{12} wird durch Bakterien gebildet, u.a. auch durch intestinale Bakterien. Im Pansen von Wiederkäuern wird Vitamin B_{12} in relativ großer Menge gebildet und im distal gelegenen Intestinaltrakt der wiederkäuenden Tiere zu einem großen Teil resorbiert. Bei Nichtwiederkäuern findet sich eine nennenswerte bakterielle Besiedlung nur im Kolon, und das ggf. dort gebildete Vitamin B_{12} wird kaum resorbiert. Nur bei pathologischer bakterieller Besiedlung des menschlichen Dünndarms kann dort in Ausnahmefällen Vitamin B_{12} aus bakterieller Produktion resorbiert werden. Der Mensch nimmt wesentliche Mengen an Vitamin B_{12} ausschließlich aus tierischen Quellen wie Fleisch, Milch und Milchprodukten und Eiern auf (vgl. Tabelle 1). Einige Seealgen enthalten Vitamin B_{12} in Konzentrationen von 0,04 bis 15,0 µg/100 g Trockengewicht (Güven 1982). Bei alleiniger Deckung des Vitamin-B_{12}-Bedarfs durch Verzehr von Algenarten müßten also je nach Algenart täglich zwischen 20 g und 10 kg (Trockengewicht!) an Algen konsumiert werden. Andere Lebensmittel pflanzlicher Herkunft enthalten nur dann gelegentlich Spuren von Vitamin B_{12}, wenn sie einer bakteriellen

Gärung unterworfen wurden, wie z.B. Sauerkraut. Aufgrund der nur geringen Gehalte ist eine adäquate Bedarfsdeckung hierdurch jedoch nicht realisierbar.
Erwachsene verfügen über große körpereigene Speicher an Vitamin B_{12}. Der durchschnittliche Körpervorrat eines Erwachsenen beträgt 3 mg, davon werden etwa 3 µg oder 0,1%, täglich ausgeschieden, was dem Vitamin-B_{12}-Bedarf des Erwachsenen entspricht. Klinische Symptome eines Vitamin-B_{12}-Mangels werden erst bei Verminderung des Vitamin-B_{12}-Vorrats auf 5–10% der Norm beobachtet (Friedrich 1987) und treten somit erst nach jahrelanger Deprivation auf. Dagegen beträgt der Vitamin-B_{12}-Köpervorrat eines Neugeborenen durchschnittlich nur 25 µg.
Da ein Säugling für ein normales Wachstum im ersten Lebenshalbjahr etwa 0,08 µg Vitamin B_{12} täglich benötigt (McPhee 1988), reicht der bei Geburt gespeicherte Vorrat für etwa 6–8 Monate aus. Wie das Beispiel unseres Patienten und anderer aus der Literatur zeigen, kann ein mütterlicher Vitamin-B_{12}-Mangel zur Unterversorgung des Kindes in utero und während der Stillperiode führen, bevor der Mangel bei der Mutter selbst symptomatisch wird. Besonders groß ist die Gefahr eines Vitamin-B_{12}-Mangels bei Müttern mit mehreren vorausgegangenen Schwangerschaften und Stillphasen, da hierdurch die mütterlichen Vitamin-B_{12}-Speicher weiter aufgebraucht werden. Der Vitamin-B_{12}-Vorrat eines Neugeborenen einer solchen Vitamin-B_{12}-defizienten Frau kann bereits bei Geburt auf 10% der Norm erniedrigt sein (Willoughby 1977). Das mag erklären, warum Michaud et al. (1992) bereits Säuglinge im Alter von 2 und 3 Monaten mit Vitamin-B_{12}-Mangel diagnostizieren konnten.
Bei Patienten mit Vitamin-B_{12}-Mangel wird analog zum Folsäuremangel eine makrozytäre Anämie mit verzögerter Differenzierung der kernhaltigen roten Vorstufen beobachtet. Diese Reifungsstörung wird als Zeichen einer gestörten DNA-Synthese gewertet. Folsäure ist wie das Vitamin B_{12} essentieller Kofaktor der Methioninsynthetase, ein Mangel an einem der beiden Kofaktoren führt zur Verarmung an Tetrahydrofolat und damit zur Blockierung für die DNA-Synthese notwendiger Methylierungsreaktionen (Pearson u. Turner 1975). Nach Substitution des fehlenden Vitamins ist die Anämie rasch reversibel.

Anders als der alleinige Folsäuremangel verursacht ein Mangel an Vitamin B_{12} neben der Anämie auch neurologische Schäden. Dabei sind besonders die Markscheiden des Rückenmarks sowie peripherer Nerven betroffen. Entsprechend manifestiert sich der Mangel bei Erwachsenen am häufigsten in Form von peripheren Parästhesien und Paresen. Jedoch werden bei Erwachsenen nach jahrelangem Vitamin-B_{12}-Mangel Nervendegenerationen im gesamten Nervensystem einschließlich des ZNS beobachtet, die zu vielschichtigen neurologischen und psychiatrischen Auffälligkeiten führen können (Metz u. van der Westhuyzen 1987). Auch bei Erwachsenen wurden irreversible neurologische Schädigungen nach Vitamin-B_{12}-Mangel beschrieben (Beck 1988). Bei Vitamin-B_{12}-Mangel im Säuglingsalter werden typischerweise Bewußtseinseintrübung bis zum Koma, Hirnatrophie, Muskelschwäche und bei der augenärztlichen Untersuchung eine als Papillenatrophie imponierende Degeneration des N. opticus beobachtet. Verantwortlich für die Nervenschädigungen scheint zum einen die bei Vitamin-B_{12}-Mangel behinderte Methioninsynthese zu sein. Der Methioninmangel führt zur Störung der Myelinisierung und schließlich zur Demyelinisierungen des Nervensystems (Trefferi u. Pruthi 1994). Daneben bedingt der fehlende Abbau des Propionats eine Akkumulation von ungeradzahligen Fettsäuren besonders mit 15 und 17 Kohlenstoffatomen und dadurch eine Veränderung des Fettsäuremusters in Nervenscheiden, wie sie bei Patienten mit perniziöser Anämie (Frenkel 1973) gefunden wurden. Je später der Vitamin-B_{12}-Mangel diagnostiziert wurde, desto schwerwiegender waren die neurologischen Symptome. Auch die Langzeitprognose scheint wesentlich von der Dauer der Unterversorgung abzuhängen, wie das Fallbeispiel des erst mit 32 Monaten diagnostizierten infantilen Vitamin-B_{12}-Mangels (Pearson u. Turner 1975) eindrucksvoll zeigt. Eine dauerhafte Schädigung der geistigen Entwicklung kann auch bei promptem initialem Ansprechen auf die Vitaminsubstitution nicht ausgeschlossen werden (vgl. Graham et al. 1992; Stollhof u. Schulte 1987; Pearson u. Turner 1975 und unsere Beobachtung). Die Langzeitprognose eines schweren Vitamin-B_{12}-Mangels im Säuglingsalter bleibt daher auch bei Rückbildung der hämatologischen und der radiologischen Veränderungen fraglich.

Um Mangelsituationen vorzubeugen oder zumindest so früh als möglich zu erkennen, ist eine sorgfältige Betreuung und Überwachung gestillter Säuglinge von Müttern mit alternativer Kostform wichtig. Die Kindervorsorgeuntersuchungen bieten eine gute Gelegenheit zu beratenden Gesprächen. Allerdings meiden leider gerade viele Eltern mit alternativen Überzeugungen die üblichen kinderärztlichen Untersuchungen, u.a. auch aus der Furcht, auf Unverständnis und Ablehnung zu stoßen. Ein behutsames und tolerantes kinderärztliches Vorgehen ist hier gefragt, um nicht Gefahr zu laufen, von vorneherein den Gesprächskontakt abreißen zu lassen. Bei geduldigem und einfühlsamen Vorgehen gelingt es oft durch schrittweise Veränderungen der Ernährungsweise, wie z.B. die Einführung von Soja- oder auch Säuglingsmilchnahrungen, Eiern oder Milchprodukten, die schwerwiegenden Risiken alternativer Kostformen durch Mangelversorgung mit Vitaminen, Spurenelementen, Mineralien und Eiweiß zu reduzieren.

Literatur

Almadan MS, Al Awamy BH, Al Mulhim IA (1993) Nutritional vitamin B12 deficiency in infancy. Indian J Pediatr 60:683–685

Beck WS (1988) Cobalamin and the nervous system. N Engl J Med 318:1753–1754

Close GC (1983) Rastafarianism and the vegans syndrome. Br J Med 286:473

Dwyer JT, Andrw EM, Valadian I, Reed RB (1980) Size, obesity and leanness in vegetarian preschool children. J Am Diet Assoc 77:434–439

Frenkel E (1973) Abnormal fatty acid metabolism in peripheral nerve of patients with pernicious anemia. J Clin Invest 52:1237–1245

Friedrich W (1987) Handbuch der Vitamine. Urban & Schwarzenberg, München Wien Baltimore

Graham SM, Arvela OM, Wise GA (1992) Long-term neurological consequences of nutritional vitamin B12 deficiency in infants. J Pediatr 121:710–714

Grange DK, Finlay JL (1994) Nutritional vitamin B_{12} deficiency in a breastfed infant following maternal gastric bypass. Pediatr Hematol Oncol 311–318

Güven KC, Güvener B, Cirik S (1982) Marine algae in pharmaceutical science. In: Hoppe HA, Levring T (eds) Vol 2:81. De Gruyter, Hawthorne

Higginbottom MC, Sweetman L, Nyhan WL (1978) A syndrom of methylmalonic aciduria, homocystinuria, megaloblastic anemia and neurological abnormalties in a vitamin B12 deficient breast-fed infant of a strict vegetarian. N Engl J Med 299:317–323

Jadhav M, Webb JKG, Vaishnava S, Baker SJ (1962) Vitamin B_{12} deficiency in indian infants. Lancet 903–907

Kühne T, Bubl R, Baumgartner R (1991) Maternal vegan diet causing a serious infantile neurological disorder due to vitamin B_{12} deficiency. Eur J Pediatr 150:205–208

McPhee AJ, Davidson GP, Leahy M, Beare T (1988) Vitamin B_{12}-deficiency in a breastfed infant. Arch Dis Child 63:921–923

Metz J, van der Westhuyzen J (1987) The fruits bats as an experimental model of the neuropathy of cobalamin deficiency. Comp Biochem Physiol [A] 88:171–177

Michaud JL, Lemieux R, Ogier H, Lambert MA (1992) Nutritional vitamin B12 deficiency: two cases detacted by routine newborn urinary screening. Eur J Pediatr 151:218–220

Pearson AGM, Turner AJ (1975) Folat dependent 1-carbon transfer to biogenic amines mediated by methylenetetrahydrofolate reductase. Nature 258:173–174

Schütz B, Lentze M (1992) Vegetarische Ernährung und Außenseiterdiäten im Kindesalter. Schweiz Rundsch Med Prax 81:254–258

Sklar R (1986) Nutritional Vitamin B_{12} deficiency in a breastfed infant of a vegan-diet mother. Clin Pediatr 25:219–221

Solberg EE, Magnus E, Sander J, Loeb M (1994) Vegetarians and Vitamin B_{12}. A controlled study of Vitamin B_{12} status in 63 lactovegetarians. Tidsskr Nor Lageforen 114:2602–2602

Souci SW, Fachmann W, Kraut H (1994) Food composition and nutrition tables, 5th edn. In: Deutsche Forschungsanstalt für Lebensmittelchemie (Hrsg) Medpharm Scientific, Stuttgart, und CRC, Boca Raton

Stollhoff K, Schulte FJ (1987) Vitamin B_{12} and brain development. Eur J Pediatr 146:201–205

Trefferi A, Pruthi RK (1994) Biochemical basis of cobalamin deficiency. Mayo Clin Proc 69:181–186

Wighton M, Manson J, Speed I (1978) Brain damage in infancy and dietary vitamin B12 deficiency. Med J. Aust 2:1–3

Willoughby MLN (1977) Vitamin B_{12} deficiency. In: Willoughby MLN (ed) Pediatric haematology. Churchill Livingstone, Edinburgh, pp 35–42

Diskussion

Seybarth, Marburg:
Das Kind ist ja eigentlich mit 12 Monaten zu einer Vorsorgeuntersuchung fällig gewesen. War denn zu diesem Zeitpunkt das Kind nicht untersucht, oder ist diese Diagnose dort nicht gestellt worden? Ich frage deswegen, weil bei einem Kind mit ähnlicher Situation, das wir vor kurzem beobachtet haben, die Mutter, obwohl selbst Kinderkrankenschwester, tatsächlich von der 2. Vorsorgeuntersuchung an keine weitere Vorsorgeuntersuchung mehr wahrgenommen hatte. Das führt mich zu der Frage, ob eben durch eine Beratung dieser Mütter überhaupt eine Prävention erreicht werden kann und wann diese Beratung einsetzen muß.

von Schenck, München:
Der Kinderarzt berichtete uns bei der Aufnahme, daß der Grund für die Vorstellung des Kindes die Vorsorgeuntersuchung im Alter von 14 Monaten gewesen sei. Die Eltern brachten also unter dem Vorwand der routinemäßigen Vorsorgeuntersuchung das Kind zum Kinderarzt und berichteten dort über die Nahrungsverweigerung. Interessant war für uns auch, daß der Kinderarzt dann sagte: „Ich kam ja kaum an das Kind dran, die Mutter klebte ja so dran." Es war kaum aufgefallen, in was für einem desolaten Zustand das Kind war. Der Arzt hatte nur die Anämie und das Untergewicht feststellen können, war aber kaum in der Lage gewesen, das Kind neurologisch zu beurteilen, weil die Eltern so sehr intensiv mit diesem Kind beschäftigt waren.

Kirsch, Saarbrücken:
Eine Frage zur Physiologie des Vitamin-B_{12}-Stoffwechsels. Wir haben einen 10jährigen Italiener in der Klinik aufgenommen mit einem schweren B_{12}-Mangel. Er kam stuporös in die Klinik. Die Ursache war, er hatte sich seit Jahren nur von Spaghetti und sonst nichts ernährt. Was aufgefallen ist und was Sie ja auch berichtet haben, nach Substitution klarte der Junge auf, wirklich innerhalb von 2–3 Tagen. Was ist das eigentlich für ein Phänomen?

von Schenck, München:
Genau das würde ich sehr gerne zur Diskussion stellen. Wir haben das sehr lange diskutiert bei uns, auch mit unseren Radiologen. Sie haben diese MR-Veränderungen gesehen und es hieß, als wir das Bild machten, das ist eine Hirnatrophie. Wir waren entsprechend angetan, aber auch erstaunt und kritisch, als wir nach 12 Wochen schon eine völlige Reversibilität dieser Hirnatrophie sahen. Also ob es sich wirklich um einen Substanzverlust handelt, ist anzuzweifeln.

Kirsch, Saarbrücken:
Das kann man ja vielleicht erklären, aber diese phänomenale Bewußtseinsaufklarung innerhalb von Stundenfrist, wenn Sie das B_{12} geben. Das ist ja keine Veränderung, die sich im Kernspintomogramm nachvollziehen läßt.

von Schenck, München:
Dieses schnelle Aufklaren ist immer wieder beobachtet worden und scheint aber leider auch nicht unbedingt ein Hinweis für eine günstige Prognose zu sein.

Roth, Neustadt:
Ich wollte noch einmal auf die psychologische Situation der Eltern abheben. Sie haben erwähnt, daß man diese Eltern nicht im Stich lassen darf. Nun, wenn man es nüchtern betrachtet, gerade auch das Beispiel, was Sie brachten, entspricht ja einer Situation, die wir als ungewollte Kindesmißhandlung ansehen müssen, und irgendwann muß ja intelligenten Eltern dieser schreckliche Umstand auch mal klar werden, wenn sie merken, dieses Kind ist in seiner neurologischen und mentalen Entwicklung schwer defizient. Sind da Gespräche, jetzt auch in Ihrer Familie, die sie betreut haben, möglich gewesen, wenn sie in dieses Loch fallen, wenn ihnen das plötzlich klar wird, was sie angerichtet haben?

von Schenck, München:
Es waren sehr intensive Gespräche nötig. Das Wort „unbewußte Kindesmißhandlung“ ist sicher ganz wichtig. Wir haben bei unserem Patienten gesehen, daß diese Diagnose innerhalb des Ehepaa-

res einen sehr starken Konflikt hervorgerufen hat. Der Vater war sehr starker Verfechter der Rohkosttherapie, die Mutter war eigentlich nie so ganz überzeugt, hatte auch dafür gesorgt, daß die Kinder auch Diätfehler machen, die größeren Töchter auch außerhalb des Hauses weitgehend machen durften, was sie wollten. Das hat zu Spannungen innerhalb des Ehepaares geführt. Der Mann ist nach der Diagnosestellung erstmal weggefahren. Das ermöglichte der Mutter, in der Klinik zu bleiben, und wir haben versucht, Gespräche zu suchen. Wir haben auch immer wieder den Vater zur Ernährungsberatung herangezogen, und unsere Ökotrophologin hatte sehr große Sensibilität, sich auch in die alternative Ernährung einzufühlen, mit ihm zu diskutieren, aber wir hatten große Schwierigkeiten. Es gelang uns, ihn nicht zu verschrecken, aber letztlich Verständnis füreinander haben wir nicht gefunden. Wir sind jetzt auf einem Modus, daß wir gewisse Defizite halt akzeptieren, um die Ernährung einigermaßen akzeptabel zu machen.

Seyberth:
Sicherlich ist das Wort „Kindesmißhandlung" hier nicht ganz fehl am Platz, und irgendwann muß dann der Knoten auch reißen und Konsequenzen gezogen werden, meine ich persönlich.

Heidemann, Augsburg:
Das NMR mit der Atrophie ist ja etwas ganz Unspezifisches. Das haben wir z.B. bei einer schweren Anorexie. Jedes anorektische Mädchen oder Junge, das sie untersuchen, hat eine Hirnatrophie, und wenn die wieder ernährt werden, dann normalisiert sich das. Wir können da nicht extrapolieren, ist das B_{12}-Mangel oder ist das die Unterernährung, die das Kind ja eindeutig hatte? Die Familie ist interessant. Vor 6 Jahren Entschluß zum Veganismus, 1. Kind 7 Jahre alt, Eisenmangelanämie, 2. Kind Kombination B_{12}-/Eisenmangel und dieses 3. Kind dann schwer betroffen. Das ist doch eine Verniedlichung, wenn man dann nur sagt „nutritiv". Das ist doch nutritiv, dann schon intrauterin. Meine Frage ist nun, gibt es im Tierexperiment den Beweis eines intrauterinen B_{12}-Mangels, was macht das hinsichtlich der ZNS-Entwicklung – nicht nur Myelinisierung, das kann man ja normalisieren, aber Dendritenaussprossung, Spine-Ausbildung, Interaktion, Vernetzung?

von Schenck, München:
Da kenne ich keine Daten. Zu dem Vorwurf der Mißhandlung, das ist sicherlich richtig. Aber man muß auch sagen, daß die Eltern das wirklich in bestem Glauben tun und ja sogar eine Diät, eine Therapieform anwenden, von der sie meinen, daß sie ihrem Kind etwas Gutes tun, es vor Zivilisationskrankheiten, schädlichen Umwelteinflüssen etc. schützen, so daß sie auch mehr Aufwand betreiben. Ich denke, die Krux ist wirklich, daß mit einer Selbstverständlichkeit Ideen und Heilslehren verbreitet werden, die die Eltern falsch informieren und ihnen die Sicherheit geben, wenn du das machst, dann wird auch das Kind optimal versorgt.

Madeleyn, Filderstadt:
Ich wollte 2 Dinge aus meiner Erfahrung ergänzen. Einmal, daß die Eltern es oft im besten Wissen und Gewissen tun. Wir hatten ein Elternpaar, die wollten eben wirklich Yin und Yang ins Gleichgewicht bringen aufgrund ihrer Weltanschauung und meinten, ihr Kind entwickelt sich dann besonders gut und mußten erleben, wie das Kind als Säugling mit multiplen Spontanfrakturen, Rachitis, schwerer Anämie und schwerer Pneumonie fast verstorben wäre. Sie haben sich furchtbare Vorwürfe gemacht, daß das passiert war. Man mußte sie quasi trösten und einen Weg finden, das Kind jetzt gesund zu ernähren. Also, das hat immer so seine 2 Seiten. Die wollten das Beste und waren wirklich erschüttert, was passiert war, weil sie es zu spät gemerkt hatten.
Das andere, woran man auch denken muß: Wir haben vor kurzem ein Kind mit dem Krankenwagen aus Genua verlegt bekommen nach Filderstadt, was ja nicht gerade der nächste Weg ist, ein primär schwerbehindertes Kind, unklare Hirnschädigungen, kuhmilchfrei und vegetarisch über längere Zeit ernährt und immer schlechter geworden, immer apathischer geworden. Die Diagnose wurde nirgends gestellt, und die Eltern sagten, es kann irgend etwas mit dem Kind nicht stimmen, das Kind wird immer schlechter und jetzt fahren wir mal, weil wir von der Filderklinik gehört haben, daß die sich das auskennen, nach Filderstadt. Und das war also in ein paar Tagen wunderbar zu behandeln, das Kind wurde viel besser, bewußtseinsklarer und war wieder so wie vorher. Aber besonders schwierig ist

es, glaube ich, bei schon behinderten Kindern, wenn die extrem ernährt werden, weil man dann die neurologischen und auch die Dystrophie, die die Kinder ja oft aufgrund ihrer Behinderung haben, noch schwerer erkennen kann. Also auch ein wirklich bemerkenswerter Fall.

Leitzmann, Gießen:
Ich habe noch ein paar Anmerkungen. Ich möchte darauf hinweisen, daß wir sicher nicht den Fehler machen sollten, die Veganerkost gleichzustellen mit der Rohkosternährung, besonders nicht mit der Instinktotherapie von Herrn Burger, der ein sehr überzeugender Mensch ist, wir haben ihn schon ein paar mal gehört. Der kann Leute faszinieren, daß ich auch sehe, warum Leute das so machen wollen, und was dann für den Erwachsenen noch ganz gut sein mag, ist dann für Kinder ganz katastrophal. Ich würde aber gerne auch auf Ihre Ausführungen eingehen. Einmal sagten Sie, Frau von Schenck, Sie waren etwas verwundert, daß die Inderinnen als Veganerinnen keinen B_{12}-Mangel hatten. Wir kennen Untersuchungen aus Tamil Nadu, wo der Hinduismus den Vegetarismus auch predigt, wo es viele Veganer gibt. Dort ist festgestellt worden, daß auf der einen Seite die unhygienischen Bedingungen Südindiens zur B_{12}-Versorgung erheblich beitragen, denn Südinder, die nach England auswandern und ihre gleichen Ernährungsgewohnheiten beibehalten, entwickeln in England einen B_{12}-Mangel, den sie in Südindien nicht haben. Im übrigen läßt sich feststellen, daß die Dünndarmbesiedlung des terminalen Dünndarms mit Bakterien sehr viel größer ist als bei unserer normalen europäischen Kost, d.h. die Bakterien des unteren Dünndarms leisten einen gewissen Beitrag zur B_{12}-Versorgung des Menschen.
Dann wollte ich noch ein Wort sagen zur Unsicherheit bei den B_{12}-Empfehlungen. Auch das sollte man sich immer wieder überlegen, wobei nicht nur die Verbraucher, sondern vielleicht auch die Experten etwas verwirrt sind. Die Deutsche Gesellschaft für Ernährung empfiehlt 3 µg/Tag für Erwachsene. Die Dietary Allowances der Amerikaner empfehlen 2 µg/Tag und die WHO empfiehlt 1 µg/Tag und wenn Sie den schon erwähnten Koryphäen aus der B_{12}-Szene, nämlich Victor Herbert aus New York hören, der sagt, 0,5 µg/Tag

sind ausreichend. Also Sie sehen, da sind sehr viele Unsicherheiten. Meine letzte Bemerkung betrifft die Rohkost. Wir haben gerade eine große Studie abgeschlossen mit Rohköstlern und haben über 400 Personen untersucht, die sich nach verschiedenen Rohkostformen ernähren. Da kann ich jetzt nach dieser großen Studie folgendes sagen: Menschen, die mehr und mehr Rohkost verzehren, tun offensichtlich als Erwachsene etwas Gutes für ihre Gesundheit. Wenn sie über 70% kommen, wird dieser Vorteil wieder abgebaut. Wir haben etwa 110 Personen, die sich 100%ig nach Rohkost richten und hier stellen wir fest, daß bei den Frauen 40% untergewichtig sind und daß von diesen Frauen 60% entweder überhaupt keine Regelblutungen mehr haben oder Störungen. Das zeigt also, daß die 100%ige Rohkost auch für die Erwachsenen langfristig nicht zu empfehlen ist. Für Kinder ist sie katastrophal.

von Schenck, München:
Ich möchte auf die bakterielle Besiedlung des Dünndarms eingehen. Ich denke, man muß vorsichtig sein. Eine bakterielle Besiedlung des Dünndarms ist eigentlich pathologisch, und man muß bedenken, daß sich Keime ansiedeln können, die vielleicht sogar noch Vitamin B_{12} verbrauchen. So ist es z.B. vom Blind-loop-Syndrom bekannt, bei dem die Patienten in einen Vitamin-B_{12}-Mangel kommen können, weil pathogene Darmbakterien einen erhöhten Verbrauch an Vitamin B_{12} aufweisen.

Seyberth, Marburg:
Das ist eine interessante Bemerkung. In Indien ist ja die vegetarische Diät weit verbreitet, und da müßte ja doch viel mehr Vitamin-B_{12}-Mangel bestehen.

„Schadstoffe" in der Muttermilch unter besonderer Berücksichtigung von Ernährungsgewohnheiten

B. Liebl und J. Griffig

Einleitung

Die Vorteile des Stillens, auch gegenüber einer Ernährung des Säuglings mit „voll adaptierter", also an die Muttermilch weitgehend angepaßter, künstlicher Milch, sind allgemein anerkannt. In der Muttermilch entspricht das Verhältnis von Nährstoffen und Wasser den Wachstumsbedürfnissen und Stoffwechselmöglichkeiten des Säuglings (Elmadfa u. Leitzmann 1990). Gestillte Kinder erkranken seltener an Infektionskrankheiten, da die Muttermilch über spezifische und unspezifische humorale und zelluläre immunologische Komponenten mit antiviraler (z.B. gegen RS- und Rotaviren), antiparasitärer und antiinflammatorischer Wirkung verfügt (May 1988, Schroten et al. 1991, Koletzko 1992). Die natürliche Säuglingsnahrung unterstützt die Besiedlung des kindlichen Darmes mit Lactobacillus acidophilus (Bifidobacterium bifidum), die zu einem indirekten Schutz vor bakteriellen Infektionen führt (May 1988; Hemer 1994). In den ersten Lebensmonaten ist die Darmmukosa für natives Protein durchlässiger als im Erwachsenenalter. Die Proteine der Muttermilch sind für den Menschen spezifisch, der Kontakt mit Fremdeiweiß wird durch das Stillen hinausgezögert. Damit wird eine Sensibilisierung des Kindes, wie sie bei artfremden Nahrungsbestandteilen auftreten kann, weniger wahrscheinlich (Tönz 1978). Kuhmilchallergien sind die häufigsten Allergien im Säuglingsalter (Elmadfa u. Leitzmann 1990). Das Stillen hat zudem psychologische Vorteile. Es trägt zur Ausbildung einer besonderen Mutter-Kind-Beziehung bei und ist für die psychische Entwicklung des Kindes bedeutsam (Bergmann 1991).

Andererseits ist lange bekannt, daß Muttermilch nicht frei von Fremdstoffen ist. Zu diesen Stoffen zählen neben Arzneimiteln und Genußmitteln (Alkohol, Koffein, Nikotin) auch eine Reihe von Umweltkontaminanten, die über die Nahrung von der Mutter aufgenommen werden. Als „Schadstoffe" wurden in der Öffentlichkeit insbesondere Pflanzenbehandlungsmittelrückstände (Pestizide), polychlorierte Biphenyle (PCB), Schwermetalle, Schimmelpilzgifte (Mycotoxine), Nitrat, Nitrit, Nitrosamine, Räucherrauchinhaltsstoffe (polyzyklische aromatische Kohlenwasserstoffe, PAK), Dioxine und neuerdings auch Nitromoschusverbindungen diskutiert. Besonderes Augenmerk gilt dabei den im Fettgewebe gespeicherten Organochlorverbindungen (Pestizide, PCB, Dioxine) und Nitromoschusverbindungen. Für andere Stoffe ist derzeit kein erhöhtes Risiko zu erkennen. Dies gilt sowohl für Schwermetalle, als auch für PAK, Aflatoxin M_1 (Metabolit des mit der Nahrung aufgenommenen Mykotoxins Aflatoxin B_1), Nitrit und Nitrosamine. Diese Substanzen werden nach den vorliegenden Untersuchungen nur in sehr geringen Mengen ohne gesundheitliches Risiko mit der Milch ausgeschieden (Koransky u. Forth 1985; Miethke et al. 1988). Die Nitratgehalte liegen 10- bis 100mal niedriger als im Trinkwasser (DFG 1984 b).

Relevante Stoffe

DDT (Dichlordiphenyltrichlorethan), *Dieldrin* und *Heptachlor* sind hochwirksame Insektizide mit vergleichsweise geringer Toxizität beim Warmblüter einschließlich des Menschen (Henschler 1992). Die Ausbringung von Millionen Tonnen DDT in den 50er und 60er Jahren zur Seuchenbekämpfung (Malaria, Gelbfieber, u.a.) und im Pflanzenschutz (Land-, Forstwirtschaft, Gartenbau) haben zu einer weltweiten Kontamination der Umwelt geführt (Löser 1994). Dieldrin fand in Deutschland hauptsächlich im Obst- und Gemüsebau und in der Forstwirtschaft Verwendung. Heptachlor diente v.a. zur Bekämpfung von Bodenschädlingen und Ameisen und als 10- bis 20%iger Zusatz zu Saatgut (Hildebrandt et al. 1986). Nachdem man in den 60er Jahren erkannt hatte, daß diese Stoffe die bis dahin

Tabelle 1. Malariamorbidität (Anzahl der Krankheitsfälle) vor und nach Bekämpfung vor allem mit DDT. (Nach Henschler 1992)

Bulgarien	1946	144 631
	1969	10
Italien	1945	411 602
	1968	37
Rumänien	1948	338 198
	1969	4
Türkei	1950	1 188 969
	1969	2 173
Indien	1935	>1 000 000
	1969	286 962
Ceylon	1946	2 800 000
	1961	110
	1968/69 (4 Jahre ohne DDT)	2 500 00

unbekannte Eigenschaft besitzen, im Fettgewebe von Tier und Mensch gespeichert zu werden, wurde ihre Anwendung in der Bundesrepublik Deutschland (BRD) und anderen westlichen Industrieländern Anfang der 70er Jahre verboten (Kypke-Hutter 1993). In Tropenländern ist dagegen DDT als billiges und zugleich eines der am besten wirksamen Insektizide für die Malariabekämpfung noch heute unentbehrlich (Tabelle 1) (Hildebrandt et al. 1986; Henschler 1992). Im Körper werden DDT zum Teil in DDE (Dichlordiphenyltrichlorethen) und Heptachlor zum Epoxid (Heptachlorepoxid, HE) umgewandelt. Die Metabolite werden ebenso im Fettgewebe gespeichert (Sagunski u. Perger 1994).

Hexachlorcyclohexan (HCH) umfaßt eine Gruppe von 8 chemischen Isomeren, von denen nur das γ-Isomere insektizide Wirkung aufweist. Es entsteht zu etwa 15% bei der Herstellung von technischem HCH (seit 1988 in der BRD verboten), neben den unwirksamen Isomeren α-HCH (65–70%), β-HCH (10%) und δ-HCH (7%). Seit 1947 kann γ-HCH in 99% reiner Form hergestellt werden (Neumann 1988). Es wird unter der Bezeichnung Lindan als Schädlingsbekämpfungsmittel verwendet. Trotz Anwendungsbeschränkungen im Pflanzenschutz lag der Verbrauch in der BRD noch 1989 bei 200 t (Rippen 1991). Lindan ist nach wie vor zugelassen und wurde bzw. wird neben seiner Verwendung in der Land- und Forstwirtschaft auch im Holzschutz, im Haushalt und Hausgarten (Ameisen, Schaben, Läuse, z.B. Ameisenfrei®), zum Textilschutz (z.B. Rinal Mottenhexe® zur Mottenbekämpfung im Kleiderschrank), in der Veterinärmedizin (Dermakulin®) und zur äußerlichen Anwendung beim Menschen (Jacutin®) eingesetzt. HCH ist aufgrund seiner weiten Anwendung und seiner hohen Beständigkeit (Persistenz) ubiquitär in der Umwelt verteilt, wobei die unterschiedliche Fettlöslichkeit (Lipophilie) der verschiedenen Isomere deren Umweltverhalten bestimmt. Das Potential zur Anreicherung in Umweltmedien ist beim β-HCH am stärksten ausgeprägt und nimmt über das α-, γ- und δ-HCH ab (Sagunski u. Perger 1994).

Hexachlorbenzol (HCB) wurde bis 1974 (Anwendungsverbot) als Schädlingsbekämpfungsmittel für Getreidesaatgut verwendet. Außerdem fällt es als Nebenprodukt bei verschiedenen industriellen Prozessen an, u.a. bei der Produktion von Tri- und Tetrachlorethen, bei der Chlorierung von Kohlenwasserstoffen und bei der Herstellung anderer Biozide wie Pentachlorphenol (PCP) und HCH (Sagunski u. Perger 1994).

Bei den *PCB* handelt es sich um eine Gruppe von insgesamt 209 Einzelverbindungen (sog. Kongenere), die sich durch Zahl und Stellung der Chloratome im Molekül unterscheiden. PCB fanden aufgrund ihrer thermischen und chemischen Beständigkeit, der geringen Kompressibilität, der guten Wärmeleitfähigkeit und der sehr geringen elektrischen Leitfähigkeit (gute Isolatoren) von ca. 1930 bis Ende der 70er Jahre breite Anwendung in sog. geschlossenen Systemen (z.B. elektrische Geräte, Transformatoren, Kondensatoren in Leuchtstofflampen) und teilweise auch in offenen, d.h. direkt umweltzugänglichen, Systemen (z.B. Schmier-, Schneid-, Bohröle, Schleifflüssigkeiten, feuerhemmende Imprägniermittel, Weichmacher in Kunststoffen, Lacken und Dichtungsmassen im Gebäudebau). In der BRD ist die Verwendung in offenen Systemen seit 1978 verboten (10. BImSchV 1978), seit 1983 werden PCB nicht mehr hergestellt (Roßkamp u. Rotard 1991). Nach der PCB-, PCT-, VC-Verbotsordnung, die 1989 in Kraft getreten ist, dürfen PCB-haltige Materialien nicht mehr in den Verkehr gebracht werden. Bereits vorhandene Systeme müssen bis 1999 stufenweise entsorgt werden.

Die ubiquitäre Verteilung der „*Dioxine (polychlorierte Dibenzodio-*

xine und -furane, PCDD/F) ist erst seit einigen Jahren bekannt. Diese Stoffgruppe umfaßt 210 Einzelverbindungen (75 Dioxine, 135 Furane), die keinerlei technischen Nutzen haben. Bekanntester Vertreter ist das 2,3,7,8-Tetrachlordibenzodioxin (TCDD, „Sevesogift"). Neben der Entstehung auf natürlichem Weg (z.B. bei Waldbränden, Vulkanausbrüchen) fallen Dioxine v.a. als Nebenprodukte bestimmter industrieller und zivilisatorischer Prozesse an. Primäre Eintragsquellen in Deutschland waren in der Vergangenheit hauptsächlich die Produktion und Verwendung chlororganischer Produkte, die als Ursache für heutige Altlasten anzusehen sind. Dagegen ist anzunehmen, daß die heutigen primären Neueinträge v.a. aufgrund thermischer Prozesse in die Atmosphäre erfolgen (z.B. Verbrennung von verbleitem Kraftstoff, Hausfeuerungsanlagen, ältere Müllverbrennungsanlagen) (BGA 1993). Die Dioxinemissionen in Deutschland konnten durch eine Reihe von Vorschriften (Bundesimmissionsschutzgesetz, „Scavenger"verbotsverordnung, Klärschlammverordnung etc.) deutlich gesenkt werden. Aufgrund der gültigen und geplanten Maßnahmen wird auch in den nächsten Jahren mit einem weiteren Rückgang der Emissionen gerechnet (EU-Kommission 1994).

Die *Nitromoschusverbindungen* sind synthetische Ersatzstoffe (Nitroaromaten) des sehr teueren echten Moschus, der aus dem Drüsensekret des im ostasiatischen Hochland lebenden Moschustieres gewonnen wird. Insbesondere Moschusxylol und -keton werden in großen Mengen in der Kosmetik- und Waschmittelindustrie verwendet. Neben alkoholhaltigen Kosmetika (Parfüms, Rasierwasser), tensidhaltigen Mitteln (Badepräparate, Shampoos) und Emulsionen (Lotionen, Cremes) werden diese Substanzen auch Fein- und Vollwaschmitteln, Weichspülern und anderen Produkten als Duftstoffe zugesetzt (Sommer 1993). Sie gelangen nach derzeitigem Kenntnisstand über Abwässer in die Umwelt (Hahn 1993).

Umweltverhalten, Belastungspfade des Menschen

Aufgrund ihres relativ geringen abiotischen Abbaus durch chemische Reaktionen wie Oxidation, Hydrolyse oder photochemische

Tabelle 2. Halbwertszeiten persistenter Umweltkontaminanten im Boden (Durchschnittswerte verschiedener Bodenarten)

Stoff	Halbwertszeit im Boden	Bemerkungen/Quelle
DDT	5–20 Jahre	(Sagunski u. Perger 1994)
Dieldrin	ca. 2,5 Jahre	(Hildebrandt et al. 1986)
Heptachlor	8–12 Monate	(Hildebrandt et al. 1986)
HCB	3–6 Jahre	(Sagunski u. Perger 1994)
α-, γ-HCH (Lindan)	>1 Jahr	(Sagunski u. Perger 1994)
β-HCH	8–10 Jahre	(Sagunski u. Perger 1994)
PCB	Monate bis Jahre	Starke Abhängigkeit von Bodeneigenschaft und Chlorierungsgrad
TCDD	1–12 Jahre	(Kaune u. Fiedler 1991)
Nitromoschus-verbindungen	(≥3–4 Monate)	von Ippen (1994) vermutet aufgrund der Halbwertszeiten verwandter Verbindungen

Prozesse (UV-Licht) und des ebenso begrenzten mikrobiologischen Abbaus zeigen die genannten Substanzen eine hohe Beständigkeit in der Umwelt. Dies war einerseits erwünscht, da sie z.B. eine nachhaltige Wirkdauer bei Pestiziden, bzw. hohe Stabilität etwa beim Einsatz PCB-haltiger Materialien im Bausektor garantierte. Sie wurde andererseits mit einer unerwünschten Persistenz über die Anwendungsdauer hinaus in den verschiedenen Umweltkompartimenten erkauft. Wie Tabelle 2 zeigt, bewegen sich die Halbwertszeiten der einzelnen Verbindungen im Boden im Bereich von Monaten bis Jahrzehnten.

Hohe Beständigkeit und Zirkulation im Ökosystem Luft-Boden-Wasser haben teilweise zu einer global bereits recht gleichmäßigen Verteilung geführt. So findet man heute auch im Polaroberflächeneis DDT (Henschler 1992). Die Stoffe gelangen damit auch in die aquatischen und terrestrischen Nahrungsketten, wo sie wie in der unbelebten Natur sehr stabil sind und nur sehr langsam abgebaut werden. Aufgrund ihrer Lipophilie verteilen sie sich hauptsächlich in fettreiche Gewebe der Organismen, aus denen sie nur sehr langsam mobilisiert werden. Dies führt zu einer Anreicherung (Akku-

Tabelle 3. Akkumulation persistenter Organochlorverbindungen in Nahrungsketten. (Nach Heeschen u. Blüthgen 1983; Hildebrandt et al. 1986; Geyer et al. 1987)

Übergang des Stoffes (Ausgangsmedium	→ Zielmedium)	Anreicherungsfaktor[a]
Boden	→ Pflanze	0,01–10
Futter	→ Tierische Fette, Kuhmilch (Fett)	1–10
Nahrung	→ Muttermilch (Fett)	10–10 000
Wasser	→ Fisch	1–100 000

[a] Anreicherungsfaktor = Konzentrationsverhältnis Zielmedium zu Ausgangsmedium

mulation), d.h. einem Anstieg der Konzentrationen (bei Abnahme der Gesamtmasse), in den einzelnen Gliedern der Ketten, wovon der Mensch als Endglied besonders stark betroffen ist (Tabelle 3). In der Muttermilch werden deshalb Konzentrationen gefunden, die deutlich über den Gehalten von Kuhmilch und Säuglingsnahrung liegen. So waren in Proben aus dem Regierungsbezirk Freiburg von 1991 die Konzentrationen von DDT_{ges} in Muttermilch 70fach, von HCB 30fach, von β-HCH 50fach und von PCB 153 35fach höher als in Kuhmilch (Kypke-Hutter 1993).

Beim Menschen werden die Substanzen enteral, dermal und pulmonal rasch und in großem Umfang resorbiert. Dabei stellt die enterale Aufnahme mit der Nahrung bei den chlororganischen Schädlingsbekämpfungsmitteln, PCB und Dioxinen mit über 90% den Hauptbelastungspfad dar. Aufgrund der oben beschriebenen Zusammenhänge (Anreicherung in der Nahrungskette) spielen lipidreiche Lebensmittel wie Milch und Milchprodukte, sowie Fleisch, Fisch und Eier die größte Rolle. Bei den Nitromoschusverbindungen stellt möglicherweise auch die dermale Resorption einen relevanten Aufnahmepfad dar.

Der Stoffwechsel des Menschen hat ebenso wie der des Tieres nur begrenzte Möglichkeiten, die Stoffe umzuwandeln und auszuscheiden, die Eliminationshalbwertszeiten bewegen sich teilweise im Bereich von Jahren (Tabelle 4). Im Fett bleiben die Stoffe wirkungslos liegen. Werden aber die Fettdepots rasch abgebaut, z.B. im Hun-

Tabelle 4. Eliminationshalbwertszeiten beim Menschen

Stoff	Halbwertszeit	Bemerkungen/Quelle
DDT	≥1 Jahr	Für den Metaboliten DDE vermutlich länger (Henschler 1992; Sagunski u. Perger 1994)
HCB	ca. 2 Jahre (im Blut von exponierten Arbeitern)	(Höhr 1991)
γ-HCH (Lindan)	8–10 Tage (bei chronischer Exposition)	bei β-HCH wesentlich länger (Sagunski u. Perger 1994)
PCB	1,1–5,7 Jahre (im Blut von Yu-Cheng[a]-Betroffenen)	(Koss 1994)
TCDD	5–10 Jahre (im Niedrigdosisbereich)	Bei höher chlorierten PCDD/F-Kongeneren noch länger (Sagunski u. Perger 1994)

[a] Bei Yu-Cheng (Taiwan, 1979) handelte es sich wie bei Yusho (Japan, 1968) um eine Massenvergiftung, ausgelöst durch PCB-kontaminiertes Reisöl

ger oder bei Krankheit (z.B. Krebs), so können die Konzentrationen in allen Geweben stark ansteigen (Henschler 1992). Beim Stillen werden ebenfalls Fettdepots abgebaut. Die Substanzen erscheinen dann in der Milch, mit der sie von der Mutter ausgeschieden und an den Säugling weitergegeben werden. Muttermilch hat eine Bioindikatorfunktion für die Belastung der Bevölkerung mit diesen Stoffen.

Belastung der Muttermilch, zeitlicher Trend

Rappl u. Waiblinger (1975) vom Landesuntersuchungsamt (LUA) für das Gesundheitswesen Südbayern gehörten nach Acker u. Schulte (1970, 1971) vom Institut für Lebensmittelchemie der Universität Münster zu den ersten, die Anfang bis Mitte der 70er Jahre Daten über *Organochlorpestizide und PCB* in der Muttermilch aus Deutschland veröffentlichten. Sie stellten in 137 Muttermilchproben aus Bayern, die in der Zeit von Juni 1973 bis Januar 1974 untersucht worden waren, z.T. erhebliche Konzentrationen an DDT und DDE,

PCB, HCB, HCH_{ges} und Lindan fest. In der Folgezeit wurden vom Institut für Hygiene der Bundesanstalt für Milchforschung, Kiel, und einer Reihe anderer Untersucher mehrere regionale und bundesweite Studien durchgeführt, die in einer Übersicht von Hildebrandt et al. (1985) ausführlich zusammengefaßt sind. Die ehemalige Senatskommission der Deutschen Forschungsgemeinschaft (DGF) zur Prüfung von Rückständen in Lebensmitteln hat sich in ihren Mitteilungen V. (1978) und XIII. (1984 a) mit der Problematik der Verunreinigungen in Muttermilch auseinandergesetzt und Richtwerte für die Risikoabschätzung festgesetzt. Vor diesem Hintergrund und angesichts eines wachsenden öffentlichen Interesses wurde in Bayern (und einigen anderen Bundesländern) im Jahre 1985 die Möglichkeit für stillende Mütter geschaffen, ihre Milch über die Gesundheitsämter kostenlos untersuchen zu lassen. Seitdem sind im LUA Südbayern bis Ende 1994 insgesamt 3225 Proben analysiert worden. Das Angebot wurde ab 1986 von einer zunehmenden Anzahl von Müttern wahrgenommen mit dem Höchststand von 871 Proben im Jahre 1990. Die Zahlen sind seitdem wieder rückläufig.

Wie Abb. 1 zeigt, hatte in den etwa 12 Jahren, die seit den ersten Untersuchungen von Rappl u. Waiblinger (1975) bis 1986 vergangen waren, ein starker Rückgang der mittleren Gehalte aller damals nachgewiesener Verbindungen stattgefunden. Von 1986 bis 1994 war eine weitere deutliche Abnahme der mittleren Konzentrationen besonders von DDT_{ges} (um 78%) und von HCB (um 60%) zu verzeichnen. Weniger deutlich ausgeprägt war der Rückgang der PCB-Werte (Abnahme des mittleren Gehalts um 19%).

Die aktuelle Belastungssituation ist in Abb. 2 mit einer Zusammenfassung der Ergebnisse aller Proben von 1991 bis 1994 dargestellt. Relevante Konzentrationen werden derzeit nur noch von DDT_{ges}, HCB und PCB gefunden. Relativ gut meßbar sind auch noch β-HCH und Moschusxylol, das seit seiner Entdeckung 1991 in Muttermilch untersucht wird (Liebl u. Ehrenstorfer 1993; Rimkus et al. 1993). Die Gehalte der meisten anderen Verbindungen liegen inzwischen im Bereich der analytischen Nachweisgrenzen.

Auffallend ist, daß die Häufigkeitsverteilung der meisten Stoffe einen relativ engen Bereich umfaßt. Über 90% aller Werte (5.–95.

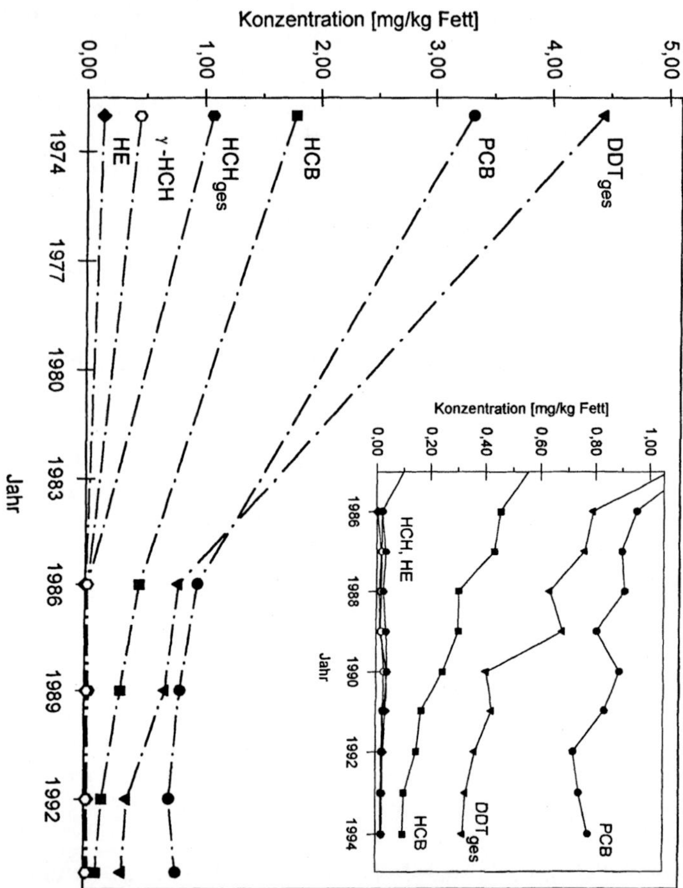

Abb. 1. Veränderung der mittleren Konzentrationen von Kontaminationen der Muttermilch in Südbayern im Verlauf von 1972 bis 1994. Eingesetzt ist eine vergrößerte Darstellung des Zeitraumes von 1986 bis 1994. Die Zahl der jeweils untersuchten Proben ist Tabelle 6 zu entnehmen. DDT_{ges} = DDT + DDE

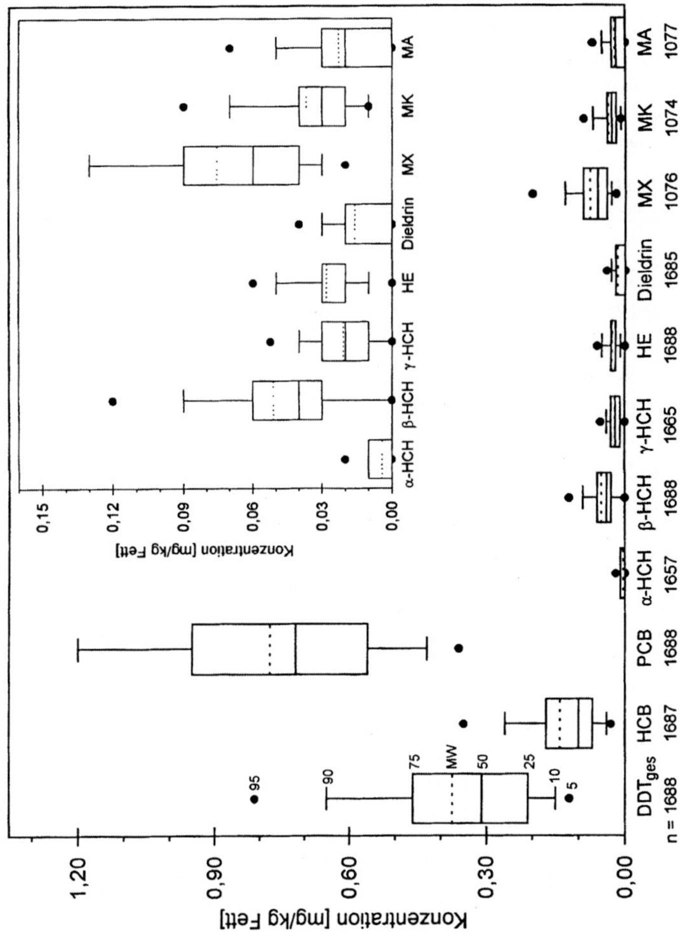

Abb. 2. Kontaminationen der Muttermilch in Südbayern 1991–1994. Eingesetzt ist eine vergrößerte Darstellung der Stoffe im niedrigen Konzentrationsbereich. Die bei DDT angeführten Zahlen kennzeichnen exemplarisch die jeweils dargestellten Perzentile (*MW*, Mittelwert). *HE*, Heptachlorepoxid; *MX*, Moschusxylol; *MK*, Moschusketon; *MA*, Moschusambrette

Perzentile, s. Abb. 2) unterscheiden sich im Regelfall nicht mehr als den Faktor 10. Dies wurde schon verschiedentlich festgestellt (DFG 1984 b; Beck 1991) und weist auf eine sehr einheitliche Kontamination der Lebensmittel hin, die auf die ubiquitäre Verbreitung der Stoffe zurückzuführen ist.

Auf *Dioxine* wird Muttermilch in Deutschland (alte Bundesländer) seit 1984 untersucht. Wegen des sehr großen analytischen Aufwandes werden diese Stoffe nur in besonders begründeten Fällen bestimmt (Ehrenstorfer et al. 1991). Insgesamt sind aber in der BRD mit über 1000 Analysen bis 1991 mehr Proben als in allen anderen Ländern der Welt untersucht worden (Beck 1991). Dabei zeigte sich wie bei den anderen Organochlorverbindungen eine ausgesprochen einheitliche Kontamination der Proben. Selbst in besonders belasteten Regionen (z.B. Rheinfelden, Rastatt) wurden keine höheren Konzentrationen in der Milch gemessen als im übrigen Bundesgebiet (Beck 1991). Die Ergebnisse aus NRW und Niedersachsen von 1986 bis 1991 ergaben erste Hinweise auf eine Abnahme der Gehalte auch dieser Stoffgruppe in den letzten Jahren, die jedoch noch weiter abgesichert werden muß (BGA 1993).

Die insgesamt erfreuliche zeitliche Entwicklung der Belastungen mit Organochlorverbindungen ist auf die gesetzlichen Maßnahmen zurückzuführen, die sich aufgrund der langen Halbwertszeiten in der Umwelt erst nach einer gewissen Zeit auswirken können. Bei den Pestiziden ist mit Ausnahme von Lindan die Anwendung in Deutschland verboten, z.T. schon seit über 20 Jahren. Mit Inkrafttreten der PCB-Verbotsverordnung von 1989 und den Maßnahmen zur Begrenzung von Dioxinemissionen wird langfristig auch bei diesen Stoffgruppen ein (weiterer) deutlicher Konzentrationsrückgang zu erwarten sein.

Einfluß von Ernährungsgewohnheiten

Die Frage, von welchen individuellen Faktoren die Belastung der Muttermilch mit Fremdstoffen abhängt, wird häufig gestellt. Wie oben ausgeführt, stammt der überwiegende Anteil persistenter Verunreinigungen im menschlichen Fettgewebe aus der Nahrung. Die

Vermutung eines Zusammenhangs zwischen der individuellen Belastung und den jeweiligen Ernährungsgewohnheiten liegt daher nahe. In fettreichen Lebensmitteln tierischer Herkunft finden sich wesentlich höhere Konzentrationen als in fettarmen Lebensmitteln pflanzlicher Herkunft. Demzufolge wäre bei Frauen, die sich vegetarisch ernähren, geringere Belastungen zu erwarten als bei sich konventionell ernährenden Frauen.

In der Literatur finden sich dazu divergente Befunde. Bei den Organochlorpestiziden und PCB stellten Barthel u. Thy (1983) keine eindeutige Abhängigkeit der mittleren Konzentrationen in Muttermilch von den Parametern Normalkost/andere Kost fest. Zu dem gleichen Ergebnis kamen Ehrenstorfer et al. (1991) und Gilsbach (1991). Auch Langstädtler (1993) fand in der Milch von Vegetarierinnen keine signifikant geringeren Gehalte als bei konventionell sich ernährenden Frauen. Dagegen stellten Heeschen u. Hahne (1984, nach Hildebrandt et al. 1986) fest, daß gemischte Kost zu einer höheren Belastung führte als eine Ernährung, die ohne tierische Fette auskommt, nur Milchfett beinhaltet oder tierische Lebensmittel aus alternativen Formen des Landbaus bevorzugt. Mit einer Verringerung des Anteils von Fleisch und Fisch im Speiseplan sank der Rückstandsspiegel unter den Bundesdurchschnitt. Ottenender (1984) fand mit dem steigenden Verzehr von Fleisch eine leichte Zunahme der HCB-Gehalte und einen deutlichen Anstieg der DDT_{ges}-Konzentrationen, während sich für β-HCH und PCB keine Unterschiede feststellen ließen. Bei den Dioxinen ergaben Untersuchungen des Bundesgesundheitsamtes (BGA) bei Vegetarierinnen eine leichte Tendenz zu geringeren Gehalten (Beck 1991).

Anhand von Fragebögen konnten bei unserem Untersuchungsgut Gruppen von Probandinnen gebildet werden, die viel Fleisch, Milch(produkte) und/oder Fisch verzehrten oder die sich ohne Fleisch, ohne Milch(produkte) und/oder ohne Fisch ernährten. Um ein möglichst homogenes Kollektiv zu erhalten und damit eine Überlagerung durch andere Einflußfaktoren zu vermeiden, wurde das Datenmaterial eingeschränkt auf den Untersuchungszeitraum 1991–1994, die Gruppe der 25- bis 35jährigen Frauen mit einem BMI („body mass index") von 19–24 und dem ersten Kind bei einer Stilldauer von 10–30 Wochen. Die Auswertung wurde auf die in höheren Konzentrationen vorliegenden Verbindungen DDT_{ges}, HCB und PCB beschränkt. Wie Abb. 3 zeigt, war bei keiner der Gruppen ein signifikanter Unterschied gegenüber der mittleren Belastung des Gesamtkollektivs festzustellen.

Dabei ist zu beachten, daß die Untersuchung des Einflusses von Ernährungsgewohnheiten problematisch und daher mit Vorsicht zu interpretieren ist. Wegen des äußerst vielfältigen Lebensmittelangebotes und der sehr unterschiedlichen Speisepläne sind der Anamnese Grenzen gesetzt. Sie wird zusätzlich durch ungenaue Angaben der Probandinnen und den subjektiven Charakter der Aussagen erschwert. Häufig fehlen auch Informationen darüber, wie lange und wie konsequent die angegebenen Ernährungsgewohnheiten eingehalten worden waren. Trotzdem lassen die Befunde den Schluß zu, daß die Art der Ernährung – soweit überhaupt nachweisbar – nur schwache Einflüsse auf die Belastung der Muttermilch mit persistenten Kontaminanten hat. Dies ist aufgrund der beschriebenen Zusammenhänge auch plausibel. Wegen der langen biologischen Halbwertszeiten der Stoffe (oft Jahre bis Jahrzehnte) und der damit verbundenen Kumulation im Körper können deutliche Unterschiede nur erwartet werden, wenn die Frauen sich seit vielen Jahren konsequent vegetarisch bzw. veganisch ernährt haben, was nur selten der Fall ist. Folglich kann auch eine spezielle „schadstoffarme" Diät während der Stillperiode keine nennenswerten Auswirkungen auf die Gehalte der Milch haben. Hingegen beeinflussen Gewichtsveränderungen während der Laktation sehr wohl die Konzentrationen. Eine Gewichtszunahme in dieser Zeit führt zu einer deutlichen Reduktion der Ausscheidung von Organochlorverbindungen. Erklärt wird dies mit einer „Verdünnung des Depots", aus dem dann weniger kontaminierte Fette für die Milchsynthese aktiviert werden (Hildebrandt et al. 1986). Umgekehrt kommt es beim Hungern wegen der verstärkten Mobilisation von Körperfett zu höheren Konzentrationen der Stoffe im Milchfett.

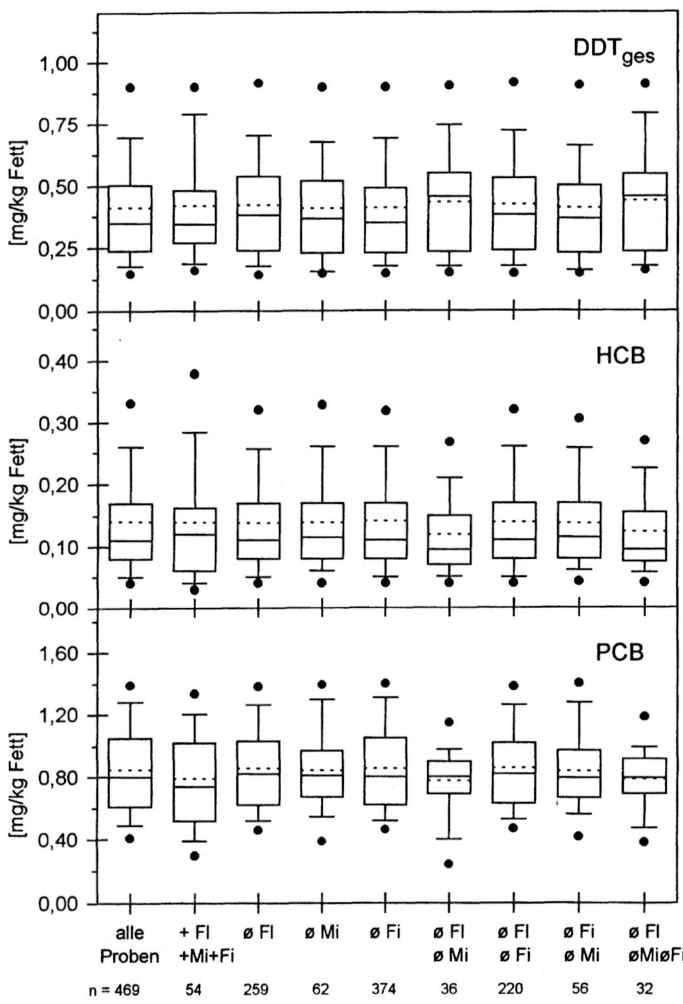

Abb. 3. Kontaminationen der Frauenmilch in Südbayern in Abhängigkeit von Ernährungsgewohnheiten. Untersuchungszeitraum: 1991–1994, Alter der Frauen: 25–35 Jahre, BMI („body mass index“): 19–24 kg/m², 1. Kind, Stilldauer: 10–30 Wochen. Ø, kein; +, viel; *Fl*, Fleisch; *Fi*, Fisch; *Mi*, Milch bzw. Milchprodukte

Andere Einflußfaktoren

Wir haben unser Datenmaterial der letzten Jahre auch hinsichtlich anderer Einflußfaktoren ausgewertet.

Beim Vergleich der *Wohngegend* (Stadt/Land) ergaben sich in Übereinstimmung mit früheren Untersuchungen (Gilsbach 1991; Langstädtler 1993) keine meßbaren Unterschiede. Allerdings wäre beispielsweise bei den Organochlorpestiziden eine Differenz auch nur dann zu erwarten, wenn diese in der Landwirtschaft noch eingesetzt würden, und die Frauen dort tätig wären (Gilsbach 1991). Andererseits ist in ländlichen Gegenden der Anteil an Selbstversorgern aus Kleingärten ohne Pestizidanwendung höher zu veranschlagen. Nivellierungstendenzen dürften zudem durch die Mobilität der Einwohner und das weitgehend einheitliche Versorgungsnetz mit Lebensmitteln aller Art entstehen.

Das Einzugsgebiet Südbayern stellt eine relativ kleinräumige Region dar. Allerdings findet man i.allg. unter den Ländern mit vergleichbarem Industrialisierungsgrad und ähnlichen gesetzlichen Regelungen auch bei der Belastung mit chlororganischen Verbindungen einschließlich der Dioxine ein recht gleichförmiges Niveau mit nur geringen regionalen Abweichungen. Dagegen enthält die Milch von Müttern einiger süd- und osteuropäischer Länder (einschließlich der ehemaligen DDR) im Regelfall mehr β-HCH (aufgrund des Einsatzes von technischem HCH) und DDT (Anwendung in der Landwirtschaft, z.B. in der ehemaligen DDR bis weit in die 80er Jahre), aber weniger PCB und Dioxine (aufgrund des geringeren Industrialisierungsgrades) (DFG 1984 b; BGA 1993). Bei türkischen Müttern fand sich erst nach etwa 10jähriger Wohndauer in der BRD eine weitgehende Angleichung des Belastungsniveaus mit einer entsprechenden Abnahme der ursprünglich höheren DDT- und HCH-Konzentrationen und einer Zunahme der vorher niedrigeren PCB-Werte (Cetinkaya et al. 1983).

Bei kürzeren Auslandsaufenthalten (z.B. Urlaubsreisen) sind folglich keine meßbaren Veränderungen zu erwarten (Hildebrandt et al. 1986).

Zwischen *Raucherinnen und Nichtraucherinnen* bestanden ebenfalls keine meßbaren Unterschiede. Zu dem gleichen Ergebnis kamen Barthel u. Thy (1983), Ehrenstorfer et al. (1991), Gilsbach (1991) und Langstädtler (1993). Dagegen fanden Otteneder (1984) und Horn et al. (1994) in der Milch und Wetzel et al. (1993) im Blut von Raucherinnen eine Tendenz zu höheren DDT_{ges}- und HCH-Konzentrationen als bei Nichtraucherinnen. Dies wurde damit erklärt, daß Tabak hauptsächlich in Entwicklungsländern angebaut wird, in denen u.a. diese Stoffe noch als Insektizide eingesetzt werden, und deshalb relativ hohe DDT- und HCH-Gehalte aufweist. Die Substanzen werden mit dem Rauch inhaliert.

Zur *Altersabhängigkeit* der Pestizid- und PCB-Gehalte von Frauenmilch findet man in der Literatur ebenfalls widersprüchliche Aussagen (Hildebrandt et al. 1986). Wir beobachteten in Übereinstimmung mit einer Reihe jüngerer Arbeiten (Kypke-Hutter 1993; Langstädtler 1993) eine je nach Stoff unterschiedlich ausgeprägte, aber eindeutig positive Korrelation. Dieses Ergebnis kann durch die mit dem Lebensalter steigenden Kumulationszeiten erklärt werden. Auch bei den Dioxingehalten ist eine Zunahme mit dem Alter der Mütter nachgewiesen worden (Beck 1991).

Im *Verlauf einer Stillperiode* und mit *zunehmender Kinderzahl* (Anzahl der Stillperioden) nahmen die mittleren Pestizid- und PCB-Gehalte ab (Abb. 4). Diese Beobachtung stimmt mit einer Vielzahl vergleichbarer Studien überein und wurde ebenso für die Dioxine berichtet (Beck 1991). Sie beruht auf der Ausscheidung der Stoffe mit der Milch. Einzelfallbetrachtungen haben jedoch gezeigt, daß individuell sehr unterschiedliche Verhältnisse möglich sind. Neben dem Regelfall der Abnahme wurden teilweise auch gleichbleibende Werte oder sogar eine Zunahme der Konzentrationen festgestellt (DFG 1984 b).

Toxikologische Bewertung

Die Bewertung der Verunreinigungen in Muttermilch ist nicht unumstritten. Die Verbindungen kommen natürlicherweise dort nicht vor, sondern sind ausschließlich oder überwiegend (Dioxine) anthropogenen Ursprungs und daher unerwünscht. Andererseits sind alle unsere Nahrungsmittel in unterschiedlichem Maß bela-

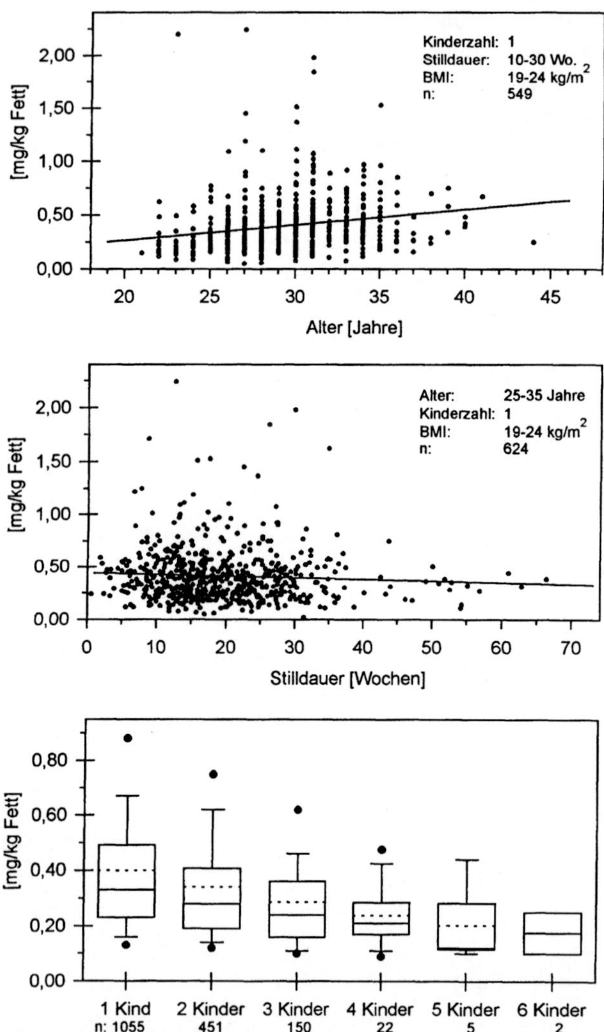

Abb. 4. Einfluß des Alters der Mutter *(oben)*, der Stilldauer *(Mitte)* und der Kinderzahl (unten) und auf die Konzentration perisitenter, lipophiler Kontaminanten in Muttermilch in Südbayern am Beispiel von DDT_{ges}. Untersuchungszeitraum: 1991–1994

stet, auch künstliche Milch ist nicht frei von den Substanzen. Die Aufnahme ist folglich beim Säugling wie auch im weiteren Leben unvermeidbar. Zu berücksichtigen ist auch, daß Muttermilch nicht die erste Quelle der Belastung für den Säugling ist. Organochlorpestizide, PCB und Dioxine sind größtenteils plazentagängig und führen bereits zu einer pränatalen Belastung.

Nach Teufel u. Niessen (1991 a, b) beträgt der Gesamtbestand an Organochlorverbindungen (Pestizide und PCB) bei der Geburt ca. 1 mg und steigt auf 14–15 mg im Alter von 14 Jahren an. Ein voll gestillter Säugling nimmt allein in den ersten 6 Monaten über die Muttermilch die vergleichsweise hohe Menge von etwa 11 mg auf, während der nicht gestillte Säuglinge im gleichen Zeitraum mit weniger als 1 mg belastet wird. Trotzdem kommt es auch beim voll gestillten Säugling in den ersten 6 Lebensmonaten zu einem Konzentrationsabfall im Fettgewebe. Da eine wesentliche Elimination nicht möglich ist, werden die Substanzen vermutlich auf das in dieser Altersphase rasch zunehmende Fettgewebe verteilt. Im 2. Lebensjahr werden die Ausgangswerte wieder erreicht (Teufel u. Niessen 1991 b).

Die DFG-Kommission hatte in ihrer XII. Mitteilung 1984 empfohlen, unabhängig von den Gehalten an Kontaminanten in der Muttermilch 4 Monate voll zu stillen. In dieser Periode wird die alleinige Muttermilchernährung für die beste Ernährung zur optimalen Entwicklung des Kindes und zur Vermeidung von Gesundheitsstörungen angesehen. Es wurde festgestellt, daß nach Ablauf der ersten 4 bis 6 Monate die Vorteile des Stillens zunehmend an Gewicht verlieren, während das Risiko durch die Kontamination unverändert bestehenbleibt. Falls eine Mutter länger stillen wollte, wurde empfohlen, die Milch untersuchen zu lassen und bei Überschreitung bestimmter Richtwerte für Organochlorpestizide bzw. deren Metabolite und PCB (Tabelle 5) nicht länger voll zu stillen. Die Richtwerte wurden aus dem NOEL („no observed effect level“) bei lebenslanger Zufuhr im Tierexperiment unter Verwendung eines Sicherheitsfaktors von 10 berechnet, der aus toxikologischer Sicht bei zeitlich begrenzter Einwirkung der Stoffe als gerade noch vertretbar angesehen wurde. In Tabelle 6 sind die Proben mit Richtwertüberschreitung in unserem Einzugsbereich seit 1986 zusam-

Tabelle 5. DFG-Richtwerte für die Beurteilung des Risikos nach dem 4. Stillmonat

Tägliche Milchmenge Gehalt an Milchfett	850 ml 34,5 g	600 ml 24,4 g	400 ml 12,6 g	250 ml 8,1 g
Fremdstoffe:				
HCB	1,2	1,6	2,4	4,9
α-HCH	9,6	13,6	20,3	40,7
β-HCH	1,9	2,7	4,1	8,1
γ-HCH (Lindan)	19,1	17,1	40,7	81,3
Heptachlorepoxid	1,0	1,4	2,0	4,1
Dieldrin	0,2	0,3	0,4	1,0
DDT_{ges} (DDT + DDE)	9,6	13,6	20,3	40,7
PCB	1,9	2,7	4,1	8,1

Tabelle 6. Überschreitung der DFG-Richtwerte in Südbayern

Jahr	Probenzahl	Richtwertüberschreitungen	%-Anteil	Stoffe
1986	58	8	13,8	HCB: 2, PCB: 6
1987	61	2	3,3	HCB: 1, PCB: 1
1988	213	3	1,4	HCB: 1, PCB: 1, DDT_{ges}: 1
1989	335	5	1,5	HCB: 3, PCB: 2
1990	871	16	1,8	HCB: 6, PCB: 10
1991	651	6	0,9	HCB: 2, PCB: 4
1992	447	1	0,3	HCB: 1
1993	362	1	0,4	PCB: 1
1994	240	0	0	–

mengefaßt. Analog zur insgesamt rückläufigen Entwicklung der Gehalte ist auch hier ein deutlicher Rückgang zu verzeichnen. Während 1986 noch über 10% aller Proben die Richtwerte überschritten, lag der Anteil seit 1991 unter 1%. Dabei waren DDT_{ges}, HCB und PCB die kritischen Substanzen. Im Jahr 1994 wurde bei keiner einzigen Probe eine Richtwertüberschreitung festgestellt.
Die Dioxine werden toxikologisch anhand sog. „Toxizitätsäquivalente" beurteilt. Dabei berechnet man die Summe der Konzentra-

tionen der einzelnen Verbindungen, multipliziert mit den jeweiligen Toxizitätsäquivalenzfaktoren (TEF), die deren relative Giftigkeit bezogen auf TCDD (TEF = 1) ausdrücken. Ausgehend von einem NOAEL („no observed adverse effect level") im Tierversuch von 1 ng TCDD/kg Körpergewicht (KG) und Tag hat das BGA unter Verwendung eines Sicherheitsfaktors von 100–1000 für die lebenslange tägliche Aufnahme beim Menschen eine hinnehmbare Dosis von 1–10 pg internationalen Toxizitätsäquivalenten (ITE)/kg KG abgeleitet. Die WHO hat als langfristig tolerierbare tägliche Dosis („tolerable daily intake", TDI) eine Aufnahme von 10 pg TCDD/kg KG und Tag berechnet (BGA 1993). Die derzeitige Exposition der Allgemeinbevölkerung wird auf durchschnittlich 2–3 pg ITE/kg KG und Tag für den Erwachsenen abgeschätzt. In der Stillperiode ist die relative Zufuhr dagegen wesentlich höher. Ausgehend von üblichen Gehalten der Muttermilch von ca. 6–87 ng ITE/kg Milchfett läßt sich eine tägliche Aufnahme des Säuglings von 30–420 pg ITE/kg KG abschätzen (Sagunski u. Perger 1994). Überraschenderweise ergaben Untersuchungen an verstorbenen Säuglingen jedoch niedrigere Konzentrationen im Körper, als nach diesen Schätzungen zu vermuten war. Die Organgehalte lagen signifikant niedriger als in der Muttermilch bzw. bei Erwachsenen (BGA 1991). Als mögliche Gründe dafür, daß trotz der vergleichsweise hohen Aufnahme über die Muttermilch keine übermäßige Belastung des Säuglings erfolgt, werden eine geringere Resorption, ein anderer Metabolismus oder eine kürzere Eliminatinshalbwertszeit als beim Erwachsenen diskutiert (Sagunski u. Perger 1994).

Bei Bewertungen anhand von NOEL oder NOAEL ist zu berücksichtigen, daß das zugrundeliegende Konzept für eine lebenslange Aufnahme von Fremdstoffen gilt, die Stillzeit aber in der Regel nur wenige Wochen oder Monate beträgt. Eine 6monatige Stillzeit macht weniger als 1% der durchschnittlichen Lebenserwartung aus. Vergleicht man etwa die Gesamtaufnahme an Dioxinen während dieser 6 Monate mit der lebenslangen Aufnahme, so beträgt die Zufuhr in der Stillzeit weniger als 4% (BGA 1991). Andererseits sind die Grundlagen entwicklungstoxikologischer Aspekte noch sehr mangelhaft erforscht. Diskutiert wird die Übertragbarkeit von Ergebnissen aus Tierversuchen auf den kindlichen Organismus.

Kinder könnten im Vergleich zu Erwachsenen wesentlich empfindlicher auf die Exposition gegenüber den Substanzen reagieren. Wissenschaftlich umstritten ist auch das Konzept der Toxizitätsäquivalente bei der Bewertung von Dioxinen und PCB. Bei der Mehrzahl der Kongenere sind die toxikologischen Daten lückenhaft. Daneben bestehen z.T. erhebliche Unterschiede im kinetischen Verhalten der einzelnen Verbindungen im Tier und beim Menschen. Neuere Untersuchungen weisen zudem darauf hin, daß die biologische Bedeutung bestimmter PCB-Kongenere (sog. „koplanare" bzw. „dioxinanaloge" PCB) bisher unterschätzt worden ist. Forschungsbedarf besteht weiterhin hinsichtlich möglicher metabolischer Wechselwirkungen, fruchtschädigender Eigenschaften und tumorpromovierender und/oder kanzerogener Wirkungen der einzelnen Verbindungen. Es ist jedoch anzufügen, daß epidemiologische Untersuchungen noch keinen Anhaltspunkt dafür erbracht haben, daß beim Menschen durch die umweltbedingte Exposition gegenüber diesen Stoffen ein gesteigertes kanzerogenes Risiko verursacht wird. Bislang sind auch keinerlei Schäden bei den Kindern erkannt worden.

Schlußfolgerungen

Muttermilch stellt eine vergleichsweise nicht unerhebliche Belastungsquelle des Säuglings mit persistenten, lipophilen Umweltkontaminanten wie Organochlorpestiziden, PCB und Dioxinen dar. Aufgrund gesetzlicher Verbote (Organochlorpestizide, PCB) bzw. Maßnahmen zur Emissionsminderung (Dioxine) zeigen die Gehalte allgemein eine z.T. deutlich rückläufige Tendenz im Verlauf der letzten Jahre bis Jahrzehnte. Demgegenüber spielen individuelle Lebensumstände, insbesondere Ernährungsgewohnheiten, eine nur untergeordnete Rolle. Bei der toxikologischen Bewertung gibt es noch eine Reihe ungeklärter Fragen. Es liegt jedoch bisher keine Untersuchung vor, mit der Gesundheitsschäden beim Säugling aufgrund der Anwesenheit dieser Stoffe in der Muttermilch belegt werden könnte. Die gesundheitlichen Vorteile des Stillens sind dagegen unbestritten.

Literatur

Acker L, Schulte E (1970) Über das Vorkommen chlorierter Kohlenwasserstoffe im menschlichen Fettgewebe und in der Humanmilch. Dtsch Lebensmittelrundsch 66:385–390

Acker L, Schulte E (1971) Zum Vorkommen von Hexachlorbenzol und Polychlorierten Biphenylen neben chlorierten Insektiziden im menschlichen Fettgewebe und in der Humanmilch. Ernährungsforschung 16:559–567

Barthel R, Thy HN (1983) Stillen ohne Angst. Med Welt 34:967–973

Beck H (1991) Kontamination der Muttermilch. In: Somogyi A, Großklaus D (Hrsg) Gesundheit und Umwelt '91. Beiträge zur ärztlichen Fortbildung. Vorträge aus dem Bundesgesundheitsamt anläßlich des 40. Ärztlichen Fortbildungskongresses in Berlin. bga-Schriften 5/1991. MMV, München, S 21–28

Bergmann RL, Bergmann KE (1991) Muttermilch und Stillen. Ernähr Umsch 38:135–141

BGA (Bundesgesundheitsamt) (Hrsg) (1993) Dioxine und Furane – ihr Einfluß auf Umwelt und Gesundheit. Bundesgesundhbl Sonderheft/93. Heymanns, Köln

Cetinkaya M, v. Düszeln J, Thiemann M (1983) Organochlorrückstände in Muttermilch türkischer Frauen in der Bundesrepublik Deutschland und in der Türkei. Aktuel Ernähr 8:213–217

DFG (Deutsche Forschungsgemeinschaft), Senatskommission zur Prüfung von Rückständen in Lebensmitteln (1978) Mitteilung V. Rückstände in Frauenmilch – Situation und Bewertung. Boldt, Bonn

DFG, Senatskommission zur Prüfung von Rückständen in Lebensmitteln (1984 a) Mitteilung XII. Rückstände und Verunreinigungen in Frauenmilch. VCH, Weinheim

DFG, Senatskommission zur Prüfung von Rückständen in Lebensmitteln (1984 b) Rückstände und Verunreinigungen in Frauenmilch. Zusammenfassung und Schlußfolgerungen. Ernähr Umsch 31: 185–188

Ehrenstorfer S, Hiebl J, Lassek E, Rappl A (1991) Ergebnisse von Frauenmilchuntersuchungen aus dem südbayerischen Raum auf Schadstoffgehalte. Öff Gesundheitswes 53:784–791

Elmadfa I. Leitzmann C (1990) Ernährung des Menschen, 2. Aufl. Ulmer, Stuttgart, S 351–361

EU-Kommission (1994) Entscheidung der Kommission vom 14. 9. 1994 über das von Deutschland gemeldete Verbot von PCP (94/783/EG), Abl L 316:43–48

Geyer HJ, Scheunert I, Korte F (1987) Bioakkumulation von 2,3,7,8-Tetrachlor-p-dioxin (TCDD) in aquatischen und terrestrischen Organismen sowie im Menschen. VDI-Berichte Nr. 634:317–347

Gilsbach W (1991) Organochlorpestizide und Polychlorierte Biphenyle in Frauenmilch aus dem nordbayerischen Raum. Dtsch Lebensmittelrundsch 87:144–150

Hahn J (1993) Untersuchungen zum Vorkommen von Moschus-Xylol in Fischen. Dtsch Lebensmittelrundsch 89:175–177

Heeschen W, Blüthgen (1983) Das besondere Problem der Frauenmilch. In: Lorenz H, Neuemeier G (Hrsg) Polychlorierte Biphenyle (PCB). MMV, München

Hemer J (1994) Bakterielle Kontamination abgepumpter Muttermilch. Hyg Med 19:15–32

Henschler D (1992) Wichtige Gifte und Vergiftungen. In: Forth W, Henschler D, Rummel W, Starke K (Hrsg) Allgemeine und spezielle Pharmakologie und Toxikologie, 6. Aufl. BI Wiss, S 785

Hildebrandt G, Jeep H, Hurka H, Stuke T, Heitmann M, Boiselle C (1986) In: Umweltbundesamt (Hrsg) Muttermilch als Bioindikator: Studie zur Organohalogenbelastung von Muttermilch und Lebensmitteln. Schmidt, Berlin

Höhr D (1991) Zur Toxikologie von Hexachlorbenzol. In: Gesellschaft zur Förderung der Lufthygiene und Silikoseforschung e.V. (Hrsg) Medizinisches Institut für Umwelthygiene, Jahresbericht 1990/91, Bd 23. Albers, Düsseldorf

Horn M, Heinzow B, Dolk G (1994) Belastung der Humanmilch in der ehemaligen DDR mit DDT, HCH, HCB, PCB. Untersuchung und toxikologische Bewertung. Zentralbl Hyg 196:95–103

Ippen H (1994) Nitromoschus, Teil II. Bundesgesundheitsbl 7/94:291–294

Kaune A, Fiedler H (1991) Ein Überblick über Eintrag und Verhalten von PCDD/F in Böden. Organohalogen Comp 7:275–284

Koletzko B (1992) Milchnahrungen für gesunde, reifgeborene Säuglinge. Monatsschr Kinderheilkunde, 140:F71–F82

Koransky W, Forth W (1985) Fremdstoffe in der Muttermilch. Dtsch Ärztebl (Ausg C) 82:2799–2804

Koss G (1984) Polychlorierte Biphenyle (PCB). In: Marquardt H, Schäfer SG (Hrsg) Lehrbuch der Toxikologie. BI Wiss, S 440–455

Kypke-Hutter K (1993) Schadstoffgehalte in Humanmilch aus Süddeutschland. In: Schlumpf M, Lichtensteiger W (Hrsg) Kind und Umwelt, Bd II. Humanmilch. Daten zur Belastung mit PCB, Dioxinen, Pestiziden und Moschus-Xylol. Pharmakol Inst Univ Zürich, S 49–72

Langstädtler M (1993) Ergebnisse von Frauenmilchuntersuchungen in Nordbayern. Gesundheitswesen 55:301–307

Liebl B, Ehrenstorfer S (1993) Nitromoschusverbindungen in der Frauenmilch. Gesundheitswesen 55:527–532

Löser E (1994) Agrochemikalien. In: Gloxhuber C (Hrsg) Toxikologie Wirth/Gloxhuber, 5. Aufl. Thieme, Stuttgart, S 300–305

May JT (1988) Microbial contaminants and antimicrobial properties of human milk. Microbiol Sci 5:42–46

Miethke H, Hefter A, Hörtig W (1988) Humanmilch-Untersuchungen 1980–1986. Dtsch Lebensmittelrundsch 84:137–143

Neumann HG (1988) Lindan. In: Seeger R, Neumann HG (Hrsg) Giftlexikon. Deutscher Apothekerverlag, Stuttgart

Otteneder H (1984) Organochlorpestizide und Polychlorierte Biphenyle (PCB) in Muttermilch: Auswertung einer Langzeitstudie. Lebensmittelchem Gerichtl Chem 38:139–143

PCB-, PCT-, VC-Verbotsverordnung (Verordnung zum Verbot von polychlorierten Biphenylen, polychlorierten Terphenylen und zur Beschränkung von Vinylchlorid) vom 18. 7. 1989. Bundesgesetzbl I:1482–1484

Rappl A, Waiblinger W (1975) Zur Kontamination von Muttermilch mit Rückständen chlorierter Kohlenwasserstoffe. Dtsch Med Wochenschr 100:228–238

Rimkus G, Wolf M (1993) Nachweis von Nitromoschusverbindungen in Frauenmilch und Humanfett. Dtsch Lebensmittelrundsch 89:103–107

Rippen G (1991) γ-Hexachlorcyclohexan. In: Handbuch Umweltchemikalien, 10. Erg. Lfg. 6/91. Ecomed, Landsberg/Lech

Roßkamp E, Rotard W (1991) Dioxine und polychlorierte Biphenyle im Innenraum. Öff Gesundheitswes 53:392–397

Sagunski H, Perger G (1994) Biozide. In: Marquardt H, Schäfer SG (Hrsg) Lehrbuch der Toxikologie. BI Wiss, S 440–455

Schroten H, Koletzko B, Hanisch FG (1991) Immunologische Aspekte menschlicher Milch. Ernähr Umschau. 38:484–489

Sommer C (1993) Gaschromatographische Bestimmung von Nitromoschusverbindungen in Kosmetika und Waschmitteln. Dtsch Lebensmittelrundsch 89:108–111

Teufel M, Niessen KH (1991 a) Rückstände in Muttermilch. Ernähr Umsch 38:142–147

Teufel M, Niessen KH (1991 b) CKW in kindlichem Gewebe. Dtsch Ärztebl (Ausg C) 88:1055

Tönz O (1978) Ernährungsphysiologische und immunologische Vorzüge der Frauenmilchernährung. Therapeut Umsch 35:610–619

Wetzel S, Reichmuth H. Heeschen H (1993) Belastung Erwachsener mit persistenten Organochlorverbindungen. Ernähr Umsch 40:11–15

Zehnte BImSchV (Verordnung zur Durchführung des Bundesimmissionsschutzgesetzes) vom 26. 7. 1978. Bundesgesetzbl I:1138–1139

Diskussion

Seyberth, Marburg:
Die Richtwerte sind ja relativ willkürlich festgelegt. Ich fühle mich da immer sehr verunsichert. Aber vermißt habe ich Daten zu Schwermetallen.

Liebl:
Bei uns sind Schwermetalle nur in geringer Probenzahl untersucht worden. Aber es ist von anderen Untersuchern bekannt, daß die Muttermilch nicht in gesundheitlich bedenklicher Höhe auftreten. Aus Baden-Württemberg gibt es einige Daten.

Teufel, Böblingen:
Sie haben die Richtwerte der DFG angesprochen. Haben Sie nicht auch das Gefühl, daß diese Richtwertempfehlung sehr unglücklich war, daß man hier einen Sicherheitsfaktor von 10 genommen hat? Normalerweise wird mindestens 100 verlangt, in den meisten Fällen sogar 1000, und gerade beim Säugling unter Rücksichtnahme auf Muttermilch als einem besonderen Nahrungsmittel ist plötzlich 10 ausreichend? Man muß dazu sagen, daß dabei nicht berücksichtigt ist, daß verschiedene Stoffe zusammen wirken. Das ist immer nur ein Richtwert für einen Einzelstoff. Da sind aber in der Wirkung z.T. sicher Summationseffekte da, die dabei nicht berücksichtigt sind.

Liebl:
Ja, richtig. Dieses Vorgehen ist ja auch vom Bundesgesundheitsamt kritisiert worden, und man stand irgendwie vor dem Dilemma, daß man einerseits die Vorteile des Stillens gesehen hat, andererseits diese hohen Gehalte. Man hat eben versucht, Stillempfehlungen herauszugeben.

Lentze, Bonn:
Ich denke, das darf man nicht so im Raume stehen lassen, sonst entsteht der Eindruck, Muttermilch ist Sondermüll. Das hatten wir ja alles schon mal vor 10 Jahren.

Teufel, Böblingen:
Sicherlich haben Sie ganz recht. Ich denke aber, diese Richtwerte der DFG sind viel zu großzügig konzipiert, wahrscheinlich, um einfach auch sagen zu können, die Muttermilch ist ideal. Das ist dieser Glaubenssatz der Pädiater. Ich glaube das auch, ich sage auch den Müttern, sie sollen stillen, ich bin ganz Ihrer Überzeugung. Aber ich

glaube, die Schadstoffdiskussion darf man nicht verniedlichen. Immerhin zeigt sich, daß die Werte alle heruntergehen. Das ist sehr beruhigend.

Heidemann, Augsburg:
Sie haben in Ihrer Tabelle gezeigt, daß es Verbote für bestimmte Schadstoffe hier in Deutschland gibt, aber in der dritten Welt, in Schwellenländern, gibt es die nicht, und da werden wir ja wahrscheinlich ähnliche oder noch höhere Konzentrationen haben wie in Deutschland im Jahre 1976, als Sie Ihre Tabelle angefangen haben. Ist das ein Problem für uns als Industrieland, wo die Produkte produziert und exportiert werden?

Liebl:
Es ist insofern ein Problem, als daß die Stoffe sich ubiquitär verteilen. Man findet heute z.B. DDT auch im Polareis, einfach aufgrund der hohen Beständigkeit in der Umwelt.

Dagnelie, Rotterdam:
Noch eine Anmerkung zur Frage der Ernährungsgewohnheiten und des Rauchens. Beim DDT ist es ja so, daß es in den Entwicklungsländern noch immer im Tabakanbau eingesetzt wird. Ich denke, daß dadurch auch diese höheren Werte bei rauchenden Frauen zu erklären sind. Ich frage mich auch, wie kann man erklären, daß Sie in Ihrer Untersuchung keinen Einfluß der Ernährungsgewohnheiten finden, während wir das in den Niederlanden finden? Zum ersten haben Sie natürlich eine wesentlich größere Zahl an Proben untersucht. Wir hatten nur kleine Untersuchungsgruppen. Die andere Seite ist aber, daß wir natürlich die Ernährung viel genauer kannten, und ich denke, daß Sie bei weiteren Untersuchungen nicht nur pauschal fragen sollten, wer ißt viel Fleisch und wer wenig, weil viel und wenig wird ja subjektiv interpretiert. Man müßte mindestens die Frequenzen und eigentlich noch die Mengen erheben. In Rotterdam wird z.Z. von der Kinderklinik eine große Untersuchung abgeschlossen, in der alle Nahrungsmittel eingeschlossen sind, die überhaupt PCB enthalten. Ich bin sehr gespannt auf die Ergebnisse. Ich denke, das letzte Wort ist

noch nicht gesprochen, zumal man einfach weiß, daß diese Anreicherung in der Nahrungskette stattfindet. Von daher ist es schon logisch, daß der Gehalt in tierischen Produkten einfach höher sein muß. Deswegen ist es mir unverständlich, wenn manche Untersuchungen keinen Unterschied finden, andere finden es. Ich denke, das liegt dann an den Methoden.

Liebl:
Also kann man sicherlich Effekte finden, aber man muß davon ausgehen, daß wirklich jahre- oder jahrzehntelang diese Ernährungsgewohnheiten auch so eingehalten werden müßten, was relativ selten der Fall ist. Beim Rauchen haben wir eigentlich keinen Einfluß gefunden. Auch hier gibt es widersprüchliche Befunde. Insgesamt sollte aber eigentlich zum Ausdruck kommen, daß alle diese individuellen Einflußfaktoren gegenüber den Effekten gesetzlicher Maßnahmen eine untergeordnete Rolle spielen, so daß dort eigentlich der wichtigste Ansatzpunkt sein sollte.

Anthroposophische Konzepte zur Säuglings- und Kinderernährung

R. Madeleyn

Besonderheiten der Anthroposophie als Weltanschauung

Die Anthroposophie wurde durch Rudolf Steiner (1861–1925) begründet. Rudolf Steiner studierte in Wien Naturwissenschaften und Philosophie, er promovierte über das Thema „Wahrheit und Wissenschaft". 1890–1897 war er Mitarbeiter an der Sophienausgabe von Goethes Werken in Weimar. Danach wirkte er als freier Schriftsteller und Redakteur in Berlin. Innerhalb der Theosophischen Gesellschaft, deren deutscher Generalsekretär er zunächst war, hielt er Vorträge über eigene okkulte Erkenntnisse, löste sich später von der theosophischen Gesellschaft und gründete die Anthroposophische Gesellschaft. Deren Zentrum ist das Goetheanum als freie Hochschule für Geisteswissenschaft in Dornach. Grundlage für die anthroposophischen Forschungsergebnisse bildet ein Schulungsweg, auf dem Erkenntnisorgane zur Erfahrung höherer übersinnlicher Wirklichkeitsbereiche entwickelt werden. Der anthroposophische Schulungsweg beruht – im Gegensatz zu anderen Angeboten – auf einer Intensivierung der geistig erfahrbaren Kräfte des Denkens. Im Gegensatz zu mehr östlich orientierten spirituellen Weltanschauungen war es Rudolf Steiners besonderes Anliegen, das Gebiet des Übersinnlichen mit den Erkenntnismethoden der modernen Naturwissenschaft zu durchdringen und umgekehrt übersinnliche Forschungsergebnisse auf sinnlich erfahrbare Erkenntnisse anzuwenden. Dadurch konnte die Anthroposophie als Weltanschauung auf verschiedenen Gebieten des praktischen Lebens wie Landwirtschaft, Pädagogik, Baukunst, Medizin u.a.

wirksam werden. Von vornherein verstand Rudolf Steiner die anthroposophische Medizin nicht als eine Alternative, sondern als eine Erweiterung der naturwissenschaftlich orientierten Schulmedizin. Anthroposophische Konzepte zur Ernährung können wir dabei in das Gebiet der anthroposophischen Medizin einordnen.

Allgemeine anthroposophische Gesichtspunkte zur Ernährung

Eine Besonderheit anthroposophischer Gesichtspunkte für die Ernährung liegt darin, daß es keine fest vorgeschriebene Ernährungsform gibt. Schon früh wies Rudolf Steiner auf die Gefahren einer überhöhten Fett- und Eiweißzufuhr für die Gesundheit hin. Jede Dogmatik auf dem Gebiet der Ernährung lag ihm fern, er betonte den unsozialen Charakter verschiedener Diäten und die große soziale Bedeutung dessen, daß innerhalb einer Gemeinschaft alle dasselbe essen können. Dennoch gab er Gesichtspunkte zur Auswahl verschiedener Lebensmittel, die im Einzelfall zum Verzicht oder zu besonders reichlicher Zufuhr gerade dieses Nahrungsmittels führen können. Ein Beispiel ist der Fleischverzehr bzw. die vegetarische Ernährung. Entsprechend den Erfahrungen spirituell religiöser Strömungen in Asien kann Verzicht auf Fleisch einen meditativen Schulungsweg erleichtern, Fleisch bindet im Sinne einer psychosomatischen Betrachtungsweise das Seelisch-Geistige stärker in die irdisch materiellen Verhältnisse ein. Bei zu reichlicher Fleischzufuhr werden vorzeitige Alterserscheinungen mit entsprechenden Krankheiten wie Atherosklerose gefördert, wie dies durchaus den Ergebnissen der Vegetarierstudien der letzten Jahre entspricht.

Milch und Milchprodukte werden innerhalb der anthroposophischen Ernährung stets als gesundheitsfördernd angesehen, sie dienen dazu, das richtige Gleichgewicht zwischen einer zu bodenständig materialistischen und einer zu vergeistigten Bewußtseinshaltung herzustellen.

Bei der Verwendung des Zuckers wird im Sinne einer Art Psychosomatik der Ernährung individuell differenziert: Zuckergenuß kann kurzfristig unser Persönlichkeitsgefühl stützen, im Übermaß jedoch suchtartige Erscheinungen triggern, wie wir es bei der Bulimie erleben und den Stoffwechsel schwächen. Introvertierte, melancholische und im Selbstwertgefühl schwache Kinder sollten mehr Zucker bekommen, extrovertierte, übersanguinische und hyperkinetische Kinder sollten den Zuckerkonsum einschränken. Insgesamt entspricht die Ernährung der meisten Anthroposophen einer ovolaktovegetabilen Ernährung oder einer sog. optimierten Mischkost.

Die Ernährung des Kindes

Die anthroposophischen Empfehlungen zur Ernährung des Kleinkindes und des Schulkindes nähern sich weitgehend den Empfehlungen des Forschungsinstitutes für Kinderernährung [13]. Zum Frühstück bekommt das Kind Vollkornbrot, als Aufstrich Quark, Nußmus, Marmelade, Apfelbrei, Honig oder milden Käse. Alternativ oder ergänzend sind Getreideflocken, für Kleinkinder eingeweicht oder als Brei mit Früchten, für ältere Kinder als Müsli mit Obst und Nüssen geeignet. Als Getränk dient Kräutertee oder verdünnter Fruchtsaft.

Für das Pausenbrot in der Schule dient als Brotaufstrich statt eines süßen klebrigen Belages Käse, Hefepaste, Nußmus oder Kräuterbutter, dazu ein Stück Gurke, Radieschen, Karotten oder ähnliches.

Das Mittagessen wird entsprechend den Gewohnheiten der Familie als abwechslungsreiche Mischkost mit v.a. für das ältere Kind gemäßigten Gaben von Fleisch und Fisch, ca. 2mal pro Woche, zubereitet.

Für eine Zwischenmahlzeit am Nachmittag dient neben süßem Gebäck, auf das nicht immer verzichtet werden kann, ein liebevoll zubereiteter Obstteller, getrocknete süße Früchte, Knäckebrot, Reiswaffeln, Vollkornrosinenbrötchen oder Früchtebrot.

Zum Abendessen wird als Brotaufstrich überwiegend Käse und Quark gereicht, in kleineren Mengen v.a. für das ältere Kind auch Wurst, geräucherter und eingelegter Fisch.

Besonderer Wert wird auf eine ruhige Atmosphäre ohne Geräuschkulisse durch Radio und Fernsehen und Betonung der Gemeinschaft beim Essen durch gemeinsamen Beginn mit einem Tischgebet als Dank an die Naturreiche, denen wir unser Leben verdanken, gelegt.

Eine Fülle an Rezepten für die Kinderernährung sowie die wesentlichsten Gesichtspunkte finden sich zusammengefaßt in dem Buch von Vreni de Jong (1993) Kinderernährung gesund und lecker. Viele der Rezepte decken sich mit Rezepten aus der Vollwerternährung; 12 Seiten sind Fleisch- und Fischgerichten gewidmet, dies zeigt noch einmal deutlich, daß die anthroposophischen Gesichtspunkte zur Ernährung keine streng vegetarische Ernährung fordern. Dennoch soll an dieser Stelle betont werden, daß i.allg. Fleisch in der Säuglingsernährung nicht verwendet wird und Fleisch auch bis zum 3. Lebensjahr, wenn überhaupt, nur in geringen Mengen gegeben wird. Dies hängt mit den oben dargestellten speziell anthroposophischen Aspekten zusammen. Ein klinisch relevanter Eisenmangel kommt nicht vor, wenn Vollkornprodukte mit Vitamin-C-haltigem Obst kombiniert werden, wodurch die Eisenresorption gefördert wird.

Obwohl nährstoffanalytisch vieles dafür spricht, die Kartoffel mindestens gleichbereichtigt neben Getriedeprodukten zu verwenden, wenn nicht zu bevorzugen, werden in den anthroposophischen Ernährungsrichtlinien Getreidegerichte inkl. Teigwaren und Reis bevorzugt, so widmet das erwähnte Buch von de Jong 73 Seiten den Getreidegerichten und 7 Seiten den Kartoffelgerichten. Insgesamt wird die Kartoffel entsprechend den verschiedenen Gemüsesorten mehr als Beilage verstanden, ihr entsprechend ihrem späten Einzug in die Ernährungsgewohnheiten der mitteleuropäischen Kultur im 18. Jahrhundert gegenüber den heimischen Getreidearten mehr eine Außenseiterrolle zugeschrieben.

Ein spezieller Gesichtspunkt dabei ist, daß der Stärkebildungsprozeß sich beim Getreide v.a. unter Sonnen- bzw. Lichteinfluß abspielt, bei der Kartoffel in die kühle, dunkle Erde verlagert ist.

Die Rolle des Geschmacks bei der Ernährung

Die Rolle der Geschmacksempfindung und -entwicklung im Kindesalter wird i.allg. relativ wenig Aufmerksamkeit geschenkt.

Bemerkenswert ist, daß Neugeborene zusätzliche Geschmacksknospen im Gaumen und Lippenbereich haben, mit zunehmendem Alter reduziert sich die Zahl der Geschmacksknospen auf weniger als ein Drittel. Eine gute Übersicht zur vorliegenden Literatur gibt eine Diplomarbeit von Ditscherlein (1995), weitere Arbeiten sind bei Keller u. Maier (1982) zitiert, diese erlauben Aussagen über den Geschmackssinn bei Säuglingen. Sie stimmen insofern mit Vorstellungen aus der Anthroposophie überein, als der Säugling noch überwiegend als reines Sinneswesen angesehen wird. Die Wahrnehmungswelt wird beim kleinen Kind noch nicht oder nur wenig begrifflich durchdrungen, das Fehlen von logischen Gedankenverknüpfungen bewirkt, daß das kleine Kind seinen Sinneserlebnissen viel intensiver und ohne Distanzmöglichkeit hingegeben ist. In Form der Nachahmung wirken diese Sinneserlebnisse prägend auf die Entwicklung des Kindes ein. Im Gegensatz zum Erwachsenen ist für das kleine Kind das Schmecken die einzige Möglichkeit der Kontrolle bei der Nahrungsaufnahme. Kinder, die in der frühen Kindheit bereits saccharosehaltige Nahrung bekommen haben, bevorzugen später bei der Wahl verschiedener Testlösungen saccharosehaltige Lösungen. Die Tatsache, daß bereits das Neugeborene auf süßen Geschmack mit einer Erhöhung der Saugrate antwortet, weist auf genetische Faktoren hin. Zwischen Saccharose, Fructose, Glucose und Lactose können Säuglinge bereits differenzieren. Es liegen eine Reihe von Hinweisen vor, daß die Entwicklung von Präferenzen oder Aversionen gegen verschiedene Geschmacksqualitäten hauptsächlich durch äußere Einflüsse und individuelle Erfahrungen bestimmt werden. Eine Aversion gegen Bitterstoffe ist partiell angeboren, Säuglinge verringern häufig die Saugrate, wenn sie bittere Lösungen trinken.

Die vorliegenden Untersuchungen weisen darauf hin, daß es für das kleine Kind wichtig ist, in der Nahrungsaufnahme ein gewisses Maß an süßer Geschmacksempfindung zu erleben, daß jedoch Süßes im Übermaß vermutlich später ein größeres Verlangen nach Zucker bzw. Süßigkeiten mit sich bringt. Im Hinblick auf Kariesprävention, Neigung zur Adipositas und Manifestation eines Diabetes kommt der Regulierung des Bedürfnisses nach Süßem eine große präventive Bedeutung zu. Bei der Auswahl der Süßungsmittel

für eine Säuglingsnahrung sollte bedacht werden, daß Lactose etwa 40% der Süßkraft von Saccharose hat und deshalb bevorzugt eingesetzt werden sollte.
Die zum jetzigen Zeitpunkt zur Allergieprophylaxe häufig eingesetzten Hydrolysatnahrungen haben praktisch alle einen mehr oder weniger ausgeprägten bitteren Beigeschmack. Es kommt deshalb immer wieder vor, daß Kinder diese Nahrungen verweigern, und es muß neben der Bedeutung dieser Nahrung für die Allergieprophylaxe gefragt werden, in wieweit diese Nahrungen auf das Geschmacksempfinden im späteren Leben Einfluß nehmen.
Von der Rolle des Geschmacksempfindens im Kindesalter aus gesehen ist eine weitere Frage diese, in wie weit der „pappige" Geschmack der meisten industriell hergestellten Pulvernahrungen sich auf das Geschmacksempfinden im späteren Leben auswirkt.
Deutlich ist, daß ältere Kinder und Erwachsene in der Regel pulverisierte Milchprodukte als nicht schmeckend ablehnen. Diese Erfahrung kann zwar nicht ohne weiteres auf das Säuglingsalter übertragen werden, die Präferenz einer „frischen" Geschmacksnuance ist dennoch für die anthroposophische Ernährungslehre ein wesentlicher Grund, in der Zubereitung von Säuglingsnahrung auf Frischmilchnahrung bzw. Frischmilchbrei zurückzugreifen.
Im Reifen der Sinnesorganisation ist das Schmecken eine der frühesten Formen von Weltbeziehung für das kleine Kind, vielfach haben Ernährungsstörungen beim Kind den Charakter einer Beziehungsstörung und weisen auf Beziehungsstörungen innerhalb der Familie hin. Daraus folgt selbstverständlich auch, daß letzten Endes die Muttermilch durch keine Ersatznahrung wirklich ersetzt werden kann.

Säuglingsernährung aus anthroposophischer Sicht

Die Rolle des Stillens

Alle Vorteile, die die Forschung der letzten Jahrzehnte für die Muttermilchernährung des Säuglings herausgearbeitet hat, werden in der anthroposophischen Medizin vorbehaltlos anerkannt. Noch ohne Kenntnis entsprechender analytischer Daten wies Rudolf Steiner auf die Einmaligkeit der Muttermilch hin, insbesondere auf die individuelle Zusammensetzung jeder Muttermilch bezogen auf das eigene Kind. Die Tatsache des Milcheinschusses nach vollzogener Geburt kann so aufgefaßt werden, daß die Muttermilch aus denselben Kräften herausgebildet wird, aus denen intrauterin der Leib des Kindes gebildet wird. So lebt nach Steiner die ganze Mutter in der Muttermilch; Stillen ist damit ein wesentliches Symbol der „Mütterlichkeit an sich"; dem Kind wird über das Stillen nicht nur Nahrung, sondern auch Liebe und Geborgenheit vermittelt.

Eine Verbesserung der in Deutschland immer noch erschreckend niedrigen Vollstillquoten in den ersten Lebensmonaten ist nur durch einen engen Kontakt zwischen Mutter und Kind in den ersten Tagen nach der Geburt und durch Intensivierung der Stillanleitung zu erreichen. Bemerkenswert ist, daß in einem anthroposophischen Krankenhaus, der geburtshilflichen Abteilung des Gemeinschaftskrankenhauses Herdecke, 1969 erstmalig in Deutschland auf einer größeren geburtshilflichen Abteilung das Rooming-in eingeführt wurde. Mehr als 90% der dort geborenen Kinder wurden zum Zeitpunkt der Entlassung voll gestillt, im Alter von 3 Monaten waren von 137 in der Kinderambulanz des Gemeinschaftskrankenhauses Herdecke betreuten Säuglingen immer noch 58% voll, 20% teilweise und nur 22% nicht mehr gestillt (Madeleyn 1986).

Auch nach einer Untersuchung von Kaufmann (1992) lag die Stillquote im 4. Lebensmonat bei Kindern, die in Herdecke entbunden wurden, bei über 30% im Vergleich zu 10% der an anderen Abteilungen entbundenen Kindern. Dies weist erneut auf einen großen Nachholbedarf in der Förderung der Mutter-Kind-Beziehung nach der Geburt und der Stillanleitung hin.

Insgesamt ist eine höhere Stillfreudigkeit Merkmal aller „Alternativen", sie findet sich z.B. auch bei Makrobioten.

Stillen wird nach den anthroposophischen Empfehlungen etwas länger empfohlen, als es den konventionellen Richtlinien entspricht, die Mutter sollte im 6. Monat anfangen zuzufüttern und etwa bis zum 9. Monat abgestillt haben. Es ist dies der Zeitpunkt, wo das Kind zum einen Zähne bekommt, zum andern eine gewisse allmähliche Lösung aus der zunächst noch ganz engen Mutter-Kind-Bindung erwünscht ist. Durchschlafstörungen sind bei länger gestillten Kindern überdurchschnittlich häufig, wobei allerdings bei einigen hochallergischen Säuglingen eine längere Stilldauer sinnvoll sein kann.

Abgrenzung von anderen alternativen Ernährungsformen in der Säuglingsernährung

Im Gegensatz zu anderen alternativen Ernährungsformen wie der Makrobiotik und der Vollwerternährung nach Bruker werden in den anthroposophischen Empfehlungen ernährungswissenschaftliche und insbesondere nährstoffanalytische Gesichtspunkte stärker berücksichtigt. Dies führt zu einer weitgehenden Annäherung an die EG-Richtlinien für Säuglingsnahrung.
An den beiden anthroposophischen Kinderabteilungen in Herdecke und Filderstadt werden neben Frischmilchzubereitungen bzw. frisch zubereiteter Breikost auch industriell hergestellte Pulvernahrungen eingesetzt, zum einen entsprechend den Wünschen und der Zuverlässigkeit der Eltern, zum anderen da, wo ein Ersatz durch selbst hergestellte Nahrungen nicht möglich ist, wie bei Hydrolysatnahrungen. Ein wesentlicher Unterschied zu anderen alternativen Ernährungsformen ist der konsequente Verzicht auf gliadinhaltiges Getreide in den ersten Lebensmonaten; eine Gemeinsamkeit liegt im weitgehenden Verzicht auf Fleisch für die Zubereitung der Säuglingsnahrung.
Im Gegensatz zu Kollath (1988) und Bruker u. Gutjahr (1992) wird zwar in den anthroposophischen Darstellungen auch auf die Bedeutung der Frischkost mit der Möglichkeit eines unmittelbaren Bezugs zu den Nahrungsmitteln und zur Natur hingewiesen und gängige Rezepte aus der Vollwerternährung in den Speiseplan miteinbezogen, gekochte Speisen und mechanisch verkleinerte Speisen jedoch nicht als generell weniger wertvoll aufgefaßt. Das Kochen wird als ein Prozeß aufgefaßt, der dem Kind Verdauungsarbeit abnehmen kann, wie wir es in der bewährten Verwendung von Reisschleim und Möhrensuppe bei Durchfallerkrankungen kleiner Kinder erleben.

Die von Bruker u. Gutjahr bereits für die Ernährung des Neugeborenen als Muttermilchersatz empfohlene sog. Frischkornmilch besteht aus fein gemahlenem, nicht gekochtem Vollgetreide, Wasser und Rohmilch in Form einer Zweidrittelmilch. Hier handelt es sich um eine in keinster Weise an die Muttermilch adaptierte, sehr kohlenhydratreiche und fettarme Milch, die zudem bereits für einen Säugling in den ersten Lebenswochen die Verwendung von gliadinhaltigem Getreide propagiert. Bei Verwendung einer solchen Milch kommt es mit großer Wahrscheinlichkeit zu einer Fehlernährung und ausgeprägten Verdauungsstörungen.
Der Verfasser hat mit derartigen Rezepturen und auch mit der von Makrobioten verwendeten kuhmilchfreien Getreidemilch nach nicht standardisierten Rezepten schwere Fehlernährungen und ausgeprägte Rachitissymptome bei Säuglingen beobachtet.
Auf die sehr gute, nährstoffanalytisch orientierte Darstellung des Dortmunder Forschungsinstitutes für Kinderernährung mit Vergleich aller gängigen Rezepturen zur alternativen Ernährung des Säuglings in dem Band *Die Ernährung des Säuglings und Kindes* soll hier hingewiesen werden (Schmidt u. Schöch 1989).

Frischmilchzubereitung in der Säuglingsernährung

Nach den anthroposophischen Empfehlungen zur Ernährung nicht gestillter Säuglinge in den ersten Lebensmonaten wurde bis vor 12 Jahren eine Halbmilch unter Zusatz von Getreide und teilweise Zucker empfohlen (Tabelle 1). Auch diese Rezeptur zeigt im Vergleich zur Muttermilch einen zu geringen Fett- und einen relativ hohen Kohlenhydratgehalt. Es wurde deshalb vor 12 Jahren am Gemeinschaftskrankenhaus Herdecke ein Konzept entwickelt, das unter Wahrung der Prinzipien einer Selbstzubereitung in der Zusammensetzung der Muttermilch möglichst ähnlich ist. Auch wurde auf die Verwendung gliadinhaltigen Getreides in den ersten Monaten verzichtet. Für die Ernährung nicht gestillter Säuglinge in den ersten Lebensmonaten handelt es sich dabei um eine Drittelmilch, als Kohlenhydrat wird lediglich Lactose und als Fettzusatz Mandelmus (Tabelle 2), verwendet. Mandelmus hat den Vorteil, daß

Tabelle 1. Säuglingsnahrung nicht gestillter Kinder in den ersten Lebenswochen. (Nach Renzenbrink 1984)

100 ml	Vollmilch
100 ml	Körnerwasser
10 g	Zucker
Protein	1,8%
Fett	1,8%
Kohlenhydrate	7,3%
53 kcal	
Ca/P 60 mg/46 mg	

Tabelle 2. Frischmilchzubereitung als Anfangsnahrung und Folgemilch

Rezept 1:		*Rezept 2:*	
200 ml	Vollmilch	300 ml	Vollmilch
400 ml	Wasser	300 ml	Wasser
36 g	Lactose	24 g	Lactose
24 g	Mandelmus	18 g	Mandelmus
		12 g	Getreideschleim oder Reisschleim
100 g fertige Nahrung enthalten:			
Eiweiß (g)	2,0	Eiweiß (g)	2,5
Fett (g)	3,8	Fett (g)	3,4
Kohlenhydrate (g)	7,7	Kohlenhydrate (g)	7,7
Mineralstoffe (g)	0,3	Mineralstoffe (g)	0,5
Kalzium (mg)	50	Kalzium (mg)	66
Phosphor (mg)	49	Phosphor (mg)	58
Eisen (mg)	0,15	Eisen (mg)	0,18
Linolsäure (g)	0,43	Linolsäure (g)	0,37
kcal	74	kcal	75

das darin enthaltene Öl sehr gut emulgiert und es den Vorstellungen eines vollwertigen Fettzusatzes sehr entgegenkommt. Es enthält zu 60-70% hochwertige Öle mit vielen Monoenen und Polyenen. Nachteilig ist sein Einsatz für die Ernährung atopischer Kinder.

Tabelle 3. Gegenüberstellung von Muttermilch, Holle-Flaschennahrung mit Reisschleim und den EG-Richtlinien für Säuglingsanfangsfertignahrung

Inhaltstoffe	Muttermilch	Halbmilch mit Holle-Reisschleim (bis 3. Monat ohne Saftzugabe)		Richtlinien Anfangsnahrung Minimalwerte
	100 ml	100 ml	100 kcal	100 kcal
Eiweiß (g)	1,1	1,8	2,7	2,25–3,0
Fett (g)	4,0	3,1	4,7	3,30–6,5
Linolsäure (g)	0,4	0,9	1,3	0,3–1,2
Kohlenhydrate (g)	7,1	7,5	11,3	7,0–14,0
Energie kcal	71,0	67,0		100 ml: 60–75
Kalzium (mg)	31,0	55,7	83,6	min. 50
Phosphor (mg)	15,0	48,8	73,2	25–90
Jod (µg)	6,3	1,6[a]	2,4	5
Vitamin A (µgRE)	58,0	32,6	48,8	60–180
Vitamin C (mg)	4,4	0,8	1,2	8,0

[a] Abhängig vom Jodgehalt der Luft und des Bodens

Alternativ zu dieser Rezeptur ist die Verwendung einer Halbmilch unter Zugabe von 1,5% Keimöl, 3,5% Milchzucker und 2% Vollreisschleim möglich, wie es den neuen Empfehlungen der Firma Holle als Anbieter von Säuglingsnahrung in Demeterqualität entspricht (Tabelle 3).

Wichtig ist ab der 6. Lebenswoche die Zugabe von Orangen- bzw. Johannisbeersaft und Karottensaft, um den relativ niedrigen Vitamin-C- und Vitamin-A-Gehalt der Frischmilchzubereitungen auszugleichen.

Mit Zugabe von Beikost ab dem 4.–5. Lebensmonat wird von Rezept 1 der Tabelle 2 auf Rezept 2 (Halbmilch unter Zusatz von Getreide, Fett und Zucker) übergegangen. Mit dem Füttern einer weiteren Breimahlzeit als Obstbrei kann bei den Flaschenmahlzeiten dann auf $^2/_3$ Milch übergegangen werden. Genaue Angaben finden sich in der verfügbaren Literatur (Glöckler u. Goebel 1988; Madeleyn 1994).

Beachtet werden muß bei allen diesen Frischmilchrezepturen die Notwendigkeit einer gewissenhaften Rachitisprophylaxe, da alle diese Nahrungen kein Vitamin D zugesetzt enthalten.
Noch nicht systematisch untersucht ist die klinische Relevanz der z.T. relativ niedrigen Jodzufuhr.
Fehlernährungen haben wir in den letzten 12 Jahren bei gewissenhafter Durchführung der Empfehlungen an den beiden anthroposophischen Kinderabteilungen nicht gesehen; dies bei einer Geburtenzahl von über 2000 pro Jahr.

Beikost in der Säuglingsernährung

Beikostempfehlungen für die Säuglingsernährung finden sich in 5 Schriften anthroposophisch geprägter Autoren (Glöckler u. Goebel 1988; Kühne 1986; Madeleyn 1994; Renzenbrink 1984; Zur Linden 1982). In den älteren Werken findet sich im Vergleich zu heutigen Empfehlungen ein zu früher Beginn mit Beikost (Renzenbrink 1984) oder ein zu reichliches Angebot von Eiweiß durch Gabe von Quark (Zur Linden 1982). Viele praktische Rezepte sind in dem neueren Büchlein der Ernährungswissenschaftlerin Petra Kühne (1986) enthalten. Der Verfasser hat sich in einem Merkblatt zur Säuglingsernährung (Madeleyn 1994) weitgehend den Empfehlungen des Ernährungsplans des Forschungsinstitutes für Kinderernährung in Dortmund angepaßt.
Danach wird im 4.–5. Monat eine Flaschenmahlzeit durch eine Gemüsemahlzeit, z.B. Demeterkarottenpüree, unter Zugabe von 4% Getreide sowie 4% kaltgepreßtem Sonnenblumenöl, im 5.–6. Monat eine weitere Flaschenmahlzeit durch einen Getreide-Obst-Brei, z.B. mit Vollkornzwieback, 8 g Butter und 50 g Milch ersetzt. Hier wird das Obst möglichst frisch verwendet, der Apfel von der Mutter selbst gerieben, andere Obstsorten passiert oder zerdrückt.
Im 6.–7. Monat wird eine weitere Flaschenmahlzeit durch einen 2/3-Milch-Vollkorn-Getreide-Brei oder einen Vollmilch-Getreide-Brei ersetzt.

Stutenmilch

Die Verwendung von Stutenmilch in der Ernährung inkl. der Säuglingsernährung hat eine bis in die Antike reichende Tradition. In unserem Jahrhundert wurde sie vornehmlich in den osteuropäischen Ländern eingesetzt. Gut dokumentierte Erfahrungen in der Ernährung von Neugeborenen und Säuglingen liegen durch Wiesener u. Knobling (1964) vor. In einer soeben abgeschlossenen Dissertation wird eine Übersicht über die verfügbare Literatur inkl. aller Analysen gegeben (Bühlbäcker 1995).
Stutenmilch ist bis auf den niedrigen Fettgehalt der Muttermilch wesentlich ähnlicher als die Kuhmilch. Nachteile sind die kurze Haltbarkeit und Schwierigkeiten der Beschaffung bei hohem Preis. Eine Übersichtsanalyse zeigt Tabelle 4.
Erfahrungen in der Ernährung von Neugeborenen und Säuglingen dokumentieren eine ausgezeichnete Verträglichkeit der Stutenmilch. Sie hat sich in den letzten Jahren insbesondere als Alternative zur Hydrolysatnahrung für die Ernährung nicht ausreichend gestillter Neugeborener in der 1. Lebenswoche bewährt. Die Gefahr einer Sensibilisierung bei Kindern atopischer Eltern stellt kein Problem dar, da die Kinder später nicht mehr auf Stutenmilch angewiesen sind und diese als Zusatz zu anderen Lebensmitteln im Gegensatz zu Kuhmilch keine Bedeutung hat.

Tabelle 4. Zusammensetzung der Stutenmilch (Angaben pro 100 g)

Eiweiß (g)	2,2
Fett (g)	1,5
Kohlenhydrate (g)	6,4
Mineralstoffe (g)	0,36
Kalzium (mg)	97
Phosphor (mg)	50
Eisen (µg)	81
Vitamin A (µg)	50
Vitamin C (mg)	11
Vitamin B_1 (µg)	49
kcal	50

Bemerkenswert sind einige erstaunliche Verläufe bei schwer zu ernährenden Kindern mit Kurzdarmsyndrom, unbehandelbarer Diarrhöe und Mukoviszidose. Als allgemein zu empfehlende Nahrung für allergische Kinder ist Stutenmilch nicht geeignet, wohl aber in Einzelfällen.

Vorübergehend und als Heilnahrung kann sie ohne Fettzusatz verwendet werden, ansonsten ist die Zugabe von 2,5% eines Keimöls notwendig, um die Stutenmilch der Muttermilch kalorisch anzugleichen.

Qualität der Lebensmittel und Anbaumethoden

Als Rudolf Steiner 1924 in Koberwitz den „Landwirtschaftlichen Kurs" für Landwirte hielt, schuf er damit Grundlagen eines ökologischen Landbaus und des ökologischen Denkens überhaupt. Grundprinzipien der damit entstandenen biologisch-dynamischen Wirtschaftsweise sind der Verzicht auf mineralische Dünger, auf Herbizide und Insektizide sowie die Wiederbelebung des Bodens durch speziell verkompostierte und durch rhythmische Prozesse hergestellte Präparate. Derart hergestellte Lebensmittel werden als Demeterprodukte vertrieben, daneben gibt es heute eine Reihe anderer Methoden eines ökologischen Anbaus wie den kontrolliert organisch biologischen Anbau (Bioland).

Wie aktuell die Problematik der zunehmenden Nitrat- und Schadstoffbelastungen sowohl der Böden als auch des Grundwassers ist, zeigt ein Beispiel aus Bayern. Dort wird seit Jahren von der Regierung unterstützt die Umstellung aller landwirtschaftlichen Betriebe im Mangfalltal auf biologischen Anbau betrieben, da die Schadstoffbelastung dieses Flusses zu groß geworden war.

Solange nach wie vor nur ein relativ kleiner Prozentsatz der landwirtschaftlichen Betriebe nach diesen Methoden arbeitet, kann nicht verhindert werden, daß zu einem gewissen Teil auch derartige Produkte mit Schadstoffen aus der Luft oder von Nachbarbetrieben belastet sind. Durch den Kauf dieser Produkte, auch wenn sie z.T. deutlich teurer als konventionelle Produkte sind, wird aktiver Umweltschutz betrieben und die Ausbreitung des biologischen

Landbaus gefördert, was dann in entsprechendem Maße zu einer zunehmend geringeren Belastung des Wassers und der Lebensmittel mit Nitrat und Schadstoffen führt.
Aus diesem Grund werden insbesondere für die Säuglingsernährung von anthroposophisch geprägten Autoren Lebensmittel aus kontrolliert biologischem oder biologisch-dynamischem Landbau empfohlen.
Besonders günstig ist es, wenn gemeinsam mit den Kindern Lebensmittel direkt an einem Hof gekauft werden können, dies erzeugt eine gesunde Beziehung zu den Lebensmitteln und erweitert den Erfahrungsraum von Kindern, die manchmal nicht mehr wissen, wie Milch überhaupt entsteht.
Ein Kind, das erlebt hat, wie ein Vollkornbrot im Holzbackofen eines Bauernhofs gebacken wird, wird leichter davon überzeugt werden können, Vollkornbrot zu essen, als ein Kind, welches nur die fertigen Produkte aus dem Supermarkt kennt.

Literatur

Bühlbäcker A (1995) Zur Verwendbarkeit von Stutenmilch, Kumys und Eselsmilch als Diätetika und Heilmittel. Diss. Univ. Witten/Herdecke; Verlag der Deutschen Hochschulschriften (im Druck)

Bruker MO, Gutjahr I (1992) Biologischer Ratgeber für Mutter und Kind. Emu, Lahnstein

De Jong V (1993) Kinderernährung gesund und lecker. Freies Geistesleben, Stuttgart.

Ditscherlein E (1995) Geschmacksempfindung und Entwicklung im Kindesalter. Dipl.-Arbeit Landwirtschaftliche Fakultät der Univ. Bonn

Glöckler M, Goebel W (1988) Kindersprechstunde. Urachhaus, Stuttgart, S 310–316

Kaufmann A (1992) Dortmunder Längsschnittstudie zur Ernährung von Säuglingen. Diss. Univ. Kiel

Keller A, Maier H-J (1982) Psychologie der frühesten Kindheit. Kohlhammer, Stuttgart Berlin Köln

Kollath W (1988) Die Ordnung unserer Nahrung. Haug, Heidelberg

Kühne P (1986) Säuglingsernährung, Arbeitskreis für Ernährungsforschung, Bad Liebenzell

Madeleyn R (1986) Zur Ernährung nicht voll gestillter Kinder in den ersten Lebensmonaten. Beitr Erw Heilkunst 39:125–130

Madeleyn R (1994) Beratungen zur Säuglingsernährung. Merkblatt der Kinderabteilung des gemeinnützigen Gemeinschaftskrankenhauses Herdecke
Renzenbrink U (1984) Ernährung unserer Kinder. Freies Geistesleben, Stuttgart
Schmidt E, Schöch G (1989) Die Ernährung des Säuglings und Kindes. Marseille, München
Wiesener H, Knobling M (1964) Untersuchungen zur Wertigkeit der künstlichen Säuglingsernährung. Medizin Ernährung 7:57–61
Zur Linden W (1982) Geburt und Kindheit. Klostermann, Frankfurt

Diskussion

Breu, Dortmund:
Ich komme aus der Dortmunder Kinderklinik. Wir sind also Nachbarn der von Ihnen zitierten Herdecker Klinik. Von den 4 bis 5 Kindern mit einer manifesten Rachitis, die wir pro Jahr sehen, kommt etwa die Hälfte aus Herdecke. Sie machen ja keine Rachitisprophylaxe. Ein kleines Kind mit einem Neuroblastom, für die Mutter ist eine Welt zusammengebrochen. Sie hat ihr Kind mit Mandelmilch großgezogen, und trotzdem hat es ein Neuroblastom bekommen. Dieses Kind hat versehentlich Kartoffelbrei bei uns zu essen bekommen. Die Mutter war empört. Ihre sehr elegante, freundliche Rede spielt etwas darüber hinweg, wie fanatisch die anthroposophischen Ernährungsempfehlungen von den Eltern aufgenommen werden. Das, was Sie sagen und das, was wir von den Eltern hören, hat wenig miteinander zu tun. Die Kartoffel, wie gesagt, wird von Ihnen ja abgelehnt. Sie ist bei uns nicht heimisch. Die germanischen Stämme sind auch irgendwann hier eingewandert. Sie waren auch nicht von Anfang an hier heimisch. Sie erheben ja den Anspruch, es soll naturwissenschaftlich argumentiert werden. Daher 2 Fragen: Was ist die naturwissenschaftliche Begründung für die Ablehnung der Rachitisprophylaxe? Die zweite Frage: Was ist die naturwissenschaftliche Ablehnung der Kartoffel?

Madeleyn:
Ich weiß, daß es innerhalb der eigenen Reihen auch Extreme gibt.

Es gibt unter den anthroposophischen Ärzten Kollegen, die die Schulmedizin fast ganz ablehnen. Dazu gehöre ich nicht, und da sind wir innerhalb der anthroposophischen Medizin auch nicht immer einig, und ich gebe Ihnen recht, wenn so etwas passiert, daß ein Kind eine Rachitis bekommt, dann war irgend etwas nicht in Ordnung und dann müssen wir daraus lernen. Ich selber habe ja vor kurzem in *Hautnah Pädiatrie* eine Stellungnahme veröffentlicht zur anthroposophischen Rachitisprophylaxe, wo ich ein individuelles Vorgehen befürworte unter gewissen Bedingungen. Uns passiert das normalerweise nicht, wenn wir die Kinder betreuen und gewissenhaft aufklären. Aber es gibt immer wieder Eltern, die Dinge auf eigene Faust machen, die sich irgend etwas zusammenlesen und falsch verstehen und dann kann eine Rachitis entstehen.

Koletzko, München:
Führen Sie nun eine Prophylaxe mit Vitamin D durch, oder machen Sie diese nicht?

Madeleyn:
Wir geben Vitamin D. Wir geben es weniger als sonst üblich, wir geben es im Sommer bei gestillten Kindern nicht. Wir geben es im Winter bei nichtgestillten Kindern in der Regel, und alles andere spielt sich im Kontakt mit den Eltern ab. Was wollen die Eltern, und wie können wir mit dem Vitamin D so umgehen, daß wir weder eine Über- noch eine Unterdosierung haben? Das ist unser Problem, die individuelle Prophylaxe, die aber unrealistisch ist, wenn man sie natürlich mit einer entsprechenden Sicherheit machen will, wo man eine Sicherheitsdosis geben muß. Aber das ist ein Extrakapitel, was eigentlich mit der Ernährung nicht so viel zu tun hat, sondern wo ich sage, eine Rachitisprophylaxe ist wichtig und gehört, v.a. wenn man Frischmilchzubereitungen benutzt, um so gewissenhafter gehandhabt, weil natürlich das Risiko, eine Rachitis zu bekommen, bei nichtvitaminiserten Frischmilchzubereitungen v.a. im Winter sehr groß ist. Nach meiner Erfahrung aus Herdecke bekommt etwa die Hälfte der nichtgestillten, mit Frischmilchzubereitungen ernährten Kinder eine Rachitis, wenn sie kein Vitamin D bekommen im Winter. Daraus müssen wir lernen. Manche von

unseren Kollegen haben das eben noch nicht gelernt. Aber da sind wir dran, daß wir aufklären, und deswegen habe ich auch jetzt gerade nochmal für den Kollegenkreis der anthroposophischen Ärzte eine ausführliche Stellungnahme zu diesem Problem erarbeitet.
Die Kartoffel: Nährstoffanalytisch nicht zu erklären, sondern aus anthroposophischen Gesichtspunkten heraus. Das sind aber Gesichtspunkte, die man eben nur aus dieser Weltanschauung heraus verstehen kann. Aber Kartoffeln werden nicht abgelehnt. Das kann man so nicht sagen. Es gibt nur Gesichtspunkte, warum sie in den Hintergrund tritt gegenüber dem Getreide. Wenn Eltern die Kartoffel ablehnen, dann ist das eben die Meinung der Eltern, aber nicht die Meinung der anthroposophischen Medizin.

Breu, Dortmund:
Bei den Eltern kommt dies anders an. Trotzdem vielen Dank.

Erbersdobler, Kiel:
Man ist natürlich auch immer ein bißchen für seine Jünger verantwortlich, finde ich. Eine Frage: Sie haben gesagt, Steiner war für die Reduktion der Proteinaufnahme. Da bin ich d'accord. Aber als Sie Ihr Rezept vorgestellt haben, da kommt sehr viel Käse und Quark vor, wenig süßer Brotaufstrich, der ja eiweißarm ist. Ich könnte mir vorstellen, daß Sie da ganz schön viel Protein zuführen. Zweite Frage: Sie sagen, Zucker – Auslösung von Diabetes. Meinen Sie das jetzt indirekt – dann würde ich auch zustimmen, über das Übergewicht, Zucker plus Fett, fetthaltige Zuckerstärken, dann ist es klar.

Madeleyn:
Nicht den Typ-I-Diabetes.

Erberdsdobler, Kiel:
Dritte kurze Frage: Zur Rohmilch glaube ich, haben Sie nichts gesagt, oder habe ich es überhört?

Madeleyn:
Von Rohmilch habe ich nicht gesprochen.

Erbersdobler, Kiel:
Wie stehen Sie dazu?

Madeleyn:
Wir verwenden die Milch abgekocht. Die Stutenmilch kann man als Rohmilch verwenden, weil sie sehr keimarm ist und vom Erzeuger streng kontrolliert wird. Der führt regelmäßige bakteriologische Kontrollen durch. Unter diesen Bedingungen kann man sie als Rohmilch geben. Probleme habe ich selber, wenn wir das so gehalten haben und irgendeine Milch als Rohmilch verwandten, nicht erlebt. Aber wir kochen sie ab für die Säuglinge in unserer eigenen Milchküche.

Erbersdobler, Kiel:
Auch bei Quark?

Madeleyn:
Quark empfehlen wir nicht für den Säugling. Ich habe jetzt aus zeitlichen Gründen die Beikostempfehlungen nicht mehr darstellen können. Da stimmen wir mit dem Forschungsinstitut für Kinderernährung überein, daß Quark da keine Rolle spielen sollte. Für das ältere Kind war das gemeint, in kleineren Mengen. Als Fleischersatz quasi.

Henrichs, Neuburg:
Es gibt ja ein axiomatisches Konzept in der anthroposophischen Medizin, wie Sie sagen: melancholische Kinder brauchen mehr Zuckerstoffe etc. Meine Frage zur Psychosomatik und Bulimie: Wie verstehen Sie denn Psychosomatik in Ihrer Darstellung? Psychosomatik heißt ja Konfliktbewältigung im Deutlichwerden von Körpererkrankungen, von Organstörungen. Jetzt haben Sie gesagt, vermehrter Kohlenhydrat- und Zuckerkonsum führe zu bulimischen Problemen.

Madeleyn:
Nicht allein. Das kann so etwas triggern, wenn entsprechende Konstellationen vorliegen, wie wir das natürlich im Rahmen der familientherapeutischen Arbeit finden. Ich würde nie sagen, daß die Ernährung alleine so etwas begünstigt. Aber die Gewohnheiten, wie heute z.B. an den Kassen der Supermärkte Süßigkeiten herangetragen werden an die Patienten und wie bulimische Patienten gerade nach diesen Dingen greifen, lassen uns da einen Zusammenhang erkennen, der uns schon wichtig ist. Hemmungsloses Konsumieren und alles wieder ausspucken.

Mögliche Risiken bei der Selbstherstellung von Säuglingsmilchnahrungen

M. Teufel

Historisches

Wer kennt sie nicht, die Legende um die Gründer der Stadt Rom. Wären Romulus und Remus aber tatsächlich von einer stillenden Wölfin aufgezogen worden, so gäbe es diese altehrwürdige Stadt wohl kaum, denn Säuglinge, die damals nicht gestillt werden konnten, hatten so gut wie keine Überlebenschance.

Entwicklungen in der 2. Hälfte des 19. Jahrhunderts machten es erstmals möglich, Säuglinge mit einigen Erfolgsaussichten künstlich zu ernähren. Meilensteine in der Entwicklung waren die Erfindung des Schnullers 1864 in England, die 1865 von Justus von Liebig propagierte „Suppe für Säuglinge" aus Milch, Weizenmehl, Malz und Kali, die Pasteurisation 1882 sowie die Homogenisation der Milch um 1900.

Dennoch hatten am Ende des 19. Jahrhunderts nichtgestillte Säuglinge immer noch deutlich geringere Überlebenschancen als Kinder, die Muttermilch erhielten. So starben in den Jahren 1895–1896 in Berlin 5,7% der gestillten und 37,6% der künstlich ernährten Säuglinge (Knodel 1984).

In den 50er Jahren brach eine neue Epoche der Säuglingsernährung an. Durch technologische Fortschritte gelang es, die künstliche Säuglingsmilch immer weiter an die Muttermilch anzupassen, so daß unter unseren Lebensbedingungen Säuglinge auch bei künstlicher Ernährung sicher aufgezogen werden können. Einige Studien haben zwar ergeben, daß in Mitteleuropa gestillte Säuglinge seltener an Durchfall erkranken als künstlich ernährte (Chandra 1979;

Cunningham 1981; Forman et al. 1984). Wurden jedoch Einflußgrößen wie Geburtsgewicht sowie Sozial- und Umweltfaktoren mit berücksichtigt, dann war der Einfluß des Stillens auf die Häufigkeit von Durchfallerkrankungen und -mortalität kleiner oder nicht mehr signifikant (Holmes et al. 1983; Tayler et al. 1982).

Unter den Lebensbedingungen von Entwicklungsländern sind aber auch heute noch große Unterschiede der Säuglingssterblichkeit zwischen gestillten und flaschenernährten Kindern nachweisbar, wobei die Säuglinge dieser Länder v.a. infektiösen Diarrhoen erliegen.

Aus diesen Zahlen ist zu entnehmen, daß es durch neue Erkenntnisse auf dem Gebiet der Mikrobiologie und technologische Fortschritte in den letzten 100 Jahren gelungen ist, Säuglingsmilchen herzustellen, die ein sicheres Überleben ermöglichen, auch wenn Stillen nicht möglich ist und Muttermilch zur Ernährung des Kindes nicht zur Verfügung steht.

Selbstherstellung von Säuglingsmilchnahrung

Ungefähr 1–2% der Säuglinge werden heutzutage mit selbstgefertigter Säuglingsmilch aufgezogen. Übliches Ausgangsprodukt ist die Kuhmilch, die wegen des hohen Gehalts an Eiweiß und Mineralsalzen mit Wasser verdünnt wird. Dadurch wird der ohnehin bereits niedrige Kohlenhydratanteil vermindert, so daß er zur Bedarfsdeckung der Kalorien aufgefüllt werden muß. Zudem ist es erforderlich, den Fettgehalt wieder aufzustocken und zumindest Vitamin C zu supplementieren.

Rezept für die Selbstherstellung von Säuglingsmilch:

Verwendet werden darf nur Milch mit einem Fettgehalt von 3,5%. Sie soll pasteurisiert wie die üblicherweise abgepackte Trinkmilch oder aber uperisiert wie H-Milch sein. Gefahren für das Kind bilden entrahmte oder teilweise entrahmte Milchen (Magermilchen). Sterilisierte Voll- oder Kondensmilch sind nicht zu empfehlen, da in ihnen hitzeempfindliche Stoffe, wie beispielsweise Lysin, zerstört sind. Frischmilch vom Bauern („Ab-Hof-Milch") ist vor der Verwendung auf jeden Fall abzukochen. Allerdings werden dadurch lebenswichtige Wirkstoffe wie die bereits genannte Aminosäure und Vitamin C zerstört. H-Milch muß wie Frischmilch behandelt werden, d.h. möglichst rasch aus angebrochenen Packungen verbraucht werden.

Um den unreifen Organfunktionen des jungen Säuglings entgegenzukommen, war es in früheren Zeiten üblich, in den ersten Lebenstagen bis Wochen eine sog. „Halbmilch" zu verfüttern. Sie war reich an Zucker und dennoch zu arm an Gesamtkalorien, da der verminderte Fettgehalt nicht ergänzt wurde (Eiweiß 1,55 g/100 ml, Zucker 9,5 g/100 ml, Fett 1,75 g/100 ml, Nährwert 61 kcal bzw. 255 kJ/100 ml).

Auch die „Zweidrittelmilch", die früher im Anschluß an die „Halbmilch" gerne gegeben wurde, ist ohne Fettzusatz nicht mehr als gute Säuglingsmilch zu empfehlen. Kalorisch ist sie zwar besser (71 kcal bzw. 297 kcal/100 ml), die Verteilung der Kalorienträger jedoch ungünstig (Eiweiß 12%, Zucker 57%, Fett 31%). Säuglinge, die mit dieser Milch ernährt wurden, zeigten in der Tat eine zufriedenstellende Gewichtszunahme. Sie beruhte jedoch auf einer Kohlenhydratmast, also auf einem Überangebot von Zuckern, was man bei modernen Säuglingsmilchen zu vermeiden sucht.

Empfehlenswert ist deshalb nur das Rezept für die kohlenhydrat- und fettangereicherte Halbmilch nach Droese und Stolley: 1 Teil Trinkmilch (3,5% Fettgehalt) und 1 Teil Wasser unter Hinzugabe von 4 g/100 ml Milch- oder Kochzucker, 2,5 g/100 ml Stärkemehl und 1,5 g/100 ml Soja-, Maiskeim- oder Sonnenblumenöl. Ab der 6. Lebenswoche sollten 2,5 g Karottenpüree und 10 g Obstsaft pro 100 g Säuglingsmilch hinzugegeben werden (Kersting et al. 1995).

Die Zubereitung ist schwieriger und zeitaufwendiger als die einer industriell hergestellten Säuglingsmilchnahrung: Milch und Wasser werden gemischt und zum Aufkochen gebracht. Unter Rühren wird die abgewogene und in wenig Wasser angerührte Menge des Stärkemehls zugegeben, kurz aufgekocht und schließlich der Zucker zugefügt. Nach dem Abkühlen setzt man das Öl zu und rührt das fertige Gemisch anschließend bei kleinster Geschwindigkeitsstufe etwa eine halbe Minute lang mit einem Mixgerät. Karottenpüree und Obstsaft dürfen erst kurz vor dem Füttern in die warme Milch gerührt werden.

Mögliche Risiken bei der Selbstherstellung

- Dosierungsfehler;
- hypo- oder hyperkalorische Nahrung;
- bakterielle Kontamination der Nahrung;
- Mangel an Mineralstoffen und Spurenelementen (Struma, Anämie, Rachitis);
- Vitaminmangelerscheinungen (Blutungen, Anämie, Rachitis);

Ungünstige Zufuhr von:

- Kohlenhydraten (Kohlenhydratmast, Mehlnährschaden);
- Fetten (essentielle Fettsäuren);
- Proteinen (Gedeihstörung, Kwashiorkor, Zöliakie).

Dosierungsfehler. Exakt abgewogen werden die Zutaten nur selten, statt dessen werden Eß- bzw. Teelöffel verwendet, die nicht nur nach Form, sondern auch in Abhängigkeit von der Art der Zutaten ein unterschiedliches Fassungsvermögen haben. Eigene Messungen haben ergeben, daß ein kleiner Teelöffel 4,5 g Zucker, 2 g Wasser, 1,6 g Pflanzenöl oder 6 g Mehl aufnehmen kann. Dagegen faßt ein etwas größerer Teelöffel 8 g Zucker, 5 g Wasser, 4 g Pflanzenöl bzw. 10 g Mehl. Durch unterschiedliche Füllung der Teelöffel können die Abweichungen verstärkt werden, so daß Dosierungsfehler von mehr als 50% möglich sind.

Hypo- oder hyperkalorische Nahrung. Unabhängig von der Ausgewogenheit der verschiedenen Nahrungsbestandteile können Dosierungsfehler zu einer Unter- oder Überernährung führen. Im Extremfall kann der Kaloriengehalt der selbsthergestellten Säuglingsmilch um 20 kcal/84 kJ pro 100 ml nach oben und unten vom angestrebten Wert abweichen. Während ein mangelnder Kaloriengehalt, sofern er nicht über eine erhöhte Trinkmenge ausgeglichen werden kann, zur Dystrophie führt, stellt die hohe Osmolalität der Säuglingsmilch bei zu hoher Konzentration der Nährstoffe den

Magen-Darm-Trakt vor unlösbare Probleme. Zudem fehlt in diesem Fall freies Wasser für den Stoffwechsel. Die Folge ist eine Ernährungsstörung mit Obstipation oder faulig riechenden, grauweißen Stühlen.

Bakterielle Kontamination. Wegen des großen Arbeitsaufwandes bei der Zubereitung wird häufig auf Vorrat hergestellt mit der Gefahr der mikrobiellen Kontamination. Soll nur eine Mahlzeit zubereitet werden, sind wegen der kleinen abzuwiegenden Mengen Dosierungsfehler nicht auszuschließen. Bei Verwendung von Rohmilch bestehen aus mikrobieller Sicht keine Bedenken, wenn die Zubereitung der Milch nach dem oben beschriebenen Rezept von Droese und Stolley erfolgt und die Milch abgekocht wird. Andernfalls ist eine Übertragung von Infektionserregern nicht auszuschließen. Auch Listerien (Listeria monocytogenes) können in Rohmilch vorkommen und bei Menschen mit eingeschränkter Immunabwehr wie beispielsweise bei Früh- und Neugeborenen eine Infektion hervorrufen. Da der Fettgehalt von Rohmilch meist über 3,5% liegt, ist aus diesem Grund Rohmilch für die Selbstherstellung von Säuglingsnahrung nicht zu empfehlen. Sogenannte alternative Säuglingsmilchnahrungen werden in der Regel nicht abgekocht, so daß hier ein erhöhtes Risiko für eine mikrobielle Verunreinigung besteht.

Vitaminmangelerscheinungen. Im Gegensatz zu industriell gefertigter Säuglingsmilchnahrung sind selbst hergestellte Milchen nicht voll vitaminisiert. Wie Kinder, die mit Muttermilch oder Pulvernahrung aufgezogen werden, benötigen Säuglinge, die eine selbsthergestellte Milch erhalten, die obligatorischen Fluor-Vitamin-D- und Vitamin-K-Gaben. Fluor vermindert die Bildung von Zahnkaries, und Vitamin D wird benötigt für den Knochenstoffwechsel. Ein Mangel an Vitamin D manifestiert sich klinisch als Rachitis. Vitamin K ist für Neugeborene und junge Säuglinge essentiell. Bei einem Mangel drohen gefährliche Blutungen. Zusätzlich zu diesen Vitaminen müssen Obstsäfte gereicht werden, da sonst Vitamin-C-Mangelerscheinungen (Skorbut) auftreten können. Apfelsinensaft eignet sich am besten, den Vitamin-C-Bedarf ab der 6. Woche zu decken. Anfangs gibt man 1–2 Teelöffel am Tag und steigert dann rasch, je nach Verträglichkeit auf 6–10 Teelöffel täglich. Zeigt das Kind Unverträglichkeitserscheinungen von seiten des Magen-Darm-Trakts, wie durchfällige Stühle oder Wundsein, ist die Mutter rasch geneigt, die Dosis zu reduzieren, so daß die Gefahr eines Vitamin-C-Mangels droht. Vitamin A wird in Form des Provitamins β-Karotin durch Karottengemüse ab dem 4. Lebensmonat zugeführt. Die B-Vitamine können durch Eigelb und Getreideprodukte im Verlauf des 4. bzw. 5. Monats ergänzt werden (Niessen 1986). Während die Symptome eines Vitamin-A-Mangels selten beobachtet werden, finden sich in der Literatur zahlreiche Berichte über Anämien als Folge einer Unterversorgung mit Vitamin B_{12} bzw. Folsäure.

Inadäquate Zufuhr von Mineralstoffen und Spurenelementen. Die wichtigsten Mineralstoffe wie Natrium, Kalium, Kalzium und Phosphor sind in der Kuhmilch in ausreichendem Maß vorhanden, so daß Mangelerscheinungen bei selbsthergestellter Säuglingsmilch auf Kuhmilchbasis selten sind. Wird die Kuhmilch nicht oder nicht genügend mit Wasser verdünnt, kann sogar eine zu hohe Mineralstoffbelastung für den Säugling resultieren. Im Gegensatz dazu besteht bei alternativ hergestellten Säuglingsmilchnahrungen v.a. die Gefahr eines Kalziummangels.

Von den Spurenelementen spielen Eisen, Jod, Fluorid, Zink und Kupfer die wichtigste Rolle. Eisenmangel führt zur Anämie, Jodmangel begünstigt die Ausbildung einer Struma. Eine Unterversorgung mit Zink kann zu schweren Hautveränderungen führen, und Kupfer wird benötigt zur Blutbildung. Während Vergiftungssymptome durch eine zu hohe Zufuhr an diesen Spurenelementen bei Ernährung mit selbsthergestellter Nahrung eine Rarität darstellen und nur bei Verwendung von stark belastetem Trinkwasser denkbar sind, werden Mangelerscheinungen immer wieder beobachtet. So ist z.B. zu bedenken, daß bei der Selbstherstellung einer Säuglingsmilch nach Droese und Stolley Kuhmilch 1 : 1 mit Wasser verdünnt wird und dadurch der Eisengehalt der Milch von 46 µg/100 g auf 23 µg/100 g abnimmt. Dieser liegt damit niedriger als in Muttermilch (29 µg/100 g). Da ein Säugling Eisen aus Kuhmilch wesentlich schlechter resorbieren kann als aus Muttermilch und der Eisen-

bedarf zwischen dem 3. und 6. Lebensmonat stark zunimmt, sind Eisenzulagen in Form von Fleisch, Gemüse oder Eisenpräparaten unbedingt erforderlich, wenn man eine Eisenmangelanämie vermeiden möchte.
Ähnliches gilt für Jod und Kupfer, da diese Spurenelemente in selbsthergestellter Säuglingsmilchnahrung auf Kuhmilchbasis nicht in ausreichenden Konzentrationen vorliegen.

Kohlenhydrate/Zucker. Zur Selbstherstellung von Säuglingsmilchnahrungen wird zumeist Saccharose verwendet, die in einer Konzentration von 4 g/100 ml in der Regel gut verträglich ist. Dagegen besteht in größeren Mengen die Gefahr einer vermehrten Gärung. Bei Neigung zu durchfälligen Stühlen kann man ggf. eine Besserung durch Austausch der Saccharose gegen Glukose erreichen. Auch Milchzucker wird in der fettangereicherten Halbmilch erstaunlich gut vertragen. Ohne Fettanreicherung kommt es zu vermehrter Flatulenz und einem geblähten Bauch. Der Milchzucker sollte unbedingt auf seine individuelle Verträglichkeit hin geprüft werden und wenn möglich als einziges erstes Kohlenhydrat gefüttert werden, damit sich der Säugling nicht an die anderen, viel süßeren Zucker gewöhnt. Ein Überangebot an Kohlenhydraten, v.a. Saccharose, führt zu Übergewicht und Zahnkaries. Wir selbst haben kürzlich einen jungen Säugling gesehen, der wegen einer Adipositas per magna zur Abklärung einer Stoffwechselstörung bzw. einer endokrinologischen Erkrankung vorgestellt wurde. Anamnestisch stellte sich heraus, daß die Mutter zur Therapie einer hartnäckigen Obstipation täglich 30 bis 50 g Lactose zusätzlich zur üblichen Milchnahrung gegeben hatte. Nach Absetzen der exzessiven Lactosezufuhr normalisierte sich das Gewicht des Kindes spontan innerhalb von 3 Monaten. Das gleiche gilt für Honig im Austausch gegen Lactose, der bekanntlich ein Gemisch aus Glukose und dem sehr süßen Fruchtzucker ist.
Als sog. zweites Kohlenhydrat verwendet man Stärkemehl oder andere Mehle bzw. Schleime. Sie werden entweder aus Weizen, Hafer, Gerste oder Mais hergestellt. Stärkemehle enthalten nur Amylose und Amylopektin sowie deren größere Abbauprodukte. Vollkornmehle sollten wegen der schweren Verdaulichkeit und der

möglichen Auslösung einer gluteninduzierte Zöliakie in den ersten 6 Lebensmonaten nicht gegeben werden. Eine übermäßige Zufuhr an zweitem Kohlenhydrat führt zur Überernährung (Kohlenhydratmast), bei gleichzeitigem Proteinmangel kann sich ein sog. Mehlnährschaden entwickeln. Es handelt sich dabei um eine Gedeihstörung, die weitgehend dem klinischen Bild des Kwashiorkors entspricht.

Mögliche Probleme bei ungünstiger Auswahl der Nahrungsfette. Fett ist die Hauptenergiequelle des wachsenden Säuglings. In der Muttermilch beträgt der Kalorienanteil von Fett nahezu 50%. Während Kuhmilchfett zu 70% aus gesättigten und zu 30% aus ungesättigten Fettsäuren besteht, ist das Verhältnis von ungesättigten zu gesättigten Fettsäuren in der Muttermilch etwa gleich. Der Reichtum an ungesättigten Fettsäuren in der Muttermilch bewirkt eine bessere Fettausnutzung im kindlichen Magen-Darm-Trakt. Ein weiterer Vorteil des Muttermilchfetts ist der hohe Gehalt an Linolsäure. Bekanntlich beträgt der Bedarf an dieser essentiellen Fettsäure 3% der Gesamtkalorien. Darüber hinaus wurde in den letzten Jahren zunehmend auf die Bedeutung der essentiellen Fettsäuren für die Entwicklung des kindlichen Gehirns hingewiesen (Koletzko 1992). Um die Nachteile von Kuhmilchfett auszugleichen, ist es in industriell hergestellten Säuglingsmilchnahrungen gegen Pflanzenfett ausgetauscht. Dagegen ist ein solcher Fettaustausch bei der Selbstherstellung von Säuglingsmilch nicht möglich. Um einen gewissen Ausgleich zu erreichen, wird nach dem Rezept von Droese und Stolley pflanzliches Fett zugesetzt. Bei einem Mangel an essentiellen Fettsäuren drohen Symptome wie trockene schuppige Haut, Gedeihstörung, erhöhter Grundumsatz, verminderte Thrombozytenaggregation mit pathologischer Blutungsneigung, reduzierte Oberflächenaktivität von Surfactant, verminderte Gedächtnisleistung sowie eine reversible Neuropathie mit Parästhesien, Taubheit und Sehstörungen (Böhles 1991).

Mögliche Probleme bei ungünstiger Proteinzufuhr. Eine künstliche Säuglingsmilch sollte nach den Empfehlungen der Europäischen Gesellschaft für pädiatrische Gastroenterologie und Ernährung 1,2 bis 1,9 g/100 ml Protein enthalten. Der empfohlene Eiweißgehalt ist somit höher als der in Muttermilch. Dabei ist jedoch zu bedenken, daß Muttermilch außer Eiweiß noch eine große Menge an Nichtproteinstickstoff als Stickstoffquelle enthält. Außerdem wird das Protein der Muttermilch vom menschlichen Organismus wesentlich besser verstoffwechselt als tierisches oder pflanzliches Eiweiß. Deshalb wurde auch neben einer höheren Quantität auch eine ausreichende Qualität gefordert. Sie soll mindestens 80% derjenigen des Muttermilcheiweißes betragen. Die Qualität eines Nahrungsproteins geht in den sog. Wachstumswert (PER-Wert) ein, der durch das Verhältnis von Gewichtszunahme in Gramm zu Eiweißgehalt der Nahrung in Gramm festgelegt wird. Das Ei besitzt einen PER-Wert von 3,8, Casein und Soja jeweils 2,5, Blutserum 2,1, Erbseneiweiß dagegen nur 0,4. Außer Soja haben viele pflanzliche Nahrungsmittel nur einen geringen PER-Wert, d.h. um eine gleiche Qualität in der Eiweißzufuhr für den Organismus zu erreichen, müssen deutlich höhere Mengen Pflanzeneiweiß als tierisches Eiweiß aufgenommen werden.

Dabei läßt sich aber eine grenzenlose Eiweißsteigerung nicht durchführen, da die Verdauungsleistung des kindlichen Magen-Darm-Trakts und durch die höhere Molenlast die kindliche Niere rasch überfordert wird. Mögliche Folgen sind Blähungen, Bauchschmerzen, Azidose, Aminosäureimbalanzen und Hyperammoniämie.

Bei der Verwendung von selbsthergestellter Säuglingsmilchnahrung ist deshalb darauf zu achten, daß die Proteinzufuhr quantitativ und qualitativ ausreichend ist. Bei ungenügender Proteinzufuhr bzw. ausreichender Zufuhr von Eiweiß mit geringer biologischer Wertigkeit drohen Ödeme, Gedeihstörung und im Extremfall Kwashiorkor. Erst kürzlich wurde wieder über einen Säugling berichtet, bei dem sich infolge einer falsch zubereiteten Reis-Honigschleim-Nahrung ein schwerer Proteinmangel manifestierte (Arnold et al. 1995).

Die Selbstherstellung von Säuglingsmilchen auf rein pflanzlicher Basis ist wegen des niedrigen PER-Wertes von pflanzlichem Protein und des ungenügenden Gehalts an essentiellen Aminosäuren wie Lysin, Isoleucin, Tryptophan und Methionin problematisch. Zudem wird dem Säugling bei diesen Nahrungen meist sehr frühzeitig Gluten zugeführt, so daß sich bereits im frühen Säuglingsalter eine Zöliakie manifestieren kann.

Alternative Säuglingsmilchnahrungen

Besonders problematisch wird die Situation für den Säugling immer dann, wenn aufgrund von nicht rationalen Überzeugungen auf Nahrungsgrundlagen zurückgegriffen wird, die nicht den alimentären Bedürfnissen des Säuglings entsprechen oder die erforderliche Vitaminsubstitution unterbleibt.
Bei einer ganzen Reihe von alternativen Säuglingsmilchnahrungen ist die Gefahr einer Fehl- oder Mangelernährung beträchtlich. So empfiehlt Bruker eine Frischkornmilch, zu deren Herstellung gemahlenes Getreide in Wasser über Nacht bei Raumtemperatur eingeweicht und dann mit Rohmilch versetzt wird. Die Nahrung wird nicht erhitzt, so daß eine Infektionsgefahr selbst bei Verwendung von Vorzugsmilch nicht auszuschließen ist. Dies gilt auch für den Frischkornschoppen von Schnitzer. Beide Nahrungen sind aus heutiger Sicht außerdem zu kohlenhydratreich und zu fettarm. Auch die von Bircher-Benner 1930 eingeführte Fruchtmilch (Mandelmilch) stellt keine brauchbare Alternative dar, sofern bei strengen Vegetariern Kuhmilch nicht verwendet werden soll und Muttermilch nicht oder nicht in ausreichendem Maße zur Verfügung steht. Diese Nahrung ist in ihrem Proteinanteil nicht vollwertig. Die Aminosäuren Lysin, Tryptophan, Isoleucin und Methionin liegen nicht nur in zu geringer Konzentration vor, sondern sie werden intestinal auch mangelhaft absorbiert. Kinder aus diesen Familien weisen am Ende des 1. Lebensjahres häufig ein Untergewicht und eine Unterlänge auf, darüber hinaus besteht häufig eine Unterversorgung mit Vitaminen, Eisen und Kalzium.

Kasuistiken

Anhand von 2 eigenen Kasuistiken soll dies veranschaulicht werden (Niessen u. Teufel 1983):

Beobachtung 1. Ein indischer Junge wurde mit einem Gewicht von 3200 g geboren. Über die Entwicklung und Ernährung in den ersten Lebensmonaten ist nichts Näheres bekannt. Im Alter von 3 Monaten wurde er von deutschen Eltern adoptiert. Von da an wurde er mit Mandelmilch aufgezogen, wobei ab dem 5. Monat Leinsamenschleim, Obst- und Gemüsesäfte (Karotten, Tomaten, Bananen) und zur Verbesserung des Kalkaufbaus Vileda-Aufbaukalk in Pulverform hinzugegeben wurde. Vitamin-D- oder Fluorpräparate erhielt das Kind nicht.

Die Vorstellung bei uns erfolgte erstmals im Alter von 10 Monaten, weil der Junge beim Trinken wiederholt komische Laute ausstieß und sich einmal steif gemacht hatte. Retrospektiv gesehen könnte es sich um eine Hypokalzämie gehandelt haben. Bei der Untersuchung fand sich ein in seiner Entwicklung deutlich retardierter Säugling. Auf der „baby-health-card", die man der Mutter bei der Adoption überreicht hatte, lag das Gewicht bis zur Nahrungsumstellung in einem Bereich, der als „severely malnourished", also sehr unterernährt gekennzeichnet war. Laborchemisch fielen v.a. eine Hypokalzämie, ein Phosphat- und Eisenmangel sowie eine mit 1065 U/l deutlich erhöhte alkalische Phosphatase auf. Die Röntgenaufnahme der linken Hand zeigten eine schwere Osteoporose mit schmalem Kalksaum im distalen Radius- und Ulnagebiet sowie leichter Becherung der distalen Ulnaepiphyse.

Zur Behandlung der Ernährungsstörung wurde von den Eltern eine handelsübliche Sojamilch akzeptiert, auch waren sie bereit, 2mal 2,5 ml Kalzium in flüssiger Form zu geben. Sie äußerten jedoch starke Bedenken gegen die Zufuhr von Vitaminen als Tabletten oder per injectionem. Erfreulicherweise trat trotz der Malnutrition keine megaloblastäre Anämie auf, so daß eine Substitution von Vitamin B_{12} nicht erforderlich wurde. Hingegen konnte auf die regelmäßige Zufuhr von Vitamin D nicht verzichtet werden. Da wir einer Therapie mit Lebertran in alter Manier nicht zustimmen wollten und sich darüber hinaus ein Lebertrangelpräparat als unzureichend erwiesen hatte, konnten die Eltern schließlich von der Notwendigkeit einer Vitamin-D-Gabe in Tablettenform überzeugt werden. Das Kind erhielt 1000 bis 2000 IE/d, wenn man den Eltern Glauben schenken darf.

Unter dieser Therapie gedieh der Junge ausgesprochen gut. Im Verlauf der folgenden Monate wurden zusätzlich Brot, Obst, Gemüse, Kartoffeln und Sojawürste gegeben. Nach 6 Monaten betrug die

Gewichtszunahme 2,7 kg und die Längenzunahme 9 cm. Der Patient hatte in der Zwischenzeit 5 Zähne bekommen und lief an der Hand. Röntgenologisch hatte sich der Befund deutlich gebessert, die Laborwerte lagen bis auf eine etwas erhöhte alkalische Phosphatase (845 U/l) im Bereich der Norm.

Beobachtung 2. Der kleine Patient erhielt vom 4. Monat an Bircher-Früchtemilch und Pulvin zur Kalziumsubstitution. Es erfolgte keine Vitamin-D-Gabe. Im Alter von 6 Monaten trat ein Karpopedalspasmus und Laryngospasmus auf. Seit diesem Zeitpunkt sei der Junge kaum noch gewachsen. Die Vorstellung erfolgte bei uns wegen erheblicher Gedeihstörung.

Bei der Untersuchung fiel ein mißmutiger und adynamer Junge auf. Er konnte zwar frei sitzen, krabbelte jedoch nicht. Seinen ersten Zahn hatte er mit 14 Monaten bekommen. Legt man die Vergleichskurven von Tanner und Whitehouse zugrunde, so lagen sowohl Gewicht als auch Körperlänge unterhalb der 3. Perzentile. Keine Zeichen für eine frische oder abgelaufene Rachitis, auch bestand für eine latente Tetanie kein Hinweis. Röntgenologisch zeigte sich eine hochgradige Osteoporose ohne rachitische Veränderungen; das Knochenalter war mit 9 Monaten erheblich retardiert. Laborchemisch fand sich eine mäßige Erniedrigung von Kalzium (3,9 mval/l) und Phosphat im Serum (3,0 mg/dl) sowie eine leicht erhöhte alkalische Phosphatase (555 U/l). Auch bei diesem Patienten konnte mit dem Einverständnis der Eltern die Nahrung auf eine handelsübliche Sojanahrung umgestellt werden. Während die Zufuhr von 2,5 ml Calcium-Sandoz 10% wiederum akzeptiert wurde, war die Gabe von Vitamin D erst nach einem ausführlichen Gespräch mit den Eltern möglich. In den ersten Wochen wurden 5000 IE täglich gegeben.

Erstaunlich war die Entwicklung in den folgenden Wochen und Monaten. Bereits nach 4 Wochen war der Junge viel lebhafter, hatte 4 Zähne bekommen und fast 1 kg an Gewicht zugelegt. Die Nahrung wurde jetzt durch verschiedene Gemüse, Obst, Kartoffeln und Reis ergänzt. Die alkalische Phosphatase, die anfänglich nur leicht erhöht war, stieg bis auf maximal 1210 U/l an, während sich die Werte für Kalzium und Phosphat bereits normalisiert hatten. Als nach 4 Wochen das Hb auf 10,3 g/dl und der Eisenspiegel auf 22 µg/dl abgefallen waren, empfahlen wir eine Eisensubstitution, die jedoch von den Eltern nicht durchgeführt wurde. Dennoch wurden keine sicheren Zeichen einer Eisenmangel- oder megaloblastären Anämie beobachtet. Auch in der Folgezeit machte der Junge große Fortschritte. Mit 2 Jahren konnt er frei gehen, hatte fast alle Zähne bekommen und sprach Zweiwortsätze. Gewicht und Länge lagen auf der 50. Perzentile.

Schlußfolgerung

Die Selbstherstellung von Säuglingsmilch ist nicht nur zeitaufwendig, sondern vom ernährungsphysiologischen Standpunkt aus außerordentlich problematisch, wenn nicht sogar gefährlich. Mangel- oder Überernährung sind trotz aller Sorgfalt und Mühen nicht selten. Deshalb sollte diese Art der Säuglingsernährung echten Notfallsituationen vorbehalten bleiben. Nur dann läßt sich eine Fütterung mit fettangereicherter Halbmilch rechtfertigen.

Literatur

Arnold R, Müller W, Markmann H (1995) Schwerer Proteinmangel durch falsch zubereitete Reis-Honigschleimnahrung. Zusammenfassender Bericht der 44. Jahrestagung der Süddeutschen Gesellschaft für Kinderheilkunde. Bosch, Landshut, S 7

Böhles HJ (1991) Ernährungsstörungen im Kindesalter. Wissenschaftliche Verlagsgesellschaft, Stuttgart

Chandra RK (1979) Prospective studies on the effect of breast feeding on incidence of infection and allergy. Acta Paediat Scand 68:691–696

Cunningham AS (1981) Breastfeeding and morbidity in industrial countries: an update. In: Jelliffe DB (ed) Advances in international maternal and child health. Oxford University Press, Oxford, pp 128–168

Forman MR et al (1984) The Pima infant feeding study: breast feeding and gastroenteritis in the first year of life. Am J Epidem 119:335–349

Holmes GE, Hassanein KM, Miller HC (1983) Factors associated with infections among breast-fed babies and babies fed proprietary milks. Pediatrics 72:300–306

Kersting M, Schöch G (1995) Säuglingsernährung 1995. Marseille, München, S 7–22
Knodel J (1984) Breast feedings and population growth. Science 198:1111–1115
Koletzko B (1992) Fats for brains. Europ J Clin Nutr 46 [Suppl 1]:51–62
Niessen KH (1986) Ernährung des Säugling. Thieme Hippokrates Enke, Stuttgart
Niessen KH, Teufel M (1983) Gedeihstörung und Osteomalazie bei vegetarisch ernährten Kindern. Pädiatr Prax 28:639–647
Taylor B et al (1982) Breast feeding, bronchitis, and admission for lower-respiratory illness and gastroenteritis during the first five years. Lancet I:1227–1230

Diskussion

Leitzmann, Gießen:
Eine Frage zu der Häufigkeit der Vitamin-K-Unterversorgung: Sehen Sie das wirklich klinisch?

Teufel:
Durch eine nicht besonders günstige Publikation in England wurden die Empfehlungen in der Pädiatrie geändert. Wir haben früher Vitamin K i.m. gegeben und sollten nach den neuen Empfehlungen je einen Tropfen geben nach der Geburt, bei der U2 und der U3. Erste Untersuchungen der Düsseldorfer Erhebungseinheit für seltene pädiatrische Erkrankungen haben ergeben, daß die Hirnblutungsrate bei Säuglingen in Deutschland danach deutlich in die Höhe gegangen ist. Wir haben über 20 Kinder in Deutschland erfaßt, die seit der Reduktion der Vitamin-K-Prophylaxe an Hirnblutungen, und zwar in Zusammenhang mit Vitamin-K-Mangel, erkrankt sind. Deswegen wurden kürzlich die Empfehlungen wieder geändert und die Dosis auf 2 mg Konakion p.o. bei der U1, U2 und U3 angehoben, um dieses Problem in den Griff zu bekommen. Es ist also sicher ein Problem. Wenn die Vitamin-K-Prophylaxe nicht durchgeführt wird, können wir in Deutschland mit 50–100 erkrankten Kindern pro Jahr rechnen.

Madeleyn, Filderstadt:
Ich möchte noch etwas zum Vitamin K sagen. Das ist ja das Problem der gestillten und eigentlich nicht der nichtgestillten Kinder. Ich habe mich sehr damit beschäftigt, weil wir da ja auch einen Weg für uns finden mußten. Man weiß inzwischen, das hat Herr von Kries in Düsseldorf ja sehr schön in einer Monographie herausgearbeitet, daß eine gemüsereiche Ernährung der Mutter den Vitamin-K-Gehalt der Muttermilch verdoppeln kann. Also man kann da gerade etwas tun durch eine gemüsereiche Ernährung. Unbenommen davon bleibt natürlich die Empfehlung, Vitamin K zusätzlich zu geben, aber das sind ja überwiegend die gestillten Kinder, nicht die alternativ ernährten, die es betrifft.

Teufel:
Das ist richtig.

Lentze, Bonn:
Herr Teufel, Ihr Vortrag hat ja ein wenig nahe gelegt, als wenn man mit der industriell hergestellten Pulvermilch, mit den Dosierungen auf der sicheren Seite ist. Herr Manz in Dortmund hat dazu Untersuchungen durchgeführt. Die Dosierungsfehler, die bei den käuflichen Säuglingsmilchen gemacht werden, je nachdem, wie sie hergestellt, gepackt und perliert sind, wie die Löffel sind, sind erheblich. Das ist auch mehr als unbefriedigend. Ich denke, wir alle müssen darüber auch noch einmal nachdenken, und diese Situation sollte in der Zukunft wesentlich verbessert werden.

Teufel:
Ich gebe Ihnen ganz recht, das war nur nicht ganz das Thema meines Vortrags. Aber es ist richtig, daß die Eltern natürlich auch selbst bei der einfachen Anwendung der Pulvermilch Fehler machen, indem sie z.B. einen Löffel dazugeben, weil sie meinen, das ist gut für das Kind oder das Pulver zu sehr in den Löffel hineindrücken oder den Dosierungslöffel verlieren und einen anderen nehmen. Auch da gibt es viele Fehlermöglichkeiten. Das ist gar keine Frage, und auch das, denke ich, ist verbesserungsfähig. Aber es spricht eigentlich noch mehr dafür, daß wir noch mehr Probleme bekom-

men, wenn die Mutter noch mehr Handgriffe machen muß, also die Zubereitung noch komplizierter wird.

Madeleyn, Filderstadt:
Vielleicht noch ein kleiner Trick zum Standardisieren der Teelöffel. Ich empfehle eine Einmalspritze mitzugeben und einen Teelöffel mit 4 ml zu standardisieren oder einen mitzugeben. Das Problem kenne ich, es ist ein echtes Problem. Man muß da einen Weg finden zu einem Löffel, mit dem sie genau abmessen können.

Böckler, Milupa AG:
Ich möchte etwas zur Dosiergenauigkeit bei den industriell hergestellten Säuglingsnahrungen sagen. Bei den maximalen Abweichungen handelt es sich um 20–25%.

Teufel:
Aufgrund des zugefügten Löffels bei den Nahrungen?

Böckler, Milupa AG:
Der Löffel ist bei den Nahrungen an und für sich nicht das Problem, sondern das Problem ist natürlich, daß in Abhängigkeiten von den Transportwegen und vom Alter der Nahrung das Löffelgewicht unterschiedlich ist. Das, was Sie in einen Löffel hineinbekommen, hängt davon ab, ob das Perlat ein bißchen mehr gedrückt worden ist, ob das Pulver ein bißchen gestaucht worden ist. Das sind die eigentlichen Faktoren und das liegt in der Natur der Sache. Aber man kann versuchen, das noch weiter zu optimieren, und da gibt es ja auch Übereinstimmungen. Die Industrie hat sich bereit erklärt, das zu tun. Ich denke, da werden wir eine noch höhere Dosiergenauigkeit erreichen. Aber ±10% wird sicher die Grenze sein, präziser wird es nie funktionieren.

Therapeutischer Einsatz alternativer Diäten

Alternative Diäten in der Neurodermitis- und Allergietherapie

F. Deilmann

Einleitung

Ziel jeder diätetischen Maßnahme soll – im weitesten Sinne – eine verbesserte Ernährung im Hinblick auf die Ernährungsphysiologie und im Hinblick auf die Verträglichkeit für den jeweiligen Patienten sein.
Alternativ können meiner Ansicht nach – und im Interesse des Patienten – nur solche Diäten sein, die eine Verbesserung zu anderen „üblichen" Ernährungsformen bedeuten.
Im Rahmen der Neurodermitistherapie werden eine Vielzahl unterschiedlichster Diäten unter den verschiedensten Gesichtspunkten eingesetzt. Solange allerdings noch keine Einigkeit über den Pathomechanismus der atopischen Dermatitis, insbesondere über den Stellenwert der Nahrung, besteht, wird sich daran nicht viel ändern. Trotz aller Differenzen wird die nahrungsmittelallergische Komponente der Erkrankung immer mehr akzeptiert, so daß die Forderung berechtigt ist, die Antigenarmut einer Diät im Rahmen der Neurodermitistherapie so gut als möglich zu beachten.
Die Antigenarmut einer Diät kann heutzutage durch solide schulmedizinische Diagnostik weitgehend gesichert werden, so daß spekulative oder weltanschaulich begründete Diäten verlassen werden können.
Folgende Diätformen werden am häufigsten propagiert und durchgeführt:

Vollwertkost

Zielvorstellung: optimale ernährungsphysiologische Ernährung, Stärkung des Immunsystems. Hier erfolgt eine Bewertung der Nahrung nach dem „Reinwert" und dem „Vollwert". Der Reinwert eines Lebensmittels gibt das Ausmaß seiner Reinheit an, d.h. das Fehlen von Schadstoffen, wie beispielsweise Düngemittel, Pflanzenschutzmittel, Arzneimittel oder Schadstoffe, die aus der Umwelt in die Lebensmittel gelangen. Vollwert hingegen bezieht sich auf den Anteil an nicht verzichtbaren lebenswichtigen Nährstoffen in der Nahrung. Dieser ist um so größer, je naturbelassener ein Nahrungsmittel ist.

Etwa die Hälfte der Nahrungsmenge soll aus unerhitzter Frischkost bestehen. Die Zubereitung erfolgt schonend mit wenig Fett aus frischen Lebensmitteln (Leitzmann 1991).

Die Vollwerternährung soll ein Optimum der ernährungsphysiologischen Versorgung des Menschen darstellen, kann aber keinen Anspruch auf Antigenarmut erheben, insbesondere wegen der Forderung, 50% der Nahrung als Frischkost zu sich zu nehmen.

Rohkost

Zielvorstellung: Gesunde Ernährung, Stärkung des Immunsystems. Es gibt keine einheitliche Definition von Rohkost in der Literatur. Es handelt sich vorwiegend um eine vegetarische Kost, in der aber auch Milch und Milchprodukte sowie Ei erlaubt sind.

Die Diät beinhaltet mindestens 80% ohne Hitze behandelte Lebensmittel. Weil beim Atopiker definierte Epitope eines Nahrungsantigens Auslöser der immunologischen Reaktion sind, dürfte ein hohes Angebot nativen Eiweißes in der Nahrung nicht geeignet sein, Antigen-Antikörperreaktionen zu minimieren; das Gegenteil ist der Fall. Nährstoff-, Mineralstoff- und Vitaminversorgung dürften bei der Rohkosternährung keine Defizite zur Folge haben. Am Beispiel der Phytinsäure lassen sich jedoch zusätzliche Risiken für den Patienten herleiten. Phytinsäure kommt in jedem Getreide vor; Weizen enthält beispielsweise 1%. Phytinsäure bildet im Darm des

Menschen mit Eisen, Kalzium und Zink unlösliche Komplexe und verhindert dadurch deren Resorption. Die Bildung des Phytinsäurekomplexes wird durch die Phytase verhindert. Phytase wird durch Ankeimen und Einweichen des Getreides und Säuerung (Sauerteig) aktiviert. Bei der Säuerung ist eine Hydrolysierung der Phytinsäure bis zu 80% möglich. Hafer und Mais enthalten ausreichende Mengen Phytase, um auch in rohem Zustand verträglich zu sein. Die Phytase des Roggens wird in allen Kulturen durch Säuern (Sauerteig) aktiviert; Phytinsäure im Weizen durch Erhitzen zerstört (Kasper 1991).
Keinen Einfluß hat der Ballaststoffanteil des Getreides auf die Resorptionshemmung des Eisens durch Phytinsäure. Kalzium kann jedoch von Ballaststoffen gebunden werden (Uronsäuregehalt der Ballaststoffe).
Rohkost ist demnach zum einen wegen des hohen Angebotes an nativem Eiweiß eher geeignet, den Antigen-Antikörper-Prozeß zu aktivieren, andererseits besteht die Gefahr der Unterversorgung mit Eisen, Kalzium, Zink und Vitamin B_{12}. Da Fruchtsäuren, insbesondere die der Zitrusfrüchte, für den Neurodermitispatienten in aller Regel unverträglich sind, verbietet sich die Zugabe von Vitamin C in Form von Zitronen- oder Orangensaft, um die Eisenresorption zu verbessern.

Rotationsdiät

Zielvorstellung: antigenarme Suchdiät. Bei der Rotationsdiät werden einzelne Lebensmittel bzw. Lebensmittelgruppen in bestimmtem Rhythmus aus der Nahrung entfernt und wieder zugegeben. Es werden 4 Lebensmittelgruppen, die nach botanischer und zoologischer Verwandtschaft eingeteilt sind, jeweils einen Tag lang gegessen und in den 3 darauffolgenden Tagen gemieden. Pro Mahlzeit sollten maximal 4 Lebensmittel aus einer Lebensmittelgruppe verzehrt werden. Auf diese Weise soll es möglich sein, die Unverträglichkeit einzelner Lebensmittel zu erkennen.
Bei Unverträglichkeit wird dann das Lebensmittel aus der Diät eliminiert. Wird ein Lebensmittel nicht vertragen, sollen auch die

anderen Nahrungsmittel, die botanisch bzw. zoologisch miteinander verwandt sind, eine bestimmte Zeitlang gemieden werden. Die unverträglichen Nahrungsmittel werden nach einer Wartezeit bis zu 18 Monaten erneut auf ihre Verträglichkeit getestet. Folgende Lebensmittelgruppen werden für die Rotationsdiät empfohlen (Glenis et al. 1988):

Lebensmittelgruppe I:
Rindfleisch, Lamm, Käse;
Karotten, Sellerie, Pastinaken, Petersilie, Pilze, Hefe, Spinat;
Erdbeeren, Himbeeren, Apfel, Birne, Quitte, Mango;
Milch, Tee, Apfelsaft;
Hafer;
Cashewnüsse;
Rinderfett, Butter;
Rübenzucker.

Lebensmittelgruppe II:
Salat, Artischocken, Tomaten, Kartoffeln, Auberginen, Pfeffer;
Orangen, Lemonen, Grapefruit, Kumquat, Tangerine, Zitronen, Avocado, Rhabarber;
Orangen-, Grapefruitsaft, Kamillentee;
Buchweizen, Sonnenblumenkerne, Roggen, Tapioka;
Haselnüsse;
Oliven-, Sonnenblumen-, Distelöl;
Ahornsirup.

Lebensmittelgruppe III:
Kohl, Broccoli, Blumenkohl, Kohlrabi, Radieschen;
Kresse, Maronen, Kürbis, Gurken;
Banane, Melone, Kochbanane, Ananas, Stachelbeeren, Johannisbeeren;
Ananassaft, Pfefferminztee;
Weizen, Mais, Reis, Sago;
Walnüsse, Pecannüsse;
Maiskeimöl;
Rohzucker.

Lebensmittelgruppe IV:
Erbsen, Bohnen, Linsen, Soja, Zwiebeln;
Knoblauch, Schnittlauch, Lauch, Spargel;
Weintrauben, Rosinen, Korinthen, Sultaninen, Kirschen, Pfirsich, Aprikosen;
Pflaumen, Schlehen, Kokosnuß, Datteln;
Traubensaft, Hagebuttentee, Weißwein, Sojamilch, Tartar, Carob;
Erdnüsse, Mandeln;
Erdnußöl, Sojaöl, Schweineschmalz.

Berücksichtigt man die Tatsache, daß bei nahrungsmittelallergischen Prozessen sowohl IgE-gesteuerte allergische Sofortreaktionen als auch IgG-gesteuerte verzögerte Reaktionen möglich sind, erkennt man die Unbrauchbarkeit dieser Diagnosemethode. Zum einen ist es völlig unmöglich, eine verzögerte allergische Reaktion, die nach 36–48 h auftritt, einem Nahrungsmittel zuzuordnen, das vor 2 Tagen gegessen wurde, wenn in der Zwischenzeit mehrere andere Nahrungsmittel verzehrt worden sind; zum anderen kommt es, wie bei allen immunologischen Prozessen, durch wiederholte Provokation mit einem Antigen zur Boosterung der Antikörperbildung und damit zu einer Verschlechterung der immunologischen Situation des Patienten.

Werden in der Rotation einzelne Lebensmittel verdächtigt und damit eine ganze Nahrungsmittelfamilie eliminiert, resultiert sehr leicht eine Fehl- oder Mangelernährung.

Monodiäten

Zielvorstellung: antigenarme Basisernährung für Provokationsteste.
Es wird hauptsächlich ein einzelnes Lebensmittel verzehrt; erlaubt sind z.T. geringfügige Mengen aus anderen Lebensmittelgruppen.
Beispiele für Monodiäten sind:

Kartoffeldiät,
Reisdiät,
Reis-Apfel-Diät,
Weizenschleim-Apfeldiät (Ernährungsumschau 1995).

Aus allergologischer Sicht ist eine solche Monodiät nur dann akzeptabel, wenn vorher spezifische IgE- und spezifische IgG-Antikörper bestimmt sind und zusätzlich eine Prick-Testung durchgeführt wurde. Man kann nämlich nicht ohne weiteres davon ausgehen, daß Kartoffeln, Reis, Apfel oder Weizenschleim nicht antigen sind.
Aus ernährungsphysiologischer Sicht ist eine derartige Diät eine ausgeprägte Mangelernährung, sowohl im Hinblick auf Nährstoffe als auch auf Vitamine, Mineralstoffe und Spurenelemente.
Um im Rahmen einer Monodiät Nahrungsmittelprovokationsteste durchführen zu können, ist eine z.T. mehrwöchige Eliminationsphase erforderlich, die insbesondere für Kinder im Wachstumsalter kaum akzeptabel erscheint.

Antipilzdiät

Zielvorstellung: Darmsanierung. Diese Diät soll ein Wachstum von pathogenen Hefen verhindern.
Monosaccharide und Disaccharide sollen gemieden werden sowie jegliche Art von Hefe. Zur Unterstützung der Darmschleimhaut können Lactobacillen substituiert werden und für eine optimale Versorgung Vitamine und Mineralien, insbesonders hefefreies Vitamin B, Zink, Eisen, Magnesium und Kalzium (Glenis et al. 1988).

Stemmann-Diät

Zielvorstellung: säurearme Eliminationskost zur Vorbereitung oraler Provokationsteste. Durch strenge Einschränkung der Kost (z.B. 10 Tage lang nur Weizenschleim und Apfel) soll eine Reduzierung der Beschwerden bei Neurodermitispatienten erfolgen. Bevor die Testung der Nahrungsmittel beginnt, schließt sich eine dreitägige Apfeldiät an. Die Zahl der Nahrungsmittel reduziert sich auf Grundnahrungsmittel, nämlich Gemüse, Getreide und Fett. Folgende Nahrungsmittel sind erlaubt (Stemmann 1987):

Gemüse:	Erbsen, Möhren, Soja, Blumenkohl, Kohlrabi, Rotkohl, Weißkohl, Brokkoli, Spinat, Bohnen, Schlangengurke;
Salat:	Blattsalat, Endiviensalat, Eissalat;
Obst:	Apfel, Birne, Banane;
Beilagen:	Kartoffel, Vollkornnudeln, ungeschälter Reis;
Getreide:	Weizen, Roggen-, Gerste-, Hafer-, Hirse-, Leinsamen-, Mais-, Grünkernbrot, Weizen-Roggen-Mischbrot milchfrei, Roggenbrot milchfrei;
Fett:	Sauerrahmbutter, trinksauermilchfreie Margarine, kaltgepreßtes Pflanzenöl, z.B. Sonnenblumenöl;
Fleisch:	Rindfleisch, Kalbfleisch, Geflügel, Fisch;
Getränke:	Sojamilch (zuckerfrei), Infirmarius-Rovit-Haut- und Blutreinigungstee, stilles Wasser oder evtl. Beruhigungstee abends.

Bei dieser Diätform besteht zumindest in der Anfangsphase eine kritische Unterversorgung mit Nährstoffen, Vitaminen, Mineralien und Spurenelementen. Wenn der notwendige Nahrungsaufbau durch Unverträglichkeitsreaktionen verzögert wird, muß eine Mangelernährung über einen längeren Zeitraum in Kauf genommen werden.
Aus allergologischer Sicht ist eine derartige Diät nur dann übersichtlich, wenn die einzelnen Nahrungsmittel alleine provoziert und nicht in Gruppen in das Nahrungsregime eingeführt werden.

Additivafreie Diät nach Ring

Zielvorstellung: Antigenarmut – keine Auslöser pseudoallergischer Reaktionen. Da in der Hauptsache nach Unverträglichkeiten gegenüber Farbstoffen, Konservierungsstoffen, Lebensmittelzusatzstoffen und dergleichen gefahndet wird, ist vordergründig die Nahrungsherstellung aus frischen, nicht industriell behandelten oder hergestellten Nahrungsmitteln erforderlich. Diese Diät bildet eine Basis für die Provokation mit Zusatzstoffen. Aus ernährungsphysiologischer Sicht nicht bedenklich (Ring 1988).

Wegen der Notwendigkeit, Diäten bei Nahrungsmittelallergien, insbesonders bei der Neurodermitis, über einen längeren Zeitraum durchzuführen, limitieren sich die meisten oben genannten Diäten, v.a. die Monodiäten, aus ernährungsphysiologischen Gründen.

Beispiele:
Kartoffeldiät,
Kartoffel-Apfel-Diät,
Reis-Apfel-Diät,
Reis-Apfel-Lammfleisch-Diät,
Kartoffel-Huhn-Zucchini-Blaubeeren-Diät (Abb. 1–5).

Postuliert man, daß die Vollwerternährung nach Leitzmann ein ernährungsphysiologisches Optimum darstellt und daß Nahrungsantigene durch Erhitzen einen Teil ihrer Antigenität einbüßen, könnte man diese Ernährungsweise in abgewandelter Form (nur erhitzte Nahrungsmittel) als Basis für eine Auslaßdiät akzeptieren.

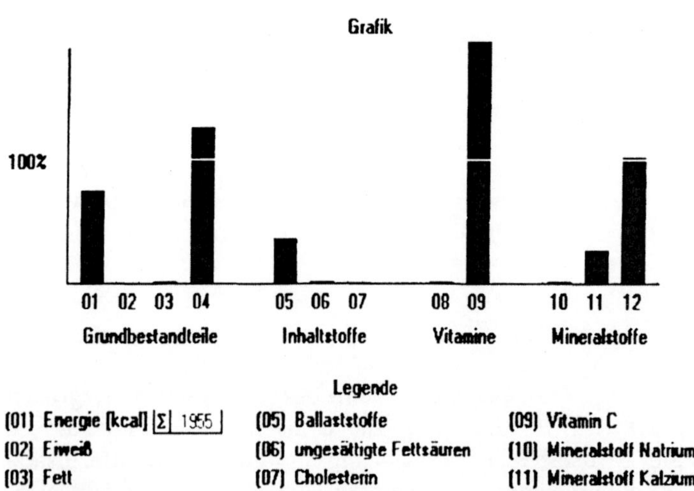

Abb. 1. Kartoffeldiät, Tagesauswertung. Summarische Defizite von: Energie, Eiweiß und Fett; Ballaststoffen, ungesättigten Fettsäuren und Cholesterin; Vitamin C; Natrium und Kalzium; Zink und B-Vitamine sind nicht berücksichtigt

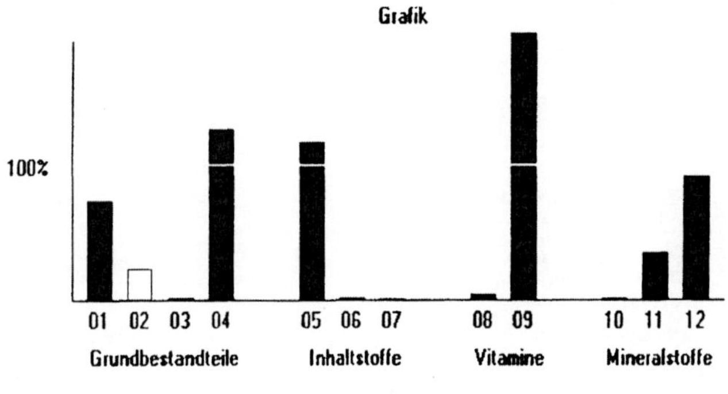

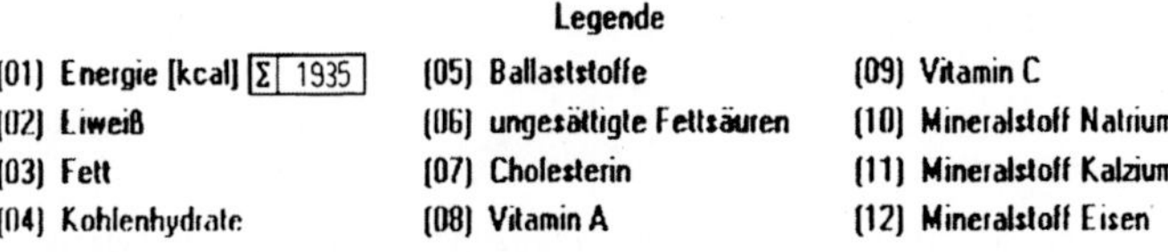

Abb. 2. Kartoffel-Apfel-Diät, Tagesauswertung. Summarische Defizite von: Energie, Eiweiß und Fett; ungesättigten Fettsäuren und Cholesterin; Vitamin A; Natrium, Kalzium und Eisen; Zink und B-Vitamine sind nicht berücksichtigt

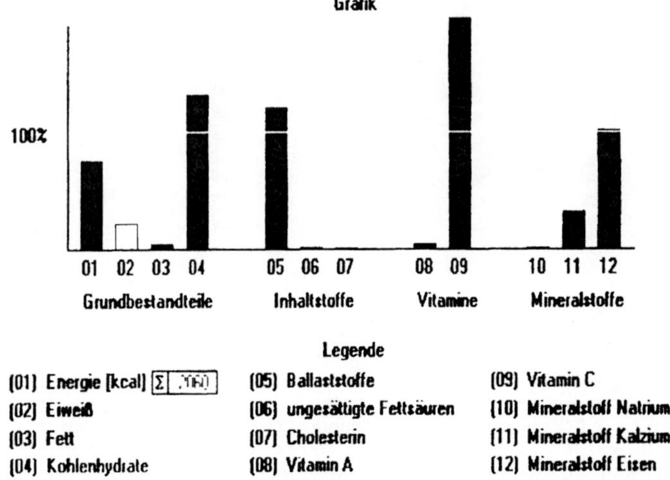

Abb. 3. Reis-Apfel-Diät, Tagesauswertung. Summarische Defizite von: Energie, Eiweiß und Fett; ungesättigten Fettsäuren und Cholesterin; Vitamin A; Natrium und Kalzium; Zink und B-Vitamine sind nicht berücksichtigt

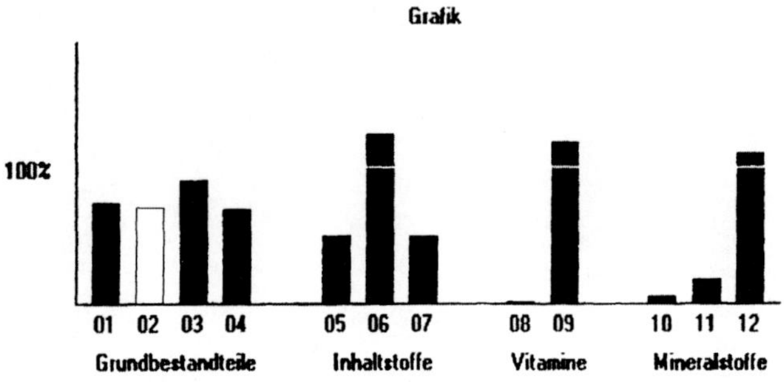

Abb. 4. Reis-Apfel-Lamm-Diät, Tagesauswertung). Summarische Defizite von: Energie, Eiweiß, Fett, Kohlenhydraten; Ballaststoffen und Cholesterin; Vitamin A; Natrium und Kalzium; Zink und B-Vitamine sind nicht berücksichtigt

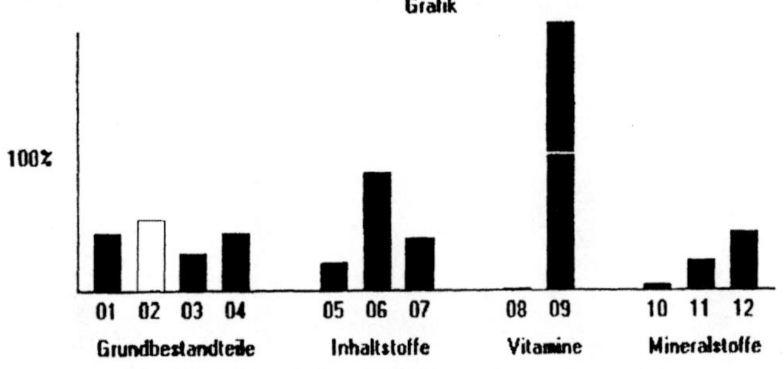

Abb. 5. Kartoffel-Huhn-Zucchini-Blaubeeren-Diät, Tagesauswertung. Diese Diät wurde gutachterlich als ausreichende Ernährung für eine junge Frau bezeichnet; die Basisernährung mit Hydrolysaten als nicht notwendig abgelehnt. Summarische Defizite von: Energie, Eiweiß und Fett; ungesättigten Fettsäuren und Cholesterin; Vitamin A; Natrium, Kalzium und Eisen; Zink und B-Vitamine sind nicht berücksichtigt

Dies ist jedoch nur bei wenig sensibilisierten Patienten möglich. Wegen derzeit immer noch bestehender Ungenauigkeiten der immunologischen Diagnostik, sowohl im Hinblick auf die Beurteilung der Relevanz gefundener Antikörper als auch wegen der Schwierigkeiten bei der Einstufung pseudoallergischer, nicht immunologischer Reaktionen, sind Provokationstestungen unverzichtbar. Deren Aussagekraft ist jedoch abhängig von der Antigenarmut der Basisdiät. Wir propagieren deshalb alternativ zu den oben angeführten Diätformen folgende Diäten.

Hypoallergene Schonkost

Zielvorstellung: additivafreie Ernährung, frei von Histaminliberatoren und bekannt starken Antigenen – Basisernährung für eine Auslaßdiät. Sie ist eine Ernährung frei von Farbstoffen, Konservierungsstoffen und Emulgatoren; frei von Histaminliberatoren oder Nahrungsmitteln mit eigenem hohen Histamingehalt oder bekannt hoher allergener Potenz (Deilmann et al. 1992).
Zielgruppe sind wenig betroffene Patienten mit nicht eindeutiger Antikörpererhöhung gegen bestimmte Nahrungsmittel. Aus allergologischer Sicht ist eine hypoallergene Schonkost nur als Basis für Auslaßdiäten empfehlenswert, aus ernährungsphysiologischer Sicht unbedenklich.

Auslaßdiäten

Zielvorstellung: gezielte Antigenelimination auf der Basis der hypoallergenen Schonkost. Eliminiert werden zusätzlich schon identifizierte Nahrungsantigene. Diese Diätform hat allerdings ihre ernährungsphysiologischen Grenzen.
Zielgruppe sind Neurodermitispatienten mit mono- bzw. bivalenten Sensibilisierungen bei mäßig stark ausgeprägtem Krankheitsbild.

Hydrolysaternährung

Zielvorstellung: stark antigenreduzierte Basisernährung für Provokationsteste, Eiweißsubstitution bei multifaktorieller Sensibilisierung gegen tierisches Eiweiß und Soja. Hydrolysatnahrungen sind vollbilanzierte Pulvernahrungen. Sie sind durch enzymatische Hydrolyse, Ultrafiltration und Hitzebehandlung hergestellte semielementare Diätnahrungen mit einem Molekulargewicht unter 10 000 D, einer Größenordnung, die allergische Reaktionen unwahrscheinlich macht (Deilmann et al. 1992).

Diese Diätform bleibt Patienten mit schwerem therapieresistentem Krankheitsverlauf und polyvalenter Sensibilisierung vorbehalten, insbesondere dann, wenn andere Diätformen erfolglos durchgeführt wurden. Sie hat den Vorteil einer bestmöglichen Reduzierung der Antigenität und einer jeder anderen Diät überlegenen Ernährungsqualität. Sie hat darüber hinaus den Vorteil, daß Provokationsteste sehr gut beurteilbar werden und Fehl- oder Mangelernährung auch bei längerfristigem Einsatz kaum zu befürchten sind.

Bei ausschließlicher Hydrolysaternährung können nahrungsmittelallergische Krankheitssymptome in 14 Tagen bis 4 Wochen abklingen, so daß dann Provokationsteste sauber durchgeführt und auch gut beurteilt werden können. Aus allergologischer Sicht ist dies die ideale allergenreduzierte Diätform; aus ernährungsphysiologischer Sicht unbedenklich und ebenfalls ideal, da es sich um eine vollbilanzierte Nahrung handelt, die jeder anderen Auslaßdiät in bezug auf die Versorgung mit Nährstoffen, Vitaminen, Mineralien und Spurenelementen überlegen ist.

Wegen der Tatsache, daß bei längerer Karenz für Nahrungsantigene wieder eine Toleranz entstehen kann, bildet eine Ernährung mit Hydrolysaten die optimale Basis für eine längerfristige Behandlungsstrategie.

Wir gehen in der Klinik wie in Abb. 6 und 7 gezeigt vor.

Die Schwierigkeiten, die bei jeder Umstellung der Ernährung auftreten, sind mit pädagogischen Mitteln und gruppendynamischen Prozessen innerhalb einer Spezialklinik gut lösbar.

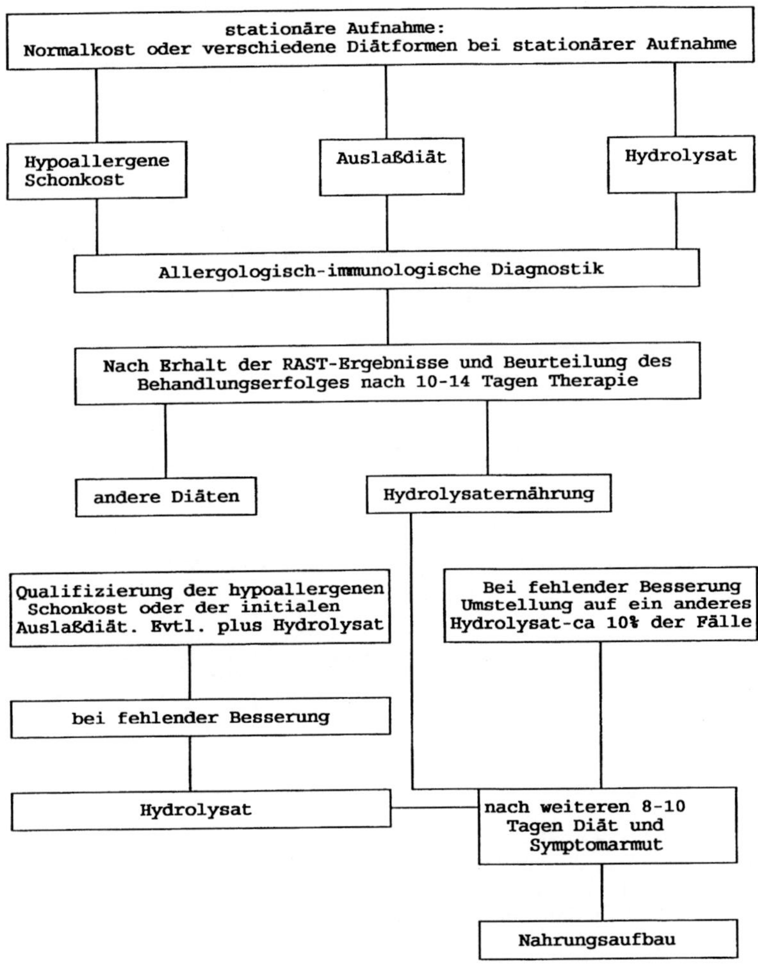

Abb. 6. Empfohlene Diätschemata zu Beginn der stationären Behandlung nach Deilmann

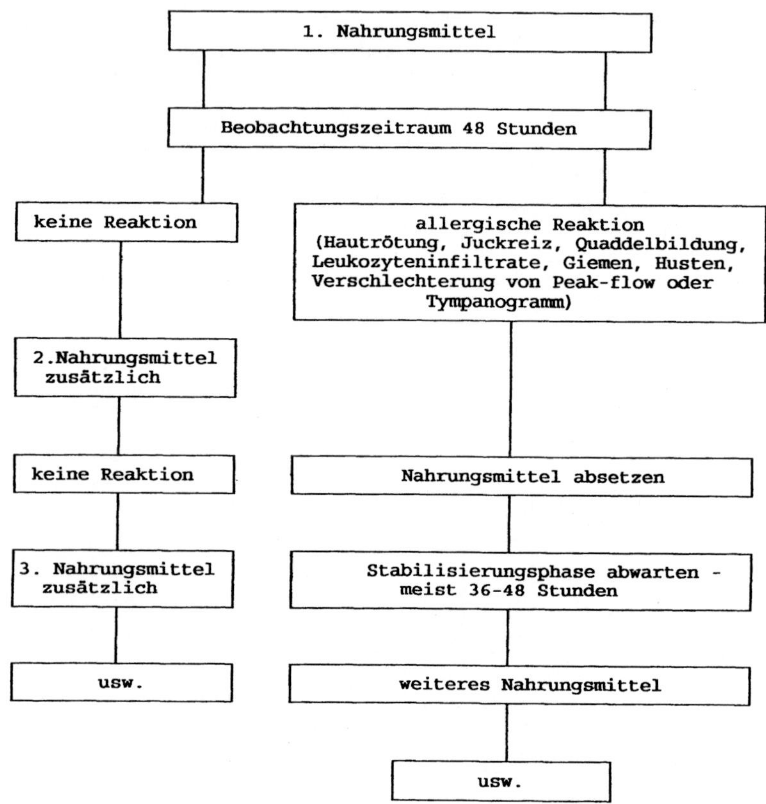

Abb. 7. Nahrungsaufbau nach ausschließlicher Hydrolysaternährung nach Deilmann. Grundsätzlich nur ein Nahrungsmittel - hitzebehandelt - alle 48 h, um auch verzögerte Reaktionen zu erfassen. Aus Praktikabilitätsgründen werden nur Nahrungsmittel, die als wahrscheinlich verträglich eingestuft werden, verwendet

Literatur

Deilmann F et al. (1992) Neurodermitis Praxisnahe Diagnostik, Therapie und Prävention. Nestlé Wissenschaftlicher Dienst
Ernährungsumschau: August 1995, B 31
Glenis K (1988) Scadding and Jonathan Brostoff: the dietetic treatment of food allergy. Nestlé Nutrition Workshop Series, vol 17. Raven, New York
Kasper H (1991) Ernährungsmedizin und Diätetik, 7. Aufl. Urban & Schwarzenberg, München
Leitzmann C (1991) Neurodermitis und Vollwerternährung. UGB
Ring J (1988) Angewandte Allergologie. MMV Medizin, S 116
Stemmann EA (1987) Neurodermitis ist heilbar. Kaiyos, Frankfurt/M

Diskussion

Reinhardt, München:
Gibt es kontrollierte Studien, die einzelne Diäten bei allergischen Erkrankungen vergleichen? Zweite Frage: In Ihrem Vortrag sprechen Sie ja nicht nur von der Neurodermitisbehandlung, sondern insgesamt von einer Allergietherapie und Sie haben z.B. die Stemmann-Diät erwähnt. Herr Stemmann behandelt ja alle Allergiker, auch die Asthmatiker, mit einer Diät. Könnten Sie noch etwas dazu sagen?

Deilmann:
Es ist klar, daß man eine diätetische Behandlung aus verschiedenen Gründen machen kann, so z.B. mit der Zielvorstellung, das Immunsystem zu stärken. Das ist, denke ich, die Sichtweise von Herrn Stemmann. Nur, wenn man die allergische Reaktionsweise analysiert und weiß, daß es sich dabei nicht um ein defizitäres immunologisches Problem handelt, sondern daß hier Überrekationen bei einem eigentlich intakten Immunsystem bestehen, dann kann die Therapie nicht in der Stärkung des Immunsystems bestehen, sondern vordringlich in der Reduzierung der Antigenbelastung. Wenn ich die Allergenkarenz als das Optimum der allergologischen Behandlung ansehe, dann kann ich sehr wohl auch ein Asthma bronchiale, das auf dem Boden einer Nahrungsmittelallergie besteht, diätetisch behandeln. Da gibt es ja genügend Untersuchun-

gen, daß bei einem allergischen Asthma eine Kuhmilchallergie oder eine Allergie gegen Nüsse bestehen kann, und auch bei diesen Patienten kann ich nicht auf die medikamentöse Therapie verzichten, das ist ganz klar. Ich kann aber das Ergebnis einer medikamentösen Therapie durch eine gleichzeitige Allergenkarenz optimieren. Das ist eigentlich unsere Vorgehensweise auch bei der atopischen Dermatitis. Das Problem ist, daß es da kaum kontrollierte Studien gibt. Es gibt immer Einzelfallbeschreibungen und Berichte. Ich kann verweisen auf Herrn Berdel, der auf einem Kongreß in Mönchengladbach die Behandlung eines neurodermitiskranken Säuglings mit einem Hydrolysat als sehr erfolgversprechend dargestellt hat. Ich kann auf Herrn Ring verweisen, der sich bei einem der letzten Kongresse in Mainz sehr optimistisch gezeigt hat über die Möglichkeit, bei bestimmten Formen der atopischen Dermatitis durch diätetische Strategien etwas zu bewirken. Wir machen im Augenblick eine Studie mit der Hautklinik Düsseldorf, um bei dieser Frage der nahrungssensitiven atopischen Dermatitis zu dokumentieren, was eine diätetische Behandlung auf Hydrolysatbasis erbringen kann.

Reinhardt, München:
Natürlich kann ein Neurodermitiker von einer Eliminationsdiät profitieren, wenn für bestimmte Nahrungsmittel eine Allergie nachgewiesen ist. Das ist klar. Aber es geht ja hier darum, daß von einigen generelle Allergiediäten angegeben werden, ohne daß man eine spezifische Diagnostik durchführt. Hierauf zielte meine Frage.

Deilmann:
Gut, das ist sicher ein Riesenproblem, und das wurde mir anfangs immer vorgeworfen, diese große Vielfalt an Einzeltests, die wir durchführen. Nur, wenn man glaubt, daß eine atopische Dermatitis nur auf dem Boden einer Monosensibilisierung getriggert wird, dann ist man wenigstens bei den schweren Fällen immer auf der verkehrten Seite, und es bleibt eigentlich nichts übrig, als eine Basisernährung, eine Basisdiagnostik zu machen, die einem eine gewisse Sicherheit gibt und dann über die Einzelprovokation ja und nein zu beantworten. Allergologisch definierte Diäten müssen immer individuell sein und auf einer vorherigen Diagnostik basieren.

Rister, Koblenz:
Man weiß ja mittlerweile, daß die allergische Reaktion wahrscheinlich auf einer Fehlsteuerung über die TH_2-Zellen beruht, durch Interleukin getriggert. Aus diesem Grunde frage ich Sie, was verstehen Sie unter Stärkung der Immunabwehr?

Deilmann:
Das ist nicht meine Strategie. Überhaupt nicht. Nicht die Schwäche des Immunsystems halte ich für krankheitsrelevant, die Allergenkarenz ist die Strategie, die die Behandlung auch mit medikamentösen Mitteln, Antihistaminika und dergleichen, optimiert. Nicht die Stärkung des Immunsystems, das ist nicht meine Schiene.

Leitzmann, Gießen:
Der Name Stemmann ist ja mehrfach gefallen. Herr Stemmann hat, wie einige von Ihnen wissen, ein Buch auf dem Markt mit dem Titel *Neurodermitis ist heilbar,* was viele für ganz unmöglich halten. Aber wenn Sie sich mit Herrn Stemmann unterhalten und auch einmal in seiner Klinik sind, dann sagt er, und das ist eine der wichtigsten Begründungen: „Wir müssen das Prinzip Hoffnung bei diesen Familien und bei diesen Kindern ganz ernst nehmen, und das hilft auch in der Therapie". Es ist wohl unbestritten, daß Herr Stemmann im Laufe der Jahre hunderten, wenn nicht tausenden von Kindern wirklich helfen konnte, obwohl seine Diät, die ja vorübergehend eingesetzt wird, von den Nährstoffen her nicht optimal ist, wie sie richtig dargestellt haben.

Deilmann:
Ja. Nur, man kann eben diese Diäten qualifizieren, und wenn wir es mit nahrungsmittelallergischen Prozessen zu tun haben, dann sind wir heute mit Hydrolysaten in der Lage, eine einigermaßen verantwortbare Diät aufzubauen, um diese Ergebnisse, die Herr Stemmann publiziert, auch zu reproduzieren auf etwas günstigerem Niveau.

Reinhardt, München:
Das Prinzip von Herrn Stemmann ist, den Patienten und den Müt-

tern Hoffnung zu geben. Er hat eine unglaubliche Suggestivkraft, von der ich auch etwas gelernt habe, und ich behaupte auch, meine Neurodermitiker heile ich v.a. durch eine bestimmte Suggestion und durch einen Optimismus, den ich verbreite. Ich glaube, das ist ein ganz wesentliches Prinzip bei Herrn Stemmann. Wenn man ihn einmal erlebt hat, wie er mit den Müttern und den Patienten umgeht, dann weiß man, daß die psychologische Seite dort eine große Rolle spielt.

Steinhart, Hamburg:
Die DFG hat vor kurzem ein Symposium über Lebensmittelallergien abgehalten. Das Hauptproblem, das diskutiert worden ist, ist eben, daß man über die Allergene zu wenig weiß. Sehr großen Wert hat man auf die Unterscheidung zwischen Unverträglichkeitsreaktionen und IGE-vermittelte Lebensmittelallergien gelegt. Bei den IGE-vermittelten Lebensmittelallergien ist man aber in der Tat schon ein Stück weiter, und zwar weiß man, daß diese Allergene in Makromolekülen eingebettet sind, ob es Kohlehydrate sind oder Eiweiße, aber Allergene scheinen Oligopeptide zu sein mit einer Aminosäurezahl zwischen 4 und 10. Dieses erklärt natürlich auch, daß Sie eine Zunahme oder eine Abnahme der Allergie erhalten können, wenn Sie Proteine in irgendeiner Form bearbeiten. Eine Zunahme erhalten Sie, wenn Sie aus einer Konformation die allergene Sequenz freilegen, wie Sie das bei den Kaseinen erwähnt haben. Es gibt ja auch andere Beispiele. Eine Abnahme der Allergenität entsteht, wenn Sie diese Peptide in der Mitte spalten durch Enzyme oder andere Einwirkungen. Ich glaube, man kommt auch mit diesen Diäten nur dann weiter, wenn man etwas mehr weiß über die Struktur dieser Allergene bei den IGE-vermittelten Reaktionen.

Deilmann:
Das ist einfach die Problematik, daß wir heute noch keine Diagnostik haben, mit der wir mit hinreichender Sicherheit ja oder nein sagen können. Es geht nur über die Provokation, und für die Provokation müssen Sie sich eine Basis schaffen, die mit Monodiäten fragwürdig sind, die mit Hydrolysaten erträglich erscheinen.

Schuster, Düsseldorf:
Ich erinnere mich an eine kürzlich erschiene Arbeit aus den *Archives of Diseases in Children,* nach der eine Few-foods-Diät nur bei einigen neurodermitischen Kindern kaum Einfluß auf den Krankheitsverlauf hatte. Die Kinder durften nur 5 Nahrungsmittel zu sich nehmen. Wie sehen Sie das? Sehen Sie irgendeinen Grund bei einem Neurodermitiker, bei dem keine Nahrungsmittelallergie nachgewiesen wurde, eine hypoallergene Diät durchzuführen?

Deilmann:
Grundsätzlich nein, aber die Neurodermitis ist ja nicht nur Nahrungsmittelallergie. Man weiß, daß über die Typ-IV-Reaktion durchaus kontaktallergische Abläufe bestehen. Man weiß, daß niedermolekulare Stoffe wie Isozyanate oder Formaldehyd oder die Holzschutzmittel solche Dinge triggern können. Die Diagnostik muß eben umfassender sein. Wenn ich von einem Patienten höre, daß er unter diätetischer Behandlung sich vorübergehend bessert, aber nicht stabilisiert, dann denke ich, kann man noch einmal einen Versuch mit einem Hydrolysat machen.

Koletzko, München:
Die publizierten Studien aus Großbritannien belegen bei 30–40% der Kinder mit atropischem Ekzem eine Beeinflussung der Symptome durch Nahrungsmittel. Die Suche nach auslösenden Allergenen und ein Versuch mit einer geeigneten Eliminationsdiät erscheint mir deshalb sinnvoll.

Gefahren alternativer Allergiediäten

P. Heidemann

Ich möchte Ihnen im folgenden 5 Kinder vorstellen, die Schaden erlitten haben durch die sog. Stemmann-Diät. Dabei möchte ich mich beschränken auf die Entstehung eines Jodmangels mit hypothyreoter Struma bei einer angeblich hypoallergenen Diät zur Behandlung bei atopischer Dermatitis.

Die Funktion der Schilddrüse ist gekennzeichnet durch die Synthese des Thyreoglobulins und die Aufnahme von Jodid mit einer Konzentrierung und dem Einbau in dieses schilddrüsenspezifische Protein. Hierdurch kann Thyroxin und Trijodthyronin gebildet werden. Die Jodidaufnahme läßt sich inhibieren durch sog. strumigene Substanzen, wie Thiozyanat, dann verschiedene Halide, durch Nitrat und Peroxianionen, kompetitiv hemmen.

Eines dieser 5 Kinder, die ich Ihnen vorstellen möchte, ist nach der Stemmann-Diät nicht kurzzeitig, sondern über ein Jahr behandelt worden. Es ist ein Kind, das im Alter von 9 Monaten eine schwere Neurodermitis durchmachte und im Alter von 4 Jahren dazu ein Asthma bronchiale bekam. Nachdem verschiedene medizinische Untersuchungen und Therapieversuche keine überzeugende Besserung erbrachten, entschlossen sich die Eltern, ihr Kind nach einer modifizierten Stemmann-Diät zu behandeln. Dieses Kind nahm als Protein- und Kalorienträger hauptsächlich Sojamilch zu sich, etwa 1,5–2 l/Tag. Das Kind fiel 6 Wochen vor der Vorstellung bei uns auf mit einer deutlichen Struma, was zu weiterer Diagnostik führte. Bei der Vorstellung bei uns im Alter von 4–11/12 Jahren fanden wir eine deutlich sichtbare Struma mit einem sehr großen Volumen von 11,6 ml, und es ließ sich ein Knoten tasten. Dieser Knoten war szintigraphisch kalt, so daß man unter der Sorge eines Malignoms punktierte. Zum Glück zeigte sich aber nur dysplastisches Schilddrüsengewebe ohne Hinweis auf Malignität. Es zeigte sich dann in der Schilddrüsendiagnostik, daß es sich um eine eindeutige Hypothyreose handelt, erkennbar am erhöhten TSH, einer Erniedrigung von Thyroxin und noch normalen Konzentrationen von Trijodthyronin, und wir fanden eine ganz starke Erniedrigung der Jodkonzentration im Urin. Eine immunologische Erkrankung im Sinne einer Autoimmunthyreopathie konnte ausgeschlossen werden. Unter dem dringenden Verdacht eines Spurenelementmangels behandelten wir dieses Kind nicht mit Thyroxin, sondern mit täglich 200 µg Jodid. Innerhalb von 2 Wochen sahen wir eine Normalisierung der Hypothyreose, und es nahm natürlich dementsprechend auch die Jodidausscheidung im Urin zu. Gleichzeitig verschwand der Schilddrüsenknoten, und die Schilddrüse verkleinerte sich. Unter Fortführung der Therapie über 6 Monate, unter Fortführung auch der Diät, die das Kind genommen hatte, normalisierte sich die Schilddrüsengröße und -funktion.

Die weiteren beobachteten Kinder hatten eine ähnliche Anamnese mit Neurodermitis im 1. Lebensjahr und dann einem Therapieversuch mit sehr eingeschränkter Ernährung. Alle sind Kleinkinder im Alter von 2,7 bis 4,9 Jahren. Die Antikörper waren immer negativ bei diesen Kindern, so daß eine Autoimmunthyreopathie ausgeschlossen werden konnte. Alle Kinder entwickelten innerhalb von 6–12 Monaten unter der einseitigen Ernährung mit vorwiegend Getreideprodukten, Kartoffeln, Obst, Kohl und anderen Gemüsesorten, ohne Kuhmilch und Hünerei und mit wenig Fleisch eine Struma, die zur Untersuchung und Diagnose führte. Die Schilddrüsenvolumina betrugen 9,3–11,6 ml (normal 3,9 ± 0,8 ml). Alle 5 Patienten hatten eine Hypothyreose, erkennbar an eindeutig erhöhter TSH-Konzentration zwischen 11,3 und 79,8 µU/ml (normal <4 µU/ml) bei erniedrigtem Tyroxin (3,3 ±1,8 µg/dl, normal 4,9–13,2 µg/dl). Die Jodausscheidung im Urin war erniedrigt und lag im Bereich von 1,25 bis 2,75 µg/dl, normal <3 µg/dl). Die Eltern des Kindes mit der höchsten Jodausscheidung hatten eine Optimierung der hypoallergenen Diät durchgeführt, indem sie Jodsalz zur Herstellung des Weizenmehlbrotes verwandt hatten, so daß hierdurch die Jodzufuhr wahrscheinlich bei diesem Kind wesentlich besser war als bei den anderen Kindern.

Diese 5 Kinder hatten zur Therapie ihrer Atopieerkrankung über 6–12 Monate eine kuhmilch- und hühnereifreie Kost erhalten. Hier handelte es sich nicht um eine ovolaktovegetabile Diät, sondern es war eine minderwertige Ernährung, die bei 3 Kindern ab dem 1. Lebensjahr und bei jeweils einem Kind ab dem 2. und ab dem 4. Lebensjahr eingehalten wurde. Entsprechend der von Stemmann emfpohlenen Ernährungsweise erhielten die Kinder Weizenmehl hauptsächlich als Kohlenhydratträger und als Grundnahrungsmittel für die Herstellung von Brot und Teigwaren, aber auch Hafer, dann Kartoffeln, Wurzelgemüse, verschiedene Salate, verschiedene Hülsenfrüchte, Äpfel, Birnen, Bananen, Brokkoli, Kohlrabi, Blumenkohl sowie bei 2 Kindern einmal pro Woche Fleisch. Alle Kinder tranken Sojamilch. Auffallend war der hohe Sojamilchverbrauch und der hohe Kohlgenuß bei diesen Kindern. Wir wissen aus der alten Literatur, daß Kohl strumigene Substanzen enthält, die zu schweren Strumen führen können mit Hypothyreose. In der pädiatrischen Literatur der letzten 20–30 Jahre wird besonders im angloamerikanischen Raum berichtet, daß mit dem vermehrten Einsatz von Sojamilchen sich gehäuft hypothyreote Strumen entwickelt haben. Auch aus der Veterinärmedizin und der Tierzucht ist bekannt, daß Tiere, die ausschließlich oder zum hohen Anteil mit Sojaprodukten ernährt werden, eine Schilddrüsenvergrößerung mit Unterfunktion entwickeln können. Aus diesem Grunde vermuten wir, daß die Kombination von Jodmangel und der Zufuhr strumigener Substanzen bei diesen Kindern zur Entwicklung der hypothyreoten Struma geführt hat.

In eigenen Untersuchungen von Sojamilchproben und 71 Muttermilchproben fanden wir die Thiozyanatkonzentrationen in Sojamilch bzw. in Muttermilch ähnlich. Aber es zeigte sich ein deutlicher Unterschied im Jodgehalt. Im Gegensatz zur Muttermilch und zur Kuhmilch zeigten Sojamilchen sehr geringe Konzentrationen von Jodid, mit einem statistisch signifikanten Unterschied.

Zusammenfassend muß man feststellen, daß die hier vorgestellten Kinder langfristig mit einer hinsichtlich der Kalorien-/Spurenelementzufuhr nicht ausreichenden Allergiediät behandelt wurden.

Wenn wir solche Therapien anwenden, müssen wir wissen, was wir tun und uns klar darüber sein, daß es Mangelerscheinungen geben kann. Es gilt, bei den wenigen Kindern, die durch eine solche hypoallergene Diät letztendlich einen Nutzen haben, durch eine entsprechende Gestaltung der Therapie solche Mangelerscheinungen zu vermeiden.

Literatur

Heidemann PH, Brämswig J, Grüters A, Niewerth HJ (1988) „Hypoallergische Diät" bei atopischer Dermatitis verursacht hypothyreote Jodmangelstrumen. Monatsschr Kinderheilkd 36:491 (Abstrakt 024)

Diskussion

Reinhardt, München:
Wie war denn der Ernährungsstatus bei diesen Kindern?

Heidemann:
Alle Kinder lagen mit ihrer Größe auf der 3.–10. Perzentile, und alle Kinder lagen mit dem Gewicht unter der 3. Perzentile. Es zeigte sich teilweise eine Gewichtszunahme, nachdem sie mit Jodid behandelt worden sind.

Leitzmann, Gießen:
Ich habe zwei kurze Anmerkungen. Die erste betrifft die goitrogenen Kohllebensmittel. Aus der Epidemiologie ist bekannt, daß diese Wirkungen, die Sie beschreiben, immer dann auftreten – auch beim Erwachsenen – wenn Kohl in größeren Mengen über längere Zeit verzehrt wird, wie wir es z.T. in Osteuropa kennen, aber gleichzeitig eine Proteinunterversorgung vorliegt.

Heidemann:
Ich kann dem nichts zusetzen. Wir müssen uns einfach immer noch an die alte Literatur erinnern, wenn wir solche speziellen Diäten durchführen.

Lentze, Bonn:
Mich hätte nur interessiert, haben Sie bei den Kindern, die lange Sojamilch bekamen, auch mal Zink, Eisen und Kupfer gemessen?

Heidemann:
Diese Kinder sind, soweit ich weiß, nicht diesbezüglich untersucht worden. Sie hatten jedenfalls klinisch nicht die Zeichen eines Zinkmangels. Bei allen Kindern ist die alkalische Phosphatase bestimmt worden, und die war normal. Das ist wahrscheinlich der Grund dafür, daß Zink nicht spezifisch untersucht worden ist, weil eigentlich bei jedem schweren Zinkmangel eine Erniedrigung der alkalischen Phosphatase resultiert.

Reinhardt, München:
Haben Sie nach dem Bericht über diese Fälle irgendeine Resonanz von den Stellen bekommen, die dabei involviert waren? Können Sie dazu etwas sagen?

Heidemann:
Nein. Herr Stemmann hat mir nur eine Zusammenfassung dessen, was er den Eltern jeweils gibt, zukommen lassen. Und da steht das drin, was als Schlagwort eben genannt worden ist: „Atopiesyndrome sind heilbar“.

Koletzko, München:
Herr Heidemann, Sie haben ja sehr schön auf die möglichen Risiken einer solchen undifferenziert eingesetzten Diät hingewiesen. Ich möchte das gerne erweitern durch ein Beispiel eines 9jährigen Mädchens, was ich vor einiger Zeit gesehen habe, das über 4½ Jahre eine solche Stemmann-Diät zu sich genommen hat bei einer schweren Neurodermitis, die sich auch unter dieser Diät nicht verbessert hat. Wir haben das Kind dann getestet und die einzige Reaktion, die das Kind hatte, war eine heftige Reaktion auf Weizen, der natürlich mit der Stemmann-Diät in großen Mengen zugeführt wird. Es macht einfach deutlich, daß eine solche pauschale Heilstherapie im Einzelfall nicht akzeptabel sein kann.

Außenseiterdiäten in der Tumortherapie

U. Rabast

Einleitung

Versuche, Krebserkrankungen in ihrem Verlauf diätetisch zu beeinflussen, reichen bis ins Mittelalter. Bereits damals war Fleisch verboten, während Süßspeisen, Reis, Ziegenmilch, Gurken und Kürbis erlaubt waren (Rivlin 1982).

Der Wunsch Tumorkranker, auch bei einer eingeleiteten Behandlung selbst etwas zur Verbesserung des Krankheitszustandes beizutragen, ist verständlich. Bevorzugt eingesetzt werden dabei alternative Therapieverfahren für die bereits 1975 in den USA jährlich 2 Mrd. Dollar ausgegeben wurden (American Cancer Society 1974). Bereits damals waren 59 verschiedene Tumordiäten bekannt (Olson 1977). Auch im deutschen Raum setzen 33–44% aller Tumorpatienten alternative Therapieverfahren ein (Berger et al. 1989; Obrist et al. 1986). Diätetische Maßnahmen werden am häufigsten angewandt. Neben der „speziellen Diät" (34%) werden rote Rüben, Saftkuren, milchsaure Produkte, Kräuterprodukte und Vitamine erwähnt (Berger et al. 1989; Obrist et al. 1986). Der Bekanntheitsgrad alternativer Ernährungsformen überrascht. So ergab eine Repräsentativbefragung aus dem Jahr 1991 in Baden-Württemberg, daß 93% aller Haushalte mindestens eine alternative Kostform kannten und 19% eine Kostform bereits probiert hatten (Kluthe 1994). Das Konzept der Tumordiäten ist dabei trotz wachsenden wissenschaftlichen Kenntnisstandes über Jahrhunderte gleich geblieben. Meist werden vegetarische Kostformen in Verbindung mit hypothetischen Denkansätzen zu einer möglichst publikumswirksamen Therapieform gemixt. Axiomatische Angaben Prominenter reichen häufig aus, um eine Therapie zu kreieren. Dabei ist für keine der bisher vorgestellten alternativen Maßnahmen ein Wirksamkeitsnachweis gelungen (Shils u. Hermann 1982). Wurden Überprüfungen in Form von kontrollierten Studien durchgeführt, so waren die Ergebnisse stets negativ (Bagenal et al. 1990; Creagan et al. 1979; Moertel et al. 1982). Der Schulmedizin aber lastet man an, diesen Methoden gegenüber zu wenig aufgeschlossen zu sein, da die Wirksamkeit derartiger Behandlungsformen nicht sicher auszuschließen sei. Es kann jedoch nicht das Aufgabengebiet der Schulmedizin sein, Behauptungen zu überprüfen, die häufig bar jeden wissenschaftlichen Denkens sind. Aus der Fülle der derzeit auf dem Markt befindlichen diätetischen Maßnahmen sollen einige beispielhaft herausgegriffen und bewertet werden.

Warburgs Gedankengut und Kuhls milchsaure Kost

Für eine Reihe von Krebsdiäten ist die Theorie Warburgs der gedankliche Ausgangspunkt. Krebszellen entstehen nach Meinung Warburgs infolge einer gestörten Zellatmung. Die Hypothese ist längst widerlegt. Der anaerobe Stoffwechsel der Krebszelle ist Folge der malignen Entartung und nicht dessen Ursache. In der Kuhls Milchsäurekost und der Empfehlung, Rote Beete therapeutisch einzusetzen, werden diese Überlegungen berücksichtigt. Rote-Beete-Saft soll durch den hohen Gehalt an Betazyan die Zellatmung aktivieren. Kuhl sieht in einer lang dauernden Fehl- bzw. Mangelernährung die Ursache für die Anreicherung großer Mengen an linksdrehender Milchsäure in den Krebszellen (Kuhl, o.J.). Die Zelle wird so übersäuert, während das Blut im alkalischen Bereich bleibt. Die linksdrehende Milchsäure wird als Wucherstoff angesehen und induziert eine ausgeprägte Zellvermehrung. Als Nährsubstrat der Zelle gelten niedermolekulare Kohlenhydrate, die zu Milchsäure abgebaut werden. Um die Milchsäure aus der Zelle zu schleusen, wird eine ovolaktovegetabile Kost unter Verwendung naturbelassener Lebensmittel und die reichliche Zufuhr von rechtsdrehender Milchsäure mit natürlichen Nahrungsmitteln empfohlen. Als

Milchsäurelieferanten gelten Sauerkrautsaft, Apfelmost, Milchsaures oder Kuhl-Müsli, Rohkost oder milchsaures Allerlei. Nach Kuhl ist bei strikter Einhaltung der Diät Heilung zu erwarten. Diese exogen zugeführte Milchsäure soll im Sinne einer isophanen Therapie die Elimination der in der Zelle gebildeten Milchsäure fördern. Der gestörte Stoffwechsel soll ins Gleichgewicht gebracht und so das Tumorwachstum gehemmt werden.
Aus ernährungsphysiologischer Sicht ist die Diät für den Patienten unbedenklich. Das Meiden von Zucker und zuckerhaltigen Lebensmitteln bedingt keine Schädigungen. Die eingesetzte ovolaktovegetabile Kost ermöglicht die optimale Energie- und Nährstoffzufuhr (Kuhl, o.J.). Eine Heilung von Tumorleiden ist jedoch nicht zu erwarten.

Krebskur total nach Breuß

Die wohl radikalste Form einer Krebsdiät ist die Krebskur total nach Breuß. Hypothetischer Denkansatz ist die Vorstellung, dem Menschen reichen zur Ernährung Flüssigkeiten aus, während Krebszellen der festen Nahrung bedürfen. Der Erkrankte erhält rezeptierte Gemüsesäfte, die in Verbindung mit Tees über einen Zeitraum von 42 Tagen aufgenommen werden. Danach wird langsam erneut feste Nahrung zugeführt. Breuß berichtet, er habe innerhalb von 30 Jahren 20 000 Krebskranke geheilt. Als Belege werden Dankschreiben angeführt (Breuß, o.J.).
Die Krebskur total stellt die gefährlichste Variante einer Krebsdiät dar. Die durch sie hervorgerufene Unterversorgung mit Energie und essentiellen Nährstoffen und die zu erwartende Gewichtsabnahme können für den Patienten lebensbedrohlich sein.

Öl-Eiweiß-Kost nach Budwig

Auffallend häufig werden Krebsdiäten von Nichtmedizinern gedanklich konzipiert. Die Chemikerin Budwig reduziert die Ursache der Tumorentstehung auf ein Fettproblem. Die überreichliche

Zufuhr schwer abbaubarer Fettsäuren und der Mangel an hoch ungesättigten Fetten führen zum zellulären Sauerstoffmangel, der die Tumorentstehung bedingt. Bestätigt sieht sie ihre Hypothese in der Tatsache, daß gesättigte Fettsäuren und Cholesterin sowohl im Karzinom selbst als auch in der Haut von Krebskranken angereichert werden können. Fette und Öle mit einem hohen Anteil an hoch ungesättigten Fettsäuren, insbesondere linolsäurereiches Leinöl in Verbindung mit Quark als biologisch hochwertiges Protein, werden empfohlen. Abgelehnt werden erhitzte und gehärtete Fette, da sie keine elektrischen Ladungen und auch keine Bindungsfähigkeit an Eiweißmoleküle besitzen. Als Beweis für die Wirksamkeit ihres Therapieverfahrens dienen wiederum Dankschreiben (Budwig 1979).
Da in der Kost von Budwig zusätzlich Obst und Gemüse erlaubt werden, ist sie ernährungsphysiologisch unbedenklich. Eine Krebsheilung ist jedoch trotz der Bedeutung von Linol- und Linolensäure in der menschlichen Ernährung nicht zu erwarten (Kluthe 1994).

Gerson-Diät

In den USA weit verbreitet ist die bereits in den 50er Jahren eingesetzte Gerson-Diät. Auch in neuerer Zeit wird diese Diät von der Arbeitsgruppe um Lechner (Lechner u. Kronberger 1990) angewandt. Der 1881 in Deutschland geborene Gerson entwickelte als Internist und Nervenarzt eine Diät, die ihn von seiner Migräne befreite. Später konzipierte er in Zusammenarbeit mit dem deutschen Chirurgen Sauerbruch eine Diät gegen Tuberkulose, von der er annahm, daß damit den Tuberkelbakterien der Nährboden entzogen werde. Gerson wanderte 1936 in die USA aus. Er sieht die Ursache für die Krebsentstehung in einer Natrium-/Kaliumbalanz. Ziel seiner Diät ist es, mit Hilfe von geeigneten Nahrungsmitteln den Kaliumgehalt im Organismus zu erhöhen und gleichzeitig den Gehalt an Natriumchlorid und Wasser zu senken. Im Vordergrund seiner Bemühungen steht die Detoxikation des gesamten Organismus. Verboten sind Salz, Gewürze, Natriumbicarbonat, Alkohol und Fleisch. Erlaubt sind Gemüse, Früchte und Hafermehl. Aluminium-

und Dampfkochtöpfe sind zur Herstellung der Speisen zu meiden. Nach 6 Wochen wird die Kost durch Milchprotein und die Vitamine A und D ergänzt. Zusätzlich werden Niacin, Brauerhefe, frische entfettete Galle in Kapseln, Eisenkapseln, Dikalziumphosphat und Kalbslebersaft gegeben. Ferner werden Injektionen mit rohem Leberextrakt durchgeführt sowie Lugol-Lösung und Schilddrüsenextrakte verabreicht. Alle Gemüse werden zerkleinert und zu Saft verarbeitet. Den Patienten wurde hierbei ein Gerät zum Preis von 150 US-Dollar zum Kauf angeboten.

Zusätzliche Therapiebestandteile sind Kaffeeinläufe mit dem Ziel der täglichen Darmentleerung und Detoxikation (Lechner u. Kronberger 1990).

Der Organismus soll durch diese Maßnahmen oxydative Enzyme so lange erhalten, bis er selbst in der Lage ist, diese wieder aufzubauen und zu reaktivieren. Die Kost, so Gerson, bedinge, daß der Organismus hoch sensitiv wird und letztlich eine Anästhesie für ihn fatale Folgen haben kann. Insbesondere diese Äußerung entbehrt jeglicher rationalen Basis, bedingt aber, daß sich die ohnedies vorhandene Angst des Karzinompatienten vor einem evtl. operativen Eingriff noch verstärkt. Die Gerson-Diät muß heute als obsolete Therapieform angesehen werden. 1946 wurde sie zwar von einem Krebsforschungsinstitut eingesetzt, bereits 1947 aber wurde das Projekt gestoppt. Gerson selbst berichtet in seinem Buch *A cancer therapy, review of 50 cases* über 50 Dauerheilungen. 1947 wurden 10 von Gerson selbst ausgewählte Patienten einem Kommitee zur Begutachtung vorgestellt. Beweise für eine Krebsheilung ließen sich nicht finden. Im gleichen Jahr wurden vom Committee on Cancer of the New York Medicial Society 86 Krankengeschichten ausgewertet und 10 Patienten untersucht. Auch hier ließ sich kein Anhalt finden, daß die Methode für die Karzinomtherapie geeignet wäre. Gerson wurde 1953 die Kunstfehlerversicherung gekündigt, und 1958 wurde er von der New York County Medical Society suspendiert. Die American Cancer Society (1973) faßte die Fakten in einem Statement zusammen und stellte fest, daß es keine Hinweise gibt, daß der Karzinomkranke einen Benefit von der Diät haben könnte. Als unbedenklich kann insbesondere in der Spätphase der Diät die Auswahl der Lebensmittel angesehen werden. Bedenklich allerdings ist die Zufuhr von Kalbslebersaft. Die Kost ist deshalb aus ernährungsphysiologischer Sicht abzulehnen.

Kushi-Diät

Eine auf den japanischen Philosophen Ohsawa zurückzuführende Diät ist die in den frühen 60er Jahren eingeführte makrobiotische Diät. Ohsawa gilt als Anhänger des Zen-Buddhismus. Makrobiotik beinhaltet dabei die Begriffe „groß" oder „lang" und „Leben". Ziel der Diät ist es, zu Kraft und Langlebigkeit zu gelangen. Oshawa schlägt 10 verschiedene Diäten vor, die bei stufenweiser Einhaltung zu einem Zustand des Wohlbefindens führen. Am wenigsten restriktiv ist die 3. Stufe der Diät, in der 10% Cerealien, 30% gekochte Gemüse und 10% Suppen, 30% Fleisch, 15% Früchte und Salat und 5% Desserts erlaubt werden. Als Idealdiät gilt die restriktivste Form, die Stufe Nr. 7, die gänzlich aus Cerealien besteht. Bei allen Diäten sollte nur sparsam Flüssigkeit zugeführt werden. Weit verbreitet in den USA ist die von Kushi modifizierte Diätform. Nach den Vorstellungen des Zen-Buddhismus entsteht ein Tumor durch ein Ungleichgewicht der Kräfte Ying und Yang im Sinne eines falschen Lebensstils. Nach Kushi kommt der falschen Ernährung besondere Bedeutung in der Entstehung und Therapie zu. Die falsche Ernährung bedingt eine chronische Vergiftung, die zum Auftreten eines bösartigen Tumors führt, was letztlich den Versuch des Organismus darstellt, eine Entgiftung vorzunehmen (Kushi 1980). Eine Therapie des Tumors kann demnach nur durch eine Steigerung der Abwehrmechanismen erfolgen (Kushi 1980).

Kushi sieht in der Entfernung oder Zerstörung eines Tumors einen Akt, der den natürlichen Mechanismus der Entgiftung stört. Er schlägt eine Kost aus 50–60% Vollkorncerealien, 20–25% Gemüse und 10% Bohnen- und Seegemüse sowie 5 Volumenprozent Suppen vor. Flüssigkeit soll nur bei Durst getrunken werden. Alle Nahrung sollte 100mal, besser 200mal gekaut werden; 3 h vor dem Schlafengehen sollte keine Nahrung mehr aufgenommen werden.

Die Standarddiät wird je nach Ying- und Yang-Karzinomtyp variiert, indem größere oder kleinere Mengen an Getreide oder Salaten oder kürzere Zubereitungsarten für Gemüse empfohlen werden. Zusätzlich empfohlen werden Änderungen der Lebensweise. Es wird angegeben, daß Patienten, die zunächst konventionell und dann makrobiotisch behandelt wurden, oft längere Zeit benötigen, um sich zu erholen, und ihre Erholung sei oft kompliziert und schwierig.

Die American Cancer Society hat vergeblich nach Therapiestudien gesucht, die sich mit der Verhütung oder Behandlung von Krebs unter diesem Diätregime befaßten (American Cancer Society 1984). Gefunden wurden jedoch eine Reihe von Publikationen, die über negative ernährungsphysiologische Folgen der makrobiotischen Diät berichteten. Die Auswirkungen beinhalteten dabei auch von vorneherein vermeidbare Gesundheitsprobleme, wie das Auftreten von Wachstumsstörungen bei Kindern oder die Malnutrition von Älteren. Die vegetarische Variante der Makrobiotik ist ernährungsphysiologisch nicht mangelhaft und durchaus mit einem guten Ernährungsstatus vereinbar. Die unausgewogenen strengen Therapieformen dagegen sind problematisch.

Der Council of Food and Nutrition (1971) hat deshalb die restriktiveren makrobiotischen Diäten abgelehnt. Da sie ernährungsphysiologisch inadäquat sind, kann exaktes Einhalten zu Skorbut, Anämie, Hypoproteinämie, Hypokalziämie und Auszehrung führen. Die reduzierte Flüssigkeitszufuhr kann Einschränkungen der Nierenfunktion und sogar den Tod bedingen.

Ebenso gibt es keine Hinweise, daß die Diät zur Karzinomtherapie geeignet ist. Bereits 1983 forderte die American Cancer Society Kushi zur Dokumentation seiner Arbeit auf, eine Reaktion ist bis heute ausgeblieben (American Cancer Society 1984).

Veganische Ernährung in Verbindung mit Amydalin

In Anlehnung an die sog. Stoffwechseltherapie nach Krebs wurde in Untersuchungen der Mayo-Klinik zusätzlich zu dieser Diät eine Substanz eingesetzt, die sich in hoher Konzentration in Bittermandeln findet und als Medikament Amydalin (Laetrile®) im Handel war. Krebs propagiert als Stoffwechseltherapie eine vegetarische

Kost, die in erster Linie aus frischem Obst, Gemüse, Getreide und Getreideprodukten besteht. Fleisch, Eier, Milchprodukte, raffinierter Zucker und Auszugsmehle waren verboten. Zusätzlich verabreicht wurden die Vitamine A, C, B und E, Verdauungsfermente und Bauchspeicheldrüsenextrakte. Basistherapie ist somit die strengste Form des Vegetarismus, die veganische Ernährung. Untersucht wurden 187 Karzinompatienten in meist gutem Allgemeinzustand (Moertel et al. 1982). Bei den zur Therapie ausgewählten Patienten konnte der Tumor gemessen werden, oder es fand sich eine vergrößerte, 5 cm unter dem Rippenbogen gelegene Leber. Von 175 Patienten, die letztlich an der Studie teilnahmen, hatte nur einer eine zeitlich begrenzte Teilremission. 91% aller Patienten hatten nach 3 und 100% nach 7 Monaten einen Tumorprogreß zu verzeichnen. Lediglich bei 7% aller Patienten kam es zur subjektiven Besserung. Die mittlere Überlebenszeit entsprach mit 4,8 Monaten den Überlebenszeiten ohne Therapie. Die Mayo-Klinik hatte sich zu diesen Untersuchungen veranlaßt gesehen, da eine vorangegangene Studie an 86 Tumorpatienten zu einem positiven Ergebnis geführt hatte (Moertel et al. 1982).
Obwohl ungleich seltener in der Literatur anzutreffen, gibt es Studien, in denen versucht wurde, den Wert einer Krebstherapie im Rahmen einer vergleichenden Studie zu beweisen.

Bristol-Cancer-Help-Center-Diät

1990 wurde vom Bristol Cancer Help Center (BCHC) eine vergleichende Diätstudie an Frauen unter Bedingungen der veganischen Ernährung durchgeführt. Das Bristol Cancer Help Center wurde 1979 von zwei an einem Mammakarzinom erkrankten Frauen ins Leben gerufen, die sich im Rahmen der konventionellen Therapie unzureichend psychologisch und geistig unterstützt sahen. Es wendet alternative Behandlungsformen einschließlich der Ganzheitsmedizin in Verbindung mit Meditation, Entspannungsübungen, psychologischer Führung und Psychotherapie an (Bagenal et al. 1990). Die Patientinnen wurden anfangs je nach Wunsch eine Woche oder einen Tag geschult. Diätetisch erlaubt wurde Rohkost oder teilweise gekochtes Gemüse, Sojaprotein und Protein von Hülsenfrüchten. Behandelt wurden 334 Frauen mit Mammakarzinom. Diese wurden mit einer Kontrollgruppe gleicher Ausgangskriterien verglichen, die nicht dem Bristol Cancer Help Center angehören mußten. In den beiden Gruppen wurden die metastasenfreie und die gesamte Überlebenszeit miteinander verglichen. In der Therapiegruppe fanden sich 334, in der Kontrollgruppe 461 Frauen. Die Teilnehmer waren bezüglich der Änderung des Lebensstils positiv eingestellt und sahen diese als Basis für die Therapie an. Von den Teilnehmern hatten 41% bereits alternative Therapieverfahren angewandt. Im weiteren Verlauf wurden „matched pairs" von 126 rezidivfreien, diätetisch Behandelten und den Kontrollen gebildet. Innerhalb eines 1- bis 3-Jahres-Zeitraumes zeigten 21 Patientinnen der BCHC-Gruppe und nur 6 Kontrollen Rezidive. Die Anzahl metastasenfrei Überlebender lag unter der BCHC-Therapie bei 55, unter den Kontrollen bei 73 Patientinnen (n.s.). In der Beobachtungszeit verstarben unter den BCHC-Patientinnen 104, in der Kontrollgruppe 89 Patientinnen. Überraschenderweise ergab sich somit, daß Patientinnen mit Mammakarzinom unter dem Einfluß des BCHC letztlich wesentlich schlechter fuhren als diejenigen, die ausschließlich eine konventionelle Therapie durchführten (Bagenal et al. 1990).

Die Ergebnisse bedingten eine intensive Diskussion um den Sinn der Ganzheitsmedizin und alternativer Therapieverfahren (Dean 1990). Auch die Untersucher selbst waren vom Ergebnis überrascht. Auf einer Pressekonferenz erklärten sie, man werde jeden einzelnen Aspekt der Studie nochmals überprüfen. Letzlich mußte jedoch eingesehen werden, daß die Überlebensraten der Bristol-Patienten ungleich schlechter waren als der Patienten unter alleiniger konventioneller Therapie.

Welche positiven Auswirkungen können von Tumordiäten erwartet werden?

Trotz fehlender Wirksamkeit bezüglich der Eindämmung des Tumorwachstums sind eventuelle positive von einer Diät ausgehende Einflüsse für den Patienten nicht zu unterschätzen. Der sich an einer Diät orientierende Patient hat das Tumorleiden angenommen und kämpft dagegen an. In einer Untersuchung von Greer an über 62 Patienten von der Cancer Research Campaign Group wird darauf hingewiesen, daß die psychologische Situation des Patienten den Verlauf gewisser Frühformen der Karzinome beeinflussen kann. In dieser Studie lebten 45% aller Patienten, die gegen das Tumorleiden ankämpften, noch nach 15 Jahren. In allen anderen Gruppen betrug die Anzahl der Überlebenden lediglich 17% (Dean 1990).

Von den Tumordiäten ausgehende, evtl. positive Effekte lassen sich nicht leugnen. In nahezu allen Tumordiäten wird Obst und Gemüse anstelle von Fleisch angeboten. Damit sind sie reich an Vitamin C, Beta-Karotin und Ballaststoffen, enthalten wenig Natrium und viel Kalium. Der Fettanteil liegt vergleichsweise niedrig.

Positive Wirkungen könnten sich insbesondere infolge der Zufuhr hoher Vitamin-C-Mengen ergeben. Die wohl höchste mit einer Mischkost mögliche Vitamin-C-Zufuhr findet sich in der Gerson-Diät (1100 mg) (Kasper 1991). Der hohe Gehalt an Vitamin C in den Diäten führt zur Verbesserung der Lymphozytenfunktion und zur Steigerung der Resistenz gegen Produkte der Tumorzelle. Die Resistenz des Organismus gegen den Tumor ließe sich so evtl. steigern. In Zellkulturen konnte ein wachstumshemmender Effekt hoher Ascorbinsäuredosen auf Tumorzellen nachgewiesen werden (Hauck 1983). In der Kombination mit K3 ließ sich die Wirkung von Zytostatika unter derartigen Diäten potenzieren (Olson 1977). Für die hohe Kalium- und niedrige Natriumzufuhr in der Gerson-Diät wird eine gesteigerte Mineralokortikoidsekretion diskutiert, die ihrerseits das Tumorwachstum hemmen soll (Mc Carthy 1978).

Tumordiäten enthalten aufgrund ihrer vegetarischen Ausrichtung reichlich Betakarotin. Obwohl die Wirksamkeit von Karotinoiden als Radikalfänger unbestritten ist und Hemmeffekte bezüglich der Induktion von Tumoren diskutiert werden (Ziegler 1989; Zielger et al. 1992), muß ein relevanter Effekt bei manifesten Tumoren bezweifelt werden (Peto et al. 1981). Mit einer Mischkost zugeführtes Karotin wird nur zu 20–30% absorbiert. Unter den relativ fettarmen Tumordiäten ist mit noch geringeren Absorptionsraten zu rechnen

(Kasper 1991). Eine reichliche Zufuhr von Vollgetreideprodukten und Nüssen in Tumordiäten bedingt eine hohe Aufnahme von Vitamin E. Vitamin E hemmt in vitro das Wachstum von Neuroblastomzellen und führte bei Patienten mit diesen Tumoren zur kurzfristigen Besserung. Vitamin D, welches ebenfalls reichlich mit Tumordiäten zugeführt wird, zeigte in tierexperimentellen Studien eine Wachstumshemmung bei Tumoren (Colston et al. 1989). In experimentellen Studien wurden insbesondere unter geringer Fettaufnahme in geringerem Maße auch unter reduzierter Proteinzufuhr Hinweise auf eine geänderte immunologische Ausgangssituation gefunden (Erichson u. Hubbard 1990), die günstigere Voraussetzungen für eine evtl. Therapie ergeben könnten (Mc Carty 1980). Die meisten Tumordiäten enthalten reichlich Polyensäuren und wenig gesättigte Fettsäuren. In tierexperimentellen Studien konnte die Progression von Tumorerkrankungen durch die Art und Menge des verabreichten Fettes beeinflußt werden (Erichson u. Hubbard 1990). In einer prospektiven Untersuchung an Frauen mit metastasierendem Mammakarzinom erhöhte jedes Kilogramm verzehrtes Nahrungsfett die Mortalität der Patienten um den Faktor 1,4 (Gregorio et al. 1985). Für die längere Überlebenszeit der an einem Mammakarzinom erkrankten japanischen Frauen im Vergleich zu Amerikanerinnen wird der traditionell niedrige Fettgehalt der japanischen Kost ebenfalls als ursächlich angesehen. Dabei wurde insbesondere für die ungesättigten Fettsäuren der Omega-3- und Omega-6-Reihe ein Einfluß auf die Eikosanoidsynthese und damit den Einfluß auf den Verlauf der Tumorerkrankung im Tierexperiment gefunden (Gabor u. Abraham 1986).

Linolsäure ist für den Menschen eine essentielle Fettsäure, da sie nicht aus Präkursoren synthetisiert werden kann (Siguel 1983). Die menschliche Zelle kann infolge ihres Gehaltes an 6-Desaturase Arachidonsäure aus Linolsäure herstellen. Den pflanzlichen Zellen aber fehlt dieses Enzym, sie können deshalb Linolsäure nicht in Arachidonsäure umwandeln. Auch die Tumorzellen enthalten dieses Enzym kaum, haben aber einen höheren Bedarf an Arachidonsäure als normale Zellen (Tabar et al. 1987). Da die Zusammensetzung des Fettgewebes und letztlich der Zelle ein Spiegelbild der Ernährung ist (Sanders et al. 1978; Shepard et al. 1980), kommt es unter einer

veganischen Ernährung zu einem Mangel an Arachidonsäure in der Tumorzelle (Schmähl et al. 1976). Aufgrund des Fehlens von Arachidonsäure unter vegetarischer Ernährung werden Tumorzellen evtl. leichter angreifbar.
Offensichtlich läßt sich mit einer vegetarischen Ernährung die Rate an experimentell erzeugten Tumoren senken. Vorläufige Studien ergaben unter vegetarischer Kost ein herabgesetztes Tumorwachstum und eine verlängerte Tumorinduktionsperiode (Schmähl et al. 1976). Das an Gamma-Linolsäure reiche Nachtkerzenöl wurde sogar zur Behandlung von Tumoren eingesetzt, nachdem in vitro ein Hemmeffekt auf das Wachstum von Hepatomzellen nachgewiesen wurde (Dippenaar et al. 1982) und in weiteren Untersuchungen sich angeblich eine Reduktion der Tumorgröße bei primären Leberkarzinomen fand.
Auch die Verringerung der Energiezufuhr konnte im Tierexperiment die Entstehung von spontan auftretenden und experimentell induzierten Tumoren reduzieren (Albanes 1987).

Hochdosistherapie mit Vitaminen

Obwohl außer Zweifel steht, daß mit Hilfe der Ernährung Einfluß auf die Tumorentstehung genommen werden kann (Rabast 1992), ist die Schlußfolgerung falsch, eine Änderung der Ernährungsweise könne bei einem manifesten Tumorleiden das Tumorwachstum beeinflussen. Naheliegend war es für die unter experimentellen Bedingungen gefundenen Veränderungen auf das Tumorwachstum zu überprüfen, ob diese auch dann gegeben sind, wenn beispielsweise Vitamine im Hochdosisbereich verabreicht werden. Voraussetzung ist allerdings, daß die angewandten Substanzen auch in hohen Dosen praktisch atoxisch sind. Cameron u. Pauling (1976) gingen der Frage anhand einer klinischen Studie nach. 100 Karzinompatienten im Endstadium wurde 10 g l-Ascorbinsäure verabreicht und diese mit 1000 Kontrollen ohne Vitamin-C-Einnahme, sonst aber identischer Therapie verglichen.
Die Patienten unter Vitamin C hatten signifikant längere mittlere Überlebenszeiten als die Kontrollgruppe. 22% der Behandelten aber

nur 0,4% der Kontrollen lebten länger als 1 Jahr (Cameron u. Pauling 1976). Die Ergebnisse wurden in einer Doppelblindstudie der Mayo-Klinik von Creagan et al. (1979) an 150 Patienten mit fortgeschrittenem Karzinom überprüft. 60 Patienten erhielten 10 g Vitamin C, 63 Placebo, und 27 Patienten waren zwar randomisiert worden, nahmen aber nicht an der Studie teil. Die mittlere Überlebenszeit betrug 7 Wochen und war in beiden Gruppen nicht signifikant unterschiedlich. Interessanterweise war die Überlebenszeit der Patienten, die zwar randomisiert waren, aber nicht an der Studie teilnahmen, mit 25 Tagen signifikant niedriger. Die 4fach längeren Überlebenszeiten in der Studie von Cameron u. Pauling erklären sich durch den Einschluß von Patienten unter Chemo- und Radiotherapie. Pauling erkannte das methodische Design der Studie von Creagan nicht an (Pauling 1986). Er weist in einer Stellungnahme insbesondere auf den Nebeneffekt der hochdosierten Vitamin-C-Therapie hin, unter der Anorexie und Tumorkachexie angeblich deutlich weniger ausgeprägt seien. Selbst dann, wenn unter hohen Dosen Vitamin C keine Lebensverlängerung resultiere, werde, so Pauling, die Vitalität der Patienten gesteigert und die Lebensqualität verbessert.

Trotz der zur Diskussion stehenden positiven Effekte unter Tumordiäten dürfen die aus einer derartigen Therapie ebenso wie die aus allen alternativen Heilmethoden resultierenden potentiellen Gefahren nicht übersehen werden. Bei einseitigen Diäten besteht die Gefahr der Unterversorgung mit essentiellen Nährstoffen im Sinne einer Mangeldiät (z.B. Kushi-Diät). Die Anwendung von Außenseitermaßnahmen bedeutet für den Tumorpatienten stets ein Abenteuer, da Dankesschreiben ebenso wenig als Wirksamkeitsbeweis herangezogen werden können wie in Einzelfällen mitgeteilte Therapieerfolge. Die Untersuchungen von Pauling machen allzu deutlich, wie Ergebnisse einer unkontrollierten Studie durch das strenge Prüfprotokoll der kontrollierten Studie revidiert werden müssen. Die Vorstellungen der Erfahrungsmedizin wecken mit Schlagworten die Hoffnung auf Heilung, letztlich bleibt man den Beweis aber schuldig. Dem Patienten muß klar sein, daß die Anwendung derartiger Maßnahmen die Einleitung einer Behandlung hinauszögert und so die Chancen einer wirksamen Therapie vertan werden.

Literatur

Albanes D (1987) Caloric intake, bodyweight and cancer. Nutr Cancer 4:199–203

American Cancer Society (1973) Unproven methods of cancer management. Gerson method of treatment for cancer. CA 23:314–317

American Cancer Society (1984) Unproven methods of cancer management macrobiotic diets. CA 34:60

Bagenal FS, Easton DF, Harris E, Chilvers CED, Mc Elwain TJ (1990) Survival of patients with breast cancer attending Bristol Cancer Help Center. Lancet 336:606–610

Berger DP, Obrist R, Obrecht JP (1989) Tumorpatienten und Paramedizin. Versuch einer Charakterisierung von Anwendern unkonventioneller Therapieverfahren in der Okologie. Dtsch Med Wochenschr 114:323–328

Breuß R (o. J.) Ratschläge zur Vorbeugung und Behandlung vieler Krankheiten. Krebs, Leukämie und andere scheinbar unheilbare Krankheiten mit natürlichen Mitteln heilbar. Eigenverlag, Bludenz

Booyens J, Dippenaar N, Faberi D, Engelbracht P, Katzeff IE (1984) The effect of gamma-linolenic acid on the growth of human osteogenic sarcoma and oesophageal carcinoma cells in culture. S Afr Med J 65:240–242

Budwig J. (1979) Fettfibel. Hyperion, Freiburg i.Br.

Cameron E, Pauling L (1976) Supplemental ascorbate in the supportive treatment of cancer: Prolongation of survival times in terminal human cancer. Proc Natl Acad Sci USA 73:1685–1689

Colston KW, Berger U, Coombes RC (1989) Possible role for Vitamine D in controlling breast cancer cell proliferation. Lancet II:188–191

Council on food and nutrition (1971) Zen macrobiotic diets. JAMA 218:397

Creagan ET, Moertel CG, O'Fallon JR, Schutt AJ, O'Conell MJ, Rubin J, Frytak S (1979) Failure of high dose vitamin C (ascorbic acid) therapy to benefit patients with advanced cancer. N Engl J Med 301:687–690

Dean M (1990) London perspective cancer, The Lancet and the media. Lancet 336:735–736

Dippenaar N, Booyens J, Faberi D, Engelbrecht P, Katzeff IE (1982) The reversibility of cancer: evidence that malignancy in human hepatoma cells is gamma-linolenic acid deficiency dependent. S Afr Med J 62:683–685

Erichson KL, Hubbard NE (1990) Dietary fat and tumor metastasis. Nutr Rev 48:6–14

Gabor H, Abraham S (1986) Effect of dietary menhaden oil on tumor cell loss and the accumulation of mass of a transplantable mammary adeno carcinoma in BALB/C mice. J Natl Cancer Inst 76:1223–1226

Gregorio KJ, Emmrich LJM, Graham S, Marshall JR, Nemoto I (1985) Dietary fat consumption and survival among women with breast cancer. J Natl Cancer Inst 75:37–41

Hauck A (1983) Vitamin C and cancer. Int J Vit Nutr Res 24 [Suppl]:87–104

Kasper H (1991) Tumordiät – Fakt oder Phantasie? In: Schauder (Hrsg) Ernährung und Tumorerkrankungen. Karger, Basel, S 440–453

Kasper H (1991) Ernährungsmedizin und Diätetik. Urban & Schwarzenberg, München
Kluthe R (1994) Ernährungsmedizin in der Praxis. Perimed Spitta
Kuhl (o. J.) Schach dem Krebs. 18. Aufl. Humata, Verlag Harold Blume, Bern
Kushi M (1980) A dietary approach to cancer, in cancer and diet. East West Foundation, Brookline, MA, pp 6–12
Lechner P, Kronberger L (1990) Erfahrungen mit dem Einsatz der Diät-Therapie in der chirurgischen Onkologie. Aktuell Ernährungsmed 15:72–78
Mc Carty MF (1980) The nutritionally and metabolically destructive antineoplastic diet of Laetrile proponents. Am J Clin Nutr 33:7–8
Mc Carty MF (1978) Aldosterone and the Gerson diet – a speculation. Med Hypoth 7:591–597
Moertel CG, Felming TR, Rubin J, Krouls LK, Sama G, Koch R, Carrie VE, Young CW, Jones SE, Davignon JP (1982) A clinical trial of amygdalin (Laetrile) in the treatment of human cancer. N Engl J Med 306:201–216
Obrist R, Meiss M, v Obrecht JP (1986) Verwendung paramedizinischer Behandlungsmethoden durch Tumorpatienten. Dtsch Med Wochenschr 111:283–287
Olson KB (1977) Drug, cancer and charlatans. In: Horton J, Hill GJ (eds) Clinical oncology. Saunders, Philadelphia, pp 182–191
Pauling L (1986) A proposition: megadoses of vitamin C are valuable in the treatment of cancer. Nutr Rev 44:28–29
Peto R, Doll R, Backley JD, Sporn MB (1981) Can dietary beta carotene materially reduce human cancer rates. Nature 209:201–208
Rabast U (1992) Ernährungseinflüsse in der Entstehung und Prävention von Tumorerkrankungen. Akutell Ernährungsmed 17:215–222
Rivlin RS (1982) Nutrition and cancer: state of the relationship of several nutrients to the development of cancer. J Am Coll Nutr 1:75–88
Sanders TAB, Ellis RF, Dickerson JWT (1978) Studies on vegans. The fatty acid composition of plasma choline phosphoglycerides, erythrocytes, adipose tissue and breast milk and some indicators of suspectibility to ischemic heart disease in vegans and omnivore controls. Am J Clin Nutr 31:805–813
Schmähl D, Danisman A, Habs M, Diehl B (1976) Experimental investigations on the influence upon the chemical carcinogenesis. Third communication: studies with 1,2-dimethylhydrazine. Z Krebsforsch 86:89–94
Shepard J, Stewart JM, Clark JG, Carr K (1980) Sequential changes in plasma lipoprotein and body fat composition during polyunsaturated fat feeding in man. Br J Nutr 44:265–271
Shils ME, Hermann MG (1982) Unproved dietary claims in the treatment of patients with cancer. Bull NY Acad Med 58:323–340
Siguel EN (1983) Cancerostatic effect of vegetarian diets. Nutr Cancer 4:285–291
Taber HS, de Gerlache J, Lans M, Roberfroid M (1987) Nontoxic potentiation of cancer chemotherapy by combined C and K3 vitamin pretreatment. Int J Cancer 40:575–579

Statement of the American Cancer Society (1974) Unproved methods of cancer management: grape diet. CA 24:141–146
Ziegler RG (1989) A review of epdiemiologic evidence that carotenoids reduce the risk of cancer. J Nutr 119:116–122
Ziegler RG, Subar AS, Craft NE et al. (1992) Does beta carotene explain why reduced cancer risk is associated with vegetable and fruit intake? Cancer Res 52 [Suppl]:2060–2066

Diskussion

Rister, Koblenz:
Ich finde es sehr wichtig, daß wir diese Patienten aufnehmen. Die möchten ja selber etwas für sich tun und können dann mit einer Art von Diät bei ihrer Erkrankung das Gefühl bekommen, sie sind aktiv bei der Bewältigung dabei. Sie wiesen auch auf die Radikalfänger hin – Vitamin E, und es gibt noch eines, was in der Szene derzeit en vogue ist, das Recanconstat, reduziertes GSH. Das halte ich für sehr gefährlich, weil die Radikalenbildung auf der Zell-zu-Zell-Basis eigentlich eine Möglichkeit ist, die Tumorzelle abzutöten. Adriblastin induziert Radikale, und auch die Strahlentherapie induziert Radikale, so daß wir mit derartigen Substanzen vielleicht eine tumorzide Wirkung vermeiden.

Leitzmann, Gießen:
Ich möchte eine ganz kurze Anmerkung machen zu dem Hamburger Mediziner Gerson, der nach New York ausgewandert ist. Als er aus der New Yorker medizinischen Gesellschaft ausgeschlossen wurde, hat er auch gleichzeitig das Verbot bekommen, irgendwo in den USA zu praktizieren. Seine Klinik oder sein Haus ist in der Nähe von San Diego, da haben Sie recht, aber in Mexiko. Es ist also nicht in den USA. Ich habe im letzten Jahr das Vergnügen gehabt, seine Frau zu hören, die das, was Herr Gerson immer gesagt hat, weiter vertritt und es gibt viele, die der Sache anhängen. Es ist ganz phänomenal, wie diese Sache ihre Anhänger findet.

Rabast:
Es besteht kein Zweifel, daß es in den USA eine Reihe von Anhängern der Gerson-Diät gibt. Meines Wissens gibt es in San Diego ein entsprechendes Institut. Herr Lechner von der Chirurgischen Universitätsklinik in Salzburg war dort und hat sich mit dieser Thera-

pieform befaßt. Er hat die Diät bei einer Reihe von Tumorpatienten angewendet. Bei kritischer Durchsicht seiner Studie muß man sowohl das Design als auch die publizierten Ergebnisse als fraglich bezeichnen.

Leitzmann, Gießen:
Wenn ich richtig informiert bin, ist diese Warburg-Hypothese nie von Herrn Warburg geäußert worden, denn Warburg ist doch der große deutsche Biochemiker, der festgestellt hat, daß es eine Zellfermentation gibt und den Nobel-Preis dafür bekommen hat in den 20er Jahren. Aber weil diese Zellfermentation stattfindet, hat man es nach Warburg benannt. Also Warburg ist aus der Schußlinie.

Rabast:
Ich habe im vorliegenden stets von der Hypothese Warburgs gesprochen. Zweifellos ist Herr Warburg mit dem Deutschen Biochemiker identisch.

Leitzmann, Gießen:
Aber die Hypothese wurde nicht von ihm formuliert.

Rabast:
Soweit mir bekannt, stammt diese Hypothese von ihm. Er sieht den anaeroben Stoffwechsel als die Ursache der malignen Neubildung.

Leitzmann, Gießen:
Hat das etwas mit Krebs zu tun?

Rabast:
Nach der Meinung Warburg entstehen Krebszellen infolge einer gestörten Zellatmung, der Gärung. Diese Hypothese ist wiederlegt, da die gestörte Zellatmung Folge der malignen Entartung und nicht dessen Ursache ist.

Reinhardt, München:
Sie wohnen ja in unmittelbarer Nachbarschaft einer Universitätsklinik, an der ja Krebsdiäten verabreicht werden. Können Sie sagen, welche das sind, oder gibt es da tatsächlich auch Daten oder Studien?

Rabast:
Mir ist über die Anwendung von Krebsdiäten in der angesprochenen Klinik nichts bekannt. Wenn Krebsdiäten verabreicht werden

und dem Patienten Hoffnung auf Besserung oder gar Heilung gemacht wird, muß man dies heute als absolut unseriös bezeichnen.

Madeleyn, Filderstadt:
Ich habe da selber mitgewirkt und kann dazu sagen, man kann das nicht in dem Sinne, wie jetzt Herr Rabast das dargestellt hat, als Krebsdiät sehen, wo der Anspruch den Patienten gegenüber so dargestellt wird, daß Krebs damit heilbar ist. Das ist so nicht. Es ist nur die Frage, kann man durch eine Ernährung unterstützen, daß der Patient besser mit seinem Tumor fertig wird? In dem Sinne verstehen wir das. Die Lukas-Klinik in Arlesheim macht ja auch seit Jahrzehnten eine besondere Diät. Das ist im wesentlichen eine vegetarische Ernährung mit Weglassen von Nachtschattengewächsen. Man kann das sicherlich als eine gute, vollwertige Ernährung sehen. Die Patienten erleiden, so wie ich sie erlebe, da keinen Schaden. Aber die Kollegen wissen dort, daß sie damit nicht den Krebs heilen.

Rabast:
Mir ist das Zitat Steiners bekannt, der bei Patienten mit Tumorerkrankung empfiehlt, den Genuß von Tomaten zu meiden, da sich dies in jeder Form negativ auswirke. Ich gehe davon aus, daß dies der Grund ist, weshalb Nachtschattengewächse in der Anthroposophie weggelassen werden. Dafür gibt es aber keine wissenschaftliche Basis. Sicherlich ist es möglich eine ausgewogene vollwertige Ernährung auch ohne Nachtschattengewächse zu praktizieren. Ein Großteil der Patienten wird sich möglicherweise besser ernähren als er dies vorher getan hat. Nur darf, wie sie dies selbst ansprechen, damit nicht der Anspruch verbunden werden, eine Besserung oder gar Heilung des Tumorleidens zu bewirken.

Madeleyn, Filderstadt:
Dazu ist mir auch nichts bekannt, ob es da irgendeine wissenschaftliche Begründung gibt. Ich weiß, daß es die Äußerung von Steiner gibt, und daß das eben so tradiert wird. Mehr kann ich dazu auch nicht sagen.

Rabast:
Mir sind keine Gründe bekannt, weshalb man dem Tumorpatienten Nachtschattengewächse und ausgerechnet die Tomate verbieten sollte.

Antihefepilzdiät

S. Koletzko und B. Bäumler-Merl

Einleitung

Zahlreiche Verlautbarungen in der Laienpresse sowie in Rundfunk- und Fernsehsendungen haben das Interesse an Hefen im Magen-Darm-Trakt in der breiten Öffentlichkeit geweckt. Die Besiedlung des Gastrointestinaltraktes mit Candidaspezies, besonders Candida albicans, wird für eine Vielzahl unspezifischer Symptome verantwortlich gemacht (Tabelle 1). In den auf dem Markt befindlichen

Tabelle 1. Symptome, die angeblich durch die Besiedlung des Gastrointestinaltraktes mit fakultativ pathogenen Candidaspezies hervorgerufen werden

Durchfall
Obstipation
Blähungen
Heißhunger
Hypoglykämien
Übergewicht
Analekzem
Depression
Chronische Müdigkeit
Hyperkinetisches Syndrom
Neurodermitis
Allergien
Zink- und Eisenmangel
Infektanfälligkeit
Arthritis

Büchern von ärztlichen und nichtärztlichen Vertretern der Antihefepilzbewegung finden sich stets sog. „Checklisten“ mit Symptomen, die Hinweis auf eine Pilzinfektion im Darm sein könnten. Der Katalog an verdächtigen Symptomen ist dabei so breit gefaßt, daß es kaum jemanden geben wird, der nicht mindestens eine der Fragen mit „ja“ beantworten würde. Dem Leser dieser Bücher wird dann empfohlen, den Arzt seines Vertrauens zu bitten, die notwendige Diagnostik und ggf. eine antimykotische Therapie einzuleiten. Entsprechend bieten eine ständig wachsende Zahl mykologischer und bakteriologischer Labors ihre Dienste für die Stuhldiagnostik auf Hefen an. Verfechter der Antihefepilzbewegung vertreten die Ansicht, daß jeder Nachweis von Candida albicans in der Mundhöhle oder im Stuhl behandlungsbedürftig sei. Ein positiver Nachweis impliziert für sie stets eine mehrwöchige medikamentöse Behandlung mit Antimykotika, in der Regel Nystatin, eine mehrmonatige sog. „Antihefepilzdiät“ und die Einahme von Präparaten zum Aufbau der Darmflora. Der Diät kommt bei der erfolgreichen „Bekämpfung“ der Hefen im Darm eine große Rolle zu, „Diätfehler“ werden als häufigste Ursache für Rezidive angesehen.

Weitere Charakteristika der auf dem Markt befindlichen Bücher der Antihefepilzbewegung sind stets blumig ausgeschmückte Kasuistiken, mit denen die Wirksamkeit der Therapie untermauert werden soll, und die Betonung der Zunahme von schweren, z.T. letal verlaufenden Candidainfektionen. Letzteres ist nicht von der Hand zu weisen, und als klinisch tätige Ärzte haben wir invasive Candidainfektionen bei unseren onkologischen, immunsupprimierten oder auf Intensivstationen betreuten Patienten fürchten gelernt. Auch ist jedem Pädiater und vielen Müttern der Soor des Säuglings bekannt, so daß sich niemand der Tatsache verschließen kann, daß eine Candidainfektion klinisch eine bedeutende Rolle spielt und einer adäquaten Therapie bedarf. Entscheidend ist also stets die Frage, ob eine reine Candidabesiedlung im Gastrointestinaltrakt oder eine Candidainfektion mit nachweisbaren Zeichen einer Gewebsschädigung, also eine Candidosis, vorliegt. Nur bei strikter Trennung dieser beiden Termini kann über Sinn und Unsinn diagnostischer und therapeutischer Verfahren entschieden werden.

Candida und Candidosis

Die Candidaspezies gehören zu den Hefepilzen, die sich vorwiegend unizellulär, d.h.durch Sprossung, vermehren. Von den mehr als 200 bekannten Hefearten sind die meisten für den Menschen völlig harmlos, wie z.B. Bierhefe oder Bäckerhefe. Einziger obligat pathologischer Sproßpilz ist Cryptococcus neoformans, der Verursacher der Kryptokokkose. Die Rede ist im folgenden von den wenigen fakultativ pathogenen Hefearten, die nur unter bestimmten Bedingungen für den Menschen zum infektiösen Agens werden. Ob solch eine Hefe zum Krankheitserreger wird, hängt mehr von der lokalen oder systemischen Immunitätslage des Wirtes ab als von irgendwelchen Virulenzfaktoren des Pilzes selber.
Der wichtigste Vertreter dieser opportunistischen Hefen ist C. albicans, der für die überwiegende Mehrzahl aller klinisch relevanten Hefeinfektionen (Candidosen) verantwortlich ist. In seltenen Fällen wurden einige andere Candidaspezies (z.B. C. glabrata, C. parapsilosis, C. tropicalis, C. krusei, C. kefyr, C. viswnanthii, C. guilliermondi, C. lusitaniae u.a.) als Verursacher von v.a. invasiven oder systemischen Pilzinfektionen bei Patienten mit stark eingeschränkter Infektabwehr nachgewiesen (Rinaldi 1993).

Eigenschaften der Candidaspezies

Die oben genannten Hefen, besonders C. albicans, sind vorwiegend bei Warmblütlern verbreitet. Hefen sind nicht anspruchsvoll und wachsen unter aeroben, aber auch anaeroben Bedingungen bei einem weiten pH-Spektrum zwischen 2,0–7,5 und bei Temperaturen zwischen 20 und 45 °C (Odds 1988). Im Gegensatz zu den meisten Bakterien büßen sie ihre Vermehrungsfähigkeit im sauren Milieu des Magens nicht ein. Sie assimilieren und vergären v.a. Glucose, aber auch andere Kohlenstoff- und Stickstoffquellen. Ein weiteres Charakteristikum dieser Hefen ist ihr Polymorphismus, d.h. sie können neben den Sproßzellen (Blastosporen) und Pseudomyzel auch lange Keimschläuche und damit echtes Myzel bilden. Diese phänotypische Variabilität ermöglicht den Hefen ein Überleben unter verschiedenen Lebensbedingungen. Weitere Eigenschaften einiger Candidaspezies, die zu ihrer potentiellen Virulenz beitragen, sind die Fähigkeit zur Adhärenz an Zelloberflächen und ihre Ausstattung mit Hydrolasen (Proteinasen, Lipasen). Die Adhärenz an der Schleimhautoberfläche ist eine wichtige Voraussetzung für eine invasive Infektion. Diese Adhärenz wird durch Bakterien, v.a. Anaerobier, der normalen Darmflora und ihre Stoffwechselprodukte (kurzkettige Fettsäuren, sekundäre Gallensäuren) antagonisiert. Durch verschiedene Tierexperimente (Kennedy u. Volz 1985; Ekenna u. Sherertz 1987) und einen menschlichen Selbstversuch (Krause 1969) konnte außerdem nachgewiesen weden, daß Hefen ähnlich wie Bakterien unter bestimmten Bedingungen die intakte Darmwand passieren (Translokation, Persorption) und so zu einer Streuung über die Blutbahn und zu Organabsiedlungen führen können. Es sei jedoch noch einmal ausdrücklich darauf hingewiesen, daß für die Pathogenität eine komplexe Interaktion zwischen Hefe und Wirt notwendig ist, wobei dem immunologischen Status und einer normalen Darmflora des Wirtes bei weitem die größere Rolle zukommt als den Eigenschaften der Hefe.

Vorkommen von C. albicans im menschlichen Gastrointestinaltrakt

C. albicans und einige andere Hefearten sind konstante und harmlose Saprophyten menschlicher Schleimhäute und normaler Bestandteil der physiologischen Darmflora. Diese Ansicht wird von fast allen Mykologen (und einem uns unbekannten Niederbayern, s. Zitat 1 im Anhang) geteilt und immer wieder in international anerkannten Lehrbüchern der Mykologie und Infektiologie zitiert (Odds 1988; Hughes 1992; Rinaldi 1993; Washburn 1995). Die Besiedlung beginnt bereits in der Neonatalperiode und nimmt mit zunehmendem Alter zu. Der Nachweis einer Besiedlung in den verschiedenen Abschnitten des Gastrointestinaltraktes hängt sehr von der Qualität der Probengewinnung und Sensitivität des Hefenachweises, einschließlich ihrer Differenzierung, ab. So wundert es nicht, daß die Häufigkeitsangaben über den positiven Nachweis von

C. albicans bei gesunden Erwachsenen und Kindern aus unterschiedlichen geographischen Regionen sehr schwanken. Eine Metaanalyse verschiedener Studien ergab, daß C. albicans bei Gesunden in 30–50% der Fälle in der Mundhöhle und zu einem etwas geringerem Anteil auch im Stuhl oder in Analabstrichen nachgewiesen werden konnte (Odds 1988). Cohen et al. (1969) untersuchten bei gesunden Probanden mit Hilfe von nasointestinalen Sonden das Vorkommen von C. albicans im gesamten Gastrointestinaltrakt und fanden einen positiven Nachweis bei 35% im Oropharynx, bei 50% entlang des Jejunums und bei 60% der Ileumaspirate sowie bei 70% der Fälle im Kolon.

Die Zahlen für Kinder mögen niedriger liegen (Hughes 1992). Blaschke-Hellmessen (1970) untersuchte in einer Dresdner Mütterberatungsstelle 500 Kinder von der 3. Lebenswoche bis zum Alter von 3 Jahren wiederholt auf die Hefeflora in der Mundhöhle, an der Haut am Hals und im Rektum. Dieselben Untersuchungen wurden bei 200 Neugeborenen post partum und täglich bis zum 4. Lebenstag durchgeführt. Bei den Neugeborenen konnte post partum in 37% der Fälle eine Besiedlung durch unterschiedliche Hefen und in 21% das Vorkommen von C. albicans ermittelt werden. Ab dem 2. Lebensmonat bis zum 3. Jahr wurde eine Hefebesiedlung konstant bei 60–80% der Kinder nachgewiesen. Eine Differenzierung der angezüchteten Spezies ergab, daß C. albicans im 1. Lebensjahr etwa ein Drittel, im 2. und 3. Lebensjahr nur noch ein Viertel der nachgewiesenen Hefen ausmachte. Trotz der fast gleichbleibenden Besiedlungsrate trat ein klinischer Soor fast nur im 1. Lebenshalbjahr auf. Nur in 3 von 73 Soorfällen war eine andere Spezies (C. parapsilosis) als C. albicans als Erreger zu eruieren. Die Nachweisrate einer C.-albicans-Besiedlung bei akut oder chronisch kranken Kindern und Erwachsenen (Krankenhauspopulation) liegt deutlich höher, was vor dem bereits diskutierten Hintergrund der Interaktion zwischen Wirt und Hefen nicht verwundert.

Auch bei positivem Nachweis in Abstrichen oder Biopsien finden sich histologisch keinerlei Hinweise auf eine Schädigung der Schleimhaut durch die Pilze, d.h. auf eine Candidosis. Ein positiver Nachweis von C. albicans im Gastrointestinaltrakt hat alleine für sich keinen Krankheitswert, und damit besteht bei immunkompetenten Personen kein Handlungsbedarf.

Risikofaktoren für eine gastrointestinale Candidosis

Verschiedene endogene und exogene Faktoren sind bekannt, die den harmlosen Saprophyten zum infektiösen Agens werden lassen können (Tabelle 2). Bei Kindern mit Leukosen oder anderen Malignomen unter Chemotherapie, sowie bei angeborenem (z.B. chronische mukokutane Candidosis, schwerer kombinierter Immundefekt) oder erworbenem (z.B. AIDS) T-Zelldefekt besteht daher die Notwendigkeit einer suffizienten antimykotischen Therapie oder Prophylaxe. Auch der Soor des Säuglings mit seinem noch unreifen Immunsystem ist uns als Pädiatern eine vertraute Indikation für eine lokale und/oder orale antimykotische Behandlung. Eine manifeste Candidainfektion im Gastrointestinaltrakt ist bei diabetischen Kindern eher eine Seltenheit. Ob die Besiedlungsraten bei ihnen höher sind als bei gesunden Kindern ist u.W. bisher nicht untersucht. Über die Auswirkung einer antibiotischen Therapie und die

Tabelle 2. Risikofaktoren für eine gastrointestinale Candidosis

- Immundefektzustände
  a) hereditäre,
  z.B. mukokutane Candidosis:
    - schwerer kombinierter Immundefekt,
    - Granulozytenfunktionsstörungen,
    - Hypogammaglobulinämie

  b) erworbene,
  z.B. HIV-Infektion,
  maligne Erkrankungen

  c) physiologisch,
  z.B. Frühgeborene und Säuglinge im 1. Trimenon
- Schwere Malnutrition
- Diabetes mellitus
- Schädigung der Darmmukosa,
  z.B. Bestrahlung,
  Chemotherapie
  Trauma,
  Ischämie
- Antibiotika
- Kortikosteroide

Applikation systemischer und inhalativer Kortikosteroide auf die Kolonisationsraten gibt es dagegen mehrere Untersuchungen.
Der das Hefewachstum fördernde Effekt der *Antibiotika* beruht wahrscheinlich auf ihrem suppressiven Effekt auf die normale bakterielle Darmflora, die durch Freisetzung inhibitorischer Substanzen und kompetitiven Verbrauch von Nährstoffen die Vermehrung von Hefepilzen bremst und eine Adhäsion an den Epithelzellen verhindert. Zahlreiche Untersuchungen zu Besiedlungsraten im Mundbereich oder Nachweis im Stuhl zeigten eine höhere Prävalenz von fakultativ pathogenen Candidaarten nach einer Antibiotikabehandlung im Vergleich zu vorher. Der Anstieg erreichte aber im Mittel nur den Faktor 2, und nur in etwa einem Drittel der Studien erreichte das Ergebnis statistische Signifikanz (Odds 1988). Breitbandantibiotika und Substanzen, die v.a. Anaerobier erfassen, scheinen sich bezüglich des Pilzwachstums stärker auszuwirken. Nach Beendigung der Antibiotikagabe und Regeneration vor allem der anaeroben Darmflora stellt sich bei Gesunden das alte Gleichgewicht wieder her. Im Tierversuch konnte nach Antibiotikagabe zwar eine längere Persistenz von C. albicans im Darm beobachtet werden, aber für die Induktion invasiver Läsionen an der Schleimhaut oder gar einer generalisierten Streuung waren zusätzliche immunsuppressive Maßnahmen notwendig (Bodey 1993).
Der Einfluß von *Kortikosteroiden* auf Besiedlungs- und Infektionsraten mit Hefen ist schwer zu beurteilen, da der Einfluß der zugrundeliegenden Krankheit, die zum Einsatz von Steroiden führte, kaum abgegrenzt werden kann. Untersuchungen an Tieren zeigten jedoch erhöhte Kolonisationsraten unter *systemischer* Steroidanwendung. Unter langfristiger (>6 Monate) *inhalativer Applikation* von Triamcinolon oder Beclomethason muß in 4–13% der Fälle mit einer oralen Candidosis gerechnet werden.

Die Antihefenbewegung in Deutschland

Der englischsprachige Raum wurde bereits Anfang der 80er Jahre durch die Publikation zweier Bücher (Truss: *The Missing Diagnosis* und der Bestseller von Crook: *The Yeast Connection*) von der Antihefenbewegung erfaßt. Verschiedene unspezifische Symptome wie Müdigkeit, Leistungsabfall, Konzentrationsschwäche und Durchfälle, sowie einige in ihrer Ätiologie noch unklare Erkrankungen wie multiple Sklerose, Morbus Crohn, rheumatoide Arthritis und Schizophrenie wurden auf die chronische Exposition mit C. albicans und die daraus resultierenden „systemischen allergischen und toxischen Effekte" zurückgeführt. Anekdotische Berichte waren die Grundlage, und kontrollierte, wissenschaftlich haltbare Studien zum Nachweis der Hypothesen wurden von den Verfechtern nicht initiiert. 1986 versuchte das *Executive Committee of the American Academy of Allergy and Immunology* durch eine kritische Stellungnahme zu dieser spekulativen Hypothese der Bewegung ein Ende zu setzen: Das Konzept sei spekulativ und unbewiesen, die vorgeschlagene Therapie potentiell gefährlich. Durch die Langzeiteinnahme von Antimykotika können resistente Candidaspezies erzeugt und in Einzelfällen auch Nebenwirkungen beobachtet werden (Executive Commitee of the American Acadamy of Allergy and Immunology 1986). In einer placebokontrollierten Doppelblindstudie bei 42 Frauen mit dem sog. „Candidahypersensitivitätssyndrom" war die orale Therapie von Nystatin nicht besser als die Placeboapplikation, systemische und psychische Symptome wie z.B. Abgeschlagenheit oder Depression zu vermindern (Dismurkes 1990). Aber offensichtlich versuchen auch in den 90er Jahren noch englische Gesundheitsmagazine und Mediziner mit Außenseiterpraktiken, Candidatoxine für eine Vielzahl von Symptomen verantwortlich zu machen (Shephard 1993) und den breiten Einsatz von Antimykotika zu propagieren. So wurde in einem kürzlichen Bericht des Fortbildungkomitees der American Academy of Allergy and Immunology noch einmal ausdrücklich gegen den unkritischen Einsatz von Antimykotika zur Bekämpfung der intestinalen Candidabesiedlung Stellung genommen (American Academy of Allergy and Immunology 1994).

In Deutschland breitete sich die Antihefenwelle erst in jüngster Zeit aus. Ärztliche und andere Stimmen verbreiten, daß jeder Nachweis von C. albicans im Mund oder Stuhl therapiebedürftig sei (Nolting 1994). Verfechter dieser absoluten Anticandidatherapie begründen ihre Forderung damit, daß eine gastrointestinale Candidabesiedlung mit Nachweis von Hefen im Stuhl eine Vielzahl von Symptomen wie Durchfälle, Obstipation, Blähungen, Heißhungerattacken und Hypoglykämien, Analekzem, Alkoholunverträglichkeit, Zink- und Eisenmangel, chronische Müdigkeit, Depression, Infektanfälligkeit, das hyperkinetische Syndrom des Kindes, Übergewicht, Fettleber, Hypercholesterinämie, Arthritiden und vieles mehr auslösen oder begünstigen würden (Nolting 1994; Kraske 1995, Rost 1994, Guzek u. Lange 1995; Zitate 2, s. Anhang).

Bei der Durchsicht der Bücher und Aufsätze ärztlicher und nichtärztlicher Vertreter dieser Hypothesen fällt auf, daß völlig unbegründet immer wieder Pathomechanismen der invasiven Candidosis bei geschwächter Immunitätslage des Wirtes auf den reinen Besiedlungsstatus eines sonst Gesunden angewandt werden. Auch die Erwähnung von Mykotoxinen anderer Spezies (z.B.von Aspergillen) und deren deletäre Folgen z.B. in der Veterinärmedizin werden in diesem Zusammenhang (bewußt) irreführend eingesetzt. Das vielzitierte Canditoxin wurde bisher nur durch eine japanische Arbeitsgruppe bei einem spezifischen C. albicans-Stamm von einer einzigen Patientin mit Candidameningitis nachgewiesen. Im Laufe der letzten 20 Jahre konnte dieses Canditoxin trotz weltweiter Versuche bei anderen Stämmen nicht nachgewiesen werden. Bei anderen Zellprodukten fakultativ pathogener Hefen wurde zwar eine geringe biologische Aktivität gefunden, diese lag aber um Zehnerpotenzen unter der von Bakterientoxinen (Odds 1988). Mit entsprechenden Verquickungen von Wahrheiten und Halbwahrheiten werden jedoch Ängste geschürt und die Notwendigkeit nicht nur einer mindestens dreiwöchigen antimykotischen Therapie, sondern auch einer langfristigen, sehr rigiden „Antipilzdiät" und anderer Therapiemaßnahmen abgeleitet (Tabelle 3).

Eltern sind besonders von der Aussage beunruhigt, daß eine Candidabesiedlung des Darmes eine Neurodermitis oder Nahrungsmittelallergie mit Bauchschmerzen und Durchfall auslösen oder verschlimmern kann. Daher soll im folgenden kurz auf die angeführten Begründungen zu diesen Indikationen eingegangen werden.

Tabelle 3. Therapiekonzept der Antihefenbefürworter bei Candidanachweis im Gastrointestinaltrakt

Die unter 1–3 aufgeführten Maßnahmen werden als obligat, die unter Punkt 4 aufgeführten Empfehlungen als fakultativ angesehen. Zusätzlich werden allgemeine hygienische Maßnahmen empfohlen. Als Quellen dienen ausschließlich von Ärzten verfaßte, im Buchhandel erhältliche Publikationen (vgl. Literatur)

1. Antimykotika über mindestens 3 Wochen oder länger:
   4- bis 6mal täglich Nystatinsuspension plus 3- bis 4mal täglich 2 Filmtabletten Nystatin (Nolting 1994)
2. Strenge zuckerfreie Diät über Wochen bis Monate;
   keine saccharose- oder fruktosehaltigen Lebensmittel (einzig erlaubtes rohes Obst: saure Äpfel), keine Feinmehlprodukte, keine alkoholhaltigen Getränke
3. Mikrobiologische Therapie (Symbioselenkung): Präparate zum Aufbau der Darmflora (Bakterien- und Hefepräparate)
4. Zusätzlich empfohlene allgemeine Therapiemaßnahmen:
   - Intestinale Lavage (Nolting 1994);
   - Kolonhydrotherapie (Nolting 1994);
   - Immunstimulation: Echinacinextrakte (Nolting 1994; Kraske 1995; Rost 1994);
   - Homöopathische Mittel, Nosoden, Eigenbluttherapie, Autovakzine, Borax D 4 (Kraske 1995; Rost 1994);
   - Elektroakupunktur (Kraske 1995);
   - Bioresonanztherapie (Kraske 1995)

Candida als Ursache von Diarrhöen

Die meisten Studien über die Bedeutung von Candida als Ursache von Diarrhöen bei Kindern wurden in sog. Drittweltländern durchgeführt. Klingspor et al. (1992) fanden bei 119 pakistanischen Säuglingen signifikant häufiger Candidaspezies im Stuhl (kulturell oder mikroskopisch) als bei gesunden Kontrollen (32% vs. 11%). 64% der Kinder mit Durchfall waren unterernährt (Längensollgewicht <80%), ein Drittel davon hatte Marasmus (Längensollgewicht <60%). Höhere Kolonisationsraten von Candidaarten, besonders C. tropicalis, bei Kindern mit Marasmus sind mehrfach beschrieben worden (Mata et al. 1972; Gracey et al. 1974). Ursächlich scheint die bei Marasmus verminderte fungizide Aktivität der Leukozyten

(Geefhuysen et al. 1971) und eine Beeinträchtigung der zellulären Immunität zu sein (Tuck et al. 1979). Eine Kausalität aus Candidanachweis und Diarrhö ergibt sich aus diesen Untersuchungen jedoch nicht. Kumar et al. (1976) berichteten bei 15 von 592 indischen Kindern mit Diarrhö eine Besserung der Symptomatik nach antimykotischer Therapie und sahen in der Hefeinfektion eine mögliche Ursache der Durchfälle. Bei den betroffenen Patienten handelte es sich um sehr kranke, mangelernährte, häufig mit verschiedenen Antibiotika vorbehandelte und meist sehr junge Kinder (7/15 waren unter 3 Monate). In mehreren weiteren Studien zeigte sich bei Kindern mit Diarrhö keinerlei Hinweis auf ein pathogenetische Rolle von Candida. Selten kann eine selektiv verminderte zelluläre Immunität gegen Candida die Ursache chronischer, wäßriger Durchfälle sein, wie wir sie bei einem 3jährigen Mädchen beobachteten (Berkefeld et al. 1991). Wegweisend bei dieser seltenen Diagnose sind dann aber Hefeinfektionen der Haut oder sichtbaren Schleimhäute.

Zusammenfassend ist festzuhalten, daß Diarrhöen durch eine Hefeüberwucherung im Magen-Darm-Trakt jenseits des jungen Säuglingsalters offenbar sehr selten sind. In Einzelfällen von chronischem Durchfall scheint bei Vorliegen bestimmter Risikokonstellationen und positivem Nachweis einer signifikanten Keimzahl potentiell pathogener Candidaspezies im Stuhl ein Therapieversuch mit antimykotischen Medikamenten gerechtfertigt.

Candidabesiedlung als Ursache von Neurodermitis und Allergien

Verfechter der radikalen Antipilztherapie begründen ihre Vorschläge mit einem angeblich gehäuften Auftreten einer Candidabesiedlung bei Neurodermitikern sowie mit Einzelfallberichten, bei denen sich die Hauterscheinungen unter einer antimykotischen Therapie und einer strengen „Antihefendiät" gebessert haben sollen. Untersuchungen zur Kolonisationsrate bei Patienten mit Neurodermitis im Vergleich zu einer Kontrollgruppe liegen nicht vor. Selbst wenn sich Unterschiede in den Kolonisationsraten fänden, stellt sich die Frage, ob nicht die genetisch bedingte Konstitution zur Atopie mit all ihren immunologischen Besonderheiten oder iatrogene Interventionen, wie gelegentlicher Einsatz von Steroiden, dafür verantwortlich wären. Ebenso liegen keine plazebokontrollierten Studien über den Effekt einer antimykotischen Behandlung auf die Hauterscheinungen vor. Damit erscheint weder eine mykologische Diagnostik noch eine Antihefentherapie bei neurodermitischen Kindern indiziert.

Noch gewagter ist die Argumentation bezüglich der „allergenen Potenz" (Nolting 1994) durch Candida im Verdauungstrakt. Es wird postuliert, daß die Candidabesiedlung zu einer „erhöhten Permeabilität der Darmwand und einer Störung der Resorptionsselektivität" führt (Nolting 1994). Diese Behauptung entbehrt jeder wissenschaftlichen Grundlage. Auch hier werden wieder die manifesten Candidainfektionen, z.B. Ulzera im Magen-Darm-Trakt bei immunsupprimierten Patienten, als Erklärung herangezogen. Die reine Candidabesiedlung des immunkompetenten Individuums geht jedoch nicht mit irgendwelchen entzündlichen Veränderungen oder gar Ulzerationen einher. Eine vermehrte Darmdurchlässigkeit („leaky bowel") als Folge einer Candidaüberwucherung wurde auch bei erwachsenen Patienten mit irritablem Darm postuliert. In einer kürzlich durchgeführten Studie konnte jedoch kein Zusammenhang zwischen Candidabesiedlung und den Symptomen bei Patienten mit irritablem Darm nachgewiesen werden (Middleton et al. 1992). Damit ergibt sich auch bei vermuteter oder nachgewiesener Nahrungsmittelallergie oder zur Prophylaxe einer solchen keine Indikation zu einer antimykotischen Behandlung. Wenn in Einzelfällen eine „Antihefepilzdiät" bei Kindern mit Neurodermitis eine Besserung bewirkt hat, so kann dies durchaus nicht nur durch eine Plazebowirkung, sondern auch durch die Elimination von einzelnen Nahrungsmittelallergenen erklärt werden, da bei etwa 30% der Kinder mit Neurodermitis eine Nahrungsmittelallergie die Symptomatik verschlechtern kann.

Die Antihefepilzdiät

Die Antihefepilzdiät beinhaltet einen völligen Verzicht von Saccharose, Fruktose (Obst!) und Traubenzucker (s. Tabelle 3). Dabei verwundert es, daß Milchzucker, der im Darm ja zu Galaktose und Glucose gespalten wird, erlaubt oder sogar empfohlen wird. Stärkehaltige Nahrungsmittel sind nur in ballaststoffreicher Form erlaubt, während helles Mehl, Grieß und geschälter Reis sowie z.T. auch Vollkornreis verpönt sind. Bevorzugt verspeist werden sollen Knoblauch, Meerrettich, Rettich, Zwiebeln und Porree, was die Praktikabilität der Anwendung bei Kindern noch weiter in Frage stellt. Mit dieser über lange Zeit durchgeführten Diät soll es gemeinsam mit einer dreiwöchigen antimykotischen Therapie gelingen, den Darm von Pilzen zu befreien (Nolting 1994). Der konsequenten Diät kommt bei der Antihefepilztherapie eine besondere Rolle zu, „Diätfehler" werden für Rezidive, Hypoglykämie- und Heißhungerattacken sowie für das „Angehen" von Infektionen verantwortlich gemacht (vgl. Zitatesammlung 3, s. Anhang).

Grundlage der Antihefepilzdiät ist die Tatsache, daß Hefen Zucker verstoffwechseln. Ob eine kohlenhydratreiche Ernährung bei Gesunden in vivo zu einer Candidaüberwucherung oder gar Infektion im Darm führt, ist keineswegs gesichert. Mono-, Di- und Oligosaccharide werden vollständig im oberen Dünndarm resorbiert und könnten somit nur zu einem vermehrten Candidawachstum bis zum Jejunum beitragen. Die Verdauung komplexer Kohlenhydrate, also Stärke, beginnt bereits durch die Speichelamylase, und die Spaltung zu Oligosacchariden oder Glucose ist zum größten Teil bereits bis zum distalen Duodenum vollzogen. Ein Teil der Stärke erreicht jedoch unverdaut den Dickdarm (Englyst 1985; Stephen 1983). Dieser Anteil ist z.B. bei Reisstärke nur minimal, während er bei dem stark glutenhaltigen Weizenmehl 10–20% betragen kann (Anderson 1981). Die unverdaute Stärke wird, ähnlich wie einige Ballaststoffe, im Dickdarm von der physiologischen Darmflora verstoffwechselt. Die entstehenden kurzkettigen Fettsäuren sind wichtig für die Ernährung des Kolonepithels und tragen nach Resorption zum Gesamtenergiestoffwechsel bei (Caspary 1987, 1992). Bei Abwesenheit eines Disaccharidasemangels oder eines Monosaccharidabsorptionsdefektes ist es also schwer vorstellbar, daß der normale Konsum leicht verfügbarer Kohlenhydrate zu einer „Hefeüberwucherung" im Ileum und Kolon führen soll. Experimentell wurden bei Tieren mit Verbrennungen durch eine frühzeitige Füt-

terung einer Diät, die reich an leicht verfügbaren Kohlenhydraten war (68% der Kalorien), sogar signifikant niedrigere Darmkolonisations- und Translokationsraten von Candida albicans erzielt als bei Fasten oder enteralen Kochsalzgaben (Inoue et al. 1989). Auch muß stark angezweifelt werden, daß die empfohlene antimykotische Therapie und Diät überhaupt in der Lage sind, einen absolute Pilzfreiheit im Darm zu erzielen (Odds 1988).
Von allen untersuchten Nahrungsmitteln konnte ein direkter antimykotischer Effekt nur bei Knoblauch nachgewiesen werden. Nach dem heutigen Wissensstand wird kaum jemand daran zweifeln, daß eine ballaststoffreiche Ernährung einen fördernden Effekt auf die intestinale Motilität und die Vermehrung der normalen Bakterienflora des Darmes hat. Die protektive Wirkung der normalen bakteriellen Darmflora gegen eine Candidosis wurde bereits mehrfach erwähnt. Auch für eine Kost mit geringem Gehalt an Kochzucker und hohem Anteil langsam verfügbarer Kohlenhydrate lassen sich aus gesundheitlicher Sicht viele Argumente finden. Es ist aber v.a. der Absolutheitsanspruch der Antihefepilzdiät, der die diätetischen Empfehlungen für Kinder risikoreich und unverantwortbar werden läßt:

1. Durch die oft monatelange Antihefepilzbehandlung können Diagnostik und Therapie einer behandlungsbedürftigen Erkrankung (z.B. einer Zöliakie), die Ursache der Symptomatik ist, verzögert oder versäumt werden.

2. Bei den betroffenen Kindern wird durch die verordneten Maßnahmen der Eindruck erweckt, sie seien krank.

3. Die strikte Diät mit Verzicht zahlreicher Lebensmittel einschließlich Obst bringt die Kinder in eine Außenseiterrolle und führt zu einer Verschlechterung der Lebensqualität.

4. Bewußtes oder unbewußtes Abweichen von der Diät führt zu Konflikten in der Familie und wird von den Kindern mit Schuldgefühlen und einem schlechten Gewissen beantwortet. Dieses wäre besonders für Kinder mit einer bereits bestehenden Erkrankung, wie z.B. Asthma oder Neurodermitis, eine unerwünschte zusätzliche Belastung. Die möglichen negativen Aus-

wirkungen einer restriktiven Diät auf die psychosoziale Entwicklung sind uns von Kindern mit Stoffwechselerkrankungen hinreichend bekannt.

Wenn sich Erwachsene aus eigener Überzeugung freiwillig für eine restriktive Diät, diagnostische Prozeduren und Einnahme von Antimykotika entscheiden, ist das ihre Wahl. Kinder sind diesbezüglich von ihren Eltern abhängig. Aus unserer Sicht ist es unethisch, ungesicherte Therapieformen bei Kindern außerhalb von Therapiestudien einzusetzen. Auch wenn die Befürworter der Antihefepilzbewegung die von ihnen propagierten diagnostischen und therapeutischen Interventionen medizinisch als unbedenklich und preisgünstig hinstellen (Nolting 1994), so können sie für Kinder nachteilige Folgen haben und zusätzliche Kosten für das Gesundheitssystem verursachen.

Literatur

AAAI Training Program Directors' Committee (1994) A training program directors' committee report: topics related to controversial practices that should be taught in an allergy and immunology training program. J Allergy Clin Immunol 93:955–966

Anderson IH, Levine AS, Levitt MD (1981) Incomplete absorption of the carbohydrate in all purporse wheat flour. N Engl J Med 304:891

Berkefeld I, Wahn V, Koletzko S (1991) Candida-assoziierte chronische Durchfälle bei selektiv verminderter zellulärer Immunität gegen Candida. Monatsschr Kinderheilkd 139:528

Blaschke-Hellmessen R (1970) Zum Vorkommen von Hefepilzen bei Neugeborenen, Säuglingen und Kleinkindern und ihre pathogenetische Bedeutung als Soorerreger. Kinderärztl Prax 5:219–229

Bodey GP (Hrsg) (1993) Candidiasis: pathogenesis, diagnosis, and treatment, 2nd edn. Raven, New York

Caspary, WF (1987) Role of the colon in carbohydrate absorption and malabsorption. Excerpta Medica, Amsterdam, pp 248–262

Caspary, WF (1992) Physiology and pathophysiology of intestinal absorption. Am J Clin Nutr 55:299S-308S

Cohen R, Roth FJ, Delgado E, Ahearn DG, Kalser MH (1969) Fungal flora of the normal human small and large intestine. N Engl J Med 280:638–641

Crook WG (ed) (1986) The Yeast Connection, 3rd edn. Professional Books, Jackson, TN

Dismukes WE, Wade JS, Lee JY, Dockery BK, Hain JD (1990) A randomized, double-blind trial of Nystatin therapy for the candidiasis hypersensitivity syndrom. N Engl J Med 323:1717–1723

Ekenna O, Sherertz RJ (1987) Factors affecting colonization and dissemination of Candida albicans from the gastrointestinal tract of mice. Infect Immun 55:1558–1563

Englyst HN, Cummings JH (1985) Digestion of the polysaccharides of some cereal foods in the human small intestine. Am J Clin Nutr 42:778–787

Executive Commitee of the American Academy of Allergy and Immunology (1986) Position statements on Clinical Etiology and Candidiasis hypersensitivity syndrome. J Allergy Clin Immunol 78:269–273

Gracey M, Stone DE, Suharjono, Sunoto (1974) Isolation of Candida species from the gastrointestinal tract in malnourished children. Am J Clin Nutr 27:345–349

Greefhuysen J, Rosen EU, Katz J, Ipp T, Metz J (1971) Impaired cellular immunity in kwashiorkor with improvement after therapy. Br Med J 4:527–529

Guzek G, Lange E (Hrsg) (1995) Pilze im Körper: krank ohne Grund? 8. Aufl, Südwest, München

Hughes WT (1992) Candidiasis. In: Feigin RD, Cherry JD (eds) Textbook of pediatric infectious diseases, vol II, 3rd edn. Saunders, Philadelphia

Inoue S, Epstein MD, Alexander JW et al. (1989) Prevention of yeast translocation across the gut by a single enteral feeding after burn injury. J Parent Enteral Nutr 13:565–571

Kennedy MJ, Volz PA (1985) Etiology of Candida albicans gut colonization: inhibition of Candida adhesion, colonization, and dissemination from the gastrointestinal tract by bacterial antagonism. Infect Immun 49:654–663

Klingspor L, Stitzing G, Johnsen K, Murtaza A, Holmberg K (1993) Infantile diarrhoea and malnutrition associated with Candida in a developing community. Mycoses 36:19–24

Kraske EM (Hrsg) (1995) Candida Pilzinfektionen natürlich behandeln, 1. Aufl, Gräfe & Unzer, München

Krause W, Matheis H, Wulf K (1969) Fungaemia and funguria after oral administration of C. albicans. Lancet i:598–599

Kumar V, Chandrasekaran R, Kumar L (1976) Candida diarrhoea. Lancet 3:752

Mata LJ, Jimenez F, Cordon M et al. (1972) Gastrointestinal flora of children with protein-calorie malnutrition. Am J Clin Nutr 25:1118–1126

Middleton SJ, Coley A, Hunter JO (1992) The role of Candida albicans in the pathogenesis of food-intolerant irritable bowel syndrome. Postgrad Med J 68:453–454

Nolting S (Hrsg) (1994) Mykosen des Verdauungstraktes, 1. Aufl, Medi-Praxisreihe, Hamburg

Odds FC (Hrsg) (1988) Candida and Candidosis, 2nd edn. Baillière Tindall, London
Rinaldi MG (1993) Biology and pathogenicity of candida species. In: Bodey G (ed) Candidiasis, 2nd edn. Raven, New York
Rost J (Hrsg) (1994) Die Candida-Mykose: eine Pilzerkrankung mit vielen Gesichtern, 1. Aufl, Thieme, Stuttgart
Shepherd C (1993) The role of Candida albicans in the pathogenesis of food-intolerant irritable bowel syndrome. Postgrad Med J 69:80–81
Stephen AM, Haddad AC, Phillips SF (1983) Passage of carbohydrate into the colon. Gastroenterology 85:589–595
Tuck R, Burke V, Gracey M, Malajczuk A, Sunoto (1979) Defective Candida killing in childhood malnutrition. Arch Dis Child 54:445–447
Truss CO (ed) (1982) The missing diagnose, Birmingham, AL
Wahsburn RG, Bennett JE (1995) Deep mycoses. In: Blaser MJ, Smith PD, Ravdin JI, Greenberg HB, Guerrant RL (eds) Infections of the gastrointestinal tract. Raven, New York, pp 957–958

Anhang

Zitat 1: Candidabesiedlung der Mundhöhle aus niederbayerischer Sicht

(Anmerkung der Autorinnen: „Foznkammerl“ = Mundhöhle)

„Auch im g'sundn Foznkammerl
wohnt sehr gern ein kleines Schwammerl,
duat dir nix und ist ganz stumm,
schwimmt bloß in der Spucke rum.
Ausseschmeißn hot koan Sinn,
weil morgen hockt's schon wieder drin.“

(Anonymus, Niederbayern)

Zitatensammlung 2: Ausgewählte Stellungnahmen ärztlicher Vertreter zur Symptomatik bei Candidabefall des Verdauungstraktes

„Einige Patienten klagen über chronische Müdigkeit, die bei positivem Befund und erfolgreicher Therapie meist schon nach wenigen Tagen wieder verschwindet. Übergewicht kann eine Folge ständiger Heißhungerattacken sein. Sowohl Diarrhö als auch chronische Obstipation können eine Pilzinfektion des Darmes begleiten“ (Nolting 1994, S. 54).

„Bekommen im Darm lebende pathogene Hefepilze aus dem Speisebrei nicht genügend Kohlenhydrate, dann sind sie in der Lage, Blutgefäße in der Darmschleimhaut anzuzapfen. Das kann zu einem allgemeinem Zuckerdefizit und damit zu den genannten Symptomen führen“ (Kraske 1995, S.18).

„Pilzgifte (Toxine), Pilzenzyme und Stoffwechselprodukte wie Fuselalkohole können bei einer starken Besiedlung mit pathogenen Hefepilzen in für den Körper sehr giftigen Konzentrationen entstehen. Wenn diese Stoffe durch geschädigte Schleimhaut in die Blutbahn gelangen, werden das Immun-, das Hormon- und das Nervensystem geschädigt“ (Kraske 1995, S. 17).

„Eine Hefepilzerkrankung im Darm kann eine weitere dramatische Auswirkung haben: Sie kann eine entzündliche Erkrankung der Haut, die Neurodermitis, verstärken oder selbst eine solche Überempfindlichkeitsreaktion auslösen“ (Kraske 1995, S. 18).

„Darüber hinaus scheint die Candidose eine enge, ursächliche Beziehung zur Allergieentstehung zu haben“ (Rost 1994, S. 26).

„Die Überfütterung mit Milcheiweiß kann zu einer Allergie gegen alle Milchprodukte führen, zumal Candida-Patienten sowieso allergiegefährdet sind“ (Rost 1994, S. 62).

„Erhöhte Transaminasen und eine Fettleber können Resultat einer pathologischen Gärung bei einer Darmmykose sein“ (Nolting 1994, S. 49).

Zitatensammlung 3: Ausgewählte Stellungnahmen ärztlicher Vertreter zur Begründung einer Antihefendiät bei Candidabefall des Verdauungstraktes

„Eine zuckerreiche Kost fördert direkt und massiv Mykosen des Verdauungtraktes, da sie den Sproßpilzen den idealen Energielieferanten beschert“ (Nolting 1994).

„Hinzu kommt noch ein besonders gefährlicher Effekt der Kohlenhydrate: Die begünstigen das Haften der Pilzzellen an der Oberfläche der Darmschleimhaut und fördern damit das Angehen der Infektion" (Rost 1994, S. 54).

„Auch bei Nicht-Diabetikern reicht der Anstieg des Zuckerspiegels im Blut nach dem Genuß von Kuchen, Torten, Schokolade, Eis und allen anderen Süßigkeiten aus, um die Heilung der Candidose zu erschweren und zu immer neuen Rückfällen zu führen" (Rost 1994, S. 36).

„Die ballaststoffarme Kost verlängert das Verbleiben der Speisen im Darm und setzt den machanischen Abrieb an der Darmwand herab, der die Pilzfäden sonst beeinträchtigt" (Nolting 1994).

„Rezidive: Die häufigsten Fehler sind übersehene Pilznester und Diätfehler des Patienten" (Nolting 1994, S. 86).

„Ohne Ernährungsumstellung wird eine erfolgreiche Therapie von Mund-Magen-Darm-Mykosen kaum gelingen" (Nolting 1994, S. 86).

„Die Darmlavage führt zur vollständigen Darmentleerung und kann die Motilität verbessern. Sie erleichtert in der Folge den Neuaufbau der physiologischen Darmflora" (Nolting 1994, S. 88).

„Der Negativnachweis nach Therapie ist leider nicht immer der sichere Beweis, daß die Erreger wirklich abgetötet sind ... In solchen Fällen ist es berechtigt, nach der Klinik weiter zu therapieren" (Nolting 1994).

Diskussion

Schuster, Düsseldorf:
Wie ist nach der Kenntnis der Antihefepilzszene die Strategie mit den Leuten zu sprechen, sie von dem Unsinn einer Therapie zu überzeugen?

S. Koletzko:
Es hilft, diese Bücher gelesen zu haben, in der Argumentation. Ich gehe einfach punktuell auf die einzelnen Sachen, die in der Antihefepilzliteratur erwähnt sind, ein, z.B. die Verstoffwechselung der Kohlenhydrate. Meistens sind es ja sehr differenzierte Eltern, Akademiker, die damit kommen, denen man das relativ schnell verständlich machen kann, so daß sie das verstehen.

Lentze, Bonn:
Frau Koletzko, ich habe zwei Fragen. Wenn alle Leute Hefepilze in ihrem Darm haben, dann kommt man ja eher zu der Ansicht, vielleicht ist das zu etwas gut. Gibt es auch positive Aspekte, daß wir Candida im Darm haben, so wie wir Anaerobier haben? Nehmen die möglicherweise auch an der Fermentation teil, die ja für unsere Kolonepithelzellen von entscheidender Bedeutung ist?

S. Koletzko:
Der letzte Punkt ist sicher ganz richtig. Die Hefepilze verstoffwechseln genauso die unverdauten Kohlenhydrate und Ballaststoffe, die im Kolon ankommen, und stehen in Konkurrenz mit der Darmflora. Hinweise auf einen positiven Effekt habe ich in der Literatur nicht gefunden.

Lentze, Bonn:
Aber wenn sie an der Fermentation teilnehmen, ist das doch für uns ein großer Vorteil.

S. Koletzko:
Aber nur zu einem Prozentanteil von etwa 0,0005%, weil sie nur in so kleinen Mengen im Vergleich zu den Anaerobiern vorkommen. Das ist ein Unterschied mit einem Faktor von mindestens 10^8, wenn nicht mehr. Es wäre nett gewesen, etwas Positives zu finden, aber ich habe nichts gefunden.

Anonymus:
Ich habe zwei Fragen: Sie haben gesagt, chronische Durchfälle können candidaausgelöst sein und dann haben Sie auch gesagt, Aller-

gie wird nicht verstärkt. Umgekehrt, können chronische Durchfälle, vielleicht allergieausgelöst von Nahrungsmittelallergien, die Besiedlung durch Candida befördern?
Die zweite Frage, die ich habe: Was halten Sie von den neuen, teilweise jetzt schon propagierten probiotischen Produkten? Jetzt gibt es ja neue Joghurts, die die Darmbesiedlung von manchen Dingen unterdrücken sollen. Wirkt sich das auch auf Candida aus oder ist das weniger?

S. Koletzko:
Zu der ersten Frage: Ich denke, das ist sicher so. Wenn ein Kind einen chronischen Durchfall hat, dann ist es krank und in dem Moment gehört es schon fast zur Risikogruppe. Oft sind auch Antibiotikabehandlungen vorangegangen wegen des Durchfalls. Ich denke, das ist eine Risikogruppe, und erklärt die höheren Candidabesiedlungsraten bei diesen Patienten. Wenn man Krankenhauspopulationen untersucht, findet man, im Vergleich zu gesunden Populationen, höhere Besiedlungsraten. Die Interaktion Wirt–Hefe erklärt das und macht es verständlich. Aber ich denke, das ist ein Sekundärphänomen, so wie Sie das auch meinen.
Die zweite Frage: Joghurt habe ich auch immer empfohlen, weil ich dachte, es ist irgendwie schön, etwas anzubieten. Aber dann war ich überrascht in den Büchern zu finden, daß dort das Joghurt abgelehnt wird. Ich kann nicht ganz nachvollziehen warum, aber es wird gesagt, es sei viel besser, dann die anderen Präparate, Bakterienpräparat oder andere Hefen zu geben, statt Joghurt. Aber es wird nicht näher begründet.
Es ist bei Erwachsenen auch einmal eine placebokontrollierte Therapiestudie durchgeführt worden, die 1990 im *New England Journal of Medicine* veröffentlicht wurde. Da hat man 45 Patienten mit dem sog. Candidasensitivitätssyndrom placebokontrolliert, randomisiert, Cross-over-Design über 32 Wochen Nystatin gegeben und keinen Effekt gesehen. Sowohl in der Placebo- als in der Therapiegruppe fand man 25% Reduktion der Symptome wie Müdigkeit, Depression etc. Das ist die einzige kontrollierte Studie zu diesem Thema.

Pädiatrischer Umgang mit alternativen Ernährungskonzepten

Die Rolle der Medien in der Information und Meinungsbildung über alternative Ernährungsformen

L. Schöne

Für sinnenfrohe Menschen ist Essen ein Akt feierlichen Hochgenusses. Ernährungswissenschaftlern hingegen gilt Nahrung eher als eine Art Medizin, die nach möglichst strengen Regeln verabreicht werden sollte. Daß man sich krank essen kann, weiß heute jeder. Aber kann man sich auch gesund essen? Seit es Medien gibt, haben sie versucht, auf diese Frage eine gültige Antwort zu erteilen, allerdings ohne besonders viel Erfolg, wie man heute sagen muß. Beispielhaft sei unser ältestes Medium genannt, die Bibel, die sich überdies bereits als Propagandist für alternative Ernährungsformen hervortat. Eine der vielen Darstellungen über Ernährung findet sich im Buch Daniel, Kapitel 1, Vers 11–16. Dort überredet Daniel den Hofbeamten, der ihn und 3 andere jüdische Jungen im Auftrag des Königs Nebukadnezzar mit Speisen und Wein von der königlichen Tafel versorgt, zu einer Umstellung der Nahrung. Er schlägt ihm vor:

„Versuche es doch einmal zehn Tage lang mit deinen Knechten! Laß uns nur pflanzliche Nahrung zu essen und Wasser zu trinken geben! Dann vergleiche unser Aussehen mit dem der jungen Leute, die von den Speisen des Königs essen. Je nachdem, was du dann siehst, verfahre weiter mit deinen Knechten! Der Aufseher nahm den Vorschlag an und machte mit ihnen eine zehntägige Probe. Am Ende der zehn Tage sahen sie besser und wohlgenährter aus als all die jungen Leute, die von den Speisen des Königs aßen. Da ließ der Aufseher ihre Speisen und auch den Wein, den sie trinken sollten, beiseite, und gab ihnen Pflanzenkost. Und Gott verlieh diesen vier jungen Leuten Wissen und Verständnis in jeder Art Schrifttum und Weisheit."

Die Vorstellung, daß bestimmte Formen der Ernährung gesünder, schöner und klüger machen, andere dagegen an Siechtum und

Gebrechen aller Art schuld sind, hält sich seither hartnäckig in den Medien und wird auch von vielen Medizinern tatkräftig unterstützt. Der jeweils beschuldigte Nahrungsanteil unterliegt dabei starken Schwankungen: Die Warnungen reichen von A wie Alkohol über Fleisch und Weißbrot bis Z wie Zucker. So wetterte der Breslauer Zahnarzt A. Kunert bereits 1911 in seinem Buch mit dem Titel *Unsere heutige falsche Ernährung:*

> „Die Verheerungen, die heute der Zucker unter unserer Volkskraft und Volksgesundheit anrichtet, sind vielleicht noch schlimmer als die des Alkohols. Unterliegt doch den Schädigungen der in so verführerischen, wohlschmeckenden Formen auftretenden Zuckerseuche der größte Teil unserer Bevölkerung, vom Säugling angefangen, ganz besonders unsere Frauen und Kinder (...). Die traurige Tatsache des starken Rückgangs in der Militärtauglichkeit der städtischen und industriellen Bevölkerung (ist) durch die unzweckmäßige Ernährung mit Weißbrot, Zucker und weiches Wasser (bedingt)."

Kunert fordert deshalb vehement: „Deutsche Mütter, Großmütter und Tanten, gebt euren Lieblingen keine Näschereien, dafür lieber Früchte ... Ein gutes Schwarzbrot aus dem ganzen Getreidekorn muß wieder dein Hauptnahrungsmittel werden" (Gergely 1984). Falsches Essen macht jedoch nicht nur wehruntauglich und süchtig, es schadet auch Charakter und Moral, meinte wenig später der Wiener Arzt Franz Xaver Mayr (1875–1965), zu dessen Schriften unter anderem ein Werk zählt mit dem Titel *Schönheit und Verdauung.* Er vertrat die Überzeugung: „Die Unzweckmäßigkeit der Ernährung ist die Hauptursache des unmoralischen, unsozialen und friedlosen Verhaltens der Menschen" (Gergely 1984).

Obwohl die übersteigerten Mahnungen von Gesundheitsaposteln wohl zu allen Zeiten eine gute Presse hatten – auch Journalisten haben schlichte Erklärungen lieber als komplizierte Zusammenhänge –, ist es doch erstaunlich, warum gerade Appelle zur Veränderung der Ernährung derart erfolglos ausfallen, wie das allem Anschein nach der Fall ist.

Im 1. Teil meines Referats werde ich versuchen, an einigen Zahlen aufzuzeigen, welche Einstellung junge Eltern zur gesunden Ernährung ihrer Kinder haben, welche Wünsche sie äußern, wie sie sich tatsächlich verhalten und woher sie ihre Informationen holen. Danach möchte ich mich zunächst kritisch mit der Qualität der in den Medien vermittelten Ernährungsinformationen befassen, und schließlich auf die Rolle der Ärzte und Ernährungsexperten zu sprechen kommen, die den Journalisten als Quelle für ihre Berichte dienen.

Über *gutes* Essen und Trinken wird viel geschrieben und geredet. Fast alle Printmedien veröffentlichen in regelmäßigen Abständen Kochrezepte und gastronomische Berichte, viele Rundfunk- und Fernsehanstalten strahlen entsprechende Sendungen aus, kochende Journalistinnen und Journalisten wie Martina Meuth, Biolek oder Siebeck sind landesweit bekannt und dienen als Vorbilder für Gourmets und Gourmands.

Auch Diäten, die Schlankheit und Schönheit versprechen, sind fester Bestandteil fast aller Tageszeitungen, Publikumszeitschriften und Frauenblätter. Sie werden oft unter dem Namen von bekannten Schauspielerinnen und Schauspielern (z.B. Barbara Rütting oder Günther Strack) vermarktet, um dadurch glaubwürdiger zu erscheinen.

Über *gesundes* Essen liest und hört man schon weniger, denn Ratschläge zur Mäßigung, Einschränkung und Verzicht gelten bei vielen Medien als zu schwere Kost für Leser und Zuschauer.

Gehandelt wird nach solchen Empfehlungen ohnehin in den seltensten Fällen. Das zeigt sich am Beispiel der sog. Vollwerternährung, bei der auch der Verzehr von Produkten des ökologischen und biologischen Landbaus und ein weitgehender Verzicht auf stark industriell bearbeitete Lebensmittel empfohlen wird. Die Berichte der Medien über diese Ernährungsformen spiegeln sich in den Ansichten der Bundesbürger wider: 65% der westdeutschen und 70% der ostdeutschen Bürger meinten 1994, man sollte mehr Bioprodukte essen. Der gute Vorsatz wird jedoch nur selten wirklich befolgt: Tatsächlich greifen nur 27% der Verbraucher immer oder häufig zu derartiger Ware (Allensbach 1995). Junge Mütter machen da keine Ausnahme: In einer Umfrage der Zeitschrift *Eltern* im März 1995 gaben zwar 96% der befragten Frauen (n = 1319) an, Babynahrung aus biologischem Anbau für „sehr wichtig“ oder „wichtig“ zu halten. 81% von ihnen wären nach ihren Angaben sogar bereit, für Babynahrung aus biologischem Anbau mehr zu bezahlen als für herkömmliche Babynahrung. Jene Alternativmarke indes, in deren

Produktion nur Rohstoffe aus biologisch-dynamischem Anbau verwendet werden („Demeter"), war nur 39% der jungen Mütter bekannt (*Eltern* 1995).

Da einige Journalisten und Presseorgane mit besonderer Vorliebe über Außenseiterdiäten, extreme Kostformen und alternative Ernährung berichten, entsteht oft der Eindruck, es handele sich dabei um bedeutende Bewegungen. Das ist jedoch kaum der Fall. Nach den neuesten Erhebungen werden in Deutschland lediglich 0,8% der bewirtschafteten Flächen „biologisch" bebaut. Eine Umfrage des Marktforschungsinstituts GFM-GETAS im Auftrag der Bundesforschungsanstalt für Ernährung erbrachte 1993 darüber hinaus die Erkenntnis, daß es mit der Konsequenz der Bundesbürger im Hinblick auf ökologische, biologische oder vollwertige Ernährung nicht weit her ist. Zwar kennen 83% der befragen Bundesbürger (n = 1999) mindestens eine alternative Kostform, davon 74% die vegetarische Ernährung und 60% die Vollwerternährung. Diese Kostformen zumindest zeitweise ausprobiert haben allerdings nur 8% der Befragten, streng oder sehr streng halten sich nur 3% an die Regeln der jeweiligen Ernährungsform. Eine Paralleluntersuchung in Baden-Württemberg (n = 1002) ermittelte auch die Gründe für die dauerhafte Anwendung alternativer Kostformen. Als Motive wurden die geringere Belastung mit Schadstoffen (64%) oder die Krankheiten vorbeugende Wirkung (61%) angeführt. Auch „Gewissensgründe" wurden genannt (51%). Das Motiv „besserer Geschmack" spielte bei 49% eine Rolle. Ökologische Gründe gaben 37% und soziale Beweggründe – z.B. den Wunsch nach einer gerechteren Verteilung der weltweit produzierten Lebensmitel – 34% der Befragten an (Ehnle-Lossos u. Hess 1993). Auch in einer etwas älteren Pilotstudie aus dem Jahre 1990 (n = 422) wurden Menschen, die sich als Anhänger der Vollwerternährung bezeichneten, nach den Gründen bzw. Auslösern gefragt, die bei ihrer Umstellung auf diese Ernährungsform die entscheidende Rolle gespielt haben. Die Aspekte „Gesundheit, Fitneß, Leistungsfähigkeit" standen mit 47% eindeutig im Vordergrund, gefolgt von der eigenen Krankheit oder von Krankheiten anderer mit 19% und von ethischen Gründen mit 14%. Unter den Auslösern von außen spielten Bekannte und Verwandte mit 12% die wichtigste Rolle, wegen Übergewichts wechselten 10% zur Gesundheitsnahrung. Berichte in den Medien und Lektüre generell haben nur bei 7% der Befragten den Ausschlag für das Umsteigen auf Vollwerternährung gegeben (Deutsche Gesellschaft für Ernährung 1980, 1984, 1992). Auf die Frage, weshalb die alternative Kostform zwar ausprobiert, aber nicht dauerhaft übernommen wurde, gibt es ebenfalls unterschiedliche Gründe: In 41% der Fälle hat die Familie nicht mitgemacht. 33% der Haushalte war die Zubereitung der Kost zu zeit- und arbeitsaufwendig, 43% empfanden die Einschränkung durch den Verzicht auf bestimmte Lebensmittel als zu groß, und ebenfalls 43% beklagten die Eintönigkeit der Kost (Ehnle-Lossos u. Hess 1993). In der Meinungsbildung über Ernährungsfragen spielen Presse, Rundfunk und Fernsehen offenbar nur eine komplementäre Rolle. Bei aktuellen Ernährungsproblemen eines Säuglings oder Kleinkindes fragen junge Mütter mit 70% am häufigsten den Arzt um Rat. Auf dem zweiten Platz folgt die eigene Mutter oder die Schwiegermutter mit 46%, weitere Verwandte, Freunde und Bekannte dienen in 30% der Fälle als Informationsquelle. Allerdings ist der Anteil unpersönlicher Informationsquellen höher, als es bei der Lösung eines aktuellen Ernährungsproblems zu vermuten wäre. 28% der jungen Mütter greifen nämlich zuerst zu Büchern über Babyernährung, und 26% informieren sich in den Broschüren von Babykostherstellern. Etwas ernüchternd für den Autor, der als Redakteur für die größte Elternzeitschrift Deutschlands tätig ist, ist die Tatsache, daß Zeitschriften und Zeitungen nur von 23% der Mütter als Ratgeber in Ernährungsfragen herangezogen werden. Ein schwacher Trost: Professionelle Ernährungs- und Verbraucherberatungsstellen werden mit 9% noch viel seltener um Rat gefragt. Eine Ausnahme bilden die Mütterberatungsstellen, die von 32% der Mütter mit Kleinkindern aufgesucht werden (Deutsche Gesellschaft für Ernährung, 1980, 1984, 1992).

Kommen wir nun zu der Qualität der Informationen, die in den Medien vermittelt werden. Lassen Sie mich dazu ein Zitat anführen, das den meisten von Ihnen besonders gut gefallen wird, obwohl es von einem Journalisten stammt. Wolf Schneider, der 1995 ausgeschiedene Leiter der Henry-Nannen-Journalistenschule in Hamburg, formulierte zum Abschluß seiner beruflichen Laufbahn folgendes: „Journalisten sind für alles zuständig, für das Wenigste ausgebildet und durch fast nichts legitimiert“ (Schneider 1995).

In der Tat ist kaum ein Berufsbild so schillernd und unscharf wie das von Journalisten. Eine repräsentative Befragung von Journalistinnen und Journalisten (n = 1498) an der Universität Münster liefert nur einige dürre Anhaltspunkte: Der Durchschnittsjournalist ist 37 Jahre alt, seit 10 Jahren im Beruf tätig, arbeitet knapp 46 h in der Woche und verdient rund 4000 Mark. Über ein abgeschlossenes Studium verfügen 60,5% der Journalisten. 73% von ihnen empfinden die schnelle Vermittlung von Informationen als ihre wichtigste Aufgabe, 63% möchten Kritik an Mißständen üben, 53% intellektuelle Interessen ansprechen, 47% unterhalten und 36% Lebenshilfe bieten (*Journalist* 1995).

Bei der Verwirklichung dieser Vorhaben gibt es allerdings gewaltige Qualitätsunterschiede, wie das jeder Zeitungsleser aus eigener Erfahrung bestätigen kann. Die Redaktionen seriöser Printmedien und Sender beschäftigen meistens qualifizierte Medizin- oder Wissenschaftsjournalisten, die in der Lage sind, die Bedeutung und das Gewicht einer naturwissenschaftlichen Aussage richtig einzuschätzen. Solche Medizinpublizisten lesen die Fachliteratur meistens im Original und besuchen regelmäßig die wichtigsten Kongresse. Sie sind sogar häufig besser informiert als der niedergelassene Arzt, der höchstens einmal am Wochenende dazu kommt, ein paar Fachblätter zu studieren und der sich die Zeit für den Besuch von Fortbildungsveranstaltungen von seiner kostbaren, knappen Freizeit abzweigen muß. Aber auch solche Medizinjournalisten müssen für die Ausübung ihres Berufes weder eine ärztliche Approbation noch die Qualifikation einer fachbezogenen Ausbildung zur Voraussetzung haben.

Eine zweite Gruppe der für unser Thema relevanten Informationsvermittler sind die Fachjournalisten für Ernährung, die in manchen Redaktionen fest angestellt, in der Regel jedoch als freie Mitarbeiter tätig sind. Auch dieses Berufsbild ist ungeschützt: Ausgebildete Ökotrophologen können genausogut auf diesem Gebiet tätig sein wie journalistische Hobbyköche oder alte Hasen, die der politischen Berichterstattung überdrüssig geworden sind (z.B. Gerd von Paczensky). Das Fachwissen dieser Ernährungsfachjournalisten ist dennoch erstaunlich hoch. Das ergab eine vergleichende Untersuchung von Prof. Volker Pudel im Jahre 1980 (n = 1950). Bei der Beantwortung von etwa 250 Fragen zum Ernährungswissen gab es – bei einem durchschnittlichen Gesamtwert der Bevölkerung von 100 Punkten – folgende Ergebnisse: Studenten der Ernährungswissenschaft ab 5. Semester kamen auf 147 Punkte. An 2. Stelle folgten die Apotheker mit 126, bereits an 3. Stelle die Fachjournalisten mit 119 Punkten. Praktische Ärzte und Internisten erreichten 118, Köche und Grundschullehrer nur noch 109 Punkte. Am wenigsten über Ernährung verstand die landwirtschaftliche Bevölkerung mit einem Gesamtwert von nur 93 Punkten (Deutsche Gesellschaft für Ernährung 1980, 1984, 1992).

Was die Einstellung von Journalisten zu alternativen Ernährungsformen angeht, bin ich auf die eigene Empirik und auf Vermutungen angewiesen. Männliche Journalisten sind nur selten Vegetarier – ich kenne nur einen einzigen. Unter meinen Kolleginnen ist diese Ernährungsform zwar etwas häufiger, unterliegt aber auch bei ihnen großen Schwankungen. Da aber die Küche weiterhin als weibliche Domäne gilt, finden sich Artikel über Ernährung und Diäten häufiger in Frauenzeitschriften und in der sog. „yellow press", seltener dagegen in Tageszeitungen und Informationsmagazinen.

Wie bereits erwähnt, lassen sich Erwachsene selten durch Ernährungsinformationen in ihrem Eßverhalten beeinflussen. Eine Ausnahme allerdings sind Horrormeldungen jeder Art, die besonders häufig durch die elektronischen Medien ihren Weg in die Öffentlichkeit finden. Als das Fernsehmagazin „Monitor" die Nematoden im Nordseefisch zum Thema machte, ging der Fischumsatz um 70% zurück, und die Fischindustrie mußte Konkurse und Massenentlassungen in Kauf nehmen (Tobiasch 1988). Ebenfalls „Monitor" war es vergönnt, in 2 tendenziösen und überaus unsauberen Sendungen die Fluoridprophylaxe zur Kariesvorbeugung zu denunzieren, mit dem Erfolg, daß die Vorbeugungsmaßnahmen auf breiter Front eingebrochen sind und die Jugendzahnpflege um Jahre zurückgeworfen wurde (Bauch 1986).

Und damit komme ich zum 3. Teil meines Referats, den ich unter ein besonderes Motto stellen möchte. Es ist ein jiddisches Sprichwort und lautet: „Von was wird der Kaffee süß – vom Zucker oder vom Umrühren?"

Wenn man von einigen Ausnahmen absieht, erfinden Journalisten ihre Berichte nicht selbst, sie rühren nur den Zucker um, den andere ihnen geliefert haben. Selbst spezialisierte Wissenschaftsjournalisten tun sich manchmal schwer damit, Forschungsergebnisse korrekt zu vermitteln. Sie wenden sich also an diejenigen, die es wissen müssen – an die Experten. Und dabei sind wir an dem kritischen Punkt angelangt, der vom Münchner Risikoexperten Prof. Klaus Heilmann folgendermaßen formuliert wird:

> „Woher soll ein Journalist wissen, welcher der richtige und welcher der falsche Fachmann ist? Bei unterschiedlichen Auffassungen fällt man leicht auf die herein, die nicht die wirklichen Experten sind, oder auf die selbsternannten Kritiker, die sich oft besser darstellen können und dadurch glaubwürdiger wirken, auch deswegen, weil ihre Warnungen in unserer Sicherheitsgesellschaft einem verbreiteten Gefährdungsglauben entsprechen" (Heilmann 1990).

Deshalb können selbst hochqualifizierte Fachjournalisten keine Garantie bieten für eine völlig objektive Unterrichtung des geneigten Publikums. Auch sie unterliegen gelegentlich Einflüsterungen von außen. Mal üben große Firmen Druck auf die Redaktion aus, mal versucht ein Wissenschaftler durch eine gezielte Veröffentlichung Forschungsgelder locker zu machen, mal unterliegt der Journalist einfach der charismatischen Ausstrahlung eines sendungsbewußten Außenseiters, v.a. dann, wenn es ihm gelingt, das vorhandene Unbehagen an technologischen Prozessen und Veränderungen der Lebensumwelt zu aktivieren.

Doch zurück zur „Monitor"sendung über die Fluoridprophylaxe. In der Sendung und in den daran folgenden Berichten einiger großer Publikumszeitschriften wurden z.T. Behauptungen weitergegeben, die auf Informationsschriften des Lahnsteiner Internisten Dr. Max Otto Bruker und seiner „Gesellschaft für Gesundheitsberatung" zurückgingen. Im Organ der Gesellschaft Brukers mit dem Titel *Der Gesundheitsberater* läßt sich Monat für Monat nachlesen, was von Dr. Bruker und der von ihm ausgebildeten „Gesundheitsberaterinnen GGB" außer der Fluoridprophylaxe noch alles abgelehnt wird. „Jod? – Nein, danke!" heißt es da z.B., oder es wird für das Buch von

Dr. Gerhard Buchwald mit dem Titel *Impfen – das Geschäft mit der Angst* geworben. Der 86jährige Internist Bruker scheint auch in pädiatrischen, orthopädischen und gynäkologischen Fragen im Besitz der Weisheit zu sein. Einige Zitate von ihm: „Eine Fruchtwasseruntersuchung ist natürlich absolut unnötig. Seit die Welt steht, sind Millionen von Menschen geboren, ohne daß vorher neugierig das Fruchtwasser der Mutter untersucht wurde. Bei dieser Untersuchung handelt es sich um eine Arbeitsbeschaffungsmaßnahme." Oder: „Die Neugeborenengelbsucht ist etwas völlig harmloses. Sie ist auch nicht behandlungsbedürftig und verschwindet von selbst in kurzer Zeit. Die Behandlung mit Traubenzucker ist schädlich, da sie eine Leberbelastung darstellt." Oder: „Alle Beschwerden im Bewegungsapparat sind, abgesehen von Unfallfolgen, ernährungsbedingt." Oder: „Die Katharre der oberen Luftwege sind klassische ernährungsbedingte Zivilisationskrankheiten" (Bruker 1994, 1995 a, b, c).

Es wird auch gern mit der Angst gearbeitet. So rät Ilse Gutjahr, Geschäftsführerin der Bruker-Gesellschaft von „Milchpräparaten/Imitaten für Säuglinge" ab und warnt: „Liebe Mütter und Väter, lest doch bitte die Analysen der Produkte und verliert sofort den Glauben daran! Die Beschriftung klingt hochwertiger, als das Produkt in Wirklichkeit ist. Sie können aus der harmlos klingenden Angabe ‚entmineralisierte Molke' zum Beispiel nicht entnehmen, daß man den Säugling für Experimente mißbraucht. ... Nach Ultrafiltration, Elektrodialyse und Umkehrosmose (von Molkeabfall) präsentieren die Milchkonzerne eine spezifische Eiweißfraktion, die es in der Form vorher nicht gab. Es ist noch völlig ungeklärt, wie Menschen auf diese veränderten Eiweiße reagieren werden, wenn man sie ihnen regelmäßig über lange Zeit verabreicht" (Gutjahr 1995).

Empfohlen wird dagegen selbstzubereitete Nahrung, besonders Frischkornmilch. Helma Danner, eine von Dr. Bruker ausgebildete „Gesundheitsberaterin" (GGB) schreibt in ihrem Buch *Die Bio-Kost für mein Kind*, das im renommierten Econ-Verlag erschien:

„Diese sogenannte Frischkornmilch vertragen auch schon Neugeborene, die nicht gestillt werden können. Seit 40 Jahren empfiehlt Dr. Bruker diese Frischkornmilch. Damit sind bereits viele Kinder mit sehr gutem Erfolg großgezogen worden. Mit dieser Vollwertkost für den Säugling – rohe Tiermilch, frisch gemahlenes Getreide und unerhitzter Honig – beschreiten Sie den nach dem Stillen natürlichsten Ernährungsweg.... Warum sollte man einem Kind, das Muttermilch nicht bekommen kann, gekochte oder präparierte Nahrung zuführen? Das wäre doch völlig widernatürlich und würde zu gesundheitlichen Schäden führen. Auch das ungestillte Kind muß eine Nahrung bekommen, die der Muttermilch ähnlich ist. Dies kann wiederum nur rohe, unzerstörte Nahrung sein" (Danner 1983).

Genug der Beispiele. Obwohl Dr. Bruker, wie es scheint, sein Außenseiterimage bewußt kultiviert, wird der rüstige alte Herr, der seine Thesen so verblüffend schlicht zu formulieren weiß, gern zu Talkshows und Podiumsdiskussionen eingeladen und in den Printmedien zitiert. In seiner Hauszeitschrift werden übrigens seit einiger Zeit nicht mehr nur strahlende Kinderphotos veröffentlicht, unter der Überschrift „Das Frischkorn-Kind des Monats" – neuerdings taucht sogar hin und wieder der eine oder andere „Frischkornhund" auf.

Bei Erwachsenen, die solchen biologischen oder weltanschaulich motivierten Ernährungsformen anhängen, sind „Bekehrungsversuche" mit großer Wahrscheinlichkeit zum Scheitern verurteilt (Grüttner 1988, 1992). Eltern jedoch, die Alternativkost bevorzugen, lieben ihre Kinder genauso sehr wie alle anderen Eltern auch. Wenn es um ihre Kinder geht, sind sie deshalb medizinisch fundierten Empfehlungen gegenüber meist aufgeschlossen. Die Beratung sollte sich allerdings auf die tatsächlich vorhandenen Risiken für das Kind konzentrieren, auf ideologische Diskussionen verzichten und sich auf die Vermittlung der unbedingt notwendigen gesundheitlichen Fakten beschränken. Auch alternative Bestrebungen sind so lange sinnvoll, „so lange sie sich nicht gegen die Erkenntnisse der Wissenschaft, sondern gegen schlechte Gewohnheiten im Alltag richten", meinen Wissenschaftler des Dortmunder Forschungsinstituts für Kinderernährung (Schmidt u. Schöck 1989). Es ist nun bald 20 Jahre her, daß im November 1976 in Schlangenbad ein Symposium über das Thema Glauben und Wissen in der Säuglings- und Kinderernährung stattgefunden hat. Damals meinte Professor Dr. Kurt Schreier, seinerzeit Chefarzt der Städtischen Kinderklinik Nürnberg: „Besonders wir Kinderärzte sind dazu aufgerufen, den ernährungsphysiologischen Unsinn und die kostspieligen Fehlinformationen ad absurdum zu führen. Wir sollten vor allem auch

den Mut aufbringen, den Nonsens zu widerlegen, der aus unseren eigenen Reihen publiziert wird" (Schreier u. Eckert 1977).
Viele meiner verantwortungsvoll denkenden Kollegen und ich wollen Ihnen bei diesem Vorhaben gern behilflich sein.

Literatur

Allensbach (1995) Der Griff zur Bio-Kost, zit. nach Globus-Schaubild 2623

Bauch J (1986) Weissbuch Zahnärztliche Prophylaxe. Schriftenreihe der Bundeszahnärztekammer, Köln

Bruker MO, zit. nach *Der Gesundheitsberater* 5/94, 4/95, 7/95, 7/95

Danner H (1983) Die Bio-Kost für mein Kind. Econ, Düsseldorf

Deutsche Gesellschaft für Ernährung, Frankfurt: Ernährungsberichte 1980, 1984, 1992

ELTERN (3/1995) Marken-Monitor Babynahrung

Ehnle-Lossos M, Hess U (1993) Alternative Kostformen in privaten Haushalten, Forschungsreport. Ministerium für Ernährung, Landwirtschaft, Forsten, Stuttgart

Gergely SM (1984) Diät - aber wie? Piper, München Zürich

Grüttner R (1988) Die alternative Ernährung des Kindes. Monatsschr Kinderheilkd 136:220–227

Grüttner R (1992) Mangelzustände bei Fehlernährung durch alternative Kost im Säuglings- und Kindesalter. Dtsch Ärztebl 89:A1-688–696 (Heft 9)

Gutjahr I (1995) Gesund von Anfang an oder: Wie man Kinder krank füttern kann. Gesundheitsberater 4/95

Heilmann K (1990) Die betrogene Gesellschaft, Kommunikation im Informationszeitalter. Orell Füssli

Schmidt E, Schöch G (1989) Die Ernährung des Säugling und Kindes. Marseille, München

Schneider W (1995) Haltungsfehler. MediumMagazin 2/95

Schreier K, Eckert I (Hrsg) (1977) Ernährung und Umwelt - eine Bestandsaufnahme. Thieme, Stuttgart

Studie „Journalismus in Deutschland" der Universität Münster, zit. nach *Journalist* 4/95, S 25

Tobiasch V (1988) Wissenschaftliche Medizin - alternative Heilmethoden. Zuckschwerdt, München

Diskussion

Reinhardt, München:
Herr Schöne, können Sie etwas sagen über das Fernsehen? Werbespots und Kinderernährung, das spielt ja eine große Rolle, vor allen Dingen bei Süßigkeiten.

Schöne:
Es ist v.a. in den privatwirtschaftlich betriebenen Medien etwas eingetreten, was man in den Vereinigten Staaten schon länger kennt, nämlich daß im Frühstücksprogramm, was für die Kinder bereits um 6 Uhr beginnt, sehr reizvolle, für Kinder sehr interessante Kindersendungen laufen – Zeichentrickfilme, Actionserien, die immer wieder unterbrochen werden. Wie auf einer Tagung erst vor kurzem berichtet wurde, bestehen die dann zwischengeschalteten Werbeblöcke zu über 60% aus Ernährungsinformationen für Kinder, aber aus Ernährungsinformationen, die Ihnen als Kinderärzten nicht besonders gefallen werden, weil da v.a. süße Riegel, Gummibärchen, irgendwelche Zwischenmahlzeiten und Snacks beworben werden. Der Rest allerdings, der sich nicht auf Ernährung bezieht, ist u.U. noch schlimmer, denn da werden besonders häufig Spielzeuge für Kampfspiele beworben. Wer von Ihnen einmal früh aufsteht und nicht in die Klinik muß, sollte morgens um 7 einen Blick in diese Sendungen werfen. Man bekommt schon das Grausen.

Hochweber, Landshut:
Herr Schöne, Ihre Zeitschrift gehört zu den von Ihnen zitierten Pflichtblättern für Kinderärzte, damit sie wissen, was sie den Eltern antworten müssen in der nächsten Woche. Mich würde interessieren, unter welchen Gesichtspunkten wählen Sie medizinische oder auch ernährungsphysiologische Themen aus? Was ist die Philosophie Ihrer Redaktion?

Schöne:
Eine Elternzeitschrift wie die unsere hat 3 große Gruppen von Lesern. Die erste Gruppe sind die jungen Frauen, die gerade schwanger sind und jetzt alles, aber wirklich alles erfahren möch-

ten über ihre Schwangerschaft und über die bevorstehende Geburt. Dieser Themenbereich muß in etwa $^1/_3$ der Zeitschrift behandelt werden, damit diese Leserinnen auch weiterhin Leserinnen bleiben. Wir wollen ja das Blatt verkaufen. Dann kommt die größte Gruppe, die jungen Eltern mit Kindern in den ersten 2 Lebensjahren. Dann, mit diesem Zeitraum, bröckelt dann die Leserschaft. Wer zwei Jahre oder womöglich insgesamt drei Jahre *Eltern* gelesen hat, der glaubt erstens alles schon zu wissen und gelernt zu haben und zweitens wiederholt sich ja alles, weil $^1/_3$ des Heftes ja weiterhin aus Schwangerschaft besteht, auch wenn die Leserin bereits ein 2 Jahre altes Kind hat und über Schwangerschaften überhaupt nichts mehr lesen möchte. Deshalb führt das zu dem Abbröckeln, so daß wir nur noch z.T. eine Leserschaft mit größeren Kindern haben. Aber Sie können sich vorstellen, daß unsere Bemühen Monat für Monat sein muß, für diese drei Gruppen jeweils wichtige Themenbereiche herauszufinden. Die Gesundheit für Kinder ist eines der wichtigsten Essentials für eine solche Zeitschrift. Eine vierte Gruppe habe ich nicht erwähnt, die aber zu unseren besonders treuen Lesern gehört. Es sind die Frauen, die sich ein Kind wünschen und keines bekommen können. Sie lesen die Zeitschrift besonders intensiv.

Deilmann, Bad Bertrich:
Haben Sie die Mütter mal gefragt, warum sie die Ernährungsberatung beim Kinderarzt so selten in Anspruch nehmen?

Schöne:
Wir haben den Müttern diese Frage nicht gestellt. Wir haben in verschiedenen Umfragen, z.B. über die Qualität der Vorsorge, so wie die Mütter das erleben, einige Informationen über das Verhalten der Kinderärzte erhalten. Unter Umständen könnte die Beantwortung Ihrer Frage mit dem Zeitmangel des niedergelassenen Kinderarztes in engem Zusammenhang stehen. Für eine intensive Ernährungsberatung hat der niedergelassene Kinderarzt nicht immer Zeit, und das geht aus den Antworten unserer Leserinnen häufig hervor.

Rechtliche Bewertung der elterlichen und ärztlichen Verantwortung bei Konfliktsituationen zwischen elterlichen Überzeugungen und Kindeswohl

W. Eisenmenger und P. Betz

Das Problem, wie praktisch verfahren werden soll, wenn ein Arzt anderer Ansicht ist als die Eltern, welche Form der Behandlung dem Wohl eines erkrankten Kindes am ehesten oder ausschließlich entspricht, ist in jüngster Zeit durch spektakuläre Fälle sowohl in das Bewußtsein der Ärzte getreten wie auch in die öffentliche Diskussion geraten. Der Fall des sog. Memminger Leukämiekindes, das zwischenzeitlich gestorben ist, wie auch der Fall der 6jährigen Olivia Pilhar, die an einem ca. 4 kg schweren Nierentumor litt und von den Eltern zunächst einem sog. Wunderheiler zugeführt wurde, bevor die von den Ärzten so dringlich geforderte Chemotherapie angewandt werden durfte, die zwischenzeitlich die operative Entfernung des Tumors erlaubte, waren und sind in aller Munde. Während die der Schulmedizin sich verpflichtet fühlenden Ärzte fassungslos vor der Tatsache stehen, daß Eltern lebensgefährlich erkrankter Kinder nicht sofort mit Hilfe der Gerichte gezwungen werden, die nach schulmedizinischer Auffassung einzigen echten Chancen zur Rettung ihrer Kinder einzusetzen, wird von seiten sog. Alternativer, die schulmedizinische Methoden ablehnen, auf das Grundgesetz verwiesen und hier speziell auf die Freiheit der Gewissensentscheidungen und die Würde der Person und den Ärzten entgegengehalten, daß sie sich mit ihren Vorstellungen einer Zwangsbehandlung gegen den Willen der Eltern im Bereich des Nazigedankengutes bewegen würden.

So verständlich emotionale Meinungsäußerungen in diesem Zusammenhang sind: Entscheidend ist und bleibt die Rechtslage. Wie sieht diese nun in Deutschland aus?

Lassen Sie uns zunächst die ärztliche Seite des Problems darstellen. Wir müssen generell unterscheiden zwischen Straf- und Zivilrecht. Im Strafrecht wird sozialschädliches Verhalten unter Strafe gestellt. Es bedarf hierfür immer dreier Voraussetzungen:

1. Es muß eine im Strafgesetz genau umschriebene und verbotene Handlung begangen worden sein, juristisch ausgedrückt: Es muß der Tatbestand vorliegen.
2. Es darf für diese Handlung keinen rechtfertigenden Grund geben, juristisch gesagt: Sie muß rechtswidrig sein. So ist z.B. die strikt verbotene Verletzung oder Tötung eines anderen nicht rechtswidrig, wenn sie in Notwehr geschieht.
3. Den Täter muß eine persönliche Schuld am Eintritt des Tatbestands treffen, d.h. er muß, obwohl die Folgen vorhersehbar waren, mindestens fahrlässig gehandelt haben, wobei man im Strafrecht unter Fahrlässigkeit versteht, daß die im konkreten Fall dem einzelnen nach seiner persönlichen Ausbildung und Erfahrung abzuverlangende Sorgfalt nicht eingehalten wurde.

Zum Tatbestand hat das Reichsgericht 1894 bereits festgestellt, daß jeder ärztliche Heileingriff, unabhängig von seiner Schwere, seiner Dringlichkeit, von der Art der Durchführung und vom Ziel und Ergebnis, tatbestandsmäßig eine Körperverletzung darstelle. Da in diesem Begriff allerdings eine aktive Handlung verlangt wird, beim Unterlassen einer indizierten ärztlichen Behandlung aber keine aktive Handlung vorliegt, obwohl ebenso gravierende Folgen für den Patienten entstehen können, hat die Rechtsprechung zu einem Kunstgriff Zuflucht genommen, um auch ein Untätigbleiben eines Arztes, wo Handeln erforderlich wäre, bestrafen zu können. Man hat postuliert, daß dem Arzt, dank seiner Ausbildung und der damit erworbenen Heilkunst, eine sog. Garantenstellung zukomme, d.h. daß er eine strafbare Körperverletzung auch durch Unterlassung begehen könne, wenn er nicht das seiner Ausbildung nach Mögliche und Erforderliche unternehme.

Unabhängig von dieser Rechtskonstruktion hat der Gesetzgeber einen Paragraphen geschaffen, der die Nothilfe durch jedermann gewährleisten soll, also auch durch den Arzt. Es handelt sich um die sog. unterlassene Hilfeleistung nach § 323 c. Hiernach wird bestraft, wer in Unglücksfällen und Fällen gemeiner Not oder Gefahr nicht die erforderliche und ihm nach den Umständen zumutbare Hilfe leistet. Der Begriff des Unglücksfalls umfaßt dabei nicht schon von vornherein jede schwere Krankheit, wohl aber rasche Verschlimmerung einer solchen.

Aufgrund dieser gesetzlichen Grundlagen ist der Arzt verpflichtet, seine Hilfe jedem Kranken zuzuwenden. Allerdings findet dies seine Grenzen bei den Voraussetzungen für die Rechtmäßigkeit. Diese Voraussetzungen sind die Indikation, die rechtswirksame Zustimmung des Patienten nach sachgerechter Aufklärung, die Einhaltung der Regeln ärztlicher Kunst und die Einhaltung der guten Sitten.

Die juristische Besonderheit für den Arzt bei der Behandlung von Kindern ergibt sich grundsätzlich aus der Frage der rechtswirksamen Einwilligung. Hier muß hervorgehoben werden, daß die Einwilligung nach herrschender Meinung kein Rechtsgeschäft ist. Während die rechtlichen Bedingungen für Rechtsgeschäfte im Zivilrecht geregelt sind und mit Begriffen wie Geschäftsunfähigkeit, eingeschränkter Geschäftsfähigkeit und voller Geschäftsfähigkeit verbunden sind, geht es bei der Einwilligungsfähigkeit darum, ob der Patient Wesen, Bedeutung und Tragweite einer ärztlichen Maßnahme zu verstehen vermag. Dies ist nicht an feste Altersgrenzen gebunden, wie sie für die Geschäftsfähigkeit im Bürgerlichen Gesetzbuch festgelegt sind. Demnach ist ein Kind geschäftsunfähig, solange es nicht das 7. Lebensjahr vollendet hat, beschränkt geschäftsfähig ist ein Minderjähriger nach Vollendung des 7. Lebensjahres bis zur Vollendung des 18. Lebensjahres. In der Rechtslehre wird allgemein davon ausgegangen, daß geschäftsunfähige Kinder und jüngere Minderjährige noch nicht das Verständnis haben, um rechtswirksam einwilligen zu können, daß aber ältere Jugendliche über die notwendige Einsicht zumindest verfügen. Eine gesetzlich starre Grenze ist hierfür nicht etabliert, der Arzt muß sich persönlich einen Eindruck von der Einsicht, dem Überblick und dem Erwägenkönnen möglicher Konsequenzen seines minderjährigen Patienten machen. Bekannt ist v. a. das Problem der Einwilligung von minderjährigen Mädchen, die sexuell aktiv sind, zu Abtreibungen oder zur Anwendung von Kontrazeptiva. Hier kann man im Einzelfall durchaus aus ärztlicher Sicht zur Überzeugung gelangen, daß auch eine 14jährige bereits die notwendige Einsicht und das Verständnis hat, um ihre Einwilligung zu ärztlichen Maßnahmen zu geben. Ein einwilligungsfähiger Minderjähriger kann durchaus Maßnahmen zustimmen, die seine Eltern z.B. aus religiösen oder ideologischen Gründen nicht gutheißen. Auf der anderen Seite kann die Bejahung der Einwilligungsfähigkeit sich aus ärztlicher Sicht auch negativ für das Wohl eines Patienten auswirken, wenn z.B. ein knapp vor der Volljährigkeit stehender Patient eine lebensrettende Maßnahme verweigert und der Arzt sich an diese Entscheidung zu halten hat.

Außer dem Lebensalter und der Nähe zur Volljährigkeit wird bei der rechtlichen Beurteilung sicher auch eine Rolle spielen, wie eingreifend in das zukünftige Leben die geplante ärztliche Maßnahme ist. Bei Eingriffen, die mit schwerwiegenden Behinderungen oder Entstellungen einhergehen, wird man die Einwilligung eines Jugendlichen tunlichst herbeizuführen versuchen, u.U. ihm sogar ein Vetorecht einräumen. Zitiert sei hier Eser (1982), der schreibt:

> „Je schwererwiegend, je weniger dringlich, je unübersehbarer in seinen Risiken und Folgen ein Eingriff ist und je jünger der Patient, desto eher fehlt die Einwilligungsmündigkeit und je mehr es umgekehrt um eine reine Routinebehandlung geht und sich das Alter dem Volljährigkeitszeitpunkt nähert, desto eher kann dem Jugendlichen das für die Einwilligung hinreichende Verständnis zugetraut werden.“

Umgekehrt kann sich allein aus der Entscheidung eines Jugendlichen und der Art, wie sie vorgebracht und begründet wird, ein Zweifel an der Einwilligungsfähigkeit ergeben. Solbach (1991) nennt als entsprechende Kriterien eine Erklärung, die jeder Vernunft entbehre oder aus sachwidrigen Erwägungen, etwa reinem Widerspruchsgeist, getroffen werde.

Bei der Erörterung der strafrechtlichen Problematik, die für den Arzt aus Konflikten zwischen elterlichen Überzeugungen und Kindeswohl entstehen kann, ist zunächst klarzustellen, welche Fallkonstellationen überhaupt in Betracht kommen. Ulsenheimer (1995) hat in einem Referat anläßlich des diesjährigen Workshops der Deutschen Gesellschaft für Medizinrecht in Einbeck, der das

Thema „Therapieverweigerung bei Kindern" zum Thema hatte, 6 Fallkonstellationen vorgetragen, die theoretisch möglich sind, nämlich:

1. Beide Eltern lehnen die vom Arzt empfohlene und medizinisch indizierte Maßnahme bei ihrem nicht einsichtsfähigen Kind ab;
2. der Arzt lehnt entgegen der Forderung der Eltern es ab, dem nicht einsichtsfähigen Kind jede erdenkliche Hilfe zuzuwenden;
3. der Arzt lehnt die von den Eltern gewünschte Therapie ab, und es handelt sich um einen einsichtsfähigen Jugendlichen, der nun entweder sich der Meinung des Arztes oder der der Eltern anschließen kann;
4. die Eltern lehnen die ärztliche erforderliche Therapie ab bei sonst gleicher Konstellation;
5. Arzt und Eltern lehnen Aufnahme oder Fortsetzung einer Therapie bei einem nicht einsichtsfähigen Kind ab, die ein Dritter für geboten erachtet bzw. die im Fall der Einsichtsfähigkeit des Kindes dessen Wunsch entspricht;
6. Arzt und Eltern wollen die Behandlung, und das Kind ist entweder ohne Einsichtsfähigkeit, sträubt sich jedoch gegen die Behandlung oder lehnt bei vorhandener Einwilligungsfähigkeit die Behandlung ab.

Von praktischer Relevanz sind allerdings von diesen vielen Varianten nur die, bei denen ein Kind nicht einwilligungsfähig ist und Arzt und Eltern kontroverser Auffassung über die Vornahme bzw. das Unterlassen einer Behandlung sind oder wo Arzt und Eltern in ihrer Auffassung über die Behandlung eines Kindes konform gehen, sich aber damit gegen die herrschende fachliche Meinung stellen, für die sich das Kind im Falle der Einsichtsfähigkeit mit allergrößter Wahrscheinlichkeit entschieden hätte.
Es muß demnach nochmals hervorgehoben werden, daß auch für die strafrechtliche Bewertung ärztlichen Handelns es von entscheidender Bedeutung ist, ob der minderjährige Patient einwilligungs-

fähig ist oder nicht. Da die Nachweispflicht für eine sachgerechte Beurteilung dieser Frage den Arzt trifft, muß er sich, soweit es sich nicht um einen akuten Notfall handelt, eingehend mit seinem minderjährigen Patienten befassen. In der juristischen Literatur wird allgemein die Meinung vertreten, daß Minderjährige unterhalb des 14. Lebensjahres in aller Regel nicht einwilligungsfähig seien. Da eine solche Grenze der geistigen und sittlichen Reife aber nicht mathematisch scharf gezogen werden kann, sind auch die bereits genannten Entscheidungskriterien mit zu berücksichtigen.

Der in der Praxis wichtigste und wohl häufigste Konfliktfall ist der, daß beim nicht einwilligungsfähigen Kind der Arzt eine Behandlungsmaßnahme vorschlägt, die die Eltern nicht akzeptieren. Hier stellt sich für den Arzt die Frage, wann er die Entscheidung der Eltern respektieren darf oder muß und wie er vorgehen muß, wenn er sich selbst nicht strafbar machen will.

Sowohl der Wissenschaftliche Beirat der Bundesärztekammer (1991) wie auch die Deutsche Gesellschaft für Medizinrecht (1995) haben dieses Problem in jüngerer Zeit aufgegriffen und in Verlautbarungen mit empfehlendem Charakter die ethischen und juristischen Prinzipien, die eine Richtschnur für ärztliches Handeln abgeben können, dargelegt. Es geht nicht an, im Rahmen dieser Darstellung den gesamten Text dieser Empfehlungen zu zitieren; wir möchten in der Folge aber die wesentlichen Gesichtspunkte herausstellen.

Bevor ärztliche Überlegungen einsetzen, ist grundsätzlich festzuhalten, daß den Eltern das Personensorgerecht für ihr Kind als Grundrecht nach Artikel 6 Abs. 1 des Grundgesetzes zusteht. Dieses Recht verpflichtet allerdings auch die Eltern zur Verantwortung gegenüber dem Wohl des Kindes. Das Kind hat nach Artikel 2 Abs. 2 des Grundgesetzes ein Recht auf Leben und Gesundheit und dazu gehört der Anspruch auf bestmögliche medizinische Betreuung.

Treten die Eltern einer ärztlich vorgeschlagenen Therapiemaßnahme entgegen, so kann nicht grundsätzlich gleich gesagt werden, daß hier das elterliche Sorgerecht mißbräuchlich ausgeübt wurde. Denn bei vielen medizinischen Maßnahmen ist zu berücksichtigen, daß sie nur auf die Korrektur oder Verbesserung eines Teilaspektes dessen gerichtet sind, was man umfassend als Wohl des Kindes bezeichnet. Der Wissenschaftliche Beirat der Bundesärztekammer (1991) zitiert in diesem Zusammenhang den Pädiater Pfaundler, daß das Kind am schmutzigen Schürzenzipfel seiner Mutter besser aufgehoben sei als in einem noch so guten Heim und belegt damit, daß das Kindeswohl in seiner Gesamtheit wichtiger ist als der mögliche Effekt noch so gut erdachter Partialmaßnahmen und daß das Kindeswohl nicht nur die körperliche, sondern auch die seelische Gesundheit des Kindes umfasse. Weiter heißt es in den Empfehlungen: „Das Elternrecht ist selbst dann noch beachtlich, wenn tatsächlich und objektivierbar Schäden beim Kind auftreten oder zu befürchten sind", und „an sich richtige ärztliche Maßnahmen können, wenn sie das Eltern-Kind-Verhältnis stören, eher schaden als nützen".

Insbesondere solange über die Art eines medizinischen Vorgehens keine einhellige Auffassung innerhalb der Medizin besteht oder sogar ein Schulenstreit herrscht, darf nicht daran gedacht werden, den einer vorgeschlagenen Behandlungsmaßnahme entgegenstehenden Willen der Eltern zu überwinden und zu ersetzen. In diesem Zusammenhang sei nur beispielhaft das Vorgehen in der Kinderorthopädie erwähnt, wo zwischen einem konservativen und operativen Vorgehen oft wissenschaftliche Welten liegen. Wenn Behandlungsalternativen bestehen, dann ist der Arzt verpflichtet, den Eltern alle Grundlagen für eine verantwortungsbewußte Entscheidung zu liefern, nämlich über die Chancen und Risiken einer Maßnahme ebenso aufzuklären wie über Dauer und Verlauf, Nebenwirkungen und Spätfolgen. Neben den Folgen einer Nichtbehandlung müssen die spezifischen Vor- und Nachteile der alternativen Methoden dargelegt werden. Bei lebensbedrohlichen Erkrankungen gehört dazu auch das Gegenüberstellen der Überlebenswahrscheinlichkeit ohne Therapie und der letalen denkbaren Komplikationen einer Therapie.

Anders stellt sich allerdings die Situation dar, wenn die Notwendigkeit und die spezifische Art einer ärztlichen Behandlungsmaßnahme unumstritten sind. Das Kammergericht Berlin hat ausgeführt, daß von den Eltern die Zustimmung zu einer „zweckdienlichen und gefahrlosen, d.h. aussichtsvollen und nach dem jeweiligen Stand der ärztlichen Wissenschaft weder mit Lebensgefahr noch mit dauernder Schädigung des Körpers verbundenen Operation oder Behandlung verlangt werden kann". Im gleichen Urteil weist das Kammergericht aber auch darauf hin, daß, wenn die vorgeschlagene Therapie nicht gefahrlos in diesem Sinne sei, nur mit äußerster Vorsicht von Mißbrauch des Sorgerechts gesprochen werden könne, nämlich wenn die Gefahr verhältnismäßig geringfügig sei und demgegenüber der zu erwartende Erfolg derart erstrebenswert und segensreich, weil mit Sicherheit eine beträchtliche Besserung oder gar vollständige Heilung zu prognostizieren sei.

Es bedarf also schon einer besonderen drastischen Konstellation, um den Eltern Mißbrauch des Sorgerechts vorzuwerfen. Entscheidend sind hier auf der Seite der Eltern die Beweggründe und die diesen entgegenstehende Gefahr für das Wohl des Kindes auf der anderen Seite. Reine Unwissenheit der Eltern kann durch die Aufklärung beseitigt werden. Dagegen sind Unfähigkeit, Eigensinn, überwertige Ideen, Laune, Böswilligkeit oder reine Willkür Beweggründe, die in Lehre und Rechtsprechung als Sorgerechtsmißbrauch bezeichnet werden. Ulsenheimer (1995) hat in seinem bereits angesprochenen Referat darüber hinaus aus einer Entscheidung des Bayerischen Obersten Landesgerichtes (1965) zitiert, daß es bereits genüge, wenn der Sorgeberechtigte – unsachlich und unbelehrbar – den stichhaltigen Gründen besserer Einsicht sich verschließe und bei seinem Verhalten beharrt, obwohl er die Möglichkeit einer dadurch bedingten ernstlichen Gefährdung des Kindes erkennt, und er zitierte Eser (1982) mit dem Satz, daß es auf die Lauterkeit oder Achtbarkeit der Motive wie z.B. berechtigtes Mißtrauen gegenüber der Schulmedizin oder der Fähigkeit des behandelnden Arztes, auf religiöse Überzeugungen, falsche Sparsamkeit, Angst vor Trennung vom Kind oder Gewissensgründe nicht ankomme, wenn der elterliche Unverstand zur Gefahr für das Kind zu werden drohe.

Eine solche Situation sah z.B. das OLG Hamm 1967 (1968) gegeben, als es entschied, daß ein Vater, der der Glaubensgemeinschaft der Zeugen Jehovas angehörte, sein Sorgerecht mißbräuchlich ausgeübt habe, als er einer lebensrettenden Bluttransfusion bei seinem Kind nicht zustimmte.

In den einschlägigen Kommentaren (Palandt 1995) finden sich als weitere Gründe angegeben:
Abhalten vom Impfen, positive Weigerung, das Kind operieren zu lassen bei z.B. einer Appendektomie, Uneinsichtigkeit bei der Befolgung ärztlich angeordneter Medikamentierung und Ernährungsfehler oder Ablehnung psychiatrischer Untersuchung bei Fehlentwicklung eines 10jährigen oder eines Jugendlichen zum Sonderling. Nicht dagegen akzeptierten die Gerichte den Vorwurf des Sorgerechtsmißbrauches, wenn es nur um die Eignung eines bestimmten Arztes zur Behandlung ging.
Die Tatsache, daß wir uns bei der Darstellung der Mißbrauchsgründe auf Urteile und juristische Kommentare beziehen, zeigt, daß die Entscheidung, wann ein Mißbrauch des Sorgerechts vorliegt, in aller Regel nicht eine ärztliche Entscheidung ist, sondern eine juristische. Die Entscheidungsgewalt ist in solchen Fällen nach § 1666 BGB dem Vormundschaftsgericht zugewiesen. Bevor sich der Arzt an das Vormundschaftsgericht wendet, sollte er mit all seiner Überzeugungskraft versucht haben, die Eltern zu einer Zustimmung zur adäquaten medizinischen Behandlung zu bringen. Erst wenn alle Möglichkeiten einer Einigung im Guten ausgeschöpft sind, sollten die Eltern auf die Möglichkeit hingewiesen werden, daß das Vormundschaftsgericht angerufen werden kann und bei Gefährdung des Kindeswohls die zur Abwendung der Gefahr erforderlichen Maßnahmen treffen kann, in dem es Erklärungen der Eltern oder eines Elternteils ersetzen kann.
Die Vergangenheit hat gezeigt, daß die Entscheidungen der Gerichte auf diesem Sektor durchaus mit Fingerspitzengefühl getroffen werden. Offenbar ist den Richtern klar, daß der Eingriff staatlicher Autorität in das elterliche Sorgerecht nur als Ultima ratio in Betracht kommt. In Einzelfällen wird man aus medizinischer Sicht ein Ergebnis sogar als unbegreiflich bezeichnen müssen, aber man hat sich dann als Arzt daran zu halten.
Im akuten Notfall kann es nun aber geschehen, daß keine Zeit oder Möglichkeit besteht, Kontakt zum Vormundschaftsgericht aufzunehmen und dessen Entscheidung abzuwarten. Soweit allerdings ein Kontakt telefonisch noch hergestellt werden kann, wäre dies

immer noch der Weg der ersten Wahl, da ein Vormundschaftsgericht in so einem Falle auch ohne Anhörung der Eltern entscheiden könnte. Ist aber auch dies nicht möglich, so bleibt dem Arzt keine andere Wahl, als zwischen seiner eigenen gesetzlichen Pflicht und dem entgegenstehenden Willen der Eltern zu entscheiden. Wird er aktiv und unternimmt das zur Rettung eines Kindes Notwendige und Erforderliche, so wird dies nach § 34 StGB unter dem Gesichtspunkt des rechtfertigenden Notstandes zu sehen sein.

Die Frage ist nur, inwieweit das Strafrecht in solchen Fällen den Arzt tatsächlich zum Handeln verpflichtet. Sowohl aus der Garantenstellung, die die Rechtsprechung dem Arzt für seine Patienten zugewiesen hat, wie auch aus dem Paragraphen über unterlassene Hilfeleistung erwächst dem Arzt tatsächlich eine Pflicht, in so einem Falle tätig zu werden. In der Rechtsprechung ist hierzu ausgeführt, daß der Arzt die im Rahmen des ihm Möglichen und Zumutbaren gebotenen medizinischen Maßnahmen ergreifen muß, um die dem Kranken drohenden Schädigungen abzuwenden. Die Grenze der Strafbarkeit muß sich demnach an den beiden Begriffen des Möglichen und Zumutbaren orientieren.

Natürlich ist es immer schwierig, allein von der Theorie her zu diskutieren, was einem Arzt im konkreten Falle zumutbar wäre. Sicher ist ihm nicht zumutbar, seine ärztliche Überzeugung mit körperlicher Gewalt gegen die Eltern und möglicherweise auch gegen das Kind durchzusetzen. Dieser Aspekt trifft auch für die Frage der Möglichkeit zu, wenn man sich z.B. vor Augen hält, was ein sich wehrendes Kind mit 14 Jahren einem Arzt, der ohne Hilfspersonal zu einem Notfall käme, für Behandlungsmöglichkeiten läßt. Wir meinen, daß bei einer strafrechtlichen Würdigung der Arzt darauf vertrauen kann, daß die Staatsanwaltschaft und die Gerichte keine überzogenen Anforderungen stellen. Eine Verurteilung wegen unterlassener Hilfeleistung käme in solchen Fällen in aller Regel schon deswegen nicht in Betracht, weil hierzu Vorsatz erforderlich ist. Bei fahrlässiger Körperverletzung oder Tötung müßte in jedem Falle nachgewiesen werden, daß der Arzt keinem Irrtum über die Situation unterlegen ist, was sicher seine Schwierigkeiten hätte.

Wie sieht nun die strafrechtliche Situation für die Eltern eines Kindes aus, die medizinisch indizierte und den Regeln ärztlicher Kunst entsprechende Hilfe verweigern? Auch hier ist eine Garantenstellung aus rechtlicher Sicht gegeben, und entsprechend können die Eltern bei Unterlassung der Zuziehung ärztlicher Hilfe wie auch bei deren Verhinderung den Tatbestand der fahrlässigen oder vorsätzlichen Körperverletzung und der Tötung verwirklichen. Auch der Tatbestand der unterlassenen Hilfeleistung kommt in Betracht. Schließlich existiert ein eigener Paragraph, 170 d StGB, der die Verletzung der Fürsorge- oder Erziehungspflicht der Eltern unter Strafe stellt. Danach wird mit Freiheitsstrafe bis zu 3 Jahren oder Geldstrafe bestraft, wer seine Fürsorge- oder Erziehungspflicht gegenüber einer Person unter 16 Jahren gröblich verletzt und dadurch den Schutzbefohlenen in die Gefahr bringt, in seiner körperlichen oder psychischen Entwicklung erheblich geschädigt zu werden, einen kriminellen Lebenswandel zu führen oder der Prostitution nachzugehen. Für die hier angeschnittene Problematik kommt nur die Gefahr der erheblichen körperlichen oder psychischen Entwicklungsschädigung in Betracht, und wir meinen, daß dieser Paragraph wohl eher eine subsidiäre Stellung gegenüber der Körperverletzung und Tötung hat.

In der Praxis wird es nämlich gar nicht so einfach sein, Eltern strafrechtlich zu belangen, wenn sie eine medizinisch indizierte Behandlung verweigern. Es gilt nämlich auch hier, daß ihnen die Kausalität zwischen ihrer Verweigerung und einem Schaden des Kindes mit an Sicherheit grenzender Wahrscheinlichkeit nachgewiesen werden muß. Grundlage der kausalen Verknüpfung ist im Strafrecht die sog. Äquivalenztheorie, wonach alle Bedingungen als ursächlich gelten, die nicht hinweggedacht werden könnten, ohne daß der Erfolg, d.h. im medizinischen Bereich: der Mißerfolg, entfiele.

Was dies bedeutet, sei beispielhaft an einer Krebserkrankung eines Kindes verdeutlicht: In den Empfehlungen des Wissenschaftlichen Beirats der Bundesärztekammer (1991) ist z.B. aufgeführt, daß für die akute lymphoblastische Leukämie ausweislich des Jahresberichtes des Deutschen Kinderkrebsregisters 1992 bei zytostatischer Behandlung eine Wahrscheinlichkeit des Überlebens von 83% nach 3 Jahren und 77% nach 5 Jahren besteht. Dies bedeutet zwar, daß 4 von 5 Kindern unter dieser Behandlung überleben und in aller

Regel auch auf Dauer geheilt werden, es bleibt aber trotz Behandlung eine Letalitätsrate um die 20%. Aus der Sicht ex post wird man demnach nie sagen können, daß in einem konkreten Fall dieses Kind mit an Sicherheit grenzender Wahrscheinlichkeit geheilt worden wäre, und dieser Zweifel schlägt zugunsten der Eltern strafrechtlich aus.

Ein weiterer Aspekt ist die subjektive Tatseite. In dem bereits zitierten Urteil des OLG Hamm von 1967 (1968), dem zugrunde lag, daß ein Vater eine Bluttransfusion bei seinem wenige Tage alten Kind verweigert hatte, wurde zwar festgehalten, daß das Grundrecht der Religionsfreiheit seine Grenzen in der allgemeinen Sittenordnung finde. Bei einem Widerstreit von Gesetz und Gewissen sei dem Gewissen nicht grundsätzlich der Vorrng zu geben, und die religiöse Überzeugung müsse ggf. hinter der Pflicht, das Leben oder die Gesundheit des eigenen Kindes zu retten, zurücktreten. Allerdings wurde vom Gericht dem Vater eingeräumt, daß er mit seiner Auffassung, die die Gewissensfreiheit schützende Rechtsordnung könne ihm nicht zumuten, gegen sein Gewissen zu handeln, sich in einem Verbotsirrtum befunden habe. Dem erkennenden Gericht wurde auferlegt, nachzuprüfen, ob dieser Irrtum vermeidbar und daher entschuldbar war.

Bereits das Reichsgericht hatte einen Vater freigesprochen, dessen 15jährige Tochter an einer Blutvergiftung verstorben war, die ihren Ausgang von einer Kniegelenksentzündung genommen hatte. Obwohl die Ärzte auf die Lebensgefahr und die Dringlichkeit einer sofortigen Krankenhauseinweisung hingewiesen hatten, hatte der Vater sich durch flehentliche Bitten der Tochter und der Frau dazu überreden lassen, das Kind im Hause zu behalten. Das Reichsgericht hatte zwar festgestellt, daß der Vater gegenüber seinem 15jährigen Kinde das Recht habe, das, was im wohlverstandenen Interesse des Kindes liege, gegen dessen Widerstreben mit Zwang durchzuführen. Er handele aber doch noch nicht pflichtwidrig, wenn er aus Beweggründen, die das Sittengesetz billige, von der Anwendung solchen Zwangs Abstand nehme. Solange sein Tun und Lassen von dem erkennbaren Willen der Fürsorge und von billigenswerten ethischen Motiven beherrscht sei, könne selbst bei Ergreifen einer falschen und mögliche Gefahr bringenden Maßregel der Mangel an wünschenswerter Entschlossenheit und Tatkraft nicht als Verletzung seiner elterlichen Fürsorgepflicht die Grundlage strafrechtlicher Schuld bilden.

Abschließend sei noch auf die zivilrechtlichen Aspekte bei einer Konfliktsituation zwischen elterlichen Überzeugungen und Kindeswohl eingegangen. Die Einwilligung zu einer ärztlichen Behandlung bei einem einwilligungsunfähigen Minderjährigen gehört zum Bereich elterlicher Sorge. Bei einem ehelichen Kind sind beide Eltern Träger des Sorgerechts nach § 1626 Abs. 1 BGB. Obwohl die Eltern gemeinschaftlich das Sorgerecht vertreten, hat jeder der Elternteile für sich ein eigenes Recht auf Zustimmung bzw. Ablehnung. Während der Arzt bei leichteren Eingriffen ohne größere Gefahr oder gravierende Folgen davon ausgehen kann, daß die von einem anwesenden Elternteil abgegebene Zustimmung auch im Namen des anderen Elternteils abgegeben wird, muß bei komplikationsträchtigen und gefährlichen Eingriffen geklärt werden, ob beide Elternteile die Entscheidung tragen.

Sind die Eltern gegensätzlicher Auffassung, so steht auch hier dem Arzt der Weg frei, das Vormundschaftsgericht zu informieren, das dann die Entscheidung einem Elternteil übertragen kann. Ist einem Elternteil das Sorgerecht entzogen worden, z.B. im Rahmen einer Scheidung, so kann er lediglich über die Anrufung des Vormundschaftsgerichtes eine seiner Meinung nach falsche Entscheidung des Sorgeberechtigten angreifen.

Die ethischen und rechtlichen Aspekte, nach denen Vormundschaftsgerichte heute entscheiden, wenn sie wegen Gefährdung des Kindeswohls nach § 1666 BGB angerufen werden, sind vielfältig. Diederichsen (1995) hat bei dem bereits zitierten Einbecker Workshop der Deutschen Gesellschaft für Medizinrecht 1995 eine umfängliche Darstellung über die Zustimmungsersetzung bei der Behandlung bösartiger Erkrankungen von Kindern und Jugendlichen gegeben. Alle diese Teilaspekte darzustellen, würde den Rahmen dieser Ausführung sprengen.

Zusammenfassend und abschließend kann man feststellen, daß nach deutschem Recht alle formellen Möglichkeiten geschaffen sind, einer Gefährdung des Kindeswohls durch elterliche Überzeugungen von ärztlicher Seite entgegenzutreten, daß dies aber grundsätzlich eine juristische Entscheidung ist. Lediglich unter extremen Notfallbedingungen könnte ein Arzt unter den Aspekten des rechtfertigenden Notstandes bei einem einwilligungsunfähigen Kind sein überlegenes medizinisches Wissen gegen den Willen der Eltern durchsetzen. In jedem anderen Konfliktfalle sollte er Überzeugungsarbeit leisten, wobei er sich sowohl an Empfehlungen des Wissenschaftlichen Beirats der Bundesärztekammer wie auch an solchen der Deutschen Gesellschaft für Medizinrecht orientieren kann.

Literatur

Bayerisches Oberstes Landesgericht: FamRZ 1965, 280

Deutsche Gesellschaft für Medizinrecht e.V. (1995) Empfehlungen zur Therapieverweigerung bei Kindern und Jugendlichen. In: Dierks C, Graf-Baumann T, Lenard HG (Hrsg) Therapieverweigerung bei Kindern und Jugendlichen. Medizinrechtliche Aspekte. Springer, Berlin Heidelberg New York

Diederichsen U (1995) Zustimmungsgesetz bei der Behandlung bösartiger Erkrankungen bei Kindern und Jugendlichen. In: Dierks C, Graf-Baumann T, Lenard HG (Hrsg) Therapieverweigerung bei Kindern und Jugendlichen. Medizinrechtliche Aspekte. Springer, Berlin Heidelberg New York

Entscheidungen des Reichsgerichts in Strafsachen, RGSt 36, 78

Eser A (1982) In: Müller, H. Olbing H (Hrsg) Ethische Probleme in der Pädiatrie und ihren Grenzgebieten. München

Jahrbuch für Entscheidungen des Kammergerichts 46, 50

OLG Hamm, FamRZ 1968, 221 ff

Palandt O (1995) Bürgerliches Gesetzbuch Kommentar zu § 1666, 54. Aufl. Beck, München

Solbach G (1991) Rechtliche Strukturen ärztlichen Handelns. In: Kremling H, Goecke C, Solbach G (Hrsg) Forensische Gynäkologie. Thieme, Stuttgart New York

Ulsenheimer K (1995) Therapieverweigerung bei Kindern – strafrechtliche Aspekte. In: Dierks C, Graf-Baumann T, Lenard HG (Hrsg) Therapieverweigerung bei Kindern und Jugendlichen. Medizinrechtliche Aspekte. Springer, Berlin Heidelberg New York

Wissenschaftlicher Beirat der Bundesärztekammer (1991) Ethische und rechtliche Probleme bei der Behandlung bösartiger Erkrankungen bei Kindern und Jugendlichen. Dtsch Ärztebl 91:B 2353–2347

Diskussion

Reinhardt, München:
Herr Eisenmenger, Sie haben erwähnt, daß ein Arzt einer Aufklärungspflicht unterliegt, wenn er alternative Methoden anwendet. Wie ist das bei einem nichtärztlichen Alternativbehandler? Der hat ja ganz andere Informationsinhalte. Wie wird das vergleichende Recht damit fertig? Ist der Arzt da in einer völlig anderen Position?

Eisenmenger:
Ja, der Arzt ist schlechter gestellt, denn es gibt vom Reichsgericht nur die Entscheidung, daß die ärztliche Behandlung den Tatbestand der Körperverletzung erfülle. Man kann zwar übertragend auch davon ausgehen, daß der Heilpraktiker, weil er heilend im weitesten Sinne tätig ist oder glaubt, tätig zu sein, denselben Kriterien unterliegen könnte, aber der Heilpraktiker ist gegenüber dem Arzt in vielen Dingen bessergestellt. Ich darf z.B. nur erwähnen, daß es für den Heilpraktiker keine Schweigepflicht gibt, etwas völlig Unbegreifliches. Der könnte von seinen Personen alles erzählen, und entsprechend ist er auch nicht durch das Urteil des Reichsgerichts aus dem letzten Jahrhundert so eingeschnürt wie der Arzt. Will sagen, der Arzt ist in seiner Garantenstellung mit allen Dingen eigentlich schlechter dran als der Heilpraktiker oder als irgendein Laie, der irgend etwas erzählt auf dem Gebiet z.B. der Ernährungsweisen, ohne daß er irgendeine Ahnung hat.

Lentze, Bonn:
Wir reden ja hier über alternative Ernährung. Es gibt ja tatsächlich Extremfälle, in denen Kinder so unterernährt sind aufgrund dieser alternativen Ernährung, daß sie Schaden nehmen an Leib und Seele. Das ist ja keine vorsätzliche Mißhandlung, sondern eine fahrlässige Mißhandlung. Wenn ich jetzt hier nicht aufklärerisch erfolgreich bin, ich kann die Mutter und den Vater nicht überzeugen, daß das Kind anders ernährt werden muß, dann muß ich doch wahrscheinlich den juristischen Schritt gehen und den Vormundschaftsrichter fragen. Das meinen Sie doch damit, die juristische Lösung herbeizuführen. Oder habe ich Sie da mißverstanden?

Eisenmenger:
Nein, da haben Sie mich völlig recht verstanden. Wenn man sieht, daß das Kindeswohl geopfert wird irgendeiner Überzeugung der Eltern, die sachlich nicht begründet ist, dann muß man erst Überzeugungsarbeit leisten. Wenn man nicht weiterkommt, dann sollte man vorsichtig durchblicken lassen, es gibt auch andere Wege. Die Gefahr ist natürlich dann nur, daß die Eltern sich zurückziehen mit dem Kind aus dieser ärztlichen Behandlung. Daß man dann trotzdem den Vormundschaftsrichter verständigen kann, würde ich empfehlen, aber wo das in Deutschland hinläuft, das sah man z.B. bei dem Memminger Leukämiekind. Wenn es tatsächlich um Leben und Tod geht und man im nachhinein den Eltern eine Freiheit der Entscheidung läßt, die nach allem, was die Schulmedizin wußte über dieses Krankheitsbild, mit hoher Wahrscheinlichkeit zum Tode führen würde, während sonst 80% Heilungwahrscheinlichkeit bestand, das zeigt uns, daß auch die Richterschaft nicht frei ist von einem Denken, was ich, wenn es um Diät geht, als Körnerfressermentalität bezeichnen würde.

Lentze, Bonn:
Ich habe Sie dann richtig verstanden, daß ich im Fall der Leukämiebehandlung trotz einer 80%igen Wahrscheinlichkeit der Heilung keine Chance habe, das Kind zu behandeln?

Eisenmenger:
So ist es jedenfalls in Deutschland entschieden worden. Das Memminger Gericht hat zunächst das elterliche Sorgerecht entzogen. Dann hat es die eigene Entscheidung korrigiert und hat den Eltern die Behandlung überlassen, allerdings mit der Auflage, daß das Kind von einem Arzt, der Naturheilweisen betreibt, überwacht werde. Das hat leider nicht verhindern können, daß der plötzliche Rückschlag zum Tode des Kindes geführt hat. Das heißt, den Eltern passiert nichts. Man hätte ihnen jetzt nachweisen müssen, daß das Kind bei schulmedizinischer Behandlung mit an Sicherheit grenzender Wahrscheinlichkeit gerettet worden wäre, was man eben nicht kann.

Heidemann, Augsburg:
Wir haben heute Vormittag über den Vitamin-B_{12}-Mangel gesprochen. Es ist ein Kind erkrankt, dessen Mutter einen schweren Vitamin-B_{12}-Mangel hat. Dieses Kind hat einen bleibenden Schaden. Diese Mutter wird jetzt eine 4. Schwangerschaft eingehen, ändert an ihrem Verhalten nichts und dann kann man eigentlich nach unserem medizinischen Wissen mit hoher Wahrscheinlichkeit – wir streiten uns jetzt nicht um 99% – sagen, daß dieses Kind einen ZNS-Schaden haben wird. Was hätte man in einem solchen konstruierten Fall für Möglichkeiten?

Eisenmenger:
Also, der Weg ist ja immer zum Vormundschaftsgericht, weil diese Frage eine juristische Entscheidung und keine ärztliche ist. Das kann man nicht vorhersehen, auf was für eine Richterpersönlichkeit man trifft. Die Frage, wie der Richter entscheiden wird, kann ich Ihnen nur zur Diskussion stellen. Entweder er entscheidet aus ärztlicher Sicht vernünftig und sachgerecht oder nicht. Dann haben Sie allenfalls wieder eine obere Instanz, das ist eine Frage der zeitlichen Dringlichkeit, ob man sofort eine Entscheidung herbeiführen kann. Wenn man sich das jetzt durchdenkt, daß die Frau gezwungen werden müßte, eine eigene Verhaltensweise herbeizuführen, die einen Schaden bei dem Kind verhindert, dann ist das nach meiner Überzeugung ein außerordentlich diffiziles und heikles Thema, denn Sie können auch Alkoholikerinnen und Raucherinnen, obwohl man weiß, daß das schädigende Agenzien sind, nicht zwingen, das eine zu tun und das andere zu lassen. In dem Augenblick, wo Sie in Richtung zwangsweiser Aufoktroyierung medizinischer Verhaltensweisen den Richter versuchen zu bestimmen, sind Sie sofort auf dem Ufer „Nazi-Idee". Ich habe das einmal in München erlebt bei einem 17jährigen mit metastasierendem Seminom, in der Lunge Metastasen. Man hat gesagt, er muß zytostatische Zyklen durchmachen. Man hat gehofft, nachdem er gesagt hat, ich will nach dem 1. Zyklus die Übelkeit nicht mehr haben, ich breche das ab und gehe zum Heilpraktiker, daß die Eltern, weil er erst 17 war, über ihr Sorgerecht dazu nötigen würden, daß er sich behandeln läßt. Die Eltern haben gesagt: „Nein, wenn

der Bub so meint, dann soll er es so haben". Dann habe ich gesagt: Anrufen beim Vormundschaftsgericht. Die haben entschieden und haben gesagt, er gehört behandelt, und zwar zwangsweise, und dann hätten Sie mal die Münchner Gazetten lesen müssen. „Nazi-Ideen", „Zwangsbehandlung" – so kommt das dann raus. Deswegen kann ich Ihnen nur sagen, ich hielte es zwar für vernünftig, dieser Frau durch einen Vormundschaftsrichter aufzugeben, daß sie genügend Vitamine aufnimmt, aber das können Sie im Praktischen so nicht durchführen.

Anonymus:
Kurze Frage zur Praxis: Unterhalb der Extreme, von denen gerade die Rede war: Elternüberzeugung gelingt nicht bei einem Kind, wo wir das Gefühl haben, es wird zu Hause weiter fehlernährt und kommt dadurch in Gefahr. Wir drohen den Eltern an – und das habe ich bereits einmal gemacht –, daß wir das Jugendamt informieren, wenn sie nicht einen anderen Arzt zu Rate ziehen, den wir ihnen als Experten empfohlen haben. Sie tun es nicht, und wir haben das Jugendamt informiert. Das geht dann in Richtung Vormundschaft, also erstmal Besuch Jugendamt und dann Vormundschaft. Ist diese Praxis so gerechtfertigt?

Eisenmenger:
Ja.

Madeleyn, Filderstadt:
Noch ein kurzer Kommentar. Ich habe auch relativ viel mit Verweigerern zu tun, ich habe auch das Memminger Kind selber gesehen und mein bestes versucht, die Eltern davon zu überzeugen, daß Chemotherapie notwendig ist. Das ist nicht gelungen. Bei einem anderen Kind mit einem Wilms-Tumor ist es mir gelungen, die auch zunächst das Kind lieber sterben lassen wollten, als es mit Chemotherapie zu behandeln. Die Eltern haben deswegen die Chemotherapie durchgeführt, weil ich gesagt habe, sie ist notwendig, und ich im Prinzip ja auch für Naturheilverfahren bin. Das möchte ich einfach anbieten an der Stelle. Wir haben ja vielfach da eine Art Schlichtungsfunktion, wenn Kinder zu uns kommen und die Eltern

fragen, was meinen Sie denn dazu, Sie kennen doch beides, die Schulmedizin und andere Verfahren? Meinen Sie, das ist unbedingt notwendig? Wenn wir sagen ja, dann machen die das eher als wenn das jemand sagt, der nicht Naturheilverfahren ausübt. Das hat sich mehrfach bewährt und ist ein Weg, da manchmal auch ohne Juristen weiterzukommen. Wobei ich auch schon in einzelnen Fällen eine Entmündigung gemacht habe.

Eisenmenger:
Halte ich für außerordentlich wichtig, alles was gut geht – auch vor Gericht, jeder Vergleich ist besser wie ein durchgezogenes Verfahren, und wenn man hier jemand hat, der das Vertrauen genießt, ist das der beste Weg.

Henrichs, Neuburg:
Herr Eisenmenger, gibt es ein Recht des Kindes auf Behandlung? Meines Wissens im deutschen Recht ja nicht.

Henrichs, Neuburg:
Es gibt ein Recht aus dem Grundgesetz. Der Artikel 2 sagt, daß dieses Kind ein Recht darauf hat. Aber die Grenzen müssen halt ausgelotet werden.

Henrichs, Neuburg:
Hätte man bei der Katharina aus Memmingen darauf abheben können?

Eisenmenger:
Man kann insoweit darauf abheben, wenn es nur eine einzige Alternative gegeben hätte. Aber nachdem es eben andere Alternativen gibt, ist nichts zu machen.

Strategien ärztlicher Beratung bei alternativen Überzeugungen

V. PUDEL

Die Erkenntnisfortschritte der Ernährungsmedizin und der Ernährungswissenschaften im engeren Sinne sind bislang nicht ausreichend genutzt worden, die Bevölkerung konkret, verständlich, überzeugend und widerspruchsfrei über die Grundzüge einer bedarfsgerechten Ernährung zu informieren. 90% der Deutschen kritisieren die Ernährungsinformation, insbesondere heben sie auf die zahllosen Widersprüche ab, die v.a. auch in den Medien immer wieder aufs Neue publiziert werden. Schuldfrei ist in diesem Punkt aber die sich selbst als seriös betrachtende Wissenschaft auch nicht, da sie vorschnell halb- oder gar ungeprüfte Tatsachenbehauptungen aufstellte, die von den Medien letztendlich nur transportiert wurden. Der treffliche Satz, daß Irrtümer nur begangen werden, weil sie plausibel sind, wurde in den Ernährungswissenschaften nicht immer ernst genommen. Auch die Hochgewichtung angeblicher Ernährungsrisiken, wie Umweltkontaminanten, Zusatzstoffe und „Schadstoffe" haben zu erheblicher Verunsicherung geführt und als Nebeneffekt gar noch von der zutreffenden Einschätzung der tatsächlichen Risiken abgelenkt. Betroffen von dieser kommunikativen Katastrophe sind auch Eltern, die sich aus Verantwortung für ihr Kind besonders intensiv mit dem Thema Ernährung befassen und aus dieser Motivation heraus versuchen, möglichst „alles richtig zu machen". Es ist zu beobachten, wie die um sich greifende Verunsicherung in Ernährungsfragen von Vertretern alternativer Kostformen, aber auch von selbst ernannten Ernährungsaposteln genutzt wird, um ihre Empfehlungen und Botschaften zu lancieren. Um zu beurteilen, wie mit Eltern gesprochen werden kann, die vom

Wert alternativer Ernährungsformen überzeugt sind, die aus objektiv medizinischer Sicht aber ein Gesundheitsrisiko für das Kind darstellen, soll vorab geklärt werden, warum und wie solche Überzeugungen überhaupt entstehen können.

Den psychologischen Hintergrund für eine umfassende und nicht mehr diskutierbare Überzeugungsbildung gibt stets das Gefühl der Verunsicherung. Überzeugung reflektiert keine objektive und beweisbare Erkenntnis über einen Sachverhalt, denn dann handelte es sich um Wissen. Überzeugung reflektiert die subjektive Gewißheit über einen Sachverhalt, an der für den Überzeugungsträger kein Zweifel besteht und darum auch von Dritten kein Zweifel zugelassen wird. Überzeugung ist somit weder diskutierbar, noch über Argumente verhandlungsfähig; sie schützt sich selbst durch eine Intoleranz gegenüber anderen Überzeugungen zum Schutz der eigenen Überzeugung.

Die prägnante Formulierung „Glaube ist Sicherheit ohne Beweis, Wissenschaft ist Beweis ohne Sicherheit" bringt das Phänomen auf den Punkt. Eltern möchten sicher sein, daß sie die Ernährung zum gesundheitlichen Wohle ihres Kindes absolut richtig gestalten. Die kontroverse und widersprüchliche öffentliche Darstellung von Ernährungsempfehlungen kann ihnen diese Sicherheit nicht vermitteln. Auch die Wissenschaft kann, wenn sie ehrlich bleibt, nur mit Wahrscheinlichkeitsaussagen antworten, auch wenn diese jeweils die besten Empfehlungen sind, die zur gegebenen Zeit angeboten werden können. Doch die bloße Vermittlung eines solchen Wissens schafft keine Sicherheit, weil jeder wissenschaftliche Beweis zwangsläufig mit einer Irrtumswahrscheinlichkeit behaftet ist. Die absolut wahre Erkenntnis ist der Wissenschaft erkenntnistheoretisch grundsätzlich versagt.

Das ist das Dilemma, von dem alternative Ernährungspropheten profitieren. Die versuchen nicht einmal, die wissenschaftliche Argumentation und Beweisführung zu imitieren, was die überzeugende Verbreitung ihrer Botschaften auch nicht unterstützen würde, im Gegenteil. Sie bedienen sich indes der „Psychologik", die auch üblicherweise im vorwissenschaftlichen Feld zur Erkenntnisbildung genutzt wird. Man schließt von bekannten auf unbekannte, neue Zusammenhänge. Diese pseudologischen Analogieschlüsse sind bei alternativen Kostformen gut dokumentierbar. Der Arzt Dr. Reckeweg, Erfinder der Sutoxine, fragt, ob man weiß, daß sich Schweine an einem Baum scheuern. Darum, so lehrt er, erzeugt der Genuß von Schweinefleisch Juckreiz. Der Arzt Dr. Bruker will belehren, daß Butter und Sahne in seiner Vollwertkost keine Gewichtsprobleme bedeuten können. Also greift er zunächst zum bekannten Sachverhalt und fragt rhetorisch: „Was wird aus Spinat im Körper, wenn man ihn ißt"? Ebenso wenig wird aus Fett, so schließt er überzeugend, im Körper Fett. Da Amerikaner den höchsten Milchkonsum und die höchste Prävalenz an degenerativen Erkrankungen haben, raten die Bestsellerautoren Diamonds vom Milchkonsum grundsätzlich ab. Kuhmilch ist gut, sekundiert jener Dr. Bruker, aber nur für Kälber. Er sei kein Kalb und verzichte aus guten Gründen auf Milch, verkündete er überzeugend im ZDF. Die Hochöfen des Ruhrpotts geben ein überzeugendes Beispiel ab, daß Schlacken entstehen, wenn etwas verbrannt wird. Im Grunde weiß das jeder Kaminfreund. Darauf bauen die Entschlackungstheorien für den menschlichen Körper, die inzwischen zum Überzeugungsgut der öffentlichen Meinung geworden sind.

Aber diese pseudologischen Analogieschlüsse, so überzeugend sie auch wirken, sind noch lange nicht das gesamte Repertoire, das Alternativernährer sich zugelegt haben. Ausgangspunkt war die Verunsicherung, die Unsicherheit, die viele Menschen durch den Kommunikationsmißstand beschlichen hat. Unsicherheit aber ist, nach der psychologischen Theorie der kognitiven Dissonanz, ein psychischer Zustand, der unerträglich ist. Es drängt den Menschen aus der Verunsicherung, der Dissonanz, heraus zu subjektiver Konsonanz. So paradox es klingen mag: ein Mensch, der subjektiv todsicher den Weltuntergang erwartet, fühlt sich „besser" als jemand, der nicht weiß, ob es die Welt morgen noch gibt oder nicht. Nicht das unangenehme oder negative Resultat per se ist es, sondern es ist die Ungewißheit, die Verunsicherung auslöst und nach Sicherheit drängt.

In alltäglicher Erfahrung kann uns dies an Kleinigkeiten bereits bewußt werden. Man abonniert die Tageszeitung, die der eigenen politischen Anschauung nahe kommt, um nicht beim Frühstück täglich erneut verunsichert zu werden. Man liest lieber, was man sich bereits dachte. Das macht sicher. Wer sich einen Neuwagen zulegt, beachtet nach dem Kauf besonders die Anzeigen der gerade erworbenen Marke, ignoriert aber jene Werbung für die Modelle, die in die engere Wahl gezogen wurden. Vermeidung also der kognitiven Dissonanz auch bei ganz alltäglichen Erfahrungen. Natürlich unterliegen auch Wissenschaftler gelegentlich dem Prinzip der kognitiven Dissonanz. So heißt es, daß wissenschaftliche Theorien nicht widerlegt werden, sondern eher aussterben.

Auf der Dissonanzvermeidung basiert der größte Erfolg der Ernährungsbotschaften, die keine wissenschaftliche Basis haben. Sie geben Sicherheit. Menschliches Verhalten orientiert sich nämlich nicht so sehr an Tatsachen, sondern daran, welche Meinung man sich über Tatsachen bildet.

Viele Schlagzeilen in den Medien, so manche Titelgeschichte der Magazine und auch Reportagen auf dem Bildschirm haben bei der in vielen anderen Lebensbereichen bereits verunsicherten Gesellschaft den Eindruck erweckt, daß die größte gesundheitliche Bedrohung von Lebensmitteln ausgeht. Unsichtbar, geruch- und geschmacklos, aber gefährlich: die Schadstoffe. Seit kurzer Zeit eskaliert eine neue Bedrohung in Form von Stichworten, die Angst machen: Bestrahlung, Bio- und Gentechnik. Was inzwischen Angst macht, ist der Begriff und der durch diesen Begriff aktivierte Denkinhalt, nicht aber die durch diesen Begriff beschriebene Tatsache selbst.

Menschen brauchen Begriffe, um denken zu können, um die Welt – im wahrsten Wortsinn – zu begreifen. Daher kommt den Begriffen eine Schlüsselrolle zu, wie die Welt erlebt wird. Selbst Stoffe, die keiner kennt, werden Realität, wenn sie zum Begriff werden. Beispiel: die Vitalstoffe. Nachdem der Begriff geprägt wurde, kennt fast jeder diese wichtigen „Substanzen“ in der natürlichen Nahrung, die so lebenswichtig sind, aber bislang noch nicht entdeckt wurden. Die Angst vor den unsichtbaren Schadstoffen wird so kompensiert durch Verzehr von bislang unentdeckten Vitalstoffen. Das macht zwar logisch kaum Sinn, nährt aber Überzeugungen, die Dissonanz vermeiden, weil sie emotional sicher machen.

Diese Sicherheit gründet sich darauf, daß grundsätzlich alle industriell verarbeiteten Nahrungsmittel gesundheitsriskant sind. Man greift zu natürlichen Lebensmitteln und stabilisiert durch den Verzehr von Vitalstoffen seine Sicherheit.

Im Gegenzug erzeugen nun alle Informationen, die auf eine hohe Sicherheit der Industrielebensmittel abheben oder die Existenz der Vitalstoffe in Frage stellen, ihrerseits kognitive Dissonanz und führen daher zu – mitunter sehr heftigen – Abwehrmechanismen. Auf diese Weise ist zu verstehen, warum manche Menschen „negative Nachrichten" über Lebensmittel psychologisch positiver bewerten als „positive Nachrichten". Eine negative Weltsicht macht eben auch sicher, verlangt aber ihrerseits nach ständiger Bestätigung.

Ein weiterer Aspekt: Das erfahrungsbedingte Wissen der Bevölkerung beruht auf anderen Voraussetzungen als die wissenschaftliche Erkenntnisgewinnung. Alltagserfahrung baut vornehmlich auf Einzelfallerfahrung und verknüpft Ereignisse, die zeitlich relativ eng zusammenfallen. Wissenschaft überprüft große Stichproben und erforscht funktionale Zusammenhänge, die oft über Jahrzehnte erst mit einer gegebenen Wahrscheinlichkeit bestehen. So ist es fast die Regel, daß zu jeder wissenschaftlichen Erkenntnis ein Einzelfall zu entdecken ist, der als Gegenbeispiel zur wissenschaftlichen Erkenntnis anzuführen ist. Während die Wissenschaft Wahrscheinlichkeiten für Zusammenhänge erforscht, möchte der Verbraucher kausale Erklärungen. Man spricht auch von einem Kausalitätsbedürfnis, das ganz im Sinne der kognitiven Dissonanztheorie darauf abzielt, die sich selbst gestellte „Warumfrage" mit einem eindeutigen „deshalb" zu erklären. Auf die Frage, warum springt der Toast aus dem Toaster, sagt man nicht etwa „Das weiß ich nicht so genau", das erzeugt Dissonanz, sondern erklärt kausal „Weil der Toast fertig ist". Dieses Kausalbedürfnis wird von nahezu allen alternativen Kostformen nach dem Muster nachvollziehbarer Plausibilität gut befriedigt. Die Trennkostphilosophie ist überzeugend. Das „Fett-schmilzt-Fett-Prinzip" des Dr. Atkins ebenfalls. Der Vitaminräuber Zucker läßt sich genauso gut verkaufen wie der Räuber Hotzenplotz. Die Natur ist so grenzenlos gut, wie die Chemie und die Industrie den Menschen zum frühen Tod verhelfen. Gerne wird bei dieser klaren und konsonanten Weltsicht ausgeblendet, daß die Natur außer der Muttermilch nichts an Nahrung für den Menschen produziert. Die Tomate und die Kartoffel sind keine „natürlichen“ Nahrungsangebote für den Menschen, der zunächst das Solanin herauszüchten mußte, damit man sich nicht vergiftet.

Noch einen Vorteil hat alternative Kostpropaganda: Sie gibt neben der klaren, kausalen Begründung für ihr Konzept auch ebenso klare und konkrete Kriterien für die Lebensmittelauswahl. Dies setzt den Verbraucher in die Lage, ad hoc zu kontrollieren, ob er den Zielsetzungen genügt. Da in der Regel die postulierten gesundheitlichen Auswirkungen zumindest in Wochenfrist nicht erfahrbar sind, verstärkt die Selbstbeobachtung und Selbstbewertung das Verhalten. Wer vormittags nur Obst verzehrt hat, weiß, daß er „fit for life“ ißt. Diese Selbstbeobachtung führt zur Selbstbewertung („Das habe ich richtig gemacht“). So stabilisiert sich das Verhalten, weil Kriterien vorliegen, die permanent die Sicherheit, alles richtig gemacht zu haben, verstärken. Diese alternativen Kostformen wirken also primär darüber, daß sie das Sicherheitsmotiv ansprechen, weniger das originäre Gesundheitsmotiv. Das permanente Gefühl der Sicherheit ist es, was das Verhalten positiv verstärkt. Die Empfehlungen der Wissenschaft dagegen sind ungleich spezifischer und lassen eine unmittelbare Überprüfung, sie eingehalten zu haben, nicht zu. Es sind häufig relative Empfehlungen, die mit Begriffen wie „nicht zu viel“, „mehr“, „reichlich“, „öfters“ arbeiten. Dies ist ganz sicher verantwortungsvoll und wissenschaftlich korrekt, dennoch behindert es die Umsetzung und die Eindeutigkeit der Kommunikation.

Schließlich sollte ich noch kurz auf ein medienspezifisches Phänomen zu sprechen kommen. Ohne öffentliche Bühne hätten viele alternative Kostformen nicht die kommunikative Verbreitung. War es einmal die vornehme Aufgabe der Medien, die Adressaten mit Informationen zu versorgen, so haben gegenwärtig viele Medien unter dem Marktdruck das vorrangige Ziel, Auflagen abzusetzen bzw. Einschaltquoten zu erzielen. Alternative Kostformen bieten dabei „journalistisch“ die besserne Schlagzeilen, da sie bekannte Zusammenhänge oft paradoxerweise verkehren. „Fett schmilzt Fett“ ist ein besserer Aufhänger als „Fett macht fett“. „Milch ist ungesund“ läßt sich attraktiver kommunizieren als die Botschaft „Milch ist gesund“. Eine sehr weitherzige Auslegung des Artikel 5

GG erlaubt offenbar, unwissenschaftliche Erkenntnisse als vermeintliche Hilfe den Menschen zu offenbaren und zur effektiven Hilfe bei der Umsatzsteigerung zu nutzen. Es ist gerade die Abweichung der alternativen Kostformen von den Erkenntnissen der Ernährungswissenschaft, die ihnen Publizität verleiht. Das aber führt durch die Widersprüchlichkeit der publizierten Aussagen zu verstärkter Verunsicherung, die ihrerseits das gesteigerte Bedürfnis nach Sicherheit nach sich zieht. Alternative Kostformen machen daher durch ihre gegenseitige Widersprüchlichkeit die beste PR für sich selbst.

Wie soll der Pädiater, wenn er auf überzeugte Eltern trifft, reagieren? Ein Patentrezept gibt es nicht. Nicht einmal eine beweisbare Aussicht auf Erfolg. Überzeugungen, so wurde ausgeführt, sind nicht rational zu entkräften. Argumente sind untaugliche Instrumente, wenn es um Glaubensfragen geht. Die Sinnhaftigkeit einer Überzeugung in Frage zu stellen, bleibt unwirksam. Je höher der Argumentationsdruck durch den Arzt, um so stärker wird Unsicherheit induziert, die ihrerseits über Reaktanz und Abwehrverhalten die erwünschte Sicherheit durch ein noch verstärktes Glauben an die eigene Überzeugung stabilisiert.

Die pädiatrische Beratung muß die Befürchtungen der Eltern ernst nehmen, ja sie geradezu erfragen und verstehen wollen. Dazu bietet die Methode der nondirektiven, patientzentrierten Gesprächsführung die größte Chance. Zwei Dialoge mögen die unterschiedliche Wirkung einer differenten Gesprächsführung, die auch eine persönliche Einstellung reflektiert, in etwas prägnanter Weise veranschaulichen.

Mutter: „Sagen Sie, ist etwas nicht in Ordnung? Wir halten uns bei Svenja absolut an die Vorschriften der Vollwertkost. Eigentlich bekommt sie nur vegetarisches Essen. Wir tun alles, damit Svenja gut gedeiht."

Pädiater: „Aber in diesem Punkt muß ich Ihnen leider sagen, daß es keine wissenschaftlichen Grundlagen der Vollwertkost gibt. Sie sollten sich lieber an die Empfehlungen zur Ernährung der Deutschen Kinderärzte halten. In Dortmund ist ein berühmtes Institut, das die Kinderernährung erforscht hat."

Mutter: „Ja, wenn Sie meinen. Aber in unserem Bekanntenkreis und auch im Kindergarten weiß man, daß alle diese Industrieprodukte der Gesundheit unserer Kinder schaden. Sehen Sie mal, Weißmehl, Industriezucker, Hamburger, Fertignahrung, damit kann doch ein Kind nicht gesund werden. Das macht krank. Das ist doch nicht natürlich."

Pädiater: „So einfach schwarzweiß, wie Sie das sehen, darf man das nicht sagen. Wir wissen von der Forschung, daß ein Kind bestimmte Nährstoffe braucht. Wir müssen auf eine bedarfsgerechte Versorgung achten. Die Vollwertkost überzieht und empfiehlt durchaus etwas, was wissenschaftlich nicht haltbar ist."

Mutter: „Das möchte ich erst einmal genau wissen. Im Zucker ist nichts drin, Weißmehl hat keine Vitamine, der Hamburger ist ein Kunstprodukt. Mein Mann ist der gleichen Meinung. Und wir haben gute Erfahrungen gemacht. Andere Kinder sind häufiger krank als Svenja. Also, ich meine . . ."

So kann der Dialog als „Einseitengespräch" stundenlang fortgesetzt werden. Einseitendialoge sind solche eigentlichen Monologe, während derer sich jeder seine eigene Geschichte erzählt, wie es Menschen nach dem Urlaub oder gelegentlich auch Eltern tun, die über ihre Kinder reden. Auf ein Stichwort setzt jeder seine Geschichte fort. Nun die Alternative.

Mutter: „Sagen Sie, ist etwas nicht in Ordnung? Wir halten uns bei Svenja absolut an die Vorschriften der Vollwertkost. Eigentlich bekommt sie nur vegetarisches Essen. Wir tun alles, damit Svenja gut gedeiht."

Pädiater: „Sie sind beunruhigt über die Gesundheit Ihrer Tochter, obwohl Sie sehr sicher sind, daß Sie mit der Ernährung alles absolut richtig gemacht haben."

Mutter: „Ja, schon. Ich bin beunruhigt, aber ich glaube nicht, daß es an der Ernährung liegen könnte. Da achten wir nämlich sehr darauf. Mein Mann und ich."

Pädiater: „Sie vertrauen auf die Regeln der Vollwertkost und sind überzeugt, daß Sie dadurch Svenja gegen alle Gesundheitsrisiken schützen."

Mutter: „“Na ja, ich weiß auch nicht, ob gegen alle. Aber die Vollwertkost hat doch eine uralte Tradition. Sie baut auf der Natur und gibt uns Schutz.“

Pädiater: „Sie vertrauen dieser Ernährung und mißtrauen allen anderen Ratschlägen, die nicht zur Vollwertkost zählen.“

Mutter: „Eh, wissen Sie. Ich bin kein Ernährungsexperte. Die Vollwertkost ist einfach gut. Das hat mich überzeugt. Ist da etwas falsch dran?“

Pädiater: „Falsch, das ist schwierig zu sagen, weil in der Ernährung vieles auch Gefühlssache ist und nicht alles eindeutig zu beweisen ist. Sind Sie von allen Regeln überzeugt, daß Sie überhaupt keine Frage haben?“

Dieser Dialog kann noch spannend werden. Und wenn die Mutter „offene Ohren“ für – in ihrem Sinne – alternative Ernährungsempfehlungen bekommen hat, dann müßte der Pädiater ebenso überzeugend argumentieren wie die Vollwertkost. Das fällt sicher sehr schwer, aber es ist der einzige Weg zum Ziel. Fundierte, wissenschaftlich begründete Ernährungsberatung hat nur Erfolg, wenn sie mindestens ebenso große Sicherheit vermittelt. Der psychologische Aspekt bei der Vermittlung von Ernährungsempfehlungen ist ohne Zweifel höher zu bewerten als der ernährungsphysiologische Aspekt der Inhalte, die vermittelt werden sollen.
Ernährungsberatung braucht Mut, auch einmal deutlicher und klarer zu sagen, was Menschen essen sollen. Auch wenn der letzte Beweis dafür in dieser Form noch nicht erbracht ist. Doch lieber etwas essen, das wahrscheinlich gut ist zu essen als diese Empfehlung anderen zu überlassen, die ganz eindeutig etwas empfehlen, was bewiesenermaßen nicht gut ist zu essen. Man kann nicht darauf bauen, daß Eltern rechtzeitig selbst feststellen, was für ihr Kind nicht verträglich ist. Wenn sie den Schaden erkennen, ist der Schadensfall eingetreten. Ihn zu vermeiden, kostet einfühlsame Gesprächsführung, Geduld und auch eine beachtliche Mißerfolgstoleranz. Sie, die Eltern, aber belehren zu wollen und mit den wissenschaftlichen Gegenbeweisen zu erdrücken, das bringt dem Berater nur kurzfristig ein Erfolgsgefühl, weil er alles argumentiert hat,

wie er es gelernt hat, in einer kritischen Bewertung der erreichten Wirksamkeit muß jedoch nur Mißerfolg festgestellt werden.

Diskussion

S. Koletzko, München:
Herr Pudel, vielen Dank für das wunderbare Referat. Ich denke, Sie haben völlig recht bei diesen vollkommen überzeugten Eltern mit religiösem Charakter, die kommen. Aber wir haben ja auch oft Eltern, die sozusagen erst von anderen Kollegen verunsichert sind. Wenn ich an diese Pilzkinder denke, viele, die mit ihrem Kind wegen Durchfall oder anderer Beschwerden zum Kinderarzt gehen, werden doch erst vom Arzt auf diese Fährte gesetzt, d.h. die gehören noch gar nicht so in diese extremen Randgebiete, sondern die liegen in diesem Mittelfeld. Ich denke, daß man es bei diesen Eltern relativ einfach durch Argumente oder Informationen schaffen kann, sie eben wieder in das Mittelfeld hineinziehen kann, was ganz sicher bei diesen extremen Randgruppen nicht gelingt.

Pudel:
Ich glaube, Sie können es bei den anderen auch, und ich sage Ihnen etwas, was Ihnen wahrscheinlich ganz schwerfallen wird. Sie müssen entsprechend der Dissonanz und entsprechend des Kausalitätsbedürfnisses auf dem Niveau dieser Eltern plausibel argumentieren. Diese plausible Argumentation wird für Sie eigentlich gar keine Argumentation. Da werden aus Korrelationen Kausalschlüsse gemacht, wie das ja überall so gemacht wird. Jürgen von Manger, ein Ruhrpottkumpel, der den Menschen aufs Maul geschaut hat, hat gesagt: „Was der Mensch nicht weiß, das wird er sich selbst erklären, und wenn Sie irgend etwas ganz genau wissen wollen, dann fragen Sie am besten Leute, die keine Ahnung davon haben." Je weniger Informationszugang jemand hat, je mehr muß er sich das eben selbst erklären, wie Jürgen von Manger sagt. Wer noch nie in den USA war, weiß am besten, wie die Amerikaner sind. Je häufiger sie hinfahren, je weniger wissen sie, wie die Amerikaner sind.

Sie haben ja schon angefangen, diese Bücher zu lesen, dort wird das wahrscheinlich ähnlich gemacht. Überzeugend argumentiert auf der Ebene der Plausibilität. Das ist für die normalen Leserinnen und Leser überzeugend. Wenn Sie große epidemiologische Untersuchungen zeigen, das ist nicht überzeugend, weil es da irgendwo einen Einzelfall in der Nachbarschaft gibt, und dann ist ihr ganzes Überzeugungsgebäude hin, weil wir im Vorwissenschaftlichen viel mehr an Einzelfällen hängen. Das geht Ihnen in Ihrem Leben, das nichtmedizingeprägt ist, vermutlich genauso, wie es Ihren Patienten geht. Also ich denke, man hat eine Chance, und man kann von diesen „Vorbildern" durchaus lernen. Wissenschaftliche Argumentation, die uns überzeugt, ist für den normalen Menschen nicht überzeugend.

Steinhart, Hamburg:
Herr Pudel, ich bin jetzt ein bißchen verunsichert, weil Sie auf unseren gemeinsamen Freund Udo Pollmer nicht eingegangen sind, der von 1992–1994 von einem Lebensmittelchemiker zu einem sehr wichtigen Lebensmittelchemiker promoviert worden ist, wie der *Stern* schreibt – wenn man mal das anschaut, mit welcher Masche Herr Pollmer Erfolg hat, dann muß man doch sagen, er zitiert die Pseudowissenschaftler, oder er macht die pseudowissenschaftliche Masche. Er hat 1000 Zitate in seinem Buch, er interpretiert diese wissenschaftlichen Zitate, indem er einzelne Sentenzen herauszieht und beweist das Gegenteil von dem, was die Leute eigentlich sagen wollen. Zweitens, er zitiert Außenseiter. Nur, der normale Verbraucher weiß das natürlich nicht und meint, hier redet wirklich ein berühmter Wissenschaftler zu uns und übersetzt das, was diese eingebildeten Ärzte, Chemiker und Ernährungswissenschaftler uns nicht plausibel darstellen können. Dadurch wird dieser Mann zu einem berühmten Naturwissenschafdtler oder Lebensmittelchemiker, wie es im *Stern* steht. Das ist doch, denke ich, auch eine Masche, die hier angewendet wird.

Pudel:
Sicher ist es auch eine Methode, um das mal wertfrei auszudrücken, die Herr Pollmer da anwendet. Er spricht ja mit vielem den Men-

schen aus der Seele. Die sind verunsichert: „Was soll ich denn nun eigentlich tun?" Und dann ist seine Hauptthese „Trinke ein Glas Rotwein, setz dich zurück und iß mal das, woran du Spaß hast. Wenn du auf die Gesundbeter hörst, dann wirst du, wie der Titel des Buches sagt, krank durch gesunde Ernährung." Er scheut sich aber auch nicht, pseudologische Analogieschlüsse zu bringen. Er sagt, selbst von Übergewicht betroffen, wahrscheinlich wegen der genetischen Grundlage seiner Eltern, ich weiß es nicht, er sagt, Übergewicht ist kein Risikofaktor, und es bringt auch gar nichts, abzuspecken. Man stelle sich doch nur vor, man würde einen Mops und einen Windhund zusammen einen Wettlauf machen lassen. Dann wird der Windhund gewinnen – das weiß jeder Leser, das ist das Bekannte. Und nun schließt er per Analogie, nun lassen wir den Mops abmagern. Wer gewinnt denn dann? Auf so ein Beispiel käme ich gar nicht, wenn ich es nicht da gelesen hätte. Also ich denke, es macht durchaus Spaß. Dann finde ich, das Buch ist ja eigentlich für den Menschen von der Straße kaum verstehbar. Der liest da was. Ich habe mir angewöhnt zu sagen, das Buch hat ja 400 Seiten, und da kann man eigentlich nur sagen, so klug ist Herr Pollmer auch nicht. Er ist zwar klug, aber so klug, daß er auf 400 Seiten nur Unsinn schreibt, so klug ist er auch nicht. Das macht das Gefährliche an dem Buch aus, weil 1/3 wahrscheinlich stimmt, und es wird immer so vermischt. Auch Fachleute in Ernährungsberatungen lesen teilweise was und sagen „Ja klar, das habe ich auch gelernt". Und dann kommt was Neues, und weil das Alte ihnen bekannt und damit vertrauenswürdig ist, ist das nächste, was nachfolgt, auch vertrauenswürdig. Das macht, wie ich finde, die besondere Brisanz aus, daß Dichtung und Wahrheit so schön vermengt wird mit dem formalen Anspruch der Wissenschaft, indem zitiert wird.

Pädiatrische Prävention und Therapie im Spannungsfeld zwischen Wissenschaft und Emotion

D. Reinhardt

Die wissenschaftliche Medizin hat seit weit über 100 Jahren eine sich kontinuierlich fortsetzende Serie von Erfolgen in der Erkennung und Behandlung von Krankheiten und bei der Ausrottung von Seuchen zu verzeichnen. Diese Erfolge kumulieren in den letzten 30 Jahren und haben dazu geführt, daß wir eine ständig steigende Lebenserwartung der Bevölkerung zu verzeichnen haben, die in ihrer sozialrevolutionären Bedeutung zwar erkannt, aber auch verdrängt wird. Hinter den Erfolgen der anderen medizinischen Fächer muß sich die Pädiatrie nicht verstecken, wie die wissenschaftlichen Entwicklungen in vielen Spezialbereichen, die einen unmittelbaren Einfluß auf diagnostische und therapeutische Interventionen haben, zeigen. Dennoch ist die wissenschaftliche Medizin heftigster Kritik von verschiedenen Seiten ausgesetzt. Die Kritik hat unterschiedliche Ansätze und bezieht sich zum einen auf die Art, wie die wissenschaftliche Medizin in der Praxis umgesetzt wird, zum anderen wird aber auch behauptet, daß die wissenschaftliche Medizin den Anspruch der Gesellschaft nicht mehr erfüllen könne.

Unter dem Dogma „wer heilt, hat recht" wird die Forderung nach einer „alternativen Medizin" immer lauter, aus der die Alternativmedizin in zunehmendem Maße einen Alleinvertretungsanspruch ableitet. Woran liegt es aber nun, daß die wissenschaftliche Medizin sich selber infrage stellt, aber auch von anderen infrage gestellt wird?

Medizin ist Wissenschaft. Sie ist zwar keine reine Naturwissenschaft oder eine reine Geisteswissenschaft, sondern sie ist, wie die

Technik auch, eine Anwendungs- bzw. Handlungswissenschaft, die Methoden und Theorien anderer Wissenschaften, wie z.B. der Chemie, der Physik, der Biologie, der Psychologie und der Sozialwissenschaften unter dem Gesichtspunkt ihrer Verwendbarkeit in der Erkennung, Behandlung und Vorbeugung von Krankheiten benutzt.

Nach Bock (1988), dem früheren Chef der Medizinischen Universitätsklinik in Essen, besteht das Paradigma der wissenschaftlichen Medizin darin, daß Körper und Seele des lebendigen Menschen eine untrennbare Einheit sein müssen. Ungeachtet dessen, ob eine der heutigen Theorien über die Beziehung zwischen Körper und Seele zutrifft, sind die Reaktionen des Menschen in Gesundheit und Krankheit immer zugleich körperlich und seelisch, wobei im Einzelfall die eine oder andere Komponente eindeutig überwiegen kann. Was nun die Umsetzung dieses Paradigmas auf präventive und therapeutische Strategien betrifft, so ist das Postulat dieses Paradigmas zeitlich neu und basiert auf der Erhebung des kontrollierten klinischen Versuches zum goldenen Standard der Arzneimittelprüfung am Menschen. Der kontrollierte klinische Versuch wird dabei an Patienten durchgeführt, die an der Erkrankung leiden, für deren Behandlung das Arzneimittel vorgesehen ist. Der Versuchsplan muß festgelegte ethische Gesichtspunkte berücksichtigen, die Fragestellung definieren und den Untersuchungsablauf bis in Einzelheiten festelgen. Der Versuchsplan enthält dabei Aussagen darüber, welche Parameter untersucht werden sollen, wieviel Patienten die Versuchs- und Kontrollgruppe bilden sollen, nach welchen Kriterien die Patienten in der Untersuchung aufgenommen oder von der Untersuchung ausgeschlossen werden sollen. Die Beurteilung von Wirksamkeit und Unbedenklichkeit erfolgt i.allg. im Vergleich mit einer Standardtherapie, nur in Ausnahmefällen im Vergleich mit einem Placebo. Die erste und mit am besten kontrollierte klinische Studie wurde an Patienten mit pulmonaler Tuberkulose 1946 in Großbritannien durchgeführt (Investigations on the Chemotherapy of Pulmonary Tuberculosis). Bei Patienten mit einer progressiven bilateralen pulmonalen Tuberkulose, die in einem Alter zwischen 15 und 30 Jahren waren, wurde dabei vergleichend die Behandlung mit Streptomycin und einer bis dahin praktizierten alleinigen Bettruhe in einer randomisierten Studie untersucht. Die Ergebnisse waren eindeutig. In der mit Streptomycin behandelten Gruppe zeigten 69% der Patienten nach 6 Monaten eine klinische Besserung, 7% waren verstorben, verglichen mit der Kontrollgruppe, bei der lediglich 33% eine klinische Besserung aufweisen, dagegen 27% verstorben waren. Obwohl für die Zulassung von Arzneimitteln zur präventiven und kurativen Therapie auch im Kindesalter Arzneimittelstudien gefordert werden müssen, ist die Durchführung wegen eines komplexen Zusammenspiels von klinischen, ethischen und gesetzlichen Voraussetzungen beim Kind wesentlich schwiergier als beim Erwachsenen.

Aufgrund von qualitativen und quantitativen Besonderheiten in Pharmakokinetik und Pharmakodynamik von Arzneimitteln und aufgrund altersspezifischer pädiatrischer Krankheitsbilder, die z.T. nur auf bestimmten Entwicklungsstufen, z.B. beim Feten oder beim Neugeborenen vorkommen, muß das Postulat zur Durchführung von klinischen Studien in bestimmten Altersgruppen eingehalten werden, denn nur so kann die Therapie im Kindesalter sicherer und effizienter gestaltet werden.

Nach Schätzungen des Marburger Pädiaters Seyberth (1982) liegen z.B. bisher nur für etwa 1/3 der im Säuglingsalter und nur etwa für ca. die Hälfte der im Schulalter verwendeten präventiv und kurativ wirksamen Arzneimittel entsprechende klinische pharmakologische Untersuchungen vor. Diese Tatsache steht im krassen Widerspruch zu der Forderung, daß beim Einsatz einiger Arzneimittel im Kindesalter das Nutzen-Risiko-Verhältnis besonders sorgfältig abgewogen werden muß. Dies gilt nach den ethischen Normen der Deklaration von Helsinki und den Empfehlungen des Committee of International Organization of Medical Sciences (COMS) sowie der WHO ausdrücklich auch für neue Substanzen, die wesentliche Vorteile gegenüber anderen, bis dahin für die gleiche Erkrankung verwendeten Arzneimittel bieten, oder auch für solche Substanzen, die ausschließlich zur Therapie pädiatrischer Krankheitsbilder entwickelt wurden. Arzneimittelprüfungen am Kind gelten überhaupt nur als erlaubt, wenn vorher ein ausreichender Sicherheits- bzw. Wirksamkeitsnachweis am Erwachsenen gewonnen wurde. Die Arzneimitteltherapie des Kindes befindet sich demnach in dem

Tabelle 1. Die 10 von Kinderärzten am meisten verordneten Arzneimittel. (Nach Roter 1992)

1. Paracetamol
2. Vitamin D, Natriumfluorid
3. Xylometazolin
4. Ambroxol
5. Phenoxymethylpenicillin
6. Pflanzenextrakte
7. Erythromycin
8. Pentoxyverin, Metheridiol
9. Linolsäure, Octadecadiensäure
10. Amoxycillin

Dilemma, daß einerseits der behandelnde Arzt möglichst durch wissenschaftliche Untersuchungen abgesicherte Daten über Wirkung, Nebenwirkung und Dosierung erhalten soll, andererseits die ethischen Rahmenbedingungen für Arzneimittelstudien das Kind unter einen besonderen Schutz stellen und damit die Gewinnung von gesicherten Daten erschweren.

Wenn man sich einmal die 10 am häufigsten von Kinderärzten verordneten Arzneimittel anschaut, so wird zum einen deutlich, daß für eine Reihe der aufgeführten Arzneimittel etwa für Ambroxol, Pflanzenextrakte, ätherische Öle nicht nur keine klinischen Studien vorliegen, sondern daß offenbar auch die wissenschaftliche Medizin den praktisch tätigen Ärzten nur wenig vermittelbar ist, denn nur so läßt sich die Rangfolge der aufgeführten Arzneimittel erklären (Tabelle 1).

Offenbar bestimmt nach wie vor ein autistisch-undiszipliniertes Denken, wie es Bleuler (1962) schon 1919 kritisiert hat, die *therapeutische* Pädiatrie. Der Mainzer Kinderarzt Spranger (1994) hat hierfür 3 Ursachen genannt:

- die praktische Unmöglichkeit der persönlichen Kontrolle des Therapieerfolges durch den Arzt;
- einen gewissen Handlungszwang, Erkenntnisse unmittelbar in Handlung umzusetzen und
- ein Aktionismus nach dem Motto „Behandlung um der Behandlung Willen“.

Die Kritik an der Schulmedizin, d.h. an der wissenschaftlichen Medizin muß die offenbar bestehende Ineffizienz der Umsetzung von wissenschaftlichen Erkenntnissen in die ärztliche Praxis unbedingt berücksichtigen. Ich behaupte, daß die Ursache hierfür in einer mangelhaften Vermittlung wissenschaftlicher Medizin an unsere Studenten liegt. An den Universitäten wird im wesentlichen kein Wissenschaftsverständnis, sondern lediglich Faktenwissen in Grundlagen- und klinischen Fächern als ausreichende Voraussetzung für rationales praktisches Handeln vermittelt. Dies ist möglicherweise einer der Gründe für die Anfälligkeit vieler Ärzte gegenüber medizinischen Moderichtungen, ihre Unfähigkeit, sich argumentativ mit Alternativangeboten zur wissenschaftlichen Medizin auseinanderzusetzen. Die Kritik an der Schulmedizin trifft jedoch auch *den* Arzt, der das Wissenschaftsparadigma als *ausschließliches* Leitbild seiner Handlung ansieht und nicht beachtet, daß Verordnungen von Arzneimitteln ebenso wie die Anwendung von Geräten nur Hilfsmittel sind und die Einbindung psychischsozialer Faktoren als Eckpfeiler ärztlichen Handelns keineswegs überflüssig machen.
Ärztliches Tun im Sinne der ärztlichen Kunst setzt eine kreative individuelle Handlung voraus und ist Ergebnis einer Anwendung von wissenschaftlicher Erkenntnis, Intuition und Zuwendung dem Patienten gegenüber.
Von diesen 3 Eckpfeilern ärztlichen Handelns sind Intuition und Zuwendung jedoch im Zuge der revolutionären technologischen Entwicklungen in der Medizin Begriffe, die uns zunehmend fremd werden.
Jedem Arzt der schulmedizinischen Richtung muß klar sein, daß ein Teil jeden Therapieerfolges der klassischen Medizin ebenso wie der alternativer Behandlungsmethoden, z.B. der Homöopathie oder anderer ausgeklügelter Techniken und Rituale, auf Magie, d.h. auf Kräften beruht, die sich naturwissenschaftlichen Erklärungen entziehen. Wie Spranger feststellte, ist das Tätigkeitsfeld dieser Methoden das Kranksein, nicht die Krankheit.
Schon in den 40er Jahren konnte am Modell des postoperativen Wundschmerzes gezeigt werden, daß die analgetische Wirkung von Morphininjektionen nicht allein von der Wirksubstanz bestimmt

wird, sondern auch von der Kenntnis des Patienten darüber, daß er ein hochwirksames Mittel erhält.
Die Bewertung der schmerzstillenden Wirkung hängt schließlich auch davon ab, ob der *Arzt* wußte, daß die Injektion die Wirksubstanz enthielt oder nicht. In einem Artikel von Elke Brüser aus dem Jahr 1995 in der *Süddeutschen Zeitung* wird der bekannte Pharmakologe Ariens aus Nijmwegen zitiert, der die Wirkung von Placebo bzw. einem Scheinpräparat anhand einer Anekdote erklärt: „Ein kleines Mädchen weint nach einem leichten Sturz und klagt über Schmerzen in einer Hand. Die Tante legt dem Kind ein „schmerzlinderndes" Bonbon auf die schlimme Stelle und verspricht: Du darfst das Bonbon essen, sobald der Schmerz vorüber ist. Alsbald tut die Hand nicht mehr weh." Was schmeckt, hat geholfen, aber nicht gewirkt.
Warum und wann ein Placeboeffekt eintritt, ist schwer vorhersehbar, fest steht jedoch, daß Suggestion die Wirkung erheblich beeinflußt und ein Placebopräparat dann wirkt, wenn

- der Arzt von der Wirkung überzeugt ist, Selbstbewußtsein und Optimismus ausstrahlt;
- der Patient das Präparat aus der Hand des Arztes erhält;
- das Personal in Praxis und Klinik freundlich ist, ansprechend aussieht;
- der Patient aufgrund entsprechender Erfahrungen eine positive Erwartungshaltung hat und schließlich
- das Medikament einen eingängigen Namen hat, neu ist, mit entsprechenden Erfolgsmeldungen, z.B. in den öffentlichen Medien, belegt ist.

Obwohl Ärzte den Placeboeffekt kennen, verschreiben sie in der Regel jedoch nicht echte Placebos, sondern sog. Pseudoplacebos, das sind Mittel, die Wirkstoffe enthalten, für die ein Wirkungsnachweis bisher nicht erfolgt ist.
Warum Ärzte lieber Pseudoplacebos als Placebos verschreiben, liegt offenbar daran, daß sie lieber an einen wie auch immer gearteten, möglichst aus der Natur kommenden oder evtl. verdünnten und verschüttelten Wirkstoff als an ihre eigene suggestive Wirkung glauben.

Skrabanek u. Mc Cornick (1993) bezeichnen die Verschreibung von unreinen Placebos als eine „folie à deux", die Arzt und Patient gleichermaßen befällt. Die Torheit der beiden besteht darin, daß sie sich gleichermaßen täuschen lassen: Der Patient glaubt dem Arzt und seinem Medikament, und wenn Besserung eintritt, schreibt der Arzt diese seiner spezifischen Verordnung zu.
Man muß sich angesichts der Erkenntnisse über die Wirkung (im übrigen auch die Nebenwirkungen) von Placebopräparaten fragen, warum wir eine „alternative" Medizin oder gar eine Homöopathie brauchen.
Ärzte der klassischen Schulmedizin sollten sich zum „Magie"effekt der Suggestion in Prävention und Therapie bekennen und diesen Effekt gezielter einsetzen, um bestimmten alternativen Methoden den Boden zu entziehen.
Vielleicht sollten wir sogar Homöopathika zur Erzielung eines Placeboeffektes oder als Suggestionsträger verwenden. Dazu wäre es aber nötig, alternative Behandlungsmethoden von jeglichen Emotionen und Ideologien zu befreien. Solange dies nicht möglich ist, sollten wir uns in unserem medizinischen Handeln und Denken an dem Ausspruch des Berner Professors Max Geiser (1991) orientieren: „Auf Gebieten, auf denen irrationales Denken und Handeln Schaden stiftet, kann sich eine Gesellschaft keine Bücklinge vor der Irrationalität leisten".

Literatur

Bleuler E (1962) Das autistisch-undisziplinierte Denken in der Medizin und seine Überwindung. Springer, Berlin Heidelberg New York
Bock KD (1988) Wer heilt, hat recht!? Abschiedsvorlesung, Universität Essen
Brüser E (1995) Mit Suggestion gesunden. Warum Ärzte oft Scheinmedikamente verordnen, nicht aber reine Placebos. Süddeutsche Zeitung
Geiser M (1991) Zitat aus: Windeler E: Unter falschem Etikett. Die Naturheilkunde wird als trojanisches Pferd mißbraucht. Die Zeit 37, Sept. 1991
Investigations on the chemotherapy of pulmonary tuberculosis Medical research council. Br Med J 2:769–782
Roter M (1992) Untersuchungen zum Verordnungsverhalten niedergelassener Ärzte und zur Arzneimittelexposition von Versicherten einer Krankenkasse. Med Dissertation, LMU München

Seyberth HW (1982) Probleme der Arzneimittelsicherheit bei Kindern. Monatsschr Kinderheilkd 130:529–535
Skrabanek P, Mc Cornick J (1993) Torheiten und Trugschlüsse in der Medizin. Kirchheim, Mainz
Spranger J (1994) Therapie im Kindesalter: Wissenschaft und Magie. Monatsschr Kinderheilkd 142:84–89

Sachverzeichnis

Springer-Verlag und Umwelt

Als internationaler wissenschaftlicher Verlag sind wir uns unserer besonderen Verpflichtung der Umwelt gegenüber bewußt und beziehen umweltorientierte Grundsätze in Unternehmensentscheidungen mit ein.

Von unseren Geschäftspartnern (Druckereien, Papierfabriken, Verpackungsherstellern usw.) verlangen wir, daß sie sowohl beim Herstellungsprozeß selbst als auch beim Einsatz der zur Verwendung kommenden Materialien ökologische Gesichtspunkte berücksichtigen.

Das für dieses Buch verwendete Papier ist aus chlorfrei bzw. chlorarm hergestelltem Zellstoff gefertigt und im pH-Wert neutral.